国家中医药领军人才岐黄学者支持计划项目

中国针灸临床技法丛书

临床灸法备要

主编

王富春　王朝辉

上海科学技术出版社

图书在版编目（ＣＩＰ）数据

临床灸法备要 / 王富春，王朝辉主编. -- 上海 ：
上海科学技术出版社，2021.2
（中国针灸临床技法丛书）
ISBN 978-7-5478-5213-2

Ⅰ．①临… Ⅱ．①王… ②王… Ⅲ．①针灸疗法
Ⅳ．①R245

中国版本图书馆CIP数据核字(2021)第011343号

临床灸法备要

主编　王富春　王朝辉

上海世纪出版（集团）有限公司
上海 科 学 技 术 出 版 社　出版、发行
（上海钦州南路 71 号　邮政编码 200235　www.sstp.cn）
当纳利（上海）信息技术有限公司印刷
开本 889×1194　1/16　印张 16.5
字数 420 千字
2021 年 2 月第 1 版　2021 年 2 月第 1 次印刷
ISBN 978 - 7 - 5478 - 5213 - 2/R·2245
定价：148.00 元

本书如有缺页、错装或坏损等严重质量问题，请向工厂联系调换

内容提要

本书由上、中、下 3 篇组成。上篇为灸法基础，介绍了灸法的起源与发展、灸法的特点及其适应证、灸法的基本操作、艾炷灸、艾条灸、温灸器灸、天灸、非艾灸、其他灸、保健灸法；中篇为灸法名字，介绍了古今医家灸法；下篇为灸法临床应用，全面而系统地整理了临床各类疾病的灸法方法。全书结构简洁，语言表达生动、具体、清晰明了，使学习者易于学习和掌握。

本书内容丰富而全面，可供中医针灸医疗、教学、科研工作者参考。

中国针灸临床技法丛书

编委会

总主编

王富春

副总主编

李　铁　王朝辉　周　丹　徐晓红

编　委

（以姓氏笔画为序）

于　波　马天姝　刘成禹　刘晓娜　张红石　张茂祥

单纯筱　治丁铭　赵树明　赵晋莹　胡英华　哈丽娟

洪嘉婧　高　颖　郭晓乐　董国娟　蒋海琳　路方平

编委会秘书

蒋海琳　赵晋莹

编委会

主 编

王富春　王朝辉

副主编

刘晓娜　董国娟　徐晓红　蒋海琳　哈丽娟　赵晋莹　周　丹

编 者

（以姓氏笔画为序）

马　鋆　王　玥　王璐瑶　龙天雷　史文豪　刘　彤

刘　武　刘　超　刘雁泽　闫　冰　孙玮辰　李　冰

李　丽　杨　康　杨　晶　余召民　狄金涛　宋辉光

张丹枫　张丽颖　张晓旭　张琼帅　陈丽丽　邵　阳

金美娜　孟　瑶　赵　望　姜　阳　姜慧慧　贾士枞

徐小茹　徐　然　高巧玲　曹家桢　韩香莲　薛　媛

主编简介

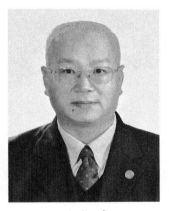

王富春

王富春，现任长春中医药大学针灸临床中心主任，二级教授、博士研究生导师。国家中医药领军人才——岐黄学者，长白山学者特聘教授，第六批全国老中医药专家学术经验继承工作指导老师，全国优秀教师，吉林省有突出贡献专家，吉林省名中医，吉林省优秀专家，吉林省教学名师。中国针灸学会常务理事、中国针灸学会穴位贴敷专业委员会会长，世界中医药学会联合会手法专业委员会副主任委员及外治方法技术专业委员会副主任委员，吉林省针灸学会会长，国家中医药管理局重点学科带头人，国家科学技术进步奖评审专家，国家自然基金项目二审专家。《中国针灸》《针刺研究》杂志编委，《世界华人消化杂志》专家编委，《中国中医骨伤科杂志》专家编委，《亚太传统医药》编委，美国《TCM》杂志编委。

学术方面，发表学术论文200余篇，主编出版学术著作160余部，代表作有《针法大成》《针法医鉴》《灸法医鉴》《经络脏腑相关理论与临床》《针灸诊治枢要》《针灸对症治疗学》《实用针灸技术》和"中国新针灸大系丛书""现代中医临床必备丛书""中医特诊特治丛书"等。完成省部级科研成果20余项，获中华中医药学会科学技术奖一等奖1项、二等奖1项，国家中医药科技进步奖三等奖1项，中国针灸学会科学技术进步奖二等奖1项、三等奖1项，吉林省科学技术进步奖二等奖5项，吉林省科学技术进步奖三等奖5项，吉林省自然科学成果一等奖2项、二等奖3项。

教学方面，主讲的《刺法灸法学》为省级精品课程，曾获得国家教学成果二等奖1项，吉林省优秀教学成果二等奖1项、三等奖2项。主编《刺法灸法学》《中医针灸妇科学》教材和国际中医药从业人员指导用书《经络腧穴学》，副主编《针灸学》等教材10余部。培养博士、硕士研究生200余名。

科研方面，长期从事特定穴理论与临床应用研究，在全国率先提出了"合募配穴治疗六腑病""俞原配穴治疗五脏病""郄会配穴治疗急症"等特定穴配伍理论，并总结得出"远近配伍"是腧穴配伍的最佳方案。创新性提出"同功穴"新概念，为"一穴多症"到"一症多穴"的研究提供新思路，为腧穴配伍研究奠定基础。还首次提出了"主症选主穴、辨证选配穴、随症加减穴、擅用经验穴"的针灸处方选穴思路，得到国内外专家学者的认同。目前主持国家973计划项目2项，国家自然科学基金项目3项，教育部博士点基金项目及省部科研项目10余项。

临床方面，通过30余年的临床经验，总结出"镇静安神针法"治疗失眠、"振阳针法"治疗阳痿、"调胱固摄法"治疗小儿遗尿等独特的针灸治疗方法，其临床疗效显著。擅长运用古典针法治疗骨性关节疾病，尤其是应用"苍龟探穴"针法治疗肩周炎，"青龙摆尾"针法治疗网球肘，"白虎摇头"针法治疗腰痛，"赤凤迎源"针法治疗坐骨神经痛、腰椎间盘突出等，皆具有独特疗效。擅长针药并用，对胃肠病、颈肩腰腿痛、鼻炎、面瘫、头痛、中风、肥胖症、痛经、痤疮、视网膜静脉阻塞、带状疱疹和各种疑难杂症都有其独特的治疗方法。发明创制"艾络康"系列穴贴（减肥贴、活络止痛贴、暖宫止痛贴、镇静安神贴、清肝降火贴、清毒贴、靓眼贴、振阳贴等），取得良好的社会效益和经济效益。

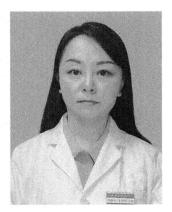

王朝辉

王朝辉,教授,医学博士,博士研究生导师,长春中医药大学针灸学科后备带头人,国家中医药管理局第四批优秀人才项目培养对象,国家自然基金项目网评专家,曾在东北师范大学、香港中文大学、新加坡南洋理工大学、北京中医药大学、清华大学研修学习。世界中医药学会痧疗罐疗专业委员会副会长,世界中医药学会联合会手法专业委员会、中医翻译专业委员会理事,中国针灸学会腧穴专业委员会、刺络与拔罐专业委员会、耳穴疗法专业委员会常务委员,吉林省针灸学会副会长、刺络拔罐专业委员会主任委员、腹针疗法专业委员会常务委员,吉林省中医药学会中医外治法专业委员会副主任委员、循证医学专业委员会常务委员。

学术方面,目前第一作者发表论文 50 余篇,主编出版学术著作 5 部,代表作有《腧穴特种疗法手册》等,译著 1 部(第一译者),副主编及参编教材 10 余部。

科研方面,长期从事特定穴理论与临床应用研究,主持和参与国家 973 计划项目、国家自然基金等课题 30 余项,其中主持 18 项,参与及主持获得中华中医药科学技术进步奖一等奖 1 项,中国针灸学会科学技术进步奖二等奖 2 项、三等奖 1 项,吉林省科学技术进步奖二等奖 3 项、三等奖 4 项,吉林省高等教育科学研究优秀成果三等奖 1 项,吉林省自然科学成果三等奖 2 项,吉林省中医药科学技术进步奖二等奖 2 项、三等奖 1 项。

临床方面,从事针灸推拿临床及教学 20 余年,擅用针灸治疗妇、儿疾病及做针灸美容等,临床疗效显著。擅长针药并用,对失眠、面瘫、中风、肥胖症、痛经、痤疮、带状疱疹和各种疑难杂症均有其独特的治疗方法。

中国针灸临床技法丛书

序言

　　针灸闳邃,荣出远古,参天地,验人物,本性命,渐臻至妙,蜚声中外。通观古今,哲匠合四诊,辨八纲,明选穴,善针法,笃获大愈。其临证根于选穴,精于技法。笔者曾遇一名顽固呃逆患者,其已在某年轻医生处诊治,选取中脘、内关、足三里,留针半小时,但起针后病情如故。次日遂找笔者诊治,余仍选取上述三穴,然施术时持续提插、捻转,令患者针感强烈,屏息数秒,呃声立止,留针半小时,其间行针1次,针后呃逆消失。当时年轻医生感悟道:针灸技法实为重要,光取穴不施术很难取效。

　　痼疾有卒瘤,邪中有法度,治则殊异,折郁扶运,补弱全真,泻盛蠲余,欲除其斯苦,当须究其刺法。如提插之幅度,用力之轻重,捻转之频率,进退之疾徐,皆需技巧了然于心。擅用针者功底过硬,心灵手巧,一刺即入,患者仅感微痛或不痛,运用手法则得气迅速,酸麻重胀的感传出现快、放散远,疗效高且安全可靠。因此,针灸技法要练到轻巧纯熟,得心应手,才可成为针灸医者。

　　石学敏院士是提倡技法的"国医大师",他创立的醒脑开窍法,在选穴上以阴经和督脉穴为主,并强调针刺手法量学规范,有别于传统的取穴和针刺方法。韩济生院士在针刺镇痛研究方面发现,针刺可动员体内的镇痛系统释放出阿片肽、单胺类神经递质等,而不同频率的电针可释放出不同种类的阿片肽,足以证明针灸技法的重要性。

　　针灸之法尚矣,然常折于"竞今疏古""厚穴乏术""重针轻灸",今研通古典针法之医甚少,酌论针灸技法之文鲜有。恐湮其辉华,笔者带领岐黄学者团队,从"启古纳今,厚技博术"角度出发,编著"中国针灸临床技法丛书",旨在从临床出发,系统总结古今各种针灸技法,为业内人士在本领域的进一步研究打下良好的基础,也为广大的针灸爱好者提供针灸技法的知识。本套丛书分为《临床针法备要》《临床灸法备要》《临床腧穴特种疗法备要》,既有丰富多彩的针灸技法,又有宝贵的名医大师的临床经验,还有现代针灸技法的研究,以及临床各科疾病针灸技法的应用。将科学性、系统性、实用性贯穿始终,提供了诸多有价值的文献。纵观本套丛书，博古纳今，内容丰富，学术性强，具有较高的参考价值。主要读者对象是中医针灸医疗、教学、科研工作者，以及医学院校学生和广大针灸爱好者，使学习者易于学习和掌握。相信本套丛书的出版，将为针灸技法的进一步发展产生积极的推动作用。

王富春

2020 年 9 月

临床灸法备要

前言

灸法是针灸学的重要组成部分，是我国中医学宝库中一颗闪亮的明珠，是中华民族的伟大发明。长期以来，为我国乃至全世界人民的健康做出了重大贡献。灸法是借助灸火的温热以及药物的作用，通过刺激腧穴、经络传导，调整经络与脏腑的功能而起到温经散寒、扶阳固脱、消瘀散结和防病保健的一种独特方法。

灸法的起源与火的使用密切相关。早在远古时期，先人在煨火取暖的过程中，由于偶然被火灼伤而解除了某种病痛，从而得到烧灼可以治病的启示，逐渐产生了灸法。秦汉时期，《黄帝内经》把灸法作为一个重要的内容进行系统介绍，强调"针所不为，灸之所宜"。晋代皇甫谧的《针灸甲乙经》、唐代孙思邈的《备急千金要方》都大力提倡针灸并用。唐代王焘在《外台秘要》中更是弃针而言灸，由此可见当时对灸法的重视程度。以后许多针灸方面的著作，如宋代王执中的《针灸资生经》，明代高武的《针灸聚英》、杨继洲的《针灸大成》，清代廖润鸿的《针灸集成》无不重视灸法。灸法专著更是不胜枚举，如三国时期曹翕的《曹氏灸方》、唐代崔知悌的《骨蒸病灸方》，以及宋代的《黄帝明堂灸经》《备急灸法》、清代的《神灸经纶》等。

近年来，针灸作为一种简便、快捷、安全、无副作用的绿色疗法，已在世界范围内广泛传播，受到各国人民的普遍欢迎。但随之又出现了"重针轻灸"的现象，不仅在临床、科研方面，而且在学术著作方面也是如此的，如针法著作层出不穷，灸法著作相对较少。有鉴于此，我们本着对灸法继承、发展的信念，在整理精选古今灸法的基础上，结合现代临床应用，组织编写了《临床灸法备要》一书，旨在全面系统梳理总结古今各种灸法，为业内人士及广大针灸爱好者提供灸法相关知识。全书共分上、中、下3篇。上篇为灸法基础，包括灸法的起源与发展、灸法的特点及其适应证、灸法的基本操作、艾炷灸、艾条灸、温灸器灸、天灸、非艾灸、其他灸、保健灸；中篇为灸法名家，对古今医家灸法理论进行总结，列举了古代延传至今的经典灸法理论，及现代国医大师、国家名老中医、全国老中医药专家学术经验继承工作项目指导老师等具有较高荣誉或学术地位的针灸名家的临床灸法治验和学术观点；下篇为灸法临床应用，对艾灸治疗的临床疾病进行全面、系统筛选和整理。纵观全书,博古纳今,内容丰富,学术性强,具有较高的参考价值。

　　本书主要读者对象是中医针灸医疗、教学、科研工作者,医学院校学生和广大针灸爱好者。全书结构简洁,文字叙述清晰明了,使学习者易于学习和掌握。相信本书的出版,将为灸法技术的进一步发展,产生积极的推动作用。

编 者

2020 年 10 月

目录

第五章 · 艾条灸

第六章 · 温灸器灸

第七章 · 天灸

第八章 · 非艾灸

第九章·其他灸

第十章·保健灸法

中篇·灸法名家

第十一章·古代名家灸法

第十二章·现代名家灸法

下篇·灸法临床应用

第十三章·内科疾病

第十四章 · 外科疾病

第十五章 · 妇科疾病

第十六章 · 儿科疾病

第十七章 · 五官科疾病

第十八章 · 皮肤科疾病

第十九章 · 骨关节科疾病

上篇

灸法基础

第一章
灸法的起源与发展

第一节·**灸法的起源**

灸法属于温热疗法，与火的关系密切，火的历史在我国可以追溯到50万年前的"北京人"或80万年前的"蓝田人"时代，乃至更远。火的使用，特别是摩擦生火的发明，对远古时代人类的生活产生了重大影响。火的发现和使用，是旧石器时代原始人的一项特别重大的成就。对于火的使用，他们经历了一个恐惧——认识——使用的漫长过程。火山爆发、电闪雷击引起森林起火，对于"原始人"来说，都是很可怕的。但是人们在与险恶的自然条件做斗争中，逐渐了解到火的附近比较暖和，被烧死的野兽可以充饥。于是，他们便试着取回火种，把燃烧的树枝带到山洞，用火作为战胜寒冷、防止野兽侵袭的武器。在长期的劳动过程中，他们还发现了摩擦生火的现象。例如，打击燧石或石器相碰会产生火花；刮木、钻木时会生热，甚至冒烟起火。经过不断摸索、尝试，他们终于在实践中掌握了打击、磨、钻等人工取火的方法。

远古时代，我们的祖先在狩猎、劳作过程中受伤了、生病了，当时没有药，也没有医生，只能随便找个

地方躺一下，正好躺在被太阳晒得发烫的大石头上，很舒服，躺了一段时间，意外发现疼痛减轻了或不疼了，原来不能动的部位能动了。一次不算数，两次、三次、多次以后，在我们古人的大脑里就会形成一个条件反射——温度、热量能缓解疼痛。于是，当他们身体哪个部位有疼痛的时候，就会到晒得发烫的大石头上躺一下，或者用晒得发烫的小石头在疼痛的部位烫一下，但发烫的石头受到天气和地点的限制。所以，当人类学会主动用火以后，他们就拿起一根树枝或一把干草点着火，主动来熏烤他们疼痛的部位。人们还通过大量的实践证明用兽皮、树皮包上烧热的砂土熨烫腹部或关节，腹痛或者关节痛的症状会减轻，这就是后来的热熨等外治疗法的开端。古人在煨火取暖时，由于偶然被火灼伤而解除了某种病痛，从而得到了烧灼可以治病的启示。经过不断的总结，人们发现用火烧灼局部皮肤，可以治疗牙痛、胃痛等疾病，这既是灸法的雏形也是灸法的起源。

第二节·**灸法的发展**

（一）**商周及秦汉时期**

商周时期金文中的"灸"字，形象人股，在股周围

用微火熏灼。可见灸法在商周时期已经开始用于一些疾病的治疗。

先秦两汉是我国灸法的重要形成时期,出现了以《黄帝内经》为代表的大量著作,涌现了以张仲景为代表的诸多著名医家。

《黄帝内经》在灸疗的论述中,虽散在而不系统,但却阐明了灸法的一些重要思想、法则及具体应用,具体叙述如下。

提出灸法来源于北方。在《素问·异法方宜论》指出:"灸焫者,亦从北方来。"因为"北方者,天地所闭藏之域也,其地高陵居,风寒冰冽,其民乐野处而乳食,脏寒生满病,其治宜灸焫"。

提出灸材以艾为佳。《灵枢·经水》中所述:"其治以针艾,各调其经气。"《素问·汤液醪醴论》亦载:"当今之世,必齐毒药攻其中,镵石、针艾治其外也。"

提出灸法功效众多,适应证广。《黄帝内经》中具体讨论用灸治疗的病证约有16种。《灵枢·刺节真邪》说:"治厥者,必先熨调和其经,掌与腋、肘与脚、项与脊以调之,火气已通,血脉乃行。"《素问·玉机真脏论》曰:"今风寒客于人,使人毫毛毕直,皮肤闭而为热,当是之时,可汗而发也;或痹不仁肿痛,当是之时,可汤熨及火灸刺而去之。"《灵枢·邪气脏腑病形》曰:"视其脉之陷下者,灸之。"《素问·骨空论》述:"犬所啮之处,灸之三壮,即以犬伤病法灸之。"

提出灸法临证有禁忌。如《素问·奇病论》曰:"病胁下满,气逆,二三岁不已……病名曰息积,此不妨于食,不可灸刺。"《素问·腹中论》曰:"有病膺肿颈痛,胸满腹胀……名厥逆……灸之则瘖。"

提出灸有补泻。《灵枢·背腧》云:"以火补者,毋吹其火,须自灭也;以火泻者,疾吹其火,传其艾,须火灭也。"

提出灸治有量。《灵枢·经水》曰:"夫经水之应经脉也,其远近浅深,水血之多少各不同,合而以刺之奈何……其少长、大小、肥瘦,以心撩之,命曰法天之常,灸之亦然。灸而过此者,得恶火则骨枯脉涩。"《素问·骨空论》曰:"灸寒热之法,先灸项大椎,以年为壮数;次灸橛骨,以年为壮数。"

汉代张仲景所撰《伤寒杂病论》一书,其内容以方药辨治外感热病及内伤杂病为主,尽管针灸条文不多,但也影响了后世灸疗的发展。张仲景提出了阴证宜灸的观点,《伤寒论》第304条指出:"少阴病得之一二日,口中和,其背恶寒者,当灸之,附子汤主之。"书中所载灸法多用于急症、重症,开创了灸法治疗急症的先河,

如《伤寒论》第292条:"少阴病,吐利,手足不逆冷,反发热者,不死。脉不至者,灸少阴七壮。"325条:"少阴病,下利,脉微涩,呕而汗出,必数更衣,反少者,当温其上,灸之。"在灸的禁忌证上有了很大发挥,认为阳热实证禁灸。这些对后世医家都产生了重要的影响。

(二) 魏晋时期

魏晋时期,灸法得到了长足的发展,大量医学著作和针灸书籍中都将灸法作为重要内容记载,并出现了我国历史上第一部灸疗专著,即曹翕(曹操之子)所撰写的《曹氏灸方》一书,共有7卷,惜已佚。

魏晋时期,著名的针灸学家皇甫谧深入钻研《灵枢》《素问》《明堂腧穴针灸治要》,并将这三部中零散的针灸内容汇而为一,去其重复,择其精要,撰成《针灸甲乙经》一书。化脓灸最早记载于此书,即"欲令灸疮发者,灸复熨之,三日即发",说明魏晋时期已运用发疱化脓灸法。

晋代以炼丹闻名的葛洪在其所著《肘后备急方》中,录针灸医方109条,其中94条为灸方,从而使灸法得到了进一步的发展,首次将某些灸方列为救治某些急症的首选方。同时对灸材进行了改革,并最早使用隔物灸,为灸疗的多样化开辟了新途径。其妻鲍姑,亦擅长用灸,是我国历史上不可多得的女灸疗家。

南朝陈延之是提倡灸疗的先驱之一,所撰《小品方》(现已佚)是我国古代一本重要方书,书中对灸疗也多有论述。他指出:"夫针术须师乃行,其灸则凡人便施。为师解经者,针灸随手而行;非师所解文者,但依图详文可灸;野间无图不解文者,但逐病所在便灸之,皆良法。"表明灸疗简便有效,易于推广。从散在于其他医籍的近30则陈氏的灸方中可以看出,他主张取穴少而精,强调灸前刺去恶血,用灸壮数多达50～100壮,也有用随年壮。特别是关于灸禁问题,他认为《黄帝内经》禁灸十八处并非绝对,并提出直接灸要"避其面目四肢显露处,以疮瘢为害耳"等。其中不少观点,至今仍然可取。

(三) 唐宋时期

唐宋时期是我国针灸史上灸疗法发展的最重要的时期,这一时期灸法有了飞跃式的发展。

灸法专著倍出。唐代崔知悌著《骨蒸病灸方》(1卷),记载专病灸治经验,原书虽已失佚,但尚收存于《外台秘要》《苏沈良方》之中。宋代灸法专著,有《黄帝明堂灸经》(3卷)、闻人耆年《备急灸法》(1卷)、西

方子《明堂灸经》(8卷)和庄绰《灸膏肓腧穴法》(1卷)等。这些专著在不同时代,从不同角度记载和总结了古代医家的灸法经验。

医家在医学著作中也重视灸法。唐代名医孙思邈,在其著作《备急千金要方》《千金翼方》之中,载述了大量灸疗内容。在灸法上,又增加多种隔物灸法,如隔豆豉饼灸、隔泥饼灸、隔附片灸和隔商陆饼灸等。在灸疗范围上有较大的扩展,首先增加灸疗防病的内容,如《备急千金要方》卷二十九指出:"凡人吴蜀地游官,体上常须三两处灸之,勿令疮暂瘥,则瘴疠温疟毒气不能著人也。"其次,灸治的病种较前代有所增加,特别是在热证用灸方面进行了有益的探索,如热毒蕴结之痈肿,以灸法使"火气流行"令其溃散;另如对黄疸、淋证等温热病及消渴、失精失血之阴虚内热病证等,均用灸法而取效。这显然是对《伤寒论》某些偏颇提法的纠正,也是对灸疗法的补充和完善。这种弃针重灸的观点,可证明当时对灸法的重视,对灸法的发展起到了巨大推动作用。

宋代许叔微师法张仲景,在《普济本事方》《伤寒百证歌》等书中强调了阴证用灸、灸补肾阳等观点,并广泛应用于临床。宋代著名针灸家王执中撰《针灸资生经》一书,亦以灸法为主,并记载了灸劳法、灸痔法、灸肠风、灸发背、膏肓灸法等灸治之法。还收录不少本人或其亲属的灸疗治验,如"予尝患溏利,一夕灸三七壮,则次日不如厕,连数夕灸,则数日不如厕"。另外,王执中对灸感流注也进行了较深入的观察:"他日心疼甚,急灸中管(脘)数壮,觉小腹两边有冷气自下而上,至灸处即散。"钱乙的《小儿药证直诀》,也有小儿伤风感冒使用灸法治疗的记载。

在唐宋时期,随着灸法应用专业化和普及化,出现了以施行灸法为业的灸师。如唐代韩愈的《谴疟鬼》诗云"灸师施艾炷,酷若猎火围"(《昌黎先生集》卷七),生动地描绘了大炷艾灼的场面。此外,宋代张果《医说》中,也曾有灸师之称。除灸师专门掌握施灸技术外,鉴于当时盛行灸法,非医者对灸法也加以应用。

(四) 金元时期

金元时期,由于针法研究的崛起和针法应用的日益推广,灸法的发展受到一定影响。但以金元四大家为首的不少医家,在灸法的巩固和完善方面,仍做出了应有的贡献。刘完素不囿于仲景热证忌灸之说,明确指出"骨热……灸百会、大椎"等,并总结了引热外

出、引热下行及泻督脉等诸种灸疗之法。朱震亨也有不少灸治验案的记载,如《丹溪心法》记载:"一妇人久积怒,病痫,目上视,扬手掷足,筋牵,喉声流涎,定时昏昧,腹胀痛冲心,头至胸大汗,痫与痛间作……乘痛时灸大敦、行间、中脘……又灸太冲、然谷、巨阙及大指甲内间,又灸鬼哭穴,余证调理而妥。"李杲认为脾胃为元气之本,是人体生命活动的动力来源,突出强调了脾胃在人体生命活动中的重要作用。人体之气的来源不外两方面,或来源于先天父母,或来源于后天水谷。而人出生之后,气的先天来源已经终止,其唯一来源则在于后天脾胃。可见,脾胃之气充盛,化生有源,则元气随之得到补充亦充盛;若脾胃气衰,则元气得不到充养而随之衰退。也强调使用灸来提升人体元气补益脾胃。张从正在《儒门事亲》一书中有宜灸之说,如口眼㖞斜、冻疮等,首选灸法。罗天益则主张用灸疗温补中焦,认为取气海、中脘、足三里三穴施灸,可"生发元气""滋荣百脉"等。

(五) 明清时期

在明清时期,从著作的数量、灸法技术的改进、隔物灸的广泛应用和灸法进行局部麻醉的应用,均可看出在灸法处于发展的鼎盛时期。

明代张景岳在其所著的《类经图翼》中,将灸法的作用概括为"散寒邪,除阴毒,开郁破滞,助气回阳,火力若到,功非浅鲜",明确了施灸次序为"若上下俱灸,必须先上而后下,不可先下而后上也",认为"凡灸法,须先发于上,后发于下;先发于阳,后发于阴"。施灸时应先上后下、先阳后阴,后世临床多遵循此法。此外,还强调了灸后调养,如"治毕须好将护,忌生冷醋滑等物,若不知慎,必反生他疾"。

明代杨继洲的《针灸大成》在孙思邈《备急千金要方》用灸方法的基础上,结合自己的临床经验,对施灸的选穴、体位、顺序、艾炷大小、壮数多少、发灸疮法等技术问题进行了系统的整理,形成了灸法的操作规范。

清代吴谦的《医宗金鉴》中重点介绍19种病证的施灸处方和操作方法,所记载的灸法处方小而精,多为1个穴,并记载禁灸穴47个。该书不仅重视普及内科、外科、危急症、难症的灸疗,而且对传染病也提出了用艾灸治疗的方法。此外,还有《灸法秘传》《灸法心传》《灸法集验》《灸法纂要》《经验灸法独本》等有关灸法的专著问世。

明清时期开始注重使用灸疗器械,为后世灸疗器

械的发展奠定了基础。使用灸器施灸虽可追溯到晋唐时期，但或采用代用物而非专用灸器，或结构十分简单如苇管等。至明清时期，逐步出现了专门制作的灸器。明代龚信所著《古今医鉴》中以铜钱为灸器，即将铜钱置于艾炷之下以施灸的方法，其子龚廷贤的《万病回春》中也有此记载："穴在小儿背脊中……每一次，用铜钱三文压在穴上，用艾炷安孔中，各灸六壮。"又出现了泥钱作为灸器施灸的方法，即将泥钱或棋子垫于艾炷之下以灸之，如清李守所著《针灸易学》卷上论述灸法操作云"用泥钱五个，俱内空三分，周流换之"。又有面碗灸、银盏灸等，使灸疗更安全、简便，受到了患者的喜爱，得到了广泛的应用，为后世温灸器等的灸疗仪器的发展奠定了基础。

隔物灸进一步广泛应用。自晋代出现隔物灸的灸疗方法后，历代在隔物的选择上都有所增加。明清时期的隔物灸有了更为显著的发展，并推出了大量的隔衬药物，使艾灸治疗疾病的范围更加拓宽。例如，明代刘纯所著《玉机微义》中指出，用隔葱灸治疗疝气；杨继洲在所著《针灸大成》中，则用此法治疗阴毒结胸；李时珍在所著《本草纲目》中，用隔甘遂灸治二便不通。此外，还有隔胡椒饼灸治风寒湿痹、麻木不仁；隔蚯蚓灸治疮疡；隔陈皮灸治呕吐呃逆；隔厚朴灸治胸腹疼痛；隔蓖麻仁灸治内脏下垂、脱肛等。由此可见，明清两代的医家应用隔物灸所选择的间隔药物种类繁多，扩大了灸法的适应范围。

艾灸局部麻醉出现。明代医家改良了宋代《扁鹊心书》中所记载"如颠狂之人不可灸及膏粱之人怕痛者，先服睡圣散，然后灸之，一服止可灸五十壮，醒后再服，再灸"的局部麻醉方法。龚信在所著《古今医鉴·卷十三·挑筋灸癖法》中指出："用药制过的纸擦之，使皮肉麻木，用艾灸一炷。"这种局部麻醉的方法，变内服为外用，较口服睡圣散有了很大改进，使麻醉更为简便、实用，且易为患者所接受。

清末后期统治者认为"针刺火灸，究非奉君之所宜"，至清末（1822年）道光皇帝废止宫廷针灸后，导致了针灸学的衰落。但灸法因其施法简便、效果良好而在民间广泛应用，赵学敏所撰的《串雅外编》一书中，介绍了一些民间常用的灸法，如鸡子灸等也是对灸法技术的补充。

（六）现代

中华人民共和国成立后，灸疗事业得到迅速发展，特别是改革开放以后，灸法研究成果层出不穷，不仅对灸疗的临床疗效观察、古医籍整理方面进行更为深入的研究，而且逐渐转移到灸法灸理的现代化研究、灸疗器具的创新，灸法研究在施灸的材料、施灸的作用机制、施灸的适应证方面都取得了长足的进展。

在施灸材料的改良研究方面，传统的灸疗以艾绒作为施灸热源，其具有温热刺激和药理功效，但在燃艾过程中排放烟尘、污染空气，存在一定的弊端，是当前阻碍其推广和应用的主要因素之一。20世纪80年代初，出现了经加工提炼而成的微烟艾条，即将艾加工提炼有效成分为油剂，直接涂敷治病，或再施用物理热源加温治病。这些方法的出现具有时代先进性，但究其本质也只是从某些方面继承和发展了艾灸法，与传统的艾灸法相比虽然操作便捷，其疗效却不如传统的艾灸法。

在灸疗仪器的研制方面，传统艾灸的应用不是很方便，故开展了新型灸疗仪器的研制，取得了不少进展。如WT电热艾灸仪、激光仪、多功能艾条器、红外艾条治疗仪、万象定位自动推进式艾条器、眼部艾灸仪等仪器开发，均已在临床上应用，并取得了一定的疗效。这些仪器具有携带方便、易于操作等特点，但在临床疗效上尚无法完全替代传统的灸疗，且开发的成本相对较高，在临床上难以推广。

在灸法的临床研究方面，灸疗在临床适应范围进一步扩大，内外妇儿各科、男女老少、实证虚证均可应用，有文献记载防治疾病的灸法超过300种。具体为首先从临床上对灸法的适应病种进行规范化研究，筛选灸法的优势病证和有效病证，规范灸法的临床应用；其次对于临床上经常使用且行之有效的灸法，进行了大样本、多中心、随机对照、盲法研究，均取得了可喜的成绩。进入21世纪，灸法在恶性肿瘤辅助放化疗方面的研究得到重视，如提升免疫功能，降低胃肠道反应等。

在灸法的作用机制方面，通过大量的实验研究，认为灸法可能是通过多系统、多途径、多靶点的综合作用而发挥效应的，免疫系统、神经系统、内分泌系统等均参与灸疗对机体的调节过程。

另外，随着人们生活水平的提高，艾的作用及灸法在养生保健、防病治病方面优势也日益为人们所重视，灸法也将为人类的医疗保健事业做出更大的贡献。

第二章
灸法的特点及其适应证

第一节·灸法的特点

灸法古称灸焫,是一种用火烧灼身体局部的治病方法,汉代许慎著的《说文解字》上说:"灸,灼也,从火音'久',灸乃治病之法,以艾燃火,按而灼也。""刺以石针曰砭,灼以艾火曰灸。"《灵枢·官能》曰:"针所不为,灸之所宜。"

(一)应用广泛,缓急兼顾

针灸之法,宜应精思,必通十二经脉,辨三百六十孔穴荣卫气行,知病所在,宜治之法,不可不通。灸法可单独使用,亦可与针刺或药物配合应用,因此,其治病范围非常广泛。仅以灸治而论,用于临床上的病种已达300余种,分属于各科,充分说明灸法不仅能够治疗很多慢性疾病,在一些急性病证的治疗中也发挥了重要作用。

(二)种类多样,辨证施灸

灸法的种类很多,操作方法多种多样。如隔姜灸温中补虚,长蛇灸、督灸提高人体免疫力而治疗顽固性病证等。各种灸治方法各有所长,或有专治。至于灸治穴的选择,除经穴、奇穴、阿是穴外,还有耳穴施灸等。热敏灸还会出现循经感传等现象。因此,在临床治疗中,灸法可供选择的余地较大,若一法治疗无效,则可选用他法,按辨证施灸的原则选穴施法,有利于提高治疗效果。

(三)功效特殊,针药不及

灸法的治病机制迄今尚不十分清楚,有什么样的特殊功效,尚待研究证实。但无数的治疗实践证明,某些病证,当针刺治疗或药物治疗无效时,则可改用灸法试治,有时能收到较为满意的效果。这一点古代医家早有体会,如《灵枢·官能》曰"针所不为,灸之所宜"。唐代王焘著《外台秘要》卷十四记载:"是以御风邪以汤药、针灸、蒸熨,皆能愈疾。至于火艾,特有其能,针、药、汤、散皆所不及者,艾为最要。"甚至指出:"诸疗之要,火艾为良,要中之要,无过此术。"明代李梃在所著《医学入门》一书中也说:"凡病药之不及,针之不到,必须灸之。"李守先所著《针灸易学》上卷也记述了:"气盛泻之,气虚补之,针之所不能为者,则以艾灸之。"

(四)副作用少,老幼皆宜

根据不同的病情、体质、性别、年龄等,选用不同的灸法,是没有副作用的。除病情需要,进行瘢痕灸、发泡灸有一定的痛苦外,其他灸法都容易被患者所接受,特别对婴幼儿童和年老体弱者,灸法治疗较其他方法更为优越。

(五)穴药结合,前景广阔

在艾火作用于经络穴位上的着肤灸、悬起灸和实按灸的基础上,出现了越来越多的隔物灸和敷灸,这些将穴位刺激作用和药物化学作用结合起来的灸法,临床疗效十分显著。因此,灸法的研究有着广阔的发展前景,有待于进一步研究发掘。

第二节 · 灸法的作用和适应证

灸法的温热性刺激和药理性作用，通过腧穴而激发经气，从而调整经络脏腑功能，调节机体阴阳平衡，进而达到防治疾病的目的。灸法的适应证也与针法一样，是很广泛的，各科都有临床实践证明，它不仅可以治疗经络、体表的病证，也可治疗脏腑的病证；既能治疗慢性疾病，又能治疗一些急症、危症；既能治疗虚寒证，也能治疗一些实热证。总的原则是：阴、里、虚、寒证多灸；阳、表、实、热证少灸。但有些实热证、急性病，如疔痈疮毒、虚脱、厥逆等，也可用灸法。

凡属慢性久病，阳气衰弱，风寒湿痹，麻木痿软，疮疡瘰疬久不收口，则非灸不为功；亦可用于回阳救逆、固脱，如腹泻、脉伏、指冷、昏厥、休克，可急灸之，令脉起肢温。《医学入门》中说："寒热虚实，均可灸之。"可见其适应证很广，不能以虚实寒热截然分开。如《伤寒论》中说："少阴病吐利，手足逆冷……脉不至者，灸少阴七壮。""下利，手足厥冷，无脉者，灸之。""伤寒六七日，脉微，手足逆冷，烦躁，灸厥阴。无脉者，灸之。"以上记载的都是热性病过程中出现的阳气虚脱的危重患者，均可用艾灸的方法治疗。

灸法的作用和适应证，归纳起来有以下几个方面。

（一）温经散寒，行气通络

艾叶味辛、苦，性温，艾火的热力能深透肌层，温经行气。人体的正常生命活动有赖于气血的运行，气行则血行，气止则血止，血气在经脉中流行，完全是由"气"的推送，"寒则气收""血见热则行，见寒则凝"。《灵枢·刺节真邪》说："脉中之血凝而留止，弗之火调，弗能取之。"因此，灸法具有很好的温经通络、祛湿散寒的作用，临床上可用于治疗寒凝血瘀、经络痹阻引起的各种病证，如风寒湿痹、痛经、经闭、寒疝、胃脘痛、腹痛、泄泻、痢疾、少乳等。

（二）升阳举陷，扶阳固脱

艾叶归脾、肝、肾经，芳香温散，可升可降。《灵枢·经脉》云"陷下则灸之"，故气虚下陷、脏器下垂之症，如脱肛、阴挺、久泄久痢、崩漏、滑胎等多用灸疗。关于陷下一症，脾胃学说创始者李杲还认为"陷下者，皮毛不任风寒""天地间无他，唯阴阳二者而已，阳在外在上，阴在内在下，今言下陷者，阳气陷入阴气之中，是阴反居其上而复其阳，脉证俱见在外者，则灸之"。因此，对卫阳不固、腠理疏松者，亦有效果。

另外，人生赖阳气为根本，得其所则人寿，失其所则人夭，故阳病则阴盛，阴盛则为寒、为厥，或元气虚陷、脉微欲脱，当此之时，正如《素问·厥论》所云："阳气衰于下，则为寒厥。"阳气衰微则阴气独盛，阳气不通于手足，则手足逆冷。凡大病危疾、阳气衰微、阴阳离决等，用大艾炷重灸，能祛除阴寒、回阳固脱，故灸法还可用于元阳虚脱而出现的大汗淋漓、四肢厥冷、脉微欲绝的脱证、休克等。

（三）消瘀散结，透热泄毒

古代有不少医家提出热证禁灸的问题，如《圣济总录》指出"若夫阳病灸之，则为大逆"；近代不少针灸教材亦把热证定为禁灸之列，但古今医家对此有不同见解。在古代文献中亦有"热可用灸"的记载，灸法治疗痈疽，就首见于《黄帝内经》，历代医籍均将灸法作为本病证的一个重要治法。唐代《备急千金要方》进一步指出灸法对脏腑实热有宣泄的作用，该书很多处还对热毒蕴结所致的痈疽及阴虚内热证的灸治做了论述，如"小肠热满，灸阴都，随年壮""肠痈屈两肘，正灸肘尖锐骨各百壮，则下脓血，即差""消渴，口干不可忍者，灸小肠俞百壮，横三间寸灸之"。金元医家朱震亨认为热证用灸乃"从治"之意；《医学入门》则阐明热证用灸的机制为："热者灸之，引郁热之气外发，火就燥之义也。"《医宗金鉴·痈疽灸法篇》指出："痈疽初起七日内，开结拔毒灸最宜，不痛灸至痛方止，疮痛灸至不痛时。"总之，灸法能以热引热，使热外出，如蛇窜疮的铺灸治疗。灸能散寒，又能清热，表明灸法对机体原来的功能状态起双向调节作用。随着施灸方法的增多和临床治疗范围的扩大，灸法的这一作用日益为人们所认识。在临床上可用于治疗外科痈疮肿毒，如乳痈初起未化脓、瘰疬、疮疡久溃不愈、寒性疔肿等。气机通畅，营卫调和，故瘀结自散。

（四）扶助正气，防病保健

艾灸除了有治疗作用外，还有预防疾病和保健的作用,是防病保健的方法之一,这在古代文献中有很多记载。早在《黄帝内经》就提到"犬所啮之处灸三壮,即以犬伤法灸之",以预防狂犬病。《备急千金要方》有"凡宦游吴蜀,体上常须三两处灸之,勿令疮暂瘥,则瘴疠温疟毒气不能着人",说明艾灸能预防传染病。《针灸大成》提到灸足三里可以预防中风。

民间俗话亦说"若要身体安,三里常不干""三里灸不绝,一切灾病息"。艾灸中脘、足三里、关元、气海、命门等穴可使人体胃气充盛,阳气足,精血充,自然使人精力充沛,从而加强人体抵抗力,病邪难犯,达到防病保健之功。现如今,灸疗已成为重要保健方法之一。

第三章
灸法的基本操作

第一节·施灸的材料

通过长期的实践，灸用的材料古今均以艾为主，但也常针对不同病证采用其他材料施灸。

（一）艾及艾制品

1. 艾

艾是一种中药，又称医草、艾蒿、灸草，菊科植物，自然生长于山野之中，我国各地均有生长，为菊科多年生灌木状草本植物，叶似菊，表面深绿色，背面灰色有茸毛。以湖北蕲州产者佳，叶厚绒多，称为蕲艾。《本草纲目》记载："艾叶生则微苦太辛，熟则微辛太苦，生温熟热，纯阳也。可以取太阳真火，可以回垂绝元阳。服之则走三阴，而逐一切寒湿，转肃杀之气为融和。灸之则透诸经，而治百种病邪，起沉疴之人为康泰，其功亦大矣。"《本草从新》曰："艾叶苦辛，生温，熟热，纯阳之性，能回垂绝之阳，通十二经，走三阴，理气血，逐寒湿，暖子宫……以之灸火，以透诸经而除百病。"《神灸经纶》亦说："夫灸取于火，以火性热而至速，体柔而用刚，能消阴翳，走而有守，善入脏腑。取艾之辛香作炷，能通十二经，入三阴，理气血，以治百病，效如反掌。"每年在农历的4～5月间，当艾草叶盛花未开时，采收新鲜肥厚的艾叶，放置日光下曝晒干燥，然后放在石臼中或其他器具中，反复捣烂压碎，使之细碎如棉絮状，筛去灰尘、艾梗及杂质，留下的柔软纯艾纤维，即成柔软如棉的艾绒，其色淡灰黄，以干燥易燃者为佳。艾叶经过加工，制成细软的艾绒，价格低廉，易于保存，几千年来，一直为针灸临床所应用。

艾绒的质量对施灸的效果有一定影响，艾绒质量好，无杂质，干燥，疗效好；反之则差。劣质艾绒，生硬而不易团聚，燃烧时火力暴燥，易使患者感到灼痛，难以忍受，且因杂质较多，燃烧时常有爆裂的弊端，散落燃烧的艾绒易灼伤皮肤，须加注意。

艾绒的新陈，对施灸的效果也有一定影响。新产艾绒内含挥发性油质较多，燃烧快，火力强，燃着后烟大，艾灰易脱落、易烧伤皮肤等，故临床上应用陈艾而不宜用新艾，《本草纲目》曰："凡用艾叶须用陈久者，治令细软，谓之熟艾。若生艾灸火则易伤人肌脉。"艾绒以陈久者为上品，陈艾优点是含挥发油少，燃烧缓慢，火力温和，燃着后烟少，艾灰不易脱落，故艾绒制成后须经过一段时期的干燥储藏再使用为好。在《孟子·离娄篇》中有"七年之病，求三年之艾"的记载，说明古人对艾的选择已有相当丰富的经验。

2. 艾制品

（1）艾炷：将艾绒做成一定大小的圆锥形的艾团，称为艾炷。艾炷以壮为计数，每燃烧一个艾炷称为一壮。

制作艾炷的方法，一般用手指搓捻。取适量的纯净陈久的艾绒，先置于手心中，用拇指搓紧，再放在平板上,以手拇、示、中三指边捏边旋转,将艾绒捏成圆锥体形状。这种圆锥形体小,不但放置方便、平稳,而且燃烧时火力由弱至强,患者易于接受。手工制作艾炷要求搓捻紧实,上下均匀,剔除艾梗杂物,做到耐燃而不易爆裂。此外,有条件的可用艾炷器制作。艾炷器中有圆锥形空洞,洞下留一小孔,将艾绒放入艾炷器的空洞之中,另用圆棒直插孔内紧压,即成为圆锥形小体,然后用针从艾炷器背面之小孔中将制成的艾炷顶出备用。用艾炷器制作的艾炷,艾绒紧密、均匀、结实,大小一致,更便于应用。

根据临床需要,艾炷的大小常分为三种规格。据历代针灸医籍的记载和临床经验,大者如蚕豆大小,中者为黄豆大小,小者为麦粒大小,皆为上尖下大的圆锥体,便于平放和点燃。为了便于临床研究,准确掌握艾炷剂量的大小,故规定出标准艾炷:艾炷底的直径为 0.8 cm,艾炷高度为 1 cm,艾炷的重量约为 0.1 g,可燃烧 3～5 min,此即临床常用的大型艾炷。中型艾炷为大型艾炷的一半大小,小型艾炷又为中型艾炷的一半大小。

(2)艾条:又称艾卷,是指用艾绒卷成的圆柱形长条。艾条灸是指以艾绒为材料,点燃后直接或间接熏灼体表穴位的一种治疗方法,是临床最常用的灸法。一般药店有售,有时为了临床特殊需要,也可以按照规格自行制造。取制好的陈久纯艾绒 24 g,平铺在长 26 cm、宽 20 cm、质地柔软疏松而又坚韧的桑皮纸上,将其卷成长 20 cm,直径 1.5 cm,重 24 g 的圆柱体形,松紧要适中,用胶水或浆糊封口而成。临床常用的药艾条是在每条艾绒中掺入肉桂、干姜、丁香、独活、细辛、白芷、雄黄、苍术、没药、乳香、川椒各等分的细末 6 g 而制成。药艾条的种类很多,并有许多特定的名称,如太乙神针、雷火神针、百发神针、消癖神火针、阴证散毒针、念盈药条等,其药物成分不同,临床适应范围有异。

(二)其他灸材

临床上除用艾作为施灸的材料外,还有其他一些物质可作为灸材,包括火热类和非火热类两种。

1. 火热类

■ 灯心草:中药名,为灯心草科植物,灯心草的茎髓,我国各地均有分布。性味甘、淡,微寒,归心、小肠经。清心,利尿。因其可用以点油灯而得名,为灯火灸的材料。

■ 黄蜡:中药名,即蜂蜡之黄色者。为蜜蜂科昆虫中华蜜蜂等分泌的蜡质,经精制而成。性味甘、淡,平。收涩,止痛,解毒。为黄蜡灸的材料。

■ 桑枝:中药名,为桑科植物桑的嫩枝。性味苦,平,归肝经。祛风湿,通经络,利小便,降血压。为桑枝灸的材料。

■ 硫黄:本品为天然硫黄矿或含硫矿物的提炼品。性味温,酸。为硫黄灸的材料。

■ 桃枝:本品为蔷薇科植物桃或山桃的嫩枝。味苦。为桃枝灸之材料。

■ 药锭:将多种药物研末,和硫黄熔化在一起,制成药锭(药片),以之施灸,见之于文献记载的有香硫饼、阳燧锭、救苦丹等。

■ 药捻:以多种药物研末,用紫绵纸裹药末,捻作线香粗细的条,作为施灸材料。

2. 非火热类(药物贴敷法)

■ 毛茛:中药名,为毛茛科植物毛茛的全草,我国大部分地区均有分布,性味温,辛,有毒。退黄,截疟,平喘。鲜品捣烂后,可敷于穴位,为毛茛灸的材料。

■ 斑蝥:中药名,为芫青科昆虫南方大斑蝥或黄黑小斑蝥的干燥全体,产于河南、广西、安徽、四川、江苏等地。性味寒,辛,有大毒,归大肠、小肠、肝、肾经。本品含斑蝥素,对皮肤、黏膜有发赤、起疱作用。为斑蝥灸的材料,以攻毒逐瘀。

■ 旱莲草:中药名,为菊科植物鳢肠的全草,产于江苏、浙江、江西、广东等地。性味凉,甘、酸,归肝、肾经。凉血止血,补益肝肾。鲜品捣烂或晒干研末,为旱莲灸的材料。

■ 白芥子:中药名,为十字花科植物白芥的种子,产于安徽、河南、山东、四川、河北、陕西、山西等地。性味温,辛,归肺、胃经。利气豁痰,温胃散寒,通经止痛,散结消肿。其所含的芥子苷在水解后,对皮肤有较强的刺激作用。研末可作为白芥子灸的材料。

■ 甘遂:中药名,为大戟科植物甘遂的根,产于陕西、甘肃、山东、河南等地。性味寒,苦,有毒,归脾、肺、肾经。泻水饮,破积聚,通二便。研末可作为甘遂灸的材料。

■ 蓖麻子:中药名,为大戟科植物蓖麻的种子,我国大部分地区有栽培。性味甘、辛,平,有毒,归大肠、肺经。消肿,排脓,拔毒,润肠通便。捣烂如泥膏状可作为蓖麻子灸的材料。

■ **其他**：如吴茱萸、葱白、马钱子、巴豆霜等很多药物也均可作为灸法的材料。文献记载中，灸材还提到代灸膏、代灸散、代灸涂脐膏、活络内灸膏等，多是采用白芷、乌头、南星、附子、肉桂等药物复方而成，与现代穴位敷贴类似。

第二节 · 施灸的体位选择和顺序

因灸治要将艾炷安放在穴位表面，且施治时间较长，故要特别注意体位的选取，要求体位平正、舒适。待体位摆妥后，再在上面正确点穴。《备急千金要方》曰："凡点灸法，皆须平直，四肢无使倾倒，灸时孔穴不正，无益于事，徒破皮肉耳。若坐点则灸之，卧点而卧灸之……"说明古人对于灸疗时的体位和点穴是十分重视的。《针灸资生经》云："凡灸当先阳后阴，言从头向左而渐下，次从头向右而渐下，先上后下。"《黄帝明堂灸经》载："有病先灸于上，后灸于下；先灸于少，后灸于多，皆宜审之。"王节斋曰："灸火须自上而下，不可先灸下后灸上。"

（一）体位选择

以体位自然，肌肉放松，施灸部位明显暴露，艾炷放置平稳，燃烧时火力集中，热力易于深透肌肉，便于医生正确取穴、方便操作，患者能坚持施灸治疗全过程为准。常用的体位姿势如下。

■ **仰靠坐位** 适用于头面、颈前和上胸部的穴位。

■ **俯伏坐位** 适用于头顶、后项和背部的穴位。

■ **侧卧位** 适用于侧身部以少阳经为主的穴位。

■ **仰卧位** 适用于胸腔部以任脉、足三阴经、阳明经为主的穴位。

■ **伏卧位** 适用于背腰部以督脉、太阳经为主的穴位。

在坐位和卧位的基础上，根据取穴的要求，四肢可放置在适当的屈伸姿势，如

■ **仰掌式** 应用于上肢屈（掌）侧（手三阴经）的穴位。

■ **屈肘式** 适用于上肢伸（背）侧（手三阳经）的穴位。

■ **屈膝式** 适用于下肢内外侧和膝关节处的穴位。

（二）施灸顺序

目前临床上，一般采取先上后下、先背后腹、先少后多、先头部后四肢、先阳经后阴经的顺序。但应用时应灵活掌握，不可拘泥。如对气虚下陷的病证，则宜从下而上地施灸。如脱肛，先灸长强以收肛，后灸百会以举陷，这样更能提高临床的疗效。

第三节 · 施灸的壮数和大小

（一）施灸壮数定灸量

壮数是指施灸时所用艾炷的数目。每燃灸一个艾炷，即称一壮。壮数是衡量灸量的重要指标之一，壮数的多少决定施灸时间的长短，因此也是控制灸量的重要因素。

唐代医家孙思邈根据人体部位和病情不同，对施灸壮数规律进行了总结，提出"外气务生，内气务熟"的施灸原则，即"灸之生熟"说，壮数多、艾炷大的称为熟灸，壮数少、艾炷小的称为生灸。《备急千金要方·灸例第六》记载："头面目咽灸之最欲生少；手臂四肢，灸之欲须小熟，亦不宜多；胸背腹灸之尤宜大熟，其腰

脊欲须少生。"关于灸的壮数，还说："凡言壮数者，若丁壮遇病，病根深笃者，可倍多于方数；其人老小羸弱者，可复减半……仍须准病轻重以行之，不可胶柱守株。"孙思邈认为大小生熟在记载上虽有一定之数，但在临证时却须机灵以应，以知常达变。唐代著名医学家王焘重视灸法，强调根据病性、体质、部位掌握施灸程度。如《外台秘要·卷三十九·论邪入皮毛经络风冷热灸法》对外感病的灸量进行规定："欲灸风者，宜从少以至多也。灸寒者，宜从多以至少也。至多者，从三壮、五壮、七壮，又从三十、五十、七十壮。名曰。从少至多也。灸寒湿者，宜从多以至少也。从七十、

五十、三十，又从七百、五百、三百，名曰从多以至少也。灸风者，不得一顿满一百……灸寒湿者，不得一顿满千。"

明代针灸学家杨继洲具体运用和发展了孙思邈灸之生熟的原则，在《针灸大成·头不可多灸策》中记载，以肌肉厚薄定艾灸壮数多少。根据穴在部位肌肤的厚薄，结合病情变化，提出井穴、面部穴和督脉经穴不宜多灸，腹、背、四肢部穴则宜多灸。《针灸大成·穴有奇正策》记载："盖人之肌肤，有厚薄，有深浅，而火不可以概施，则随时变化而不泥于成数者，固圣人望人之心也。今以灸法言之，有手太阴少商焉，灸不可过多，多则不免有肌肉单薄之忌，有足厥阴之章门焉，灸不可不及，不及则不免有气血壅滞之嫌。至于任之承浆也，督之脊中也，手之少冲，足之涌泉也，是皆犹之少商焉，而灸之过多，则致伤矣。脊背之膏肓也，腹中之中脘也，足之三里、手之曲池也，是皆犹之章门焉，而灸之愈多，则愈善意矣。"

南宋医家窦材、庄绰强调重病大病多灸。窦氏用灸，大病动辄三五百壮，如《扁鹊心书·窦材灸法》记载，中风灸关元五百壮，伤寒太阴证急灸关元、命关各三百壮，脑疽发背灸关元三百壮。窦氏认为，"世俗用灸，不过三五十壮，殊不知去小疾则愈，驻命根则难"。庄绰认为膏肓俞施灸时必须达到一定的灸量，艾炷宜大，壮数宜多。在使用大艾炷施灸时，其壮数亦多，庄氏记载的多位医家的经验中有"日灸五十壮，累至数百为佳""有僧为之灸膏肓穴，得百壮"，而庄氏自身更因灸膏肓"积三百壮"而"宿疴皆除"。

这些古代医家主要依据疾病性质、病情轻重、患者体质、所病部位来确定艾灸的壮数，这也是他们长期从事临床所积累的经验，对后世用灸治病具有重要的指导意义。

（二）艾炷大小定火力

艾炷多以圆锥形为主，大小可因人、因病、因穴不同而有所变动，常用豆、米、麦、枣等相比喻。艾炷的大小，与灸时刺激的强度有关，大艾炷火力大，刺激强度大，多用于成年人、肌肉丰厚处；小艾炷则火力小，刺激较弱，多用于小儿、皮薄肌浅的部位。

《备急千金要方·针灸上》说："黄帝曰：灸不三分，是谓徒冤。炷务大也，小弱，炷乃小作之，以意商量。"虽然古人施灸，主张用大炷多壮法，但是孙思邈却郑重地提出小弱者必须权变。《医宗金鉴·刺灸心法要诀》说："凡灸诸病，必火足气到，始能求愈，然头与四肢皮肉浅薄，若并灸之，恐肌骨气血难堪，必分日灸之，或隔日灸之，其炷宜小，壮数宜少，皮肉深厚，艾炷宜大，壮数宜多，使火气到，始能去痼冷之疾也。"《医学入门》说："针灸穴治大同，但头面诸阳之会，胸膈二火之地，不宜多灸，背腹阴虚有火者，亦不宜多灸，惟四肢穴位最妙，凡上体及当骨处，针入浅而灸宜少，下肢及肉厚处，针可入深，灸多无害。"根据这些原则可知，在临床上，凡少壮男子、新病体实的，宜大炷多壮；妇孺老人、久病体弱的，宜小炷少壮；头面四肢胸背皮薄肌少，灸炷均不宜大而多；凡肌肉偏薄之处、骨骼之上，以及大血管和活动关节、皮肤皱纹等部位，均避免直接灸法；凡肌肉肥厚之处，尤其是背部、腹部腧穴，不妨大炷多壮。若治风寒湿痹，上实下虚之疾，欲温通经络，祛散外邪，或引导气血下行时，不过三、五、七壮已足，炷亦不宜过大，但对沉寒结冷、元气将脱等证，需振扶阳气、温散寒结时，则须大炷多壮，尤其在救急时，甚至不计壮数，须至阳回脉起为止。

第四节 · 灸法的补泻

（一）灸之补法

灸的补法是根据"虚则补之"的法则而立。对于机体正气不足所表现的虚弱证候，以火灸的作用来调节脏腑功能，扶助正气，促进疾病痊愈。虚证，虽有气、血、阴、阳亏损的区分，但皆为人体正气受到损害，"邪之所凑，其气必虚"，因此治疗上当以补正为其首要。《针灸大成·艾灸补泻》中说："以火补者，毋吹其火，须待自灭，即按其穴。"由此看来，灸补的关键在于"徐"，适当延长灸疗时间，待艾灸缓慢自灭，即以手按其穴位，使真气可聚，勿外散发，此谓之补。

灸法的补虚作用主要体现在益气助阳方面。由于机体阳气偏虚，阴寒内盛，脏腑经络之气凝滞，而"寒则留之"，此时须多灸久留，以温通经络，激发经气，助阳气来复，则阴寒可散。尤其是在扶阳固脱方面,灸疗的功效更为显著。脱证为机体阴阳偏盛偏衰的反映,温灸对于阳气暴脱者,能够回阳救逆、固脱生肌。《伤寒论》载:"手足厥冷,无脉者,灸之。"凡突然昏倒、不省人事、面色苍白、汗出、怕冷、肢冷、脉微等欲脱之证,灸百会、大椎、合谷,往往下火立效。

对气血虚弱者,施灸主要在于振奋人体的气化功能,鼓舞正气,而起到"补益"的扶正作用。而妇人尤以气血为本,许多妇科疾病如血虚经闭、月经紊乱、产后缺乳等,施灸有较好疗效。《针灸聚英》说:"妇人产后,血气俱虚,灸血海百壮。"更有"大灸疗法",能治久病体弱、虚劳羸瘦、中阳不振、肾元不充等沉疴痼疾之说,即在平常灸法力不能举的情况下,借助于火力宏大的"大灸"法来解决,更能说明"大灸"法所具有的补虚效能。

虚虽能以灸补,但非尽宜。一般阳虚气虚者,施灸犹可,而偏阴虚者,却不宜灸,正如《伤寒论·辨太阳病脉证并治》所说:"微数之脉,慎不可灸,因火为邪,则为烦逆,追虚逐实,血散脉中。"

施灸对治下陷病证尤为首要。由于脏腑经络之气虚弱,失于固摄,引起溏泻、久痢、便血、脱肛、脏器下垂和崩漏、流产诸证,灸一定穴位,确能补益中气、升举下陷。因此,《素问·官能》有"经陷下者,火则当之"之说。在疝气灸治上,常以灸疝气穴(三角灸)、关元、气海等处,培元补气,使气充而升举复常。

(二) 灸之泻法

灸泻法的应用,主要依据"盛则泻之""满则泄之"的原则。当机体内部邪气盛满而正气未衰时,正邪斗争中产生一系列"实"的表现。在此种情况下施以灸火,能够起到"宣泄"的作用,从而清热毒、消瘀血、化痰湿、祛邪除疾。与补相反,灸泻法运用关键在于"疾",即短暂的灸火刺激。《针灸大成》说:"以火泻者,速吹其火,开其穴也。"指点灸后,迅速吹灭艾炷,而又不按穴位,使邪气发散,此谓"泻"。

灸能通内达外,清泻气分、血分中的邪热。一般来讲,十二井穴、十宣、外关、曲池都有明显的泻热作用,而"疾吹其火,勿待自灭"的操作,类似于针法的点刺出血,并不会助长病邪恶化,目的在于"泻",使疗效从四肢末端上达于机体内部,疏通阳热拂郁。如肺热上壅气道,损伤脉络,血从上溢,火炙少商以泻肺;而内热伤及冲任,经血失守,自下而行,在隐白穴施灸,又可引热归下,消除血热妄行的现象。可通过体表刺

激内部效应,对一些外科疾病,如在痈疽疮疡的部位施灸、烫灼,可宣通凝滞、透热排脓、托毒外出,尤以初期红、肿、热、痛属实者为佳。若证候转虚,已经溃破或形成窦道,则较难治愈。

灸法用治实证,并非仅局限于清热凉血,也不一定要拘泥于"疾吹其火"的运用。在《黄帝内经》"宛陈则除之"的原则指导下,对一些经络瘀滞的病证,如因跌仆、挤压、损伤、瘀血留著经脉,疼痛固定不移,日久不愈者,须以艾直接灸于局部,发挥其散瘀通络、祛宛陈之邪的作用,此时施灸时间应长,壮数宜多。若风、寒、湿邪凝滞经络而致的痹痛,以艾灸温经络、散寒凝、祛湿止痛,亦为临床常用。中医学认为,在心脏功能失常时,全身经络凝滞,气血流行不畅,机体内部失去正常的平衡,而致阴阳失调、上下逆乱。在治疗上必以疏通为主,借艾灸的作用,来促进气血流行畅通,上下顺达调和,恢复阴阳平衡。也可从五行关系讲,心属火,主血脉,而灸本身亦为火,同气相益,因此对于心脏病、高血压,施灸可温通心阳、活血行瘀。

(三) 灸之平补平泻法

症状分虚实,施灸论补泻,补虚泻实为其常理。而有些虚实变化不明显的病证,采用温经通络、调和气血,在相关的穴位或部位施灸,其意义可以说为"不盛不虚,以经取之"。但所谓不虚不实,其"虚""实"是相对而言,而病变实质还是有虚、实之分的,治疗上也必须根据具体病情,侧重使用补泻,即以"平补平泻"。而其"平"者,言施灸之平和,区别于"大补"或"大泻",目前广泛使用的温和灸、温针灸法,即属此类。如温和灸治腹痛可温灸天枢、神阙,胃痛可温灸中脘、足三里。而温针灸法则既有针刺的效果,又有艾灸的作用,适用于慢性风湿痹痛,为针与灸结合应用的例证。临证时,因卫气不固,表疏腠松,风邪入侵,肺卫调节功能失常,营卫不和而致的"恶寒、发热",可以温灸来疏风解表,固护卫气。《素问·骨空论》指出"灸寒热之法,先灸项大椎",大椎为诸阳之会,能够调和营卫,通阳解表,至今仍为治疗感冒、疟疾的主要穴位。施灸时,配风池、风府、外关、合谷,或与针同用。

温灸对于有虚有实的虚实夹杂者,可以充分发挥其寓补于泻、寓泻于补的作用,从而调整脏腑功能。如肺部疾患引起的咳嗽、哮喘,多由肺气不宣、脾虚痰湿,肾虚失纳所致,证属本虚标实,治疗时以艾条温和

灸为主,结合患者耐受程度决定施灸的多少,运用"针三穴五针",对大椎、肺俞、风门,针灸并施,可收到相当好的效果。古人有"或针嗽,肺俞风门须用灸"之说。肺俞主治肺脏一切疾患,风门驱邪,泻一身之热,灸此二穴,清肃肺脏,祛风除痰湿之邪。而大椎益气通阳,更能宣畅肺气,平喘止咳,具有补虚泻实的双重功效。可见,"三穴五针"配合,应用范围广,对一切虚、实哮喘及咳嗽,都有直接治疗作用。

无论从理论或经临床验证,灸法的补泻作用都是客观存在的,有一定的规律可循。在辨证施治的先决条件下,产生补或泻效果的关键在于徐疾,且效果受机体状态、灸传感应、取穴配方及外在环境等方面因素的影响。目前,灸法的许多补泻治疗方法仍在不断探索中,临床上应根据具体情况科学运用。

第五节·灸疮及灸后调养

(一) 灸疮

《针灸资生经·治灸疮》说:"凡着艾得疮发,所患即瘥,若不发,其病不愈。"古人认为,灸疮必求起发,才能发挥治病愈疾的功效。灸法是一种借火力以治病的方法,轻者皮肤红赤,重则起疱溃烂。这种起疱溃烂现象,称为"灸疮起发"。灸疮不红不起疱,说明火力未达治病的要求,当然也就不能愈疾了。但是过度的引发,毕然有伤元气,同时也不为一般患者所耐受。

(二) 灸后调养

灸后若局部显现红赤灸痕,可以不必处理,经数小时即可消退而成黄色瘢痕。如已起疱,轻者不必处理,数日可自行吸收,结痂而愈。倘灸火较重,水疱较大者,可用消毒粗针刺破水疱,放出疱液,外贴玉红膏。灸疮退痂后,取桃枝及嫩柳枝等份,煎汤温洗,以保护灸疮,不中风邪。若疮现黑色而溃烂者,可于桃柳枝汤内加入胡荽煎洗,有生肌长肉作用。痛不可忍者,加入黄连煎洗,自有著效。疮久不敛者,此乃气虚之故,当用内托黄芪丸治之。临床常用的灸后调理方如下:

■ 灸疮膏(《惠直堂经验方》)   当归 75 g,川芎 75 g,芍药 75 g,白芷 75 g,细辛 37.5 g,头发 37.5 g。用麻油 900 g 浸泡 3 日,放到容器内,熬枯去渣,再放入铅粉 450 g,收成膏。

■ 生肌玉红膏(《外科正宗》)   当归 75 g,紫草 75 g,白芷 18 g,甘草 45 g,麻油 600 g,轻粉 15 g,白蜡 90 g,血竭 15 g。将当归、紫草、白芷、甘草浸麻油内一夜后,用文火煎熬,去渣滤清,再熬至滴水成珠,加血竭、白蜡、轻粉,调和成膏,用时涂贴之。

■ 内托黄芪丸(《杨氏家藏方》卷十二)   黄芪 300 g,当归 110 g,肉桂、木香、乳香、沉香各 37.5 g。为末,以绿豆粉 150 g,姜汁煮糊和丸,梧桐子大,温水口服 50 丸。

■ 柏皮膏(《圣济总录》)   柏皮 120 g,当归 40 g,薤白 200 g,猪脂 600 g。柏皮、当归细锉,熬脂令沸,下诸药煎,候薤白赤黑色,以绵布绞去渣,瓷合盛。涂敷疮上,日 3～5 次。

■ 蚌霜散(《医学入门》)   蚌粉、百草霜各等份为末。每服 3.5～7 g,糯米饮调服;侧柏枝研汁尤效;如鼻衄、舌衄及灸疮出血,干掺。

■ 冰蛳散(《外科正宗》)   大田螺 5 枚(去壳,线穿晒干),白砒 4.5 g(面裹煨熟),冰片 0.35 g,硇砂 0.7 g。用晒干螺肉切片,同煨熟,白砒研为细末,加冰片、硇砂再研,瓷罐密收,用时敷于灸疮处。

■ 地黄膏(《太平圣惠方》)   生地黄汁 200 ml,松脂 75 g,熏陆香、蜡各 37.5 g,羊肾脂、牛膝各 56 g。药入地黄汁中,煎松脂及熏陆香,令消尽,即纳羊脂、酥蜡,慢火煎成膏。于地黄汁中煎松脂及陆香,令消尽,即纳羊脂酥、蜡,慢火煎令稠膏成,涂软帛上。

■ 豆豉膏(《鸡峰普济方》)   豆豉不以多少,为细末,油调,贴患处。

■ 防风膏(《普济方》)   当归 40 g,防风 40 g,黄蜡 40 g,黄丹 20 g(飞过,炒)。先煎当归、防风,候紫黑色,却入炒过黄丹沸 1～2 次,以绵滤过,入黄蜡收膏。

■ 甘草膏(《刘涓子鬼遗方》)   甘草 13 g,当归 13 g,胡粉 7 g,羊脂 20 g,猪脂 40 g。㕮咀,以猪羊脂并诸药,微火煎成膏。去渣,候凝敷灸疮上。

■ 黑圣散(《魏氏家藏方》)   百草霜不拘多少。皮内破处及灸疮出血,百般用药不止者,掺 2～4 g。

■ 黄芪膏(《圣济总录》)   黄芪 0.4 g,白芷 0.4 g,

白及 0.4 g,白薇 0.4 g,当归 0.4 g,芍药 0.4 g,防风 0.4 g(去叉),甘草 0.4 g,细辛 0.4 g(去苗叶),嫩桑枝 0.4 g,垂柳枝 80 g,乳香(研)0.4 g,铅丹 250 g,清麻油 660 g。除乳香、油、铅丹外,细锉,以油浸一宿,次日煎候白芷黄黑色,绵滤去渣,下铅丹,以柳蓖搅候变黑色,滴水中为珠子,即入乳香末,足搅令匀,以瓷盒盛。用薄纸上涂贴疮,日 2 次;或脓水多,易药时,用葱汤软帛浸洗,贴膏。以愈为度。

■ 金枣丹(《肘后方》) 雄黄 37.5 g,辰砂 11.25 g,川乌(去皮、尖)11.25 g,升麻 11.25 g,蜈蚣 3 条,蟾酥 1 g,闹羊花 1 g,麝香 2 g。为细末,醋打面糊为丸,如枣核大,晒干,入罐收,每服 1 丸。

■ 柳枝膏(《圣济总录》) 柳枝(锉)1 握,防风(去叉,锉)0.4 g,细辛(去苗叶,锉)0.4 g,盐花 0.4 g。用水 3 盏,煎至 1 盏半,去渣更煎成膏,以瓷器收。每用薄纸,剪如柳叶,涂药贴齿上。

■ 薤白膏(《外台秘药》) 薤白(细切)30 g,生地黄(拍碎)90 g,栀子仁 30 g,杏仁(去皮、尖)30 g,胡粉 90 g,白芷 30 g,酥 60 g,羊肾躯脂(炼成者)600 ml。除酥、脂外,细锉。先以酥、脂微火煎烊,下薤白等药,候白芷色赤,以绵滤去渣,用瓷器盛,下粉搅令匀。

■ 玉龙膏(《太平惠民和剂局方》) 瓜蒌(大者,去皮)1 个,黄蜡 60 g,白芷(净拣)20 g,麻油(清真者)250 g,麝香(研)4 g,松脂(研)6 g,零香、藿香各 40 g,杏仁(去皮、尖)、升麻、黄芪、赤芍药、白及、白蔹、甘草(净拣)各 0.4 g。以油浸 7 日,却比出油,先炼令香熟,放冷入诸药,慢火煎黄色,用绢滤去渣。入银、石锅内,入蜡并麝香、松脂,熬少时,以瓷盒器盛。

■ 止痛生肌散(《太平圣惠方》) 石膏(烧过者)0.4 g,牡蛎(烧过者)20 g,滑石 0.4 g,捣罗为散。凡用之时,切护爪甲,勿令中风。仍须洗疮令净,然后掺之,薄薄令遍,以软绵帛系之。

古人对灸后的调养颇为注意。《针灸大成·灸后调摄法》记载:"灸后不可就饮茶,恐解火气;及食,恐滞经气,须少停一二时,即宜入室静卧,远人事,远色欲,平心定气,凡百惧要宽解。尤忌大怒、大劳、大饥、大饱、受热、冒寒。至于生冷瓜果亦宜忌之。唯食茹淡养胃之物,使气血流通,艾火逐出病气。若过厚毒味,酗醉,致生痰涎,阻滞病气矣。"由于古人施灸多用有瘢痕灸法,耗伤精血较多,故需要较为周详的护理。今人施灸,一般多用小炷,不致发疮溃烂,故都不注意摄养。虽然如此,但对过食、风寒等总以避之为是。

第六节·施灸的禁忌和注意事项

(一) 施灸禁忌

1. 禁灸部位 灸法在解剖部位上的禁忌,古代文献记载很不一致,互有出入,有据可考的共计 82 穴。《针灸甲乙经》记载的禁灸穴位有头维、承光、风府、脑户、哑门、下关、耳门、人迎、丝竹空、承泣、脊中、白环俞、乳中、石门(女子)、气冲、渊腋、经渠、鸠尾、阴市、阳关、天府、伏兔、地五会、瘛脉计 24 个穴位;《医宗金鉴》记载的禁灸位有 47 个;《针灸大成》记载的禁灸穴位有 45 个;《针灸集成》记载的禁灸穴位 49 个。这些穴位大多分布在头面部和重要脏器、大血管附近,以及皮薄肌少筋肉结聚的部位,因此对这些部位尽可能避免施灸,特别是瘢痕灸应更加注意。另外,孕妇腹部和腰部也不宜施灸。

2. 禁灸病证 灸疗主要是借温热刺激来治疗疾病,因此对于外感温病、阴虚内热、实热病证一般不宜施灸。

3. 其他 灸疗与针刺疗法一样,对于过劳、过饱、过饥、醉酒、大渴、大惊、大恐、大怒者不宜应用;小儿新生无疾,慎不可灸;妊娠 1 个月孕妇禁灸。

(二) 注意事项

(1) 医者应严肃认真,专心致志,精心操作。施灸前应向患者说明施术要求,消除恐惧心理,取得患者的合作。若需选用瘢痕灸时,必须先征得患者同意。

(2) 临床施灸,应选择正确的体位,要求患者的体位宜平正舒适,这样既有利于准确选定穴位,又有利于艾炷的安放和施灸的顺利完成。

(3) 灸的顺序先阳后阴,先上后下,先少后多。应用时要灵活掌握,不可拘泥。如对气虚下陷的患者,宜从下而上施灸;如脱肛患者,宜先灸长强以收肛,后灸百会以举陷,这样更能提高临床疗效。

(4) 晕灸者虽不多见,但发生晕灸时也与晕针一样,会出现突然头昏、眼花、恶心、颜面苍白、脉细手冷、血压降低、心慌汗出，甚至晕倒等症状，多因初次施灸或空腹、疲劳、恐惧、体弱、姿势不当、灸炷过大、刺激过重等引起。一经发现，要立即停灸，让患者平卧，一般并无危险。但应注意施灸的禁忌，做好预防工作，在施灸中要不断留心观察，争取早发现、早处理，以避免发生晕灸为好。

（5）艾炷灸的施灸量，常以艾炷的大小和灸壮的多少为标准。

（6）灸法可益阳亦能伤阴，临床上凡属阴虚阳亢、邪实内闭及热毒炽盛等病证，应慎用灸法。

（7）施灸时，颜面五官、阴部、血管分布等部位不宜选用直接灸法，对于妊娠期妇女的腹部及腰骶部不宜施灸。关于禁灸穴位，选用时应从实际出发，不必拘泥。

（8）在施灸或温针灸时，应注意防止艾火脱落，以免造成皮肤及衣物的烧损。灸疗过程中，要随时了解患者的反应，及时调整灸火与皮肤间的距离，掌握灸疗的量，以免造成施灸太过，引起灸伤。灸后若局部出现水疱，只要不擦破，可任其自然吸收。若水疱过大，可用消毒针从疱底刺破，放出疱液后，再涂以甲紫药水。对于化脓灸者，在灸疮化脓期间，不宜从事体力劳动，要注意休息，严防感染。若有继发感染，应及时对症处理。此外，尤其对呼吸系统疾病患者进行灸治时，更应注意。

（9）施灸的诊室应注意通风，保持空气清新，避免烟尘过浓，污染空气，伤害人体。

第四章
艾炷灸

第一节·直接灸

直接灸是将大小适宜的艾炷，直接放在皮肤上施灸的方法。古代常以阳燧映日所点燃艾炷，称为明火，以此火点艾炷施灸称为明灸。因将艾炷直接放在腧穴所在皮肤表面点燃施灸，故又称着肤灸，古代称为"着肉灸"，如《备急千金要方》载："炷令平正着肉，火势乃至病所也。"又《外科精要》的灸高竹真背疽病案，先施隔蒜灸无效，"乃着肉灸良久"。施灸前在皮肤上涂一点蒜汁或粥汤或凡士林或清水等，在其未干时将艾炷放在涂好之处，以防艾炷倾倒，然后再点燃施灸，灸满规定壮数为止。艾炷直接放在穴位上燃烧，温度约达 70℃。若施灸时需将皮肤烧伤化脓，愈后留有瘢痕者，称为瘢痕灸；若不使皮肤烧伤化脓，不留瘢痕者，称为无瘢痕灸。

瘢痕灸

瘢痕灸法又称化脓灸、着肤灸、打脓灸，系指以艾炷直接灸灼穴位皮肤，渐致化脓，最后形成瘢痕的一种灸法。有文字记载，最早见于《针灸甲乙经》，在唐宋时期非常盛行。

[操作方法]

1. 准备 小艾炷，镊子，火柴，线香，灰盒，甲紫等。

2. 操作 施灸之前先要点定穴位。做好患者的思想工作，嘱患者体位保持平直，处于一种既舒适而又能持久的位置，审定穴道，暴露灸穴，取准穴位，用 75% 酒精棉球消毒，然后用紫药水或红药水点个小点，并做一记号。点定穴位后，嘱患者不可随意变动体位。用少许蒜汁或油脂先涂抹于灸穴皮肤表面，然后将艾炷粘置于选定的穴位上。一般用小炷，艾炷如麦粒或绿豆大。用点燃的线香从艾炷顶尖轻轻接触点燃，使之均匀向下燃烧。第一壮燃至一半，知热即用镊子快速捏起艾炷更换；第二壮仍在原处，燃至大半，知大热时即用镊子快速捏起艾炷更换，第三壮燃至将尽，知大痛时即速按灭，同时医者可用左手拇、示、中三指按摩或轻叩穴位周围，以减轻痛苦。经灸数次，然后再灸至疼痛。耐心灸至 10 余次后感觉一热即过，却无甚痛苦。对惧痛患者，可先在穴位注入 2% 普鲁卡因注射液 1 ml 做局部麻醉后再施灸，或涂以中药局麻液。中药局麻液配制法为：川乌、细辛、花椒各 30 g，蟾酥 1.8 g。用 75% 乙醇 300 ml 浸泡 24 h。使用时，取棕红色上清液，以消毒棉球蘸后涂于施灸穴位，1～5 min 之后可达到局部麻醉效果。连续施灸，灸治完毕，局部往往被烧破，甚至呈焦黑色，可用一般药膏贴于创面，1 周左右即可化脓。如不化脓，可吃些羊肉、鱼、虾等发物促使化脓，不出数日即能达到化脓的目的。化脓时每日换药膏 1 次，4～5 周疮口结痂、脱落而形成瘢痕。

3.疗程　一般每次灸 3～5 壮,对小儿及体弱者灸 1～3 壮。

[临床应用]

瘢痕灸灸关元治缩阳症、遗精、早泄,灸风门、肺俞、膏肓、膻中治哮喘,灸水分、关元、气海、足三里治胃和十二指肠溃疡、水肿等。体质虚弱、发育不良、高血压、动脉硬化、癫痫、慢性支气管炎、肺结核,以及妇产科疾病、其他慢性病、溃疡病、脉管炎、瘰疬、痞块等顽固疾病均可使用,也可以试灸于癌症患者,对预防中风及防病健身也有较好的效果。

[注意事项]

(1) 对身体衰弱者,糖尿病、皮肤病患者及面部、关节部穴位不宜用瘢痕灸法。

(2) 施灸部位化脓形成灸疮,5～6 周灸疮自然痊愈,结痂脱落后而留下瘢痕。因此,施灸前必须征求患者同意后方可实施本法。

(3) 护理灸疮:化脓灸要求灸后局部溃烂化脓,这是无菌性化脓反应,脓色较淡,多为白色。灸疮如护理不当,造成继发感染,脓色可由白色转为黄绿色,并可出现疼痛及渗血等,则须用消炎药膏或玉红膏涂敷。若疮久不收口,多因免疫功能较差所致,应立即给予治疗。

(4) 注意调养:为了促使灸疮的无菌性化脓反应,要注意调养。对此,《针灸大成》曰:"灸后不可就饮茶,恐解火气;及食,恐滞经气。须少停一二时,即宜入室静卧,远大事,远色欲,平心定气,凡百俱要宽解。尤忌大怒、大劳、大饥、大饱、受热、冒寒。至于生冷瓜果宜忌之。唯食茹淡养胃之物,使气血流通,艾火逐出病气。若过厚毒味,酗醉,致生痰液,阻滞病气矣。鲜鱼鸡羊,虽能发火,止可施于初灸十数日之内,不可加于半月之后。"可作为参考。

(5) 施灸时谨防晕灸,若有发生,应积极对症治疗。

[按语]

瘢痕灸是我国历史上应用时间最长的一种灸法。古代医家认为,化脓灸与疾病的疗效直接相关,如《小品方》指出:"灸得脓坏,风寒乃出;不坏,则病不除也。"此外,瘢痕灸可用于急症治疗,《备急灸法》所载灸治的 22 类急症中,有许多类疾病用本法。现代临床实践也证实,在某些病证尤其是急难病证的治疗

上,瘢痕灸与包括无瘢痕灸等在内的各种灸法相比,其疗效优势更加明显。

无瘢痕灸

无瘢痕灸又称非化脓灸,系指以艾炷直接灸灼穴位皮肤,灸至局部皮肤出现红晕而不起疱为度的一种灸法。从文献考证来看,古代医家多主张用瘢痕灸,无瘢痕灸是在近现代才兴起。

[操作方法]

1.准备　中、小艾炷,镊子,火柴,线香,灰盒,甲紫等。

2.操作　医者嘱患者体位保持平直,处于一种舒适而又能持久的位置。让患者暴露灸穴,医者取准穴位,并做一记号。点定穴位后,嘱患者不可随意变动体位。用少许蒜汁或油脂涂抹于灸穴皮肤表面,然后将艾炷置于选定的穴位上。多用中、小艾炷,近年来也有用新型产品如贴敷艾炷,可直接贴敷于穴位施灸。用线香点燃艾炷顶端,如为中等艾炷,待烧至患者稍觉烫时,即用镊子夹去,另换一壮;如为小艾炷,至患者有温热感时,不等艾火烧至皮肤即持镊移去,再在其上放一艾炷,继续按上法施灸。

3.疗程　每日或隔日 1 次,7～10 次为 1 个疗程。

[临床应用]

无瘢痕灸多用于治疗哮喘、眩晕、急慢性腹泻、肘劳、急性乳腺炎、皮肤疣、虚寒性疾患等。

[注意事项]

(1) 无瘢痕灸艾炷的大小最好介于隔物灸与瘢痕灸之间,一般以花生米大至绿豆大为宜。具体治疗时须因人因病而宜。

(2) 一般情况下,无瘢痕灸后,灸处仅出现红晕,如出现水疱,处理方法可参照施灸的注意事项。

(3) 灸后宜暂避风吹,以干毛巾轻揉敷之,使其汗孔闭合,以利恢复。

[按语]

无瘢痕灸无痛无创,避免了瘢痕灸所带来的剧痛、体表损伤及影响美容的瘢痕等,易于被人们接收,方便临床开展,在临床中也取得了较好的疗效。

压灸

压灸是指艾炷或艾制物在直接灸的过程中,采用反复压灭艾火的方法来达到治病目的的一种灸法。

本法最早出现于20世纪80年代中期。

[操作方法]

1.准备 艾绒，竹质弯舌板，弯剪，线香，凡士林膏，火柴，甲紫，大艾炷，镊子，灰盒，陈艾叶，樟叶，麝香，黄酒或乙醇，朱砂，雄黄，丝绸等。

2.操作 主要包括百会穴灸法、痛点灸法。

（1）百会穴灸法：用甲紫药水标出百会穴，将百会穴上头发剪去一块，如拇指或中指甲大。约1cm见方暴露穴位，涂少许凡士林。患者坐矮凳，医者坐在其正后方较高的椅子上。取艾绒制作成锥形如黄豆大小。首次施灸时两壮直接放在百会穴上，用线香从炷顶点燃，不等艾火烧到皮肤，患者感到皮肤稍微烧灼疼痛时（约燃至1/2），或者患者感到灼痛，向医者诉说疼痛时，立即用压舌板或镊子熄灭或移去艾火，将艾灰取掉，仅仅留一层薄的未燃的艾绒，在其上继续放置艾炷点燃。灸到25~50壮时，患者可觉热力从头皮渗入脑内。根据病情，每次灸30~50壮，多可至100壮（约2h）。

（2）痛点灸法：适用于某一局部深处疼痛（酸、钝、胀痛），范围小如针尖、大如指腹。治疗时视痛点的大小取麦粒至半粒蚕豆大小艾炷点燃，待艾炷燃至2/3或患者感烫时用压舌板压灭，每次3~5壮。

3.疗程 每日或隔日1次，10次为1个疗程。

[临床应用]

压灸主要适用于治疗内耳眩晕病、颈源性眩晕及某些痛症等。

[注意事项]

艾炷压灸时要注意操作上的熟练，避免造成Ⅱ、Ⅲ度烧伤。灸后穴位局部可起小水疱，无须挑破，宜涂以龙胆紫药水，令其自然吸收即可。如灸百会穴，半个月内禁止洗头，以防感染。少数患者可形成灸疮，此时要注意疮面清洁，无需特殊处理，一般1个月左右灸痂自行脱落，不留瘢痕，新发自生。

[按语]

压灸最早是采用艾炷直接灸百会穴，再以压舌板压灭艾火的方式用于内耳眩晕病的治疗，并取得较好的疗效。随着临床实践的增多，适应病证有所增加，但缺点是操作上较为复杂。近年来出现了一种用制作成丸状的以艾叶为主要成分的艾制物进行压灸，临床上称为丸灸法，进一步扩大了压灸法的应用范围。

周天灸

在武林界有一种说法，一旦打通人体前方的任脉和后方的督脉，或者打通全身14条经脉，不但功力大增，而且可以强身健体、防病治病。因为打通任、督二脉，内气就能沿任脉、督脉循环一周（上半身），称为"小周天"；而打通全身14经脉，内气就能沿着全身经脉循行一大周，称为"大周天"。

[操作方法]

1.准备 中、小艾炷（或艾条），镊子，火柴，线香，灰盒，艾灸盒，甲紫等。

2.操作 嘱患者身体处于一种舒适而又能持久的位置，充分暴露施灸部位，并做一记号。点定穴位后，嘱患者不可随意变动体位。用少许蒜汁或油脂先涂抹于待灸穴皮肤表面，然后将艾炷粘置于选定的部位上。多用中、小艾炷，也可用艾灸盒装置艾条进行施灸。用线香点燃艾炷尖端，如为中等艾炷，待烧至患者稍觉烫时，即用镊子夹去，另换一壮；如用小艾炷，可至患者局部有温热感时，不等艾火烧至皮肤即持镊移去，再在其上放一艾炷，继续按上法施灸。如为艾条，点燃后距皮肤2~3cm施灸，以患者感觉皮肤温热而无灼热感为宜。

3.疗程 春季和夏季开始每日1次，连续3日，然后隔日1次，以患者出现大汗淋漓为度，1个月为1个疗程，每疗程间隔1周。秋季和冬季每周2~3次，以温经活血为主，微汗即可。

[临床应用]

周天灸的调理范围很广，多用于治疗重大疾病和慢性病康复，也有强身健体的作用。

[注意事项]

（1）周天灸灸完整条督脉和整条任脉，需要4h以上，灸完全身经络需要5~6h。所以，若要艾灸有效，必须要"灸够、灸透"。反之，则可能见效甚微，甚至无效。

（2）灸后灸处出现异常，处理方法可参照无瘢痕灸。

（3）灸后宜暂避风吹，或以干毛巾轻揉敷之，使其汗孔闭合，以利恢复。

[按语]

周天灸的效果较好，解决了许多"定点穴位灸"无法解决的问题。但灸治时间过长，患者无法自我施灸等缺点也限制了该法的推广和应用，临床应用上需进一步研究创新。

第二节 · 间接灸

间接灸是指用药物或其他材料将艾炷与施灸腧穴部位的皮肤隔开进行施灸的方法,故又称隔物灸。通常以生姜、大蒜等辛温芳香的药物作为衬隔,既具有加强温通经络的作用,又不使艾火直接灼伤皮肤。间接灸的种类很多,其名称通常随所垫隔的物品而定。如以生姜间隔者,称隔姜灸;用食盐间隔者,称隔盐灸;以附子饼间隔者,称隔附子饼灸。间接灸具有艾灸与药物的双重作用,加之本法火力温和,患者易于接受,故而广泛应用于内、外、妇、儿、五官科疾病。

隔姜灸

隔姜灸是在皮肤和艾炷之间隔以姜片施灸的一种灸法。明代杨继洲所著《针灸大成》即有记载:"灸法用生姜切片如钱厚,搭于舌上穴中,然后灸之。"张景岳所著《类经图翼》一书中提到治疗痔疾曰:"单用生姜切薄片,放痔痛处,用艾炷于姜上灸三壮,黄水即出,自消散矣。"清代吴尚先所著《理瀹骈文》和李学川所著《针灸逢源》等书籍中亦有载述。在现代,隔姜灸由于取材方便、操作简单等优势,已成为最常用的隔物灸法之一。其灸治方法与古代大体相同,亦有略加改进的,如在艾炷中增加某些药物或在灸片下面先填上一层药末,以加强治疗效果。

[操作方法]

1. 准备　大艾炷,新鲜老姜,镊子,粗针,火柴,线香,灰盒,甲紫等。

2. 操作　患者仰卧位或俯卧位,选取新鲜老姜一块,沿生姜纤维纵向切成厚 0.2～0.5 cm 的姜片,大小可据穴位部位和选用的艾炷大小而定,中间用三棱针穿刺数孔,把鲜姜片放在所选穴位的皮肤上,置大或中等艾炷放在其上,用线香火点燃艾炷进行施灸。待患者感到局部有灼痛感时,略略提起姜片,或者更换艾炷再灸。

3. 疗程　每次灸 5～10 壮,以灸处出现汗湿红晕现象而不起疱为度。每日 1 次,7～10 次为 1 个疗程。

[临床应用]

隔姜灸具有温胃止呕、散寒止痛的作用,多用于治疗外感表证和虚寒性疾病,对呕吐、泄泻、脘腹隐痛、痛经、遗精、阳痿、早泄、周围性面神经麻痹、关节酸痛等也有很好的疗效。

[注意事项]

(1)隔姜灸用的姜应选用新鲜的老姜,现切现用,不可用干姜或嫩姜。

(2)姜片的厚薄,宜根据部位和病证而定。一般而言,面部等较为敏感的部位,姜片可厚些;急性或疼痛性病证,姜片可切得薄一些。

(3)在施灸过程中若不慎灼伤皮肤,致皮肤起透明发亮的水疱,须注意防止感染,处理方法可参照无瘢痕灸。

(4)灸后宜暂避风吹,或以干毛巾轻揉敷之,使其汗孔闭合,以利恢复。

[按语]

生姜,性味辛,温,归肺、脾、胃经。具有解表散寒、温中止呕、化痰止咳、祛寒、补气、平喘的功效,常用于治风寒感冒、胃寒呕吐、寒痰咳嗽。现代药理研究表明生姜含有姜醇、姜烯、水芹烯、姜辣素等多种成分,具有解热、镇痛、抗炎、镇静、催眠等作用,能消炎、散热、发汗,缓解流鼻涕等感冒症状。

隔蒜灸

隔蒜灸又称蒜钱灸,是用蒜作为间隔物施灸的一种灸法,临床上常用的有隔蒜片灸和隔蒜泥灸两种。本法首载于晋代的《肘后备急方》,而隔蒜灸一名则最早见于宋代陈自明所著的《外科精要》。

[操作方法]

1. 准备　大艾炷,鲜独头蒜,镊子,火柴,线香,灰盒,甲紫等。

2. 操作

■ 隔蒜片灸:取新鲜独头大蒜,切成厚 0.1～0.3 cm 的蒜片,用细针于中间穿刺数孔,放于穴位或患处,上置艾炷点燃施艾,每灸 3～4 壮后可换去蒜片,继续灸治,直至将预定壮数灸完为止。一般以施灸处出现湿润红热现象,患者有舒适感觉为宜。为了防止灼痛起疱,必要时在姜片或蒜片下面再垫上一片也可。对痈、疽、疮、疖等,以不知痛灸至知痛为止,知痛者灸至不知痛为度。换艾炷不换蒜片，每日灸 1～2 次。初发者可消，化脓者亦能使其速溃，早日愈合。

■ 隔蒜泥灸：取新鲜大蒜适量，捣如泥状，放于穴位或患处，上置艾炷，用线香火点燃艾炷进行施灸。当患者感到灼热时，则换艾炷再灸，不换蒜泥，直至预定的壮数（3～7 壮）灸完为止。一般以灸处出现汗湿红晕现象而不起疱，患者又有舒适感为度。另一种隔蒜泥灸称长蛇灸，即用大蒜泥适量，平铺于脊柱上（自大椎穴至腰俞穴），宽约 2 cm，厚约 0.5 cm，周围用桑皮纸封固，灸大椎穴、腰俞穴数壮，以灸至患者口鼻内觉有蒜味为度，多用于治疗虚劳。

3. 疗程　每穴灸 5～7 壮，每日或隔日 1 次，7～10 次为 1 个疗程。

[临床应用]

隔蒜灸具有消肿解毒、定痛、散结的作用，多用于治疗阴疽流注，疮色发白，不红不痛，不化脓者，不拘日期，宜多灸之。对疮疗疖毒、乳痈、一切急性炎症，凡未溃者均可灸之。亦治虫、蛇咬伤和蜂、蝎蜇伤，在局部灸之，可以解毒止痛。治瘰疬、疮毒、痈疽、无名肿毒等外科病证确有疗效，临床上也有治肺痨者。

[注意事项]

（1）大蒜对皮肤有刺激作用，因而对皮肤过敏者慎用。

（2）隔蒜灸要求治疗过程有皮肤起疱现象，因而要做到局部清洁，以防止感染。

（3）本法一般不用于头面等部位，以免遗留灸痕，影响容貌。

[按语]

大蒜，辛温喜散，归脾、肾、胃、肺、大肠经，具有消肿化结、拔毒止痛的功效。据宋代张杲所著《医说》称，江宁府（《备急灸法》作江陵府）紫极观掘得石碑载葛仙翁田蒜灸法。碑文说："凡人初觉发背，欲结未结，赤热肿痛，先以湿纸伏其上，立视候之，其纸先干处则是结痈头也。取最大蒜切成片，如三钱厚薄，安其头上，用大艾炷灸之，三壮即换一片蒜。痛者灸至不痛，不痛者灸至痛时方住。最要早觉早灸为上。一日二日，十灸十活；三日四日，六七活；五六日，三四活，过七日不可灸矣。若有十数头作一处生者，即用大蒜研成膏，作薄饼铺头上，聚艾于蒜饼上烧之，亦能活也。若背上初发赤肿一片，中间有粟米大头子，便用独蒜头，切去两头，取中间半寸浓薄，正安于疮上。

却用艾于蒜上灸十四壮，多至四十九壮。"

隔盐灸

隔盐灸又称神阙灸，是用干燥的食盐末适量，填平脐窝，上置艾炷，用火点燃施灸的一种方法。为一种传统的灸法，已有一千多年的使用历史，最早载于《肘后备急方》。

[操作方法]

1. 准备　大艾炷，细盐粒（以青盐为佳），镊子，火柴，线香，灰盒，甲紫等。

2. 操作　患者仰卧屈膝，暴露脐部。取纯净干燥之细青盐适量炒至温热，纳入脐中（神阙穴）与脐平，然后上置艾炷施灸。线香点燃艾炷，灸至患者稍感烫热，即更换艾炷。一般灸 3～7 壮，患者感到温热舒适为度。本法只用于灸神阙穴。

3. 疗程　每日 1 次，5～7 次为 1 个疗程。

[临床应用]

隔盐灸法具有回阳、救逆、固脱、温中散寒的作用，多用于治疗急性腹痛、吐泻、痢疾、痛经、淋病、中风脱证、四肢厥冷等。凡大汗亡阳、肢冷脉伏之脱证，可用大艾炷连续施灸，不计壮数，直至汗止脉起、体温回升、症状改善为度。

[注意事项]

（1）施灸时要求患者保持原有体位，呼吸匀称。若感觉到灼热时，应及时告知医者处理，不可移动，以免烫伤。对小儿患者，更应核格外注意。

（2）施灸时要严禁灼伤，同时盐受火烫易爆起，注意防止烫伤皮肤和衣物。

（3）如若脐部灼伤，应涂以甲紫药水，并用消毒敷料覆盖固定，以免感染。

[按语]

隔盐灸早在古代就已应用广泛。《肘后备急方》中，用隔盐灸治疗霍乱等急症，后世的医籍《备急千金要方》《千金翼方》及元代的危亦林的《世医得效方》等都有所介绍。《本草纲目》卷十一也有记载："霍乱转筋，欲死气绝，腹有暖气者，以盐填脐中，灸盐上七壮，即苏。""小儿不尿，安盐于脐中，以艾灸之。"隔盐灸所产生的热量是一种有效适应于机体治疗的物理因子，其作用近似于红外线具有较高的穿透力，能促进血液循环，达到温经祛寒、调和阴阳、调理气血的目的。现代，隔盐灸在施灸的方法上有了一定改进，如在盐的上方或下方增加隔物；治疗的范围也有相应的扩大，已用于多种腹部疾病及其他病证的治疗。

隔附子灸

隔附子灸是在皮肤和艾炷之间隔以附子施灸的一种灸法，临床上常用的有隔附子片灸和隔附子饼灸两种。本法首见于唐代《备急千金要方》，明代薛己所著《外科发挥》、清代的《串雅外编》等都有所载述。

[操作方法]

1. 准备　大艾炷，熟附子，黄酒，生附子，肉桂，丁香，蜂蜜，镊子，火柴，线香，灰盒，甲紫等。

2. 操作　一般分为隔附子片灸和隔附子饼灸两种方法。

■ 隔附子片灸：取熟附子用水浸透后，切成片厚0.3～0.5 cm，中间用针刺数孔，置于穴位上，将大艾炷放在附子片上，用线香点燃艾炷施灸，换炷不换附子片，灸治5～7壮，使患者感到有温热舒适为度。

■ 隔附子饼灸：将附子切细研末，以黄酒调和作饼，厚约0.4 cm，直径约2 cm，中间用针刺数孔，放于穴位上置艾炷灸之；亦可用生附子3份、肉桂2份、丁香1份，共研细末，以炼蜜调和制成0.5 cm厚的药饼，用针刺数孔，上置艾炷灸之；或用附子研成细粉，加白及粉或面粉少许（用其黏性），再以白水调和捏成薄饼，约一二分厚度，待稍干，用针刺数孔，放在局部灸之。一饼灸干，再换一饼，以内部温热、局部皮肤红晕为度。

若附子片或附子饼被艾炷烧焦，可以更换新的附子片或附子饼后再灸，直至穴位皮肤出现红晕时停灸。

3. 疗程　每日或隔日1次，7～10次为1个疗程。

[临床应用]

隔附子灸多用于治疗各种阳虚病证，临床上对阳痿、指端麻木、痛经、桥本甲状腺炎、慢性溃疡性结肠炎、早泄、遗精等有显著疗效。亦可治外科术后、疮疡溃后久不收口、肉芽增生流水无脓等，频频施灸能祛腐生肌，促使愈合。

[注意事项]

（1）施灸时要注意室内通风，保持空气清新，避免烟尘过浓，污染空气而伤害人体。

（2）附子片或附子饼的厚薄，宜根据部位和疾病而定。附子饼灸须在医者指导监视下进行。

（3）应选择较平坦而又不易滑落的部位或穴位处施灸，灸饼灼烫时可用薄纸衬垫于灸饼下，以防灼伤皮肤。

（4）对阴盛火旺、过敏体质的患者以及孕妇均禁用附子饼灸。

[按语]

附子，归心、肾、脾经，辛温大热，走而不守，消坚破结，善透风寒湿气，具有温补脾肾、散寒止痛、回阳救逆的功效。唐代孙思邈所著《千金翼方》载："削附子令如棋子厚，正着肿上，以少唾湿附子，艾灸附子，令热彻以诸痛肿牢坚。"明代薛己所著《外科发挥》记载治疮口不收敛者："用炮附子去皮脐，研末，为饼，置疮口处，将艾炷于饼上灸之。每日数次，但令微热，勿令痛。"

需要注意的是，隔附子灸若使用不当可造成中毒，患者表现为不同程度的头昏乏力、口唇鼻痒、咽痛、胸闷、恶心、腹痛、四肢微麻等症状。这种情况一般都发生于连续施灸时间过长，停灸后症状大多可逐渐缓解乃至消失。如中毒症状较重，应送往医院急救。

隔胡椒灸

隔胡椒灸是在皮肤和艾炷之间隔以白胡椒而施灸的一种灸法。

[操作方法]

1. 准备　大艾炷，白胡椒，白面粉，水，丁香，肉桂，麝香，镊子，火柴，线香，灰盒，甲紫等。

2. 操作　一般选取卧位，将白胡椒研为细末，加少许面粉和水调作药饼，厚5 mm，直径2 cm，中央按成凹陷。施灸时，将胡椒药饼敷于施灸部位，药饼中心凹陷内可放置适量的药末（丁香、肉桂、麝香等）以加强疗效，上置艾炷。用线香点燃施灸，换艾炷不换胡椒饼，灸7～9壮，以患者感到温热舒适为度。

3. 疗程　每日1次，7～10次为1个疗程。

[临床应用]

隔胡椒灸具有温中散寒、活血通经、止痛的作用。临床上常用于治疗胃寒呕吐、腹痛、腹泻、风湿痹痛及局部麻木不仁等病证。

[注意事项]

（1）胡椒饼的厚薄，宜根据部位和疾病而制作。

（2）如施灸过量，时间过长，局部出现异常，处理方法可参照无瘢痕灸。

（3）灸后宜暂避风吹，可以用干毛巾敷灸处轻揉，使其汗孔闭合，以利恢复。

（4）隔胡椒灸辛热散寒，阴虚火旺者不宜使用。

[按语]

胡椒，味辛，性热，归胃、脾、肾、肝、肺、大肠经，具有温中散寒、下气止痛、止泻、开胃、解毒的功效。现代药理研究发现，白胡椒主要成分含胡椒碱、胡椒脂碱、胡椒新碱，挥发油含向日葵素、二氢葛缕醇、氧化石竹烯、隐品酮及反-松香芹醇等。果实含胡椒碱5％～9％，其中有胡椒林碱和胡椒油碱 A、B、C。

豉药饼灸

隔豉药饼灸是在皮肤和艾炷之间隔以豆豉药饼而施灸的一种灸法。

[操作方法]

1. 准备　大艾炷，豆豉药饼（淡豆豉压为末，与花椒、生姜、青盐、葱白各等份，用黄酒调和成疮口大的饼，厚 0.4～0.6 cm，用粗针穿刺数孔），镊子，线香，火柴，灰盒，甲紫等。

2. 操作　一般选择卧位，将豉药饼敷于施灸部位，上置艾炷，用线香火点燃施灸，使患者有温热舒适感为度，每次灸 5～7 壮。

3. 疗程　每日 2～3 次，7～10 次为 1 个疗程。

[临床应用]

隔豉药饼灸具有温中散寒、除湿止痛、杀虫解毒、散泄毒邪、敛疮生肌的作用，临床上适用于治疗痈疽发背、顽疮、恶疮、肿硬不溃或久不收口、疮面黑暗等。

[注意事项]

（1）施灸时要注意室内通风。

（2）豉药饼的厚薄，应该根据部位和疾病而定。

（3）在施灸过程中若不慎灼伤皮肤，造成皮肤起透明发亮的水疱，须注意防止感染，处理方法可参照无瘢痕灸。

[按语]

淡豆豉具有解表除烦、宣发郁热的功效，生姜具有解表散寒、温中止呕、化痰止咳、祛寒补气平喘的功效，葱白具有发表通阳、解毒杀虫的功效。所以，隔豉药饼灸对外科痈疽发背、顽疮、恶疮、肿硬不溃后久不收口、疮面黑暗等均可采用。

黄土灸

黄土灸是在皮肤和艾炷之间隔以黄土饼而施灸的一种灸法。首见于唐代孙思邈所著的《备急千金要方》，后世的医著如《东医宝鉴》等也有较详细的记载。

[操作方法]

1. 准备　大艾炷，净黄土，水，粗针，镊子，火柴，线香，灰盒，甲紫等。

2. 操作　一般选择卧位。取黄色泥土，选净杂质，和水为泥饼，厚约 0.6 cm，宽约 5 cm，用粗针在泥饼中间扎数孔。施灸时，将泥饼放置于患处，上置大艾炷。用线香火点燃施灸，一炷一换饼，施灸壮数不限，视病情而定，以患者感到舒适为度。

3. 疗程　每日 1 次，5～7 次为 1 个疗程。

[临床应用]

黄土灸具有胜水燥湿的作用，临床上常用于治疗发背痈疮初起、局限性湿疹、白癣、骨质增生、痔疮、中耳炎及其他湿毒引起的皮肤病等。

[注意事项]

（1）所用的黄土必须洁净、无杂质，有条件者最好能做到消毒，以防灸治某些炎症病灶时发生感染。

（2）黄土饼的厚薄宜根据部位和疾病而制定。

（3）大艾炷施灸时，要求医者有一定的临床经验。施灸过程中应严密观察，防止大面积灼伤。

[按语]

黄土灸最早载于《备急千金要方》，用于治疗痈疽初起："小觉背上痒痛有异，即火急取净土，水和为泥，捻作饼子，厚二分，阔一寸半。以粗艾大作炷灸泥上，贴著疮上灸之，一炷易一饼子。"古代许多医书也均有记载，如《东医宝鉴》将其名为"黄土灸法"。本法适用于背痈诸症，对局限性湿疹也有一定疗效。《针灸资生经·发背》曰："凡发背，率多于背两胛间，初如粟米大，或痛或痒……急取净土和水为泥，捻作饼子，厚二分，宽一分半，贴疮上，以大艾炷安饼上灸之，一炷一易饼子。若粟米大时，灸七饼即瘥……"唐代陈藏器所著《本草拾遗》云："桑根下上，搜成泥饼，傅风肿上，仍灸三十壮，取热通疮中。"由此说明黄土灸法适用于背部疗疮外证的初起，灸之可使其消散。现代临床上亦有关于本法的报道，且有大样本病例进行观察研究。此外，本法的灸材黄土可就地取材，因此特别适宜在农村推广。

隔豆豉灸

隔豆豉灸是在皮肤和艾炷之间隔以淡豆豉饼而施灸的一种灸法。唐代《备急千金要方》卷二十二载有将淡豆豉末用黄酒调和成饼，隔饼灸以治发背的内容。后世医家根据豆豉的发汗解表作用，在临床上发现本法对痈肿初起效果颇佳，但灸治时须灸至疮部皮肤湿润汗出，使邪毒可随汗外出，方能治愈疾病。

[操作方法]

1. 准备 大艾炷，淡豆豉饼（淡豆豉压为末，用黄酒调和，做成疮口大的饼，厚 0.4～0.6 cm，用粗针穿刺数孔），镊子，线香，火柴，灰盒，甲紫等。

2. 操作 一般选取卧位。将淡豆豉饼放在患者疮面处，上置艾炷，用线香火点燃施灸。每次施灸壮数根据病情而定，痈疽初起者，灸至病灶处皮肤湿润即可，以愈为度；如脓肿溃后久不收口，疮色黑暗者，可灸 7～15 壮。

3. 疗程 每日 1 次，5～7 次为 1 个疗程。

[临床应用]

隔豆豉灸具有解毒散邪、敛疮生肌的作用，临床上适用于治疗外科痈疽发背、顽疮、恶疮、肿硬不溃、溃后久不收口、疮面黑暗等。

[注意事项]

（1）豆豉饼的厚薄应根据施灸的部位和疾病而定。

（2）若豆豉饼被艾炷烧焦，可以更换新的豆豉饼后再灸。

（3）灸后宜避风寒，或以干毛巾覆灸处轻揉，使其汗孔闭合，以利恢复。

[按语]

淡豆豉，味苦、辛，平，归肺、胃、心、膀胱、小肠、三焦经，具有解肌发表、宣郁除烦的功效。现代药理研究表明，豆豉含有蛋白质、脂肪、维生素 B$_1$、维生素 B$_2$、烟酸、四甲基吡嗪等。隔豉饼灸最早载于晋《范汪方》（据《医心方》卷十五），《备急千金要方》卷二十二记载较详尽："治发背及痈肿已溃未溃方，取香豉三升，少与水和，熟捣成强泥。可做作饼子，厚三分以上，有孔勿覆孔上，布豉饼。以艾列其上灸之，使温温而热，勿令破肉。如热痛，即急易之，患当减快得安稳。一日二度灸之。如先有疮孔，孔中得汁出，即瘥。"

隔葱灸

隔葱灸是在皮肤和艾炷之间隔以葱而施灸的一种灸法，早在明代刘纯所著的《玉机微义》及张景岳所著的《类经图翼》中就有记述，一般可分为隔葱泥灸法和隔葱盐灸法，也有很多现代医家采用隔葱白灸进行灸法治疗。

[操作方法]

1. 准备 大艾炷，葱白，镊子，火柴，线香，灰盒，甲紫等。

2. 操作

■ 隔葱白灸：取葱白一束（约 10 余根），在相距 1～1.5 cm 的两头用线捆扎，再将两端切去。施灸时，将葱段竖立于穴位上，上置大艾炷，用线香点燃艾炷进行施灸。根据病情一般须灸 7～10 壮。

■ 隔葱泥灸：选葱白若干，剥去老皮，再捣烂成泥状。平摊于穴位，厚 0.3～0.5 cm，直径 2～3 cm，上置放艾炷，用线香点燃施灸。患者感觉烫时马上更换艾炷，每次灸 5～7 壮。

■ 隔葱盐灸：取葱白两根，食盐 20 g，艾绒适量。先将食盐炒黄备冷待用。葱白洗净后捣成泥状，用手压成厚 0.3 cm，直径 2～3 cm 的葱饼备用。先将盐铺于所选穴位（多取神阙穴，以填平脐眼为度），然后将葱饼置于盐上，再将艾炷以尖朝上的方式放在葱饼上，用线香点燃，使火力由小到大，缓缓深燃。每次灸 7～10 壮。

3. 疗程 每日或隔日 1 次，7～10 日为 1 个疗程。

[临床应用]

隔葱灸适用于治疗虚脱、腹痛、癃闭、疝气及乳痈、肠胀气、阴寒腹痛、小便不通、伤风感冒等，具有较好的疗效。

[注意事项]

（1）施灸时要注意室内通风。

（2）隔葱灸的具体操作方法较多，可根据不同的疾病或施灸的部位选取合适的操作方法。

（3）隔葱灸用的葱应选用新鲜的老葱，现切现用，不可用干葱或嫩葱。

（4）灸后宜避风寒，或以干毛巾覆灸处轻揉，使其汗孔闭合，以利恢复。

[按语]

隔葱灸，较早的记载见于明代。从古籍中看，大致可分为两种隔葱灸的方法。一为《玉机微义》所载：治疝病"用葱白泥一握置脐中，上置艾灼。"此法相当于隔葱泥灸法。一为《普济方》所载："治产后小便不通……用盐于产妇脐中填满，可于脐平。却用葱白剥去粗皮，十余根作一束，切作一指厚，按盐上，用大艾炷满葱饼子大小，以火灸之，觉热气直入腹内，即时便通。"此法相当于隔葱盐灸法。

隔蚯蚓灸

隔蚯蚓灸是在皮肤和艾炷之间隔以蚯蚓饼而施灸的一种灸法。

[操作方法]

1. 准备　大艾炷，活蚯蚓若干条，镊子，火柴，线香，灰盒，甲紫等。

2. 操作　一般选择卧位。取活蚯蚓若干条，放入水中吐泥后备用。用时将蚯蚓捣烂捏成饼状，将放在患处上，上置艾炷。用线香火点燃施灸，灸5～10壮。

3. 疗程　每日1次，5～7次为1个疗程。

[临床应用]

隔蚯蚓灸具有活络通痹的作用，临床上适用于治疗疮疡等。

[注意事项]

（1）施灸前一定要选准穴位，令患者充分暴露施灸的部位，并选取舒适且能长时间维持的体位。

（2）蚯蚓饼的厚薄宜根据部位和疾病而定。

（3）施灸时应注意防止艾火脱落而灼伤患者或烧坏衣被。同时要注意保护皮肤，特别是对局部感觉迟钝或老人、小儿应当加倍注意，以免引起不良后果。

[按语]

蚯蚓，性寒，味微咸，归肝、脾、膀胱经，《诗经》《本草纲目》《草本经》等书中都有记载，具有清热息风、平肝降压、活络通痹、清肺平喘、利尿通淋、镇静等功效。现代药理研究表明，蚯蚓中含有蚯蚓素、蚯蚓解热碱、蚯蚓毒素等成分。

隔巴豆灸

隔巴豆灸是在皮肤和艾炷之间隔以巴豆而施灸的一种灸法。本法有两种，一种是单用巴豆，另一种是巴豆与黄连合用。隔巴豆灸在宋代已开始应用，《普济本事方》《针灸资生经》《医学纲目》《针灸大成》《针灸集成》中均有记载。

[操作方法]

1. 准备　大艾炷，巴豆10粒，面粉3g，黄连末5g，镊子，火柴，线香，灰盒，甲紫等。

2. 操作

■ 取巴豆10粒捣碎研细，加入白面3g，调和成膏，捏作饼状，厚约0.5cm，上置艾炷，用线香火点燃施灸，不拘壮数，少则3壮，多可至百壮，以有效为度。

■ 取巴豆10粒研细，与黄连末适量混合调成膏状，压捏成饼，厚约0.5cm，放于脐窝中，上置艾炷，用线香火点燃施灸，不拘壮数，少则3壮，多可至百壮，以有效为度。

3. 疗程　每日1次，5～7次为1个疗程。

[临床应用]

隔巴豆灸主要适用于治疗冷积腹中、食积、泄泻、寒积便秘、水积腹中、小便不通、心腹痛等，具有疗效快的治疗优势。

[注意事项]

（1）隔巴豆饼灸用的巴豆应选用新鲜的巴豆，不可用陈年的巴豆。

（2）注意巴豆对皮肤有刺激作用，灸完应立即用温热的湿毛巾拭净皮肤，防止药物灼伤皮肤。

（3）灸灼过度时局部或出现水疱，处理方法可参照无瘢痕灸。

[按语]

巴豆，性辛热、有大毒，归胃、肺、脾、肝、肾、大肠经，具有泻下攻积、逐水消肿、祛痰利咽、蚀疮杀虫的功效。现代药理研究表明，巴豆中主要含有巴豆油酸、巴豆醇、桂酸酯-13-乙酸酯、巴豆醇-12-乙酸酯-13-癸酸酯、巴豆醇-12-巴豆酸酯-13-月桂酸酯等。

隔铁灸

隔铁灸是在皮肤和艾炷之间隔以铁末饼而施灸的一种灸法。

[操作方法]

1. 准备　中艾炷，铁末，面粉，镊子，火柴，线香，灰盒，甲紫等。

2. 操作　一般选择卧位。每次选穴3～5个，将适量铁末和入面粉，捏成饼状置于穴上，上置艾炷，用线香火点燃艾炷进行施灸。当患者感到灼热时，则换艾炷再灸，不换铁末饼，直至将预定的壮数（3～7壮）灸完为止。一般以灸处出现汗湿红晕而不起疱，患者又有舒适感为度。

3.疗程 每日或隔日1次,10次为1个疗程。

[临床应用]

隔铁灸具有活血化瘀、温经通络、散寒止痛的作用,临床上适用于治疗腰椎间盘突出症、坐骨神经痛、颈椎病、肩周炎等。

[注意事项]

(1)医者应严肃认真,专心致志,精心操作。施灸前应向患者说明施术要求,消除恐惧心理,取得患者的合作。

(2)铁末饼的厚薄宜根据部位和疾病而定。

(3)若铁末饼被艾炷烧干,可以更换新的铁末饼后再灸。

(4)灸后起疱的破溃期,应忌酒、鱼腥及刺激性食物,因为这些食物均能助湿化热、生痰助风,并可刺激皮肤引起不良反应,从而使创面不易收敛或愈合。

(5)施术的诊室应注意通风,保持空气清新,避免烟尘过浓,污染空气而伤害人体。

[按语]

铁的传热速度快、热度高,故隔铁灸对寒性疾病效果极佳。但由于其传热速度快的缘故,当铁末饼变干燥时须立即取下,然后更换新的铁末饼。

隔面饼灸

隔面饼灸是在皮肤和大艾炷之间隔以面粉饼而施灸的一种灸法。最早见于唐代的《备急千金要方》,明代的医家万密斋采用以醋和面的方法制作成面饼作为隔物,现代还采取加用姜、蒜等物制作成面饼作为隔物,使治疗范围进一步扩大。

[操作方法]

1.准备 大艾炷,面粉适量,陈醋,嫩生姜,大蒜,粗针,镊子,火柴,线香,灰盒,甲紫等。

2.操作

■取白面粉适量,用陈醋和成直径3 cm、厚约0.5 cm的薄饼,艾炷以拇指大小为宜。将面饼置于穴上,上置艾炷,用线香火点燃艾炷进行施灸。当患者感觉烫时更换艾炷,每次灸4~5壮。多取阿是穴和神阙穴。

■取嫩生姜或大蒜适量,将其切成碎块,再放入研钵中尽量捣烂,将捣碎的生姜末或大蒜末连同汁液加入白面和成厚0.5~0.8 cm、直径3~5 cm的面饼。

施灸时,可先在穴位铺一厚纸,在纸上放置面饼。也可用特大壮艾炷(重25~30 g)点燃灸治,每次1~2壮。

3.疗程 每隔3~5日1次,5~7次为1个疗程。

[临床应用]

临证时上述第一种灸法多用于痈疽、痢疾等;第二种灸法多用于功能性子宫出血、腹中冷痛等。

[注意事项]

(1)用第一种方法时,应多准备若干新鲜面饼,以备灸至饼干时更换。

(2)用第二法时,由于艾炷较大,要注意避免灼伤,如患者自觉烫不可耐受,可将面饼略微抬高。

(3)在施灸时要注意防止艾火脱落,以免造成皮肤及衣物的烧损。灸疗过程中,要随时了解患者的反应,及时调整灸火与皮肤间的距离,掌握灸疗的量,以免造成施灸太过,引起灸伤。对于化脓灸者,在灸疮化脓期间,不宜从事体力劳动,要注意休息,严防感染。若有继发感染,应及时对症处理。

[按语]

隔面饼灸最早见于唐代的《备急千金要方》,内载治疗恶疮:"面一升作饼,大小覆疮,灸上令热,汁出尽差。"明代医家万密斋运用此法治痢疾,且在面饼的制作上略有区别,采用以醋和面的方法:"用麦面以好米醋和成薄饼,敷在脐上,用艾薄铺于饼上,燃之。"现代还采取加用姜、蒜等物制作成面饼作为隔物,加入姜具有温胃止呕、散寒止痛的作用,加入蒜具有消肿解毒、散结定痛的作用,使治疗范围进一步扩大。

栀子生姜灸

栀子生姜灸是在皮肤和艾炷之间隔以栀子饼和姜片施灸的一种灸法,载于《灸治经验集》。

[操作方法]

1.准备 大艾炷,鲜生姜,栀子,石灰,面粉,镊子,火柴,线香,灰盒,甲紫等。

2.操作 一般选取卧位。取黄栀子捣碎水煎取浓汁,再加入生姜汁少许,混以面粉、石灰各等份,调成糊状,敷于穴位上,再放一薄生姜片,用针穿数孔,上置艾炷,再将艾炷放在姜片上,用线香火点燃艾炷进行施灸。当患者感到灼热时,则换艾炷再灸,不换姜片,将预定的壮数(3~7壮)灸完为止。一般以灸处出现汗湿红晕现象而不起疱,患者又有舒适感为度。

3. 疗程 一般每日 1 次，7～10 次为 1 个疗程。

[临床应用]

栀子生姜灸适用于治疗支气管炎、哮喘、脘腹疼痛、肠激惹综合征、小儿口疮等，还可用于保健灸。

[注意事项]

（1）药糊须现调制现使用，保持新鲜。尤其是以酒、醋、姜汁等调制的，更不宜搁置过久。

（2）药糊易改变形状，须嘱患者尽量保持原来体位，对体位易改变的部位，可预先在药糊上覆盖一层胶布以固定形状。

（3）若栀子生姜糊被艾炷烧干，可更换新的再灸。

（4）小儿患者如用艾炷灸有困难时，可改用艾条灸。

（5）在施灸时要注意防止艾火脱落，以免造成皮肤及衣物的烧损。对于化脓灸者，在灸疮化脓期间，不宜从事体力劳动，要注意休息，严防感染。若出现继发性感染，应及时对症处理。

[按语]

栀子，性寒，味苦，具有清热泻火、解毒凉血的功效，现代药理研究表明，黄栀子含栀子苷、羟异栀子苷、栀子苷、栀子新苷、栀子苷酸、栀子黄素、番红花苷-Ⅰ、番红花酸、鸡矢藤苷甲酯等，临床上适用于热病心烦、血淋涩痛、血热吐衄、目赤肿痛、火毒疮疡、扭伤。生姜，性味辛温，归肺、脾、胃经，具有解表散寒、温中止呕、化痰止咳、补气平喘的功效，临床上常用来治疗风寒感冒、胃寒呕吐、寒痰咳嗽。现代药理研究表明，生姜含有姜醇、姜烯、水芹烯、姜辣素等多种成分，具有解热、镇痛、抗炎、镇静、催眠等作用，能消炎、散热、发汗、缓解流鼻涕等感冒症状。

隔川椒饼灸

隔川椒饼灸是在皮肤和艾炷之间隔以川椒饼施灸的一种灸法。早在晋代葛洪所著的《肘后备急方》中就有记载，明代龚信所著《古今医鉴》、张景岳所著《类经图翼》和清代吴师机所著《理瀹骈文》对本法都有记载。

[操作方法]

1. 准备 大艾炷，川椒，陈醋，镊子，火柴，线香，灰盒，甲紫等。

2. 操作

■ 隔川椒饼灸法：取川椒适量，研为细末，用陈醋调制如糊膏状，摊成圆饼，厚约 0.3 cm，敷于患处，上置艾炷，用线香火点燃施灸。患者感觉施灸处灼热，即可随即更换艾炷再灸，每次 5～10 壮。

■ 隔川椒灸法：川椒 20 粒左右，置于穴位，另取新鲜老姜一片，厚约 0.3 cm，盖在川椒之上，上置艾炷灸，用线香火点燃施灸。患者感觉施灸处（多取神阙穴）灼热，即可随即更换艾炷再灸，每次 7～10 壮。

3. 疗程 一般每日 1 次，7～10 次为 1 个疗程。

[临床应用]

隔川椒饼灸适用于治疗一切肿毒疼痛、跌仆扭伤所致的伤筋积血，毒肿疼痛不可忍者，腹胀痞满，不孕等症。

[注意事项]

（1）施灸时要注意室内通风。

（2）一般空腹、过饱、极度疲劳和灸法恐惧者应慎施灸。对于体弱患者，灸治时艾炷不宜过大，刺激量不可过强，以防"晕灸"。一旦发生晕灸，应及时处理。

（3）施灸过量，时间过长，局部出现异常，处理方法可参照无瘢痕灸。

[按语]

川椒，性温、味辛、有毒，归脾、胃、肺经，具有温中祛寒、祛湿杀虫、健胃止泻的功效。《肘后备急方》有川椒加灸治疗一切毒肿疼痛不可忍者的记载："搜面团肿，头如钱大，满中安椒，以面饼子盖头上，灸令彻，痛即立止。"但临床上一般采用明代龚信所著的《古今医鉴》中记述之法："花椒为细末，醋和为饼，贴痛处，上用艾捣烂铺上，发火烧艾，痛即止。""治一切心腹、胸、腰背苦痛如锥刺方：花椒为细末，醋和为饼，贴痛处，上用艾捣烂铺上，发火烧艾，痛即止。"

隔木香饼灸

隔木香饼灸是在皮肤和艾炷之间隔以木香饼而施灸的一种灸法，见于清代许克昌所著《外科证治全书》。

[操作方法]

1. 准备 大艾炷，木香末，生地黄，粗针，镊子，火柴，线香，灰盒，甲紫等。

2. 操作 一般选取卧位。取木香末 15 g，生地黄

30 g,捣烂如膏,将二味药和匀,制成饼状,厚约0.6 cm,直径2～3 cm,用针穿数孔,放于患处,上置艾炷,用线香火点燃艾炷进行施灸。当患者感到灼热时,则换艾炷再灸,不换木香饼,直到将预定的壮数(5～10壮)灸完为止。一般以灸处出现汗湿红晕现象而不起疱,患者又有舒适感为度。

3. 疗程　一般每日1次,7～10次为1个疗程。

[临床应用]

隔木香饼灸具有行气活血、舒筋止痛的作用,临床上适用于治疗跌扑损伤、气滞血瘀等病证。

[注意事项]

(1) 木香片的厚薄宜根据部位和疾病而定。一般而言,面部等较为敏感的部位,木香片可厚些;而急性或疼痛性病证,木香片可切得薄一些。

(2) 临床施灸应选择正确的体位,要求患者的体位平正舒适,既有利于准确选定穴位,又有利于艾炷的安放和施灸的顺利完成。

(3) 艾炷灸的施灸量常以艾炷的大小和灸壮的多少为标准。一般情况,凡初病、体质强壮者的艾炷宜大,壮数宜多;久病、体质虚弱者的艾炷宜小,壮数宜少。

[按语]

木香,性温,味辛、苦,归肺、胃、大肠、胆、三焦经,具有行气止痛、健脾消食的功效,《外科证治全书》曰:"以木香五钱为末,生地黄一两杵膏,和匀,量患处大小作饼,置肿上,以艾灸之。"

隔甘遂灸

隔甘遂灸是在皮肤和艾炷之间隔以甘遂而施灸的一种灸法,最早载于北宋王怀隐等编撰的《太平圣惠方》。

[操作方法]

1. 准备　大艾炷,甘遂,面粉,紫皮大蒜,水,镊子,火柴,线香,灰盒,甲紫等。

2. 操作　一般选取卧位。将甘遂研成细末,取适量面粉,调水和成药饼,直径2～3 cm,厚0.3 cm,上置艾炷,用线香火点燃艾炷进行施灸。当患者感到灼热时,换艾炷再灸,不换甘遂饼,每次3～5壮。

本法用于症状较轻者时,可将甘遂末与紫皮大蒜适量捣烂制作成饼,每次以艾炷隔饼灸5～10壮。或将甘遂膏敷于脐中,上置艾炷,用线香火点燃施灸,换

炷不换甘遂膏,施灸3壮或14壮。

3. 疗程　一般每日1次,7～10次为1个疗程。

[临床应用]

隔甘遂灸主要适用于小便不通等。

[注意事项]

(1) 若甘遂饼被艾炷烧焦,可以更换新的后再灸。

(2) 施灸后局部皮肤出现异常,处理方法可参照无瘢痕灸。

(3) 施灸后宜避风寒,以利恢复。

[按语]

甘遂,味苦,性寒,归脾、肺、肾经,具有利水破积、通便导滞的功效。现代药理研究表明甘遂中含α及γ-大戟甾醇,甘遂甾醇,甘遂萜酯A、B。其中甘遂萜酯A、B有镇痛作用。《本草纲目》在附方中引用:"二便不通,甘遂末以生面糊调敷脐中及丹田内,仍艾三壮。"《普济方》卷四百二十三引《存仁方》载,用甘遂末、大蒜泥安脐施灸,治小便闭不通。

隔皂角灸

隔皂角灸是在皮肤和艾炷之间隔以皂角而施灸的一种灸法,在明初朱震亨所著《丹溪心法》就有记载,用于治疗蜈蚣、蝎子伤人等症。

[操作方法]

1. 准备　大艾炷,皂角(切成片状),镊子,火柴,线香,灰盒,甲紫等。

2. 操作　一般选取卧位。将皂角片放在患处,上置艾炷,用线香火点燃艾炷进行施灸。当患者感到灼热时,则换艾炷再灸,不换皂角片,直到将预定的壮数(3～7壮)灸完为止。一般以灸处出现汗湿红晕现象且不起疱,患者又有舒适感为度。

3. 疗程　每日1次,7～10次为1个疗程。

[临床应用]

隔皂角灸主要适用于治疗蜂螫、蚊叮、虫咬等。

[注意事项]

(1) 皂角片的厚薄宜根据部位和疾病而定。一般而言,面部等较为敏感的部位,皂角片可厚些;而急性或疼痛性病证,皂角片可切得薄一些。

(2) 邻近重要器官、动脉以及睛明、丝竹空、瞳子髎等腧穴均不宜施灸。

(3) 在施灸过程中若不慎灼伤皮肤,致皮肤起透

明发亮的水疱,须注意防止感染,处理方法可参照无瘢痕灸。

[按语]

皂角,性温,归肝、肺经,具有消毒透脓、搜风、杀虫的功效。《丹溪心法》救急诸方载:"其法取皂角切成片状放患处,上置艾炷施灸。"指出用皂角作为垫隔物以施灸的方法。又云:"解九里蜂,用皂角钻孔,贴在蜂叮处,就皂荚孔上用艾灸三五壮,即安。"指出皂角灸用于治疗蜈蚣、蝎子伤人。

隔苍术灸

隔苍术灸是在外耳道和艾炷之间隔以苍术而施灸的一种灸法,最早见于清代楼英所著的《医学纲目》。

[操作方法]

1. 准备 大艾炷,苍术(削成圆锥形,底面要切平,并用粗针穿刺数孔),镊子,火柴,线香,灰盒,甲紫等。

2. 操作 患者侧卧位。将苍术尖插进外耳道,置艾炷于底面,用线香火点燃施灸,灸 14~15 壮。一般以灸处出现汗湿红晕现象而不起疱,患者又有舒适感为度。

3. 疗程 每日 1 次,7~10 次为 1 个疗程。

[临床应用]

隔苍术灸主要适用于治疗耳暴聋、耳鸣等。

[注意事项]

(1) 孕妇不宜使用。

(2) 应选用新鲜的苍术,宜现切现用,不可用干苍术。

(3) 施灸后局部出现异常,处理方法可参照无瘢痕灸。

[按语]

苍术,性温,味辛、苦,归脾、胃、肝经,具有燥湿健脾、祛风散寒、明目等功效。现代药理研究表明,苍术中含挥发油,油中主含苍术素、β-桉油醇、茅术醇、羟基苍术酮等。《医学纲目》曰:"其法取苍术削成锥形,底面切平,并用细针穿刺数孔,然后插如外耳道,于底面置艾炷点燃施灸,一般每次灸 5~14 壮,使患者耳内觉热即效。"此处为用苍术作为垫隔物以施灸而治疗耳鸣、耳聋的方法。

隔陈皮灸

隔陈皮灸是在皮肤和艾炷之间隔以陈皮膏而施灸的一种灸法,一般多选用腹部的中脘、神阙等穴施灸。

[操作方法]

1. 准备 大艾炷,陈皮,生姜,镊子,火柴,线香,灰盒,甲紫等。

2. 操作 一般选取卧位。取陈皮适量,研为细末,用生姜汁调如糊膏状,用陈皮膏敷于中脘、神阙穴上,上置艾炷,用线香火点燃艾炷进行施灸。当患者感到灼热时,则换艾炷再灸,不须换陈皮膏,直至将预定的壮数(3~7 壮)灸完为止。一般以灸处出现汗湿红晕现象而不起疱,患者又有舒适感为度。

3. 疗程 每日 1 次,7~10 次为 1 个疗程。

[临床应用]

隔陈皮灸具有温胃止呕、散寒止痛的作用,临床上适用于治疗风寒湿痹、肠胃证候和虚弱病证,如胃腹胀满、饮食不振、呕吐、呃逆等症。

[注意事项]

(1) 施灸时要注意室内通风。

(2) 陈皮膏的厚薄宜根据部位和疾病而定。一般急性或疼痛性病证可做得薄一些;反之,可做得厚些。

(3) 在施灸时要注意防止艾火脱落,以免造成皮肤及衣物的烧损。灸疗过程中,要随时了解患者的反应,及时调整灸火与皮肤间的距离,掌握灸疗的量,以免造成施灸太过,引起灸伤。

(4) 灸后宜避风寒,或以干毛巾覆之轻揉,使其汗孔闭合,以利恢复。

[按语]

陈皮,性温,味辛、苦,归脾、肺经,具有行气健脾、降逆止呕、调中开胃、燥湿化痰的功效。现代药理研究表明,陈皮中含橙皮苷、川陈皮素、柠檬烯、α-蒎烯、β-蒎烯、β-水芹烯等。

隔矾灸

隔矾灸是在患处和艾炷之间隔以皂矾而施灸的一种灸法,首见于清代吴亦鼎所撰的《神灸经纶》。

[操作方法]

1. 准备 大艾炷,皂矾 500 g,煅穿山甲 3 g(煅纯性),木鳖子 8 g(煅纯性),乳香、没药各 5 g,(上药共研为细末,储瓶备用),镊子,火柴,线香,灰盒等。

2. 操作 一般选取卧位。上药共研为细末,储瓶备用。施灸时取药末适量,用凉水调和制成饼状,贴于患处,上置黄豆大艾炷灸之,线香点燃艾炷,每次灸 3～4 壮。

3. 疗程 每日 1 次,7～10 次为 1 个疗程。

[临床应用]

隔矾灸具有止血敛疮的作用,临床上适用于治疗外痔和瘘管。

[注意事项]

(1)施术的诊室应注意通风,保持空气清新,避免烟尘过浓,污染空气,伤害人体。

(2)灸后若局部皮肤出现异常,处理方法可参照无瘢痕灸。

(3)灸后宜避风寒,或以干毛巾敷之轻揉,使其汗孔闭合,以利恢复。

[按语]

皂矾,味酸、涩、性凉,归肝、脾、大肠经,具有燥湿化痰、消积杀虫、止血补血、解毒敛疮的功效。现代药理研究表明,白矾含强力凝固蛋白质,临床上可以消炎、止血、止汗、止泻,并可用作硬化剂。《神灸经纶》卷四载述:"秘传痔瘘隔矾灸法,皂矾一斤,用新瓦一片,两头用泥做一坝,先以香油刷瓦上,焙干,却以皂矾置瓦上,煅枯为末;穿山甲一钱,入紫罐内煅存性为末;木鳖子亦如前法煅过,取末二钱五分;乳香、没药各一钱五分,另研。上药和匀,冷水调,量大小做饼子,贴疮上,用艾灸三四壮。"

隔苦瓠灸

隔苦瓠灸是在患处和艾炷之间隔以苦瓠而施灸的一种灸法,首见于《普济方》。

[操作方法]

1. 准备 大艾炷,鲜苦瓠(又名秋葫芦),镊子,火柴,线香,灰盒等。

2. 操作 一般选取卧位。取鲜苦瓠 1 个,将苦瓠切成 0.2～0.5 cm 厚的薄片,中间用三棱针穿刺数孔。施灸时将苦瓠片贴于患处,上置中等大小艾炷。用线香火点燃施灸,待患者局部有灼痛感时,略略提起苦瓠片,或者更换艾炷再灸。一般每次灸 5～7 壮,以灸处出现红晕而不起疱、患者有舒适感为度。

3. 疗程 每日 1 次,7～10 次为 1 个疗程。

[临床应用]

隔苦瓠灸适用于治疗痈疽。

[注意事项]

(1)隔苦瓠灸用的苦瓠应选用新鲜的苦瓠,宜现切现用。

(2)施灸前根据病情选准穴位,令患者充分暴露施灸的部位,并采取舒适而能长时间维持的体位。

(3)灸灼过度时局部皮肤或出现水疱,处理方法可参照无瘢痕灸。

[按语]

苦瓠,味苦、性寒,有毒,主治黄疸肿满、通身水肿、小便不通、风痰头痛、牙痛、恶疮癣癞、痔疮肿痛、耳出脓、一切瘘疮等病证。《普济方》卷四百二十三载:"早空心,先用井花水调百药煎末一碗,服之,微利。却须得秋葫芦,亦名苦不老,生在架上而苦者,切皮片置疮上,灸二七壮。"《串雅外编》把该灸法命名为"苦瓠灸"。

隔厚朴灸

隔厚朴灸是在皮肤和艾炷之间隔以厚朴饼而施灸的一种灸法。

[操作方法]

1. 准备 大艾炷,厚朴适量,镊子,火柴,线香,灰盒等。

2. 操作 一般选取卧位。取厚朴适量研为细末,加入生姜汁调和成膏状。制成厚约为 0.3 cm 的圆饼,中间用三棱针穿刺数孔。施灸时,将厚朴饼放在相应穴位上(多选用背部和胸腹部腧穴),置大或中等大小艾炷于上。用线香火点燃施灸,待患者局部有灼热感时略微提起药饼,或更换艾炷再灸,一般可灸 3～7 壮,以灸处出现汗湿红晕现象而不起疱、患者又有舒适感为度。

3. 疗程 每日 1 次,7～10 次为 1 个疗程。

[临床应用]

隔厚朴灸具有行气消积、燥湿除满、降逆平喘的作用,临床上适用于治疗胸腹胀满、脘腹疼痛、咳喘及咯痰不利等病证。

[注意事项]

(1)厚朴饼的厚薄宜根据部位和疾病而定。一般而言,面部等较为敏感的部位,厚朴饼可厚些,而急性或疼痛性病证,厚朴饼可切得薄一些。

(2)施灸后局部皮肤出现异常,处理方法可参照无瘢痕灸。

(3)灸后宜避风寒,或以干毛巾覆之轻揉,使其汗孔闭合,以利恢复。

[按语]

厚朴,味辛、苦,性温,无毒,归肺、脾经,具有行气消积、燥湿除满、降逆平喘的功效。现代药理研究表明,厚朴的主要成分含有厚朴酚、四氢厚朴酚、异厚朴酚和厚朴酚、挥发油。

隔莨菪根灸

隔莨菪根灸是在皮肤和艾炷之间隔以莨菪根而施灸的一种灸法,首见于《普济方》。

[操作方法]

1.准备　大艾炷,鲜莨菪根,镊子,火柴,线香,灰盒等。

2.操作　一般选取卧位。取粗大的鲜莨菪根1块,切成厚0.4～0.6 cm的薄片,用粗针穿刺数孔。施灸时,将莨菪根片放在瘰疬处,上置中等大小艾炷,用线香火点燃施灸。在施灸过程中,如患者有灼热感,可随即更换艾炷再灸,每次灸5～6壮。

3.疗程　每日1次,7～10次为1个疗程。

[临床应用]

隔莨菪根灸具有镇痛、麻醉、解痉、消肿的作用,适用于治疗瘰疬。

[注意事项]

(1)莨菪根片的厚薄宜根据部位和疾病而定。

(2)在施灸过程中若不慎灼伤皮肤,致皮肤起透明发亮的水疱,须注意防止感染,处理方法可参照无瘢痕灸。

(3)施术的诊室应注意通风,保持空气清新,避免烟尘过浓,莨菪蒸汽污染空气,伤害人体。

[按语]

莨菪根味苦、辛,性寒,有毒,具有截疟、攻癖、杀虫的功效。现代药理研究显示,其子、叶、茎、根,均可入药,根中生物碱多于叶,除含东莨菪碱和天仙子胺外,尚含去水阿托品、托品碱和四甲基二氨基丁烷。《普济方》卷四百二十三:"用莨菪根一两粗者,切厚约三四分,安病子上,紧作艾炷灸,热彻则易。五六炷,频频灸之,当即感退矣。"

隔韭饼灸

隔韭饼灸是在皮肤和艾炷之间隔以韭菜而施灸的一种灸法,又称隔韭灸。在清代顾世澄所著《疡医大全》中有较详细的记载:"疮毒溃后,风寒侵袭,作肿痛者,用韭菜……捣成饼,放患上,艾圆灸之,使热气入内。"本法由于临床使用不便,且韭菜又有一定时令性,因此现代应用较少。

[操作方法]

1.准备　大艾炷,韭菜连根,镊子,火柴,线香,灰盒等。

2.操作　一般选取卧位。取半嫩韭菜适量,洗净切碎捣烂,用洁净纱布1块,将捣烂的韭菜放入,略挤去多余的水分,并压制成币状韭饼备用。韭饼厚约0.5 cm,直径3 cm左右,置于选定的穴位上。用中等大小艾炷灸之,用线香点燃艾炷,每次3～5壮。

3.疗程　每日或隔日1次,5～7次为1个疗程。

[临床应用]

隔韭菜饼灸具有温中行气、散瘀解毒的作用,临床上适用于治疗疮疡肿痛等。

[注意事项]

(1)隔韭菜饼灸用的韭菜应选用新鲜的半嫩韭菜,宜现切现用,不可用过嫩的或过老的韭菜。

(2)韭菜饼的厚薄宜根据部位和疾病而定。一般而言,面部等较为敏感的部位,韭菜饼可厚些;而急性或疼痛性病证,韭菜饼可做得薄一些。

(3)施灸后局部皮肤出现异常,处理方法可参照无瘢痕灸。

[按语]

韭菜,味辛,性温,归肝、胃、肾、肺、脾经,具有健胃、提神、止汗固涩、补肾助阳、固精等功效。现代药理研究表明,韭菜含有挥发油及硫化物、蛋白质、脂肪、糖类、维生素B、维生素C等,为振奋性强壮药。根、叶捣汁则具有消炎止血、止痛之功效。

隔香附饼灸

隔香附饼灸是在皮肤和艾炷之间隔以香附饼而施灸的一种灸法。清代许克昌所著《外科证治全书》曰:"生香附为末,生姜自然汁和,量患大小作饼,覆患处,以艾灸之。"

[操作方法]

1.准备 大艾炷,生香附,镊子,火柴,线香,灰盒等。

2.操作 一般选取卧位。取生香附研成细末,加适量生姜汁调和,制成圆饼,厚约0.5 cm,用粗针穿刺数孔。施灸时,将香附饼放于患处,上置艾炷,用线香火点燃,每次灸3~9壮。如患者有灼热感可略微提起香附饼,或更换艾炷再灸,灸至温热舒适为度。

3.疗程 每日1次,7~10次为1个疗程。

[临床应用]

隔香附饼灸具有理气止痛的作用,临床上适用于治疗痰核、瘰疬、痹证、局部红肿及风寒袭络等。

[注意事项]

(1)香附饼的厚薄宜根据部位和疾病而定。一般而言,面部等较为敏感的部位,香附饼可厚些;而急性或疼痛性病证,香附饼可做得薄一些。

(2)如灸灼过度时局部出现水疱,处理方法可参照无瘢痕灸。

(3)灸后宜避风寒,或以干毛巾覆之轻揉,使其汗孔闭合,以利恢复。

[按语]

隔香附饼灸亦载于《种福堂公选良方》卷二,其法为:"麝香二钱、辰砂四钱、硼砂二钱、细辛四钱,具为细末;角刺二钱、川乌尖二钱,二味共用黄酒半斤煮干为末;硫黄六两四钱。先用硫黄、角刺、川乌入铜杓内,火上化开,再入前四味药末搅匀,候冷打碎成黄豆大,用时以干面捏成钱大,比钱薄些,先放患处,置药一块在上,上置艾炷,以香火点之,连灸三火。用于寒湿气痛。"香附,原名"莎草",始载于《名医别录》,列为中品。《唐本草》一书中首称为香附子。现今所用香附及其加工习惯与历代本草所载相符,别名雀头香、莎草根、香附子、雷公头、香附米、三棱草根、苦羌头。味辛,性微寒,无毒,归肝、肺、脾、胃、三焦经,具有理气解郁、调经止痛、安胎的功效。

隔徐长卿灸

隔徐长卿灸是在皮肤和艾炷之间隔以徐长卿而施灸的一种灸法。

[操作方法]

1.准备 大艾炷,鲜徐长卿根适量,镊子,火柴,线香,灰盒等。

2.操作 一般选取卧位。取鲜徐长卿根适量,捣烂成糊状,做成厚为0.3~0.5 cm的药饼,用粗针穿刺数孔。施灸时,将徐长卿饼放在穴位或患处,上置艾炷,用线香火点燃,每穴灸5~10壮。局部灼热即换艾炷,谨防烫伤。

3.疗程 每日1次,7~10次为1个疗程。

[临床应用]

隔徐长卿灸适用于治疗跌打损伤、风湿骨痛、荨麻疹及过敏性鼻炎等证。

[注意事项]

(1)徐长卿饼的厚薄宜根据部位和疾病而定。

(2)在施灸过程中若不慎灼伤皮肤,致皮肤起透明发亮的水疱,须注意防止感染,处理方法可参照无瘢痕灸。

(3)施术的诊室应注意通风,保持空气清新,避免烟尘过浓,污染空气,伤害人体。

[按语]

徐长卿,味辛,性温,归肝、胃经,具有祛风止痛、止痒、活血解毒、消肿的功效。现代药理研究表明,徐长卿的全草大约含有牡丹酚1%,尚含有与肉珊瑚苷元、去酰牛皮消苷元、茸毛牛奶藤苷元和去酰萝摩苷元极为相似的物质和醋酸、桂皮酸等,徐长卿根的主要成分是丹皮酚(牡丹酚)、黄酮苷、氨基酸、糖类,并含微量生物碱。

隔桃叶灸

隔桃叶灸是在皮肤和艾炷之间隔以桃树叶而施灸的一种灸法,出自《医心方》,曰:"取新鲜桃叶数枚,上置艾炷灸之。"

[操作方法]

1.准备 大艾炷,新鲜桃树叶数枚,镊子,火柴,线香,灰盒等。

2.操作 一般选取卧位。将鲜桃树叶放在大椎等腧穴上,上置艾炷,用线香点燃施灸,灸7~14壮。

3.疗程 每日1次,7~10次为1个疗程。

[临床应用]

隔桃叶灸具有清热杀虫的作用,临床上适用于治疗疟疾等疾病。

[注意事项]

(1)应选取新鲜的桃树叶,不可过老或过嫩。

(2)施灸时如遇桃树叶烧焦现象应立即更换。

（3）在施灸过程中若不慎灼伤皮肤，致皮肤起透明发亮的水疱，须注意防止感染，处理方法可参照无瘢痕灸。

[按语]

桃叶味苦、辛，性平，归脾、肾经，具有祛风清热、杀虫的功效。现代药理研究表明，桃叶含有三十一烷、β-谷甾醇及其葡萄糖苷、熊果酸、桃叶珊瑚苷、槲皮素、紫云英苷、蜡梅苷、山奈素-3-双葡萄糖苷、桃皮素、柚皮素、香橙素、橙皮素。新鲜桃叶中的氰酸苷类按苦杏仁苷计算，其含量为1.32%～2.54%。

隔商陆饼灸

隔商陆饼灸是在患处和大艾炷之间隔以商陆根饼而施灸的一种灸法，首载于唐代《千金翼方》，在治疗九漏中曰："生商陆捻作饼子，如钱大，厚三分，贴漏上，以艾灸之。饼干热则易之，可灸三四炷艾。"《本草纲目》指出："方家治肿满、小便不利者，以赤根捣烂，入麝香三分，贴于脐心，以帛束之，得小便利即肿消。"

[操作方法]

1. 准备　大艾炷，商陆根适量，镊子，火柴，线香，灰盒等。

2. 操作　一般选取卧位。取新鲜商陆根适量，捣烂制成圆饼，厚约0.6 cm，放于患处，上置艾炷，用线香火点燃灸之。一般灸3～10壮，灸至温热，以患者舒适为度。取穴多为患处或神阙穴。

3. 疗程　每日1次，7～10次为1个疗程。

[临床应用]

隔商陆饼灸具有软坚散结的作用，临床上适用于治疗喉痹、瘰疬、瘘管久治不愈者。

[注意事项]

（1）商陆饼的厚薄宜根据部位和疾病而定。

（2）一般空腹、过饱、极度疲劳和对灸法恐惧者，应慎灸。对于体弱患者，灸治时艾炷不宜过大，刺激量不可过强，以防"晕灸"。一旦发生晕灸，应及时处理。

（3）施术的诊室应注意通风，保持空气清新，避免烟尘过浓，造成商陆的蒸汽伤害人体。

[按语]

商陆，味苦，性寒，有毒，归脾、膀胱、小肠经，具有通利二便、泻水散结的功效。现代药理研究表明，商陆主要成分含商陆碱、多量硝酸钾、皂苷，根含三萜皂苷。

隔麻黄灸

隔麻黄灸是在皮肤和艾炷之间隔以麻黄而施灸的一种灸法。

[操作方法]

1. 准备　大艾炷，麻黄500 g，镊子，火柴，线香，灰盒等。

2. 操作　一般选取卧位。取麻黄500 g研为细末，以生姜汁调和成膏状，做成如五分硬币大、厚约0.3 cm的麻黄饼，放置穴位上，上置艾炷，用线香火点燃施灸，每穴灸5～10壮。

3. 疗程　每日1次，7～10次为1个疗程。

[临床应用]

隔麻黄灸适用于治疗风寒感冒，鼻炎及哮喘等。

[注意事项]

（1）麻黄饼的厚薄宜根据施灸部位和疾病而定。

（2）施灸时要注意防止艾火脱落，以免造成皮肤、衣物的烧损。灸后若灸处皮肤出现异常，处理方法可参照无瘢痕灸。

（3）施术的诊室应注意通风，保持空气清新。

[按语]

麻黄，味辛、微苦，性温，归肺、膀胱经，具有发汗解表、宣肺平喘、利水消肿的功效。现代药理研究表明，麻黄主要成分为生物碱（1%～2%），总生物碱的80%～85%为麻黄碱（左旋麻黄碱），其次为伪麻黄碱，以及微量的L-N-甲基麻黄碱、D-N-甲基伪麻黄碱、去甲基麻黄碱、去甲基伪麻黄碱和麻黄次碱（麻黄定）等；麻黄含有少量挥发油，油中含I-a-松油醇（萜品烯醇）、2,3,5,6-四甲基吡嗪，尚含鞣质等。

隔葶苈饼灸

隔葶苈饼灸是在皮肤与艾炷之间隔以葶苈饼而施灸的一种灸法，首见于《备急千金要方》。

[操作方法]

1. 准备　大艾炷，葶苈子及淡豆豉适量，镊子，火柴，线香，灰盒等。

2. 操作　一般选取卧位。取适量葶苈子和淡豆豉，捣碎，制成如钱币大小的饼，厚0.4～0.6 cm，用粗针穿刺数孔，把葶苈饼放在疮面上，上置艾炷，用线香火点燃施灸，每灸3壮换1个葶苈饼，灸3个饼（9壮）为1次。

3. 疗程　每3日灸1次,7～10次为1个疗程。

[临床应用]

隔葶苈饼灸适用于治疗瘰疬、痔疮等。

[注意事项]

(1) 葶苈饼的厚薄宜根据施灸部位和疾病而定。

(2) 若灸灼过度造成局部皮肤出现水疱,处理方法可参照无瘢痕灸。

(3) 灸后宜避风寒,或以干毛巾覆之轻揉,使其汗孔闭合,以利恢复。

[按语]

葶苈子,性大寒,味辛、苦,归肺、膀胱经,具有泻肺降气、祛痰平喘、利水消肿、泻肺行水、消肿除痰、止咳定喘的功效,可上泻肺经之水气,下行膀胱之水湿。现代药理研究表明,葶苈子含芥子苷、脂肪油、蛋白质、糖类。隔葶苈饼灸,隔药灸名,出《备急千金要方》卷二十三:"葶苈子二合,豉一升,上二味和捣,令极熟,作饼如钱大,厚二分许。取一枚当疮孔上,作大艾炷如小指大,灸饼上。三炷一易,三饼九炷,隔三日,复一灸之。"

隔碗灸

隔碗灸法又称碗灸,是一种直接将碗覆于患乳治疗急性乳腺炎的灸法,首见于《外科正宗》。

[操作方法]

1. 准备　大艾炷,碗1个,灯草4根,白纸1张,水1碗,镊子,火柴,线香,灰盒等。

2. 操作　一般选取卧位。选用阿是穴,即患侧乳房,取能覆盖住乳房的大口碗1只,嘱患者仰卧位,呈十字形放四根灯草于碗口上,头各露出半寸许,将碗覆于患处,内用以生理盐水浸透的5～7张面纸衬垫,覆于患乳之上,注意应留出一定空隙,不可扣之过紧,将大艾炷置于碗底,用线香点燃艾炷,若患者感觉到烫,可易炷再灸,不论壮数,至患乳疼痛明显减轻后停灸。

3. 疗程　每日1～2次,7～10次为1个疗程。

[临床应用]

隔碗灸适用于治疗乳腺炎。

[注意事项]

(1) 施灸时应注意温度,以免烫伤患者。

(2) 在施灸过程中若不慎灼伤皮肤,致皮肤起透明发亮的水疱,须注意防止感染,处理方法可参照无瘢痕灸。

(3) 灸后宜暂避风吹,或以干毛巾覆之轻揉,使其汗孔闭合,以利恢复。

[按语]

隔碗灸为隔物灸法名,《外科正宗》,曰:"治乳肿妙方:灸乳肿痛方来异,恼怒劳伤气不调,将碗覆于患上灸,诸般肿痛寂然消。"其方法颇为繁复:"治气恼劳,或寒热不调,乳内忽生肿痛。碗一只,内用粗灯草四根,十字排匀,碗内灯草头各露寸许,再用平山粗纸裁成一寸五分阔纸条,用水湿纸贴盖碗内灯草上,纸与碗口相齐,将碗覆于肿乳上,留灯草头在外,将艾大圆放碗足底内(一作'艾一大圆放碗底'),点火灸之;艾尽再添,灸至碗口流出水气,内痛觉止方住,甚者次日再灸。"《串雅外编》卷二亦记载:"其法用碗一个、灯草四根,灯草十字形排放碗内,头露外寸许。再用湿纸一寸五分宽,盖碗内灯草,将碗覆盖于患处,留灯草头在外,碗底置放艾炷施灸,艾尽再添,至碗内流水气,患者疼痛消失方住。"正式提出碗灸之名。

隔蓖麻仁灸

隔蓖麻仁灸是在患处和艾炷之间隔以蓖麻仁而施灸的一种灸法。古人认为蓖麻油可拔除病气,常将蓖麻仁捣膏备用,如《本草纲目》曰:"口目歪斜,蓖麻子仁捣膏,左贴右,右贴左,即正。""催生下胞,取蓖麻子七粒,研膏,涂脚心。"后来,逐渐发展成隔物灸法。

[操作方法]

1. 准备　小艾炷,蓖麻仁适量,镊子,火柴,线香,灰盒等。

2. 操作　一般选取卧位。取蓖麻子适量,去壳,然后将蓖麻仁捣烂如泥膏状,压制成饼如二分硬币大,厚约0.3 cm,贴敷于穴位,上置小艾炷,用线香火点燃灸之。每次灸5～10壮。

3. 疗程　每日1次,7～10次为1个疗程。

[临床应用]

隔蓖麻仁灸适用于治疗胃下垂、子宫脱垂、脱肛(灸百会穴)、面瘫(灸印堂、下关、阳白、颊车穴)等。

[注意事项]

(1) 施灸时应注意室内的通风。

(2) 要选择合适的体位,以免艾炷与隔物滑脱灼伤患者。

(3) 蓖麻饼的厚薄宜根据部位和疾病而定。

（4）在施灸时，要注意防止艾火脱落，以免造成皮肤及衣物的烧损。灸疗过程中，要随时了解患者的反应，及时调整灸火与皮肤间的距离，掌握灸疗的量，以免造成施灸太过，引起灸伤。

[按语]

蓖麻仁，味甘、辛，性平，有毒，归大肠、肺经，具有消肿拔毒、泻下通滞的功效。《本草经疏》记载："蓖麻，其力长于收吸，故能拔病气出外，其性善收，故能追脓取毒，能出有形之滞物，又能通利关窍，故主水癥。"

隔酱灸

隔酱灸是在穴位和艾炷之间隔以酱而施灸的一种灸法。首见于清代窦梦麟所著的《疮疡经验全书》，主要用于治疗耳病。

[操作方法]

1. 准备　小艾炷，干面酱，镊子，火柴，线香，灰盒等。

2. 操作　一般选取卧位。取干面酱一小勺，做成厚 0.3～0.5 cm 的圆饼，剪去百会穴处的头发，将酱饼贴于百会穴上，上置艾炷，用线香火点燃施灸，每次灸 3～7 壮。

3. 疗程　每日 1 次，7～10 次为 1 个疗程。

[临床应用]

隔酱灸适用于治疗暴发性耳聋。

[注意事项]

（1）医者应严肃认真，专心致志，精心操作。施灸前应向患者说明施术要求，消除其恐惧心理，取得患者的合作。

（2）临床施灸应选择正确的体位，要求患者的体位平正舒适，既有利于准确选定穴位，又有利于艾炷的安放和施灸的顺利完成。

（3）在施灸过程中若不慎灼伤皮肤，致皮肤起透明发亮的水疱，须注意防止感染，处理方法可参照无瘢痕灸。

[按语]

酱系用面粉或豆类，经蒸罨发酵，加盐、水制成的糊状物。酱的性味，《本草纲目》曰："面酱咸；豆酱甜；酱豆油、大麦酱皆咸甘。"其归经在《本草撮要》曰："入手足太阴、阳明、少阴。"具有解毒除热的功效。酱的成分可概括为：含氮物质有蛋白质、多肽、肽、氨基酸

有酪氨酸、丙氨酸、胱氨酸、谷氨酸等。此外，尚有腐胺、腺嘌呤、尸胺、胆碱、甜菜碱、酪醇、酪胺和氨。糖类以糊精、葡萄糖为主，也含少量戊糖、戊聚糖。大豆约含 18％的脂肪，在制酱过程中，基本上无变化，故酱中所含脂肪基本上都存在于豆瓣中。酱中所含酸类，其挥发者有甲酸、乙酸、丙酸等；不挥发者有乳酸、曲酸、琥珀酸等。其他有机物有乙醇、维生素、甘油、有机色素等；无机物除多量的水、食盐外，尚有随原料带入的硫酸盐、磷酸盐、钾、钙、镁、铁等。隔酱灸为隔物灸法名，《疮疡经验全书》卷七曰："其法用酱一匙搽于穴位，上置艾炷施灸。"

隔薤灸

隔薤灸是在皮肤和艾炷之间隔以薤叶而施灸的一种灸法，首见于《备急千金要方》。

[操作方法]

1. 准备　大艾炷，薤叶适量，镊子，火柴，线香，灰盒等。

2. 操作　一般选取卧位。取新鲜薤叶适量，捣烂成膏状，把薤叶膏敷于患处，上置艾炷。用线香火点燃施灸，使热量传入薤叶内即可。

3. 疗程　每日 1 次，7～10 次为 1 个疗程。

[临床应用]

隔薤灸适用于治疗恶露疮。

[注意事项]

（1）施灸前根据病情及施灸部位，选择适宜的体位。

（2）施灸时应注意室内通风。

（3）在灸治过程中，要经常观察隔离物的颜色，必要时须移动隔离物，防止施灸过度。

[按语]

薤叶味辛、苦，性温，归肝、肺、心、大肠经，具有理气宽胸、通阳散结的功效。《本草求真》云："薤，味辛则散，散则能使在上寒滞立消；味苦则降，降则能使在下寒滞立下；气温则散，散则能使在中寒滞立除；体滑则通，通则能使久痼寒滞立解。是以下痢可除，瘀血可散，喘急可止，水肿可敷，胸痹刺痛可愈，胎产可治，汤火及中恶卒死可救，实通气、滑窍、助阳佳品也。功用有类于韭，但韭则入血行气及补肾阳，此则专通寒滞及兼滑窍之为异耳。"隔薤灸为隔药灸名，《备急千金要方》卷二十二："治恶露疮，以薤叶捣烂敷疮口，以

大艾炷灸之,令热入内,即瘥。"

香硫饼灸

香硫饼灸是指在大艾炷和皮肤之间隔以香硫饼而施灸的一种灸法,《种福堂公选良方》载本法治疗寒湿气痛。

[操作方法]

1.准备　大艾炷,麝香 10 g,辰砂 20 g,硼砂10 g,细辛 20 g,角刺 10 g,川乌尖 10 g,黄酒 500 g,硫黄 320 g,镊子,火柴,线香,灰盒等。

2.操作　一般选取卧位。取麝香、辰砂、硼砂、细辛均研为细末;角刺、川乌尖二味共用黄酒煮干为末;先将硫黄、角刺、川乌放入铜杓内,置火上化开,再入前四味药末搅匀,候冷后打碎成黄豆大。用时以干面捏成钱大,比钱薄些,置于患处,上置大艾炷灸之。以线香点燃,连灸 3 壮。

3.疗程　每日 1 次,7～10 次为 1 个疗程。

[临床应用]

香硫饼灸具有散寒蠲痹、祛风除湿的作用,对于顽痹偏寒者效果显著。主要用于治疗各种顽固寒痹之证,如类风湿关节炎、风湿性关节炎、强直性脊柱炎、肩周炎、坐骨神经痛等。

[注意事项]

(1)临床上施灸前应根据病情及施灸部位,选择适宜的体位。要求患者的体位平正舒适,既有利于准确选定穴位,又有利于艾炷的安放和施灸的顺利完成。

(2)施灸时应注意室内通风。

(3)在灸治过程中要经常观察隔离物的颜色或移动隔离物,防止施灸过度。

[按语]

香硫饼灸为隔物灸名,出自《种福堂公选良方》卷二,其法为:"麝香二钱、辰砂四钱、硼砂二钱、细辛四钱,以上具为细末;角刺二钱、川乌尖二钱,二味俱用黄酒半斤煮干为末;硫黄六两四钱。先用硫黄、角刺、川乌入铜杓内,火上化开,再入前四味末搅匀,候冷打碎成黄豆大,用时以干面捏成钱大,比钱薄些,先放患处,置药一块在上,以香火点之,连灸三火上置艾炷施灸。用于寒湿气痛。"

蛴螬灸

蛴螬灸是在皮肤与大艾炷之间隔以蛴螬而施灸的一种灸法,首见于《医宗金鉴·刺灸心法要诀》。

[操作方法]

1.准备　大艾炷,蛴螬 1 个,镊子,火柴,线香,灰盒等。

2.操作　一般选取卧位。取蛴螬(大)1 个,剪去两头,将蛴螬贴于疮口上,上置大艾炷,用线香火点燃施灸,换炷不换蛴螬,灸 7 壮为 1 次。

3.疗程　每日 1 次,7 个蛴螬为 1 个疗程。

[临床应用]

蛴螬灸适用于治疗破伤风、疮疡诸证。

[注意事项]

(1)临床施灸时应选择正确的体位,要求患者的体位平正舒适,既有利于准确选定穴位,又有利于艾炷的安放和施灸的顺利完成。

(2)在施灸过程中若不慎灼伤皮肤,致皮肤起透明发亮的水疱,须注意防止感染,处理方法可参照无瘢痕灸。

(3)施术的诊室应注意通风,保持空气清新,避免烟尘过浓,污染空气,伤害人体。

[按语]

蛴螬,别名老母虫、土蚕,味咸,性微温,有毒,归肝经,具有破瘀散结、解毒止痛的功效。现代药理研究表明其化学成分为蛋白质、脂肪和多种微量元素。

桃树皮灸

桃树皮灸是在皮肤和艾炷之间隔以桃树皮而施灸的一种灸法,出自《普济方》。

[操作方法]

1.准备　大艾炷,鲜桃树皮 1 块(粗针穿数孔),镊子,火柴,线香,灰盒等。

2.操作　一般选取卧位。取新鲜树皮(桃树、椿树等)1 块,用温开水洗净,并保持湿润,剪切成 2～3 cm 见方的小方块若干。用时将树皮以粗针穿数孔放置于穴位,内侧贴肉,外皮朝上,以中或大壮艾炷灸之,亦可以艾条悬灸。用线香点燃艾炷或艾条,若树皮烧焦,可换新的树皮。灸的壮数依病证而定。

3.疗程　每日 1 次,7～10 次为 1 个疗程。

[临床应用]

桃树皮灸适用于治疗瘰疬(淋巴结核)、慢性咽炎等。

[注意事项]

（1）施灸前应根据病情及施灸部位,选择适宜的体位。

（2）施灸时应注意室内通风。

（3）在灸治过程中要经常观察隔离物的颜色或移动隔离物,防止施灸过度。

（4）灸后宜暂避风吹,或以干毛巾覆之轻揉,促使汗孔闭合。

[按语]

隔桃树皮灸为隔物灸名,《普济方》卷四百二十三:"治卒患瘰疬子不痛方:取桃树皮贴上,灸二七壮。"指以桃树皮为垫隔物,上置艾炷施灸,主治瘰疬。桃树皮味苦辛,无毒,具有祛风止痒、消肿定痛、利水杀虫的功效。现代药理研究表明,桃树皮中含有柚皮素、香橙素、桃苷元、桃苷、卅烷甲酯和B-谷甾醇、焦性儿茶酚。现代临床上有用隔椿树皮治疗慢性咽炎,亦取得较好疗效。目前,隔树皮灸法的临床应用并不多,树皮的选择和灸治的机制有待于进一步探索。

隔土瓜根灸

隔土瓜根灸是指用土瓜根作为间隔物而施灸的一种灸法,出自《串雅外编》。

[操作方法]

1.准备 大艾炷,鲜土瓜根,镊子,小刀,火柴,线香,灰盒等。

2.操作 一般选取卧位。取鲜土瓜根1块,用刀削成圆柱形,粗细以能插入外耳道为度,长约1.5 cm,插入外耳道,上置艾炷。用线香火点燃灸之,3～7壮为1次。

3.疗程 每日1次,7～10次为1个疗程。

[临床应用]

隔土瓜根灸适用于治疗耳聋、耳鸣等。

[注意事项]

（1）将土瓜根插入外耳道时,切勿深插刺破耳膜。

（2）孕妇不宜使用。

（3）在施灸过程中若不慎灼伤皮肤,致皮肤起透明发亮的水疱,须注意防止感染,处理方法可参照无瘢痕灸。

[按语]

土瓜,其味苦,性寒,具有泻热生津、破血消癥的功效。《得配本草》记载其归经曰:"入手、足阳明经。"《会约医境》则云:"入心、肺、膀胱三经。"现代药理研究表明,土瓜果实含β-胡萝卜素、番茄烃、豆甾烯-7-醇和α-菠菜甾醇;叶含山柰苷;种子油含不皂化部分1.4％,总脂肪酸94％,脂肪酸中含栝楼酸29.3％,油酸20％,亚油酸42.1％,饱和脂肪酸8.6％,尚含γ-胍基丁酸、β-二氨基丙酸、多种游离氨基酸哌啶酸-2等;根含丰富的脂肪酸,含山柰苷、氨基酸、胡萝卜素、胆碱等。据临床应用报道,土瓜根具有消炎、止痛、抗癌等作用。

蒸脐灸

蒸脐灸又称熏脐法或炼脐法,是在脐中和艾炷之间隔以药物而施灸的一种灸法,出自《针灸大成》。

[操作方法]

1.准备 大艾炷,水和莜面或水和白面(调和做成圈),槐皮数片,镊子,火柴,线香,灰盒等。药物处方:① 预防疾病:五灵脂40 g生用,青盐25 g生用,乳香5 g,没药5 g,夜明砂10 g微炒,地鼠粪3钱微炒,葱头干者1钱,木通3钱,麝香少许。共为细末备用。② 治疗劳疾:麝香25 g,丁香15 g,青盐20 g,夜明砂25 g,乳香、木香各15 g,小茴香20 g,没药、蛇骨、龙骨、朱砂各25 g,雄黄15 g,白附子25 g,人参、附子、胡椒各35 g,共为细末,分成3份备用。

2.操作 预防疾病时,先把水和莜面调和做圈,置脐上,将前述药末约2钱放入脐内,把槐皮一片剪成钱大,放于药上,再置艾炷,用线香火点燃施灸,每岁1壮。治疗劳疾,先将水和白面调和,作圈围脐周,先添麝香2.5 g入脐中,再将药一份入面圈内按紧,中插数孔,槐皮一片置药上,放置艾炷,用线香点燃施灸,灸至遍身大汗为度。

3.疗程 每日1次,7～10次为1个疗程。

[临床应用]

蒸脐灸适用于治疗劳伤、失血、气虚体倦、阳痿、遗精、阴虚、痰火、妇人赤白带下、血虚积滞等证。

[注意事项]

（1）施灸前应根据病情及施灸部位,选择适宜的体位。

（2）施灸时应注意室内通风。

（3）在灸治过程中,要经常观察隔离物的颜色或移动隔离物,防止施灸过度。

[按语]

蒸脐灸出自《针灸大成》卷九曰:"蒸脐治病法:五灵脂八钱,生用;斗子青盐五钱,生用;乳香一钱,没药一钱,天鼠粪即夜明沙二钱,微炒;地鼠粪三钱,微炒;葱头,干者三钱;木通三钱,麝香少许。共为细末,水和莜面作圆圈置脐上,将药末以二钱放于脐内,用槐皮剪钱放于药上,以艾灸之,每岁一壮,药与钱不时添换。依后开日时,取天地阴阳正气,纳入五脏,诸邪不侵,百病不入,长生耐老,脾胃强壮。"

隔醋灸

隔醋灸是一种先在穴位涂以醋再置艾炷的隔物灸法,近年来有人用本法治疗白癜风、骨质增生。

[操作方法]

1. 准备 小或中壮艾炷,脱脂棉,白醋或米醋,镊子,火柴,线香,灰盒,甲紫等。

2. 操作 一般选取卧位。选好穴位后(一般多为阿是穴),用脱脂棉蘸适量白醋或米醋,在穴位反复涂抹数遍,然后以小或中壮艾炷置于穴位。用线香火点燃艾炷进行施灸,症状较轻者当感到灼热时,则换艾炷再灸,每次灸4~7壮。若症状较重者当灸至患者自觉发烫,可用镊子向前后、左右移动艾炷,如感到灼痛,再换另一艾炷。每次灸4~7壮,以局部皮肤湿润为度。

3. 疗程 每日或隔日1次,10次为1个疗程。

[临床应用]

隔醋灸多用于治疗白癜风、骨质增生等。

[注意事项]

(1)隔醋灸治骨质增生时,宜采取灸一壮涂1次醋,反复进行。

(2)如初学针灸操作不熟练者,可改为用艾条隔醋做温和灸。要求同隔艾炷灸。

(3)对于症状较重者易致皮肤起透明发亮的水疱,须注意防止感染,处理方法可参照无瘢痕灸。

[按语]

醋,味甘、酸,性温,归肝、胃经,具有散瘀消积、止血、安蛔、解毒的功效,现代药理研究表明,醋含乙酸、高级醇类、3-羟基丁酮、二羟基丙酮、酪醇、乙醛、甲醛、乙缩醛、琥珀酸、草酸及山梨糖等。隔醋灸在古籍文献中未见记载,现代报道也不多,且以治疗某些皮肤病如牛皮癣为主,也有人用此法治疗骨质增生。

隔粉灸

隔粉灸是指用滑石粉为隔物而施灸的一种灸法,为我国江苏省一老中医的家传灸法。

[操作方法]

1. 准备 陈艾绒,丁香,肉桂,滑石粉,镊子,火柴,线香,铜、铝或其他金属片,灰盒,甲紫等。

2. 操作 包括两种方法。

■ 一般灸法:取适量精制陈艾绒,丁桂散(丁香、肉桂各等份研末)、滑石粉备用。将艾绒制成大如枣核,小如绿豆、麦粒的艾炷,施灸时先在穴位或病痛皮肤上敷以滑石粉,厚约0.5 cm,大小如铜钱,用手指轻轻按实,并使中心呈凹形,凹陷处撒上丁桂散少许,上置艾炷,用线香点燃,让其自然燃尽,换炷再灸。每穴可灸3~5壮,一般病证以灸处呈现红晕、温热为度。

■ 灸盏法:灸盏制作时,取铜、铝或其他金属片,制成圆周较针箍稍大,直径2 cm、高1.2 cm,底部留有直径1.2 cm的孔,底部有一稍大于底孔之舌,舌柄从一边伸展向外朝上高1.5 cm。灸时,灸盏内装滑石粉,置于选定的穴位,将底部舌柄拉出,露出底孔,胶布固定舌柄,用药匙按实底孔部的滑石粉,使之中间稍凹,撒丁桂散于其上,上置艾炷点燃施灸,方法同上。如灸疗过程中,患者感到灼热难以忍受,可提起灸盏,稍候再灸。

3. 疗程 每日或隔日1次,7~10次为1个疗程。

[临床应用]

隔粉灸常用于治疗哮喘、痰饮、胃脘痛、胃下垂、痢疾、泄泻、痛经、月经不调、慢性阑尾炎、疝气、腹部手术后腹胀腹痛、风湿痹痛、腰肌劳损、肢体麻木、局限性皮肤病等。

[注意事项]

(1)隔粉灸后如果局部起水疱,可用消毒敷料包扎保护,一般于3~5日后自行吸收,结痂脱落方可自愈。

(2)可根据病情,以其他中药末代替丁桂散施灸。

(3)灸后宜暂避风吹,或以干毛巾覆之轻揉,使其汗孔闭合,以利恢复。

[按语]

滑石,味甘、淡,性寒,归胃、膀胱经,具有利水通淋、清热解暑、收湿敛疮的功效。现代药理研究表明,滑石主要含水合硅酸镁。隔粉灸,古籍未见记载,为我国江苏省一老中医的家传灸法,以在施灸穴位先铺撒一层滑石粉再行灸疗为特点。在灸疗时往往在滑石粉上再加一层中药末,以起到艾火之熏灼温热、药物之辛散走窜、滑石粉之润肌护肤三者相结合的治疗效果。

隔鸡蛋壳灸

隔鸡蛋壳灸法是一种以空鸡蛋壳作为间隔物的艾炷间接灸法,临床上一般多用于小儿疾病的灸治。

[操作方法]

1. 准备 艾叶,生鸡蛋,冰片或麝香,镊子,火柴,线香,灰盒等。

2. 操作 一般选取卧位。灸前先取生鸡蛋1个,将其尖端打一小口,然后扩大小口,以保留2/3的蛋壳为宜,去尽蛋汁备用。然后取一较厚之纸,剪一比蛋壳略小之洞套于蛋壳上。同时将艾叶揉成艾绒,再拌入少许冰片或麝香,捏成宝塔糖样大小,即成冰片艾绒或麝香艾绒。施灸时用布盖住肚腹,以防掉艾火烫伤。将准备好的套纸蛋壳敷盖在患儿脐上,并将所需之艾绒置于蛋壳上。用线香火点燃施灸,至艾绒烧完为1炷,再置艾绒施灸,一次3炷。

3. 疗程 一般每日3次,7~10日为1个疗程。

[临床应用]

隔鸡蛋壳灸适用于治疗婴儿腹痛、泄泻、呕吐、脐风(需用麝香艾绒)等。

[注意事项]

(1) 选取鸡蛋时,应挑选鸡蛋壳较厚的、体积较小的,每次须多准备1~2个,以备在壳烧裂时换用。

(2) 隔蛋壳灸要求用新鲜鸡蛋,现制现用。

(3) 施术的诊室应注意通风,保持空气清新,避免烟尘过浓,污染空气,伤害人体。

[按语]

鸡蛋壳,味淡、性平,归胃、肾经,具有收敛、制酸、壮骨、止血、明目的功效。现代药理研究表明,鸡蛋壳含碳酸钙、碳酸镁、卟啉、磷酸钙及胶质等。

隔竹圈盐灸

隔竹圈盐灸是传统隔盐灸法的一种发展,由于运用了竹圈这一工具,取穴时受限制较少,疾病治疗的范围也有所扩大。

[操作方法]

1. 准备 艾绒,空心竹圈,纱布,橡皮筋,镊子,火柴,线香,灰盒等。

2. 操作 一般选取卧位。分别制作空心竹圈若干个,内径3~5 cm不等,高度1 cm左右,再用两层纱布包裹竹圈的底部,边缘纱布用橡皮筋系紧在竹圈的外围。根据穴位情况,选择不同型号的竹圈,圈内均匀铺上食盐,遮盖住纱布,然后在圈内再装满艾绒,艾绒不宜过松,中央应隆起。用线香火点燃施灸,将点燃竹圈放在局部穴位上,让艾绒慢慢燃至底部盐层响起噼啪炸声,1圈可灸20分钟至半小时以上。

3. 疗程 每日或隔日1次,7~10次为1个疗程。

[临床应用]

隔竹圈盐灸适用于治疗肱骨外上髁炎、桡骨茎突部狭窄性腱鞘炎、新旧跌打损伤、风湿性关节炎等病。

[注意事项]

(1) 装置艾绒时不可紧贴竹圈边,以免施灸时烧焦竹圈。盐要布满底部,遮盖住纱布。

(2) 多取躯干和四肢的一些穴位,头面、四肢末端部和凹凸不平的部位不宜施用竹圈盐灸法。

(3) 在施灸过程中若不慎灼伤皮肤,致皮肤起透明发亮的水疱,须注意防止感染,处理方法可参照无瘢痕灸。

(4) 灸后宜避风寒,或以干毛巾覆之轻揉,使其汗孔闭合,以利恢复。

[按语]

隔盐灸取穴一般仅选神阙穴,治疗的病证也较为局限。隔竹圈盐灸,由于使用了竹圈这一工具,取穴就不受这一限制,可用于躯干部和四肢的某些穴位,治疗疾病的范围也有所扩大。

第五章
艾条灸

艾条灸又称艾卷灸,最早记载于明代朱权著所著的《寿域神方》卷三,灸阴证:"用纸实卷艾,以纸隔之点穴,于隔纸上用力实按之,待腹内觉热,汗出即差。"后来逐渐发展为在艾绒里加入药物,再用纸卷成条状进行施灸,名之为"雷火神针"或"太乙神针"。在此基础上又演变为现代的单纯艾卷灸和药物艾卷灸这两类。由于艾条灸操作简便,疗效良好,又容易被患者所接受,故为临床上常用的一种灸治方法。

艾条分清艾条与药艾条两种(药店有售)。清艾条用长 28 cm、宽 6 cm 的薄绵纸像卷烟卷一样将艾绒卷成直径为 1.5 cm、长 20 cm 的艾卷,一般每支重量约 10 g,可燃烧约 1 h。卷的松紧要适中,太紧不易燃烧,太松易掉火星。药艾条是将药物等份研末,每支艾条取 6 g 药末掺入艾纸中,用三层的厚绵纸卷制成药条,用胶水封口,两头拧紧而成。药物处方有多种,如干姜、肉桂、木香、丁香、细辛、独活、白芷、雄黄、川椒、苍术、乳香、没药各等份,研为细末备用;还有掺入沉香、麝香、松香、皂角、硫黄、巴豆、全蝎、川乌、穿山甲、白芷、桂枝等。近年来有人曾将传统艾卷改革成无烟灸条,经临床观察效果良好。处方为:甘松 30 g,细辛、白芷、羌活各 6 g,金粉(或铝粉)40 g。

艾条施灸时,手持艾条的常用方法有两种:一种方法是以拇、示、中三指如持钢笔一样的持艾条,并用小指固定在被灸部位的附近,既避免医者手腕不稳,又避免长时间施灸的疲劳;另一种方法是以拇、示二指持艾条,用中指固定在被灸穴位的附近。

艾卷灸法的种类分为悬起灸、实按灸和间接灸三种。

第一节 · 悬起灸

悬起灸是将点燃的艾条悬于施灸部位之上的一种灸法,能温通经脉,散寒祛邪,适用于病位较浅、病灶局限的风寒湿痹及神经性麻痹、小儿疾患等。

温和灸

温和灸是一种艾条悬起灸法,又称温灸法,是指将点燃的艾条端与施灸部位的皮肤保持一定距离,在艾灸的过程中要使患者自觉有温热感而无灼痛感。

[操作方法]

1. 准备 一般多用清艾条,也有医者根据不同的病证加入适当药物,制作成药艾条,但施灸的方法相同。

2. 操作 施灸时,将艾条一端点燃,医者左手的示、中二指分别放在所选穴位的两旁,通过手指感觉施灸的温度,以测知患者受热程度;一旦有落火,也便于处理。在施灸过程中,患者若有发痒、发热、灼痛感,医者也可用手法按摩来缓解患者的不适。医者右手持艾条,垂直悬在所选的穴位上,与皮肤保持3～4 cm的距离,保持温热而不致灼痛为度。若感到太热时,可缓慢地做上、下、左、右或回旋的移动。每次可以施灸3～5穴,每穴约10 min,以30～60 min为宜,过多容易疲劳,过少则达不到治疗效果。

3. 疗程　每日或隔日1次,7～10次为1个疗程。

[临床应用]

温和灸适用于治疗慢性气管炎、疝气、冠心病、胎位不正等及其他多种慢性病证,也常用于保健灸。

[注意事项]

(1)不宜用于急重病证或慢性病证的急性发作期。

(2)施灸治疗时,在保持温度的同时控制好距离。还要注意不同病证、患者的个体差异。

(3)施灸过程中艾条积灰过多时,要及时处理后继续施灸。

(4)施灸过程中防止冷风直接吹拂,若发生口渴可多饮水,灸后要慎起居、节房事。

(5)施灸后要注意把火完全熄灭,以防复燃,最好把艾条置于密闭容器内,以便熄灭,留下焦头,方便下次使用。

[按语]

温和灸一直为古人所倡导,如《旧唐书》提道:"吾初无术耳,但未尝以元气佐喜怒,气海常温耳。"温和灸是将艾条与施灸部位保持一定的距离,使患者有温热而无灼痛感的方法。亦有人认为是与烧灼灸相对而言,凡是使患者产生温热感的灸法均可称为温和灸。古代医家认为本法火力不强,起效较慢,一般多用于保健。在现代温和灸的应用范围较大。

雀啄灸

雀啄灸为一种常用的灸疗方法,是指将艾条燃着端对准穴位一起一落进行灸治的方法,也是近代针灸学家总结出来的一种艾条悬灸法。

[操作方法]

1. 准备　一般清艾条或药艾条皆可。

2. 操作　施灸时,医者取清艾条或药艾条1支,将艾条的一端点燃,对准施术部位,采用类似麻雀啄食般的手法,一起一落,给予温热刺激。施灸时间为5～10 min。也有将艾条对所选穴位进行施灸直至患者感到灼烫而提起为1壮,反复操作,灸3～7壮。施灸以局部出现红晕而不疼痛为度。对小儿患者、皮肤知觉迟钝者或感觉障碍患者,医者须将左手示、中二指放置在穴位两旁,感知热度,以免烫伤患者。

3. 疗程　一般每日1～2次,10次为1个疗程,或按实际情况定量。

[临床应用]

雀啄灸主要适用于治疗网球肘、感冒、急性疼痛、慢性泄泻、高血压、灰指甲、疖肿、脱肛、前列腺炎、晕厥急救和某些小儿急慢性病证。

[注意事项]

与温和灸相同。

[按语]

雀啄灸法是因施灸动作类似麻雀啄食而命名,热感较强,应注意防止烧伤皮肤。

回旋灸

回旋灸法是将艾条燃着的一端在所选的穴位上方做往复回旋的一种悬起灸法,又称熨热灸法,本法在施灸时能产生较大范围的温热刺激。

[操作方法]

1. 准备　一般清艾条和药艾条皆可。

2. 操作　回旋灸的施灸方法有两种:一种为平面回旋灸,将艾条点燃后,在所选的穴位或者患处进行局部熏灸测试,当局部有热感时,在此距离处做平行往复的回旋施灸,以局部潮红为度,适用于灸疗面积较大的病灶。另一种为螺旋式回旋灸,点燃端从距离穴位或病灶的最近处,由近及远地螺旋式施灸,以局部出现红晕为宜。

3. 疗程　一般每日1～2次,10次为1个疗程,或按实际情况定量。

[临床应用]

回旋灸适用于治疗病损表浅而面积较大者,如股外侧皮神经炎、神经性皮炎、牛皮癣、皮肤浅表溃疡、带状疱疹、褥疮等,对风湿痹证及周围性面神经麻痹也有效果。也可用于慢性鼻炎、近视眼、白内障,以及排卵障碍等。

[注意事项]

与温和灸相同。

[按语]

回旋灸法早在《脉法》中就有记载,称之为回旋灸,又称熨热灸法,施灸时能给以较大范围的温热刺激。近年来,报道较多的为赵氏雷火灸法,用独特的配方研制成的药艾条做回旋灸,用于治疗某些五官科及妇科病证。

齐灸

齐灸是将两根或两根以上的艾条对穴位同时进行熏烤或用一根艾条在所选穴位上下进行熏烤的方法。

[操作方法]

1. 准备　一般清艾条和药艾条皆可。

2. 操作　齐灸法的操作方法类似于温和灸,可分两种。一种为多艾条齐灸法:取2～3根艾条,一端同时点燃。如为3根艾条,则左手拇指和示指夹持一支,右手拇指、示指和中指、环指各夹持一支,艾条点燃端在掌心侧。在所选的穴位或部位处,将艾条同时施灸,施灸位置在穴位及其上下1～2 cm处。如为2根艾条,左、右手各持1支,同时对2个穴位进行施灸。以患者施灸部位有温热感而无灼痛感,皮肤潮红为度。施灸时间为15 min左右。另一种为单艾条齐灸法:将艾条的一端点燃,对准所选穴位,在穴位的循经线上熏灸,范围在每个穴位上下各1 cm处左右,各灸5 min,使艾灸处皮肤呈红晕为宜。

3. 疗程　每日或隔日1次,7～10次为1个疗程。

[临床应用]

齐灸主要适用于治疗风寒湿痹证、痿证等。

[注意事项]

与温和灸相同。

[按语]

齐灸是现代医家在《灵枢·官针》记载的十二刺法中的"齐刺"法的启发下,总结出来的一种艾条悬起灸法,可采用两根或两根以上的艾条同时熏烤一个穴位或用一根艾条在穴位的上下熏烤的方法。

排灸

排灸是将4～12支艾条的一端点燃,分成两排排列好,由医者左右两手分别用五指夹拿,作扇形排列,对所选穴位同时施灸的灸法,又称排艾灸法。

[操作方法]

1. 准备　一般清艾条和药艾条皆可。

2. 操作　操作手法需要熟能生巧,手法未成熟时,可左右两手各拿2支艾条施灸,熟练适应后,逐渐增加数量。当每手能拿6支时,艾条左右做扇形排开,艾火熊熊,烟焰弥漫,十分壮观。根据不同部位具体施灸方法有所区别,如下所述。

■ 头面部位:患者端坐位,医者在其正前方。施灸部位从前额中央印堂穴开始,慢慢向两侧分开。经过两侧眼眶、太阳穴,到双耳周围,最后结束。施灸时间约需1 min。

■ 颈背部位:患者端坐位,医者在其背后,两手各拿点燃好的艾条排成一排,从风池穴开始,沿颈部至大椎穴,再从大椎向两肩散开,至肩峰为止。然后将艾条合拢到大椎穴上,再顺着脊背两侧,沿华佗夹脊从上到下至骶椎。施灸时间一般在5 min左右,具体时间根据病情及患者耐受度而定。施灸时,患者会明显感受到艾条点燃时的热量对皮肤的强烈刺激,脊背温热,全身出汗,非常舒服。

■ 胸腹部位:患者仰卧位,露出胸腹部。医者双手持两排艾条,从膻中穴开始施灸,向上至天突穴,向下至关元穴,然后再从天突穴处慢慢向两侧肩峰移动,施灸时间需1～2 min。

■ 四肢部位:患者仰卧位,医者双手各拿一排艾条,从两肩经肘关节,至手臂外侧的曲池穴、外关穴。转入内侧,从内关穴到合谷穴;然后转到下肢,从太溪穴开始沿大腿内侧向上,经三阴交和阴陵泉穴,绕过膝关节,再从足三里向下到悬钟和昆仑穴。施灸时间需1～2 min。

3. 疗程　一般隔日施灸1次,可在病变部位及相应经穴重点施灸,艾灸时间可根据病情适当延长。10次为1个疗程。

[临床应用]

排灸适用于治疗多种慢性难治病证,尤以虚寒者为佳。

[注意事项]

发热、出血、肿瘤扩散期、身体极度虚弱或小儿患者难以合作者为本法所禁忌证,其余与温和灸相同。

[按语]

排灸时火力充足,多穴同灸,少则4支,多则12支,同时点燃后,分成两排排列,由医者两手分别用五指夹持,成扇形排列,对患者进行施灸。要求手法纯熟,具有一定经验。

第二节·实按灸

实按灸是将施灸腧穴或患处皮肤垫上棉布或棉纸数层，然后将药物艾卷的一端点燃，趁热按到施术部位上，使热力透达深部的一种灸法。古代的太乙针、雷火针均属此法。

雷火针灸

雷火针法首见于《本草纲目》，曰："雷火神针法：用熟蕲艾末一两，乳香、没药、穿山甲、硫黄、雄黄、草乌头、川乌头、桃树皮末各一钱，麝香五分为末，拌艾。以厚纸裁成条，铺药艾于内，紧卷如指大，长三四寸，贮瓶内，埋地中七七日，取出。用时于灯上点着，吹灭，隔纸十层，乘热针于患处，热气直入病处。"又称雷火神针法，为一种艾灸法，之所以称为"针"，是因为操作时，实按于穴位之上，类似于针法。

[操作方法]

传统法

1. 准备　沉香、木香、乳香、茵陈、羌活、干姜、穿山甲各 15 g，艾绒 100 g，除艾绒外，将药物均研成极细的药末，再加入少许麝香，备用。取一张宽约一尺见方的桑皮纸，将其摊平。先称 40 g 的艾绒，把艾绒均匀地铺在纸上；再称 10 g 药末，均匀散入艾绒中。然后，卷紧如爆竹状，再用木板搓捻卷紧，外用鸡蛋清涂抹，再糊上一层桑皮纸，两头留空纸一寸许，捻紧即成。阴干保存。

2. 操作　在施灸部位上，铺 10 余层面纸或 5～7 层棉布。将两支雷火针的一端完全点燃，其中一支作为备用，另一支以握笔状拿住艾条，使艾条燃着端正对穴位，紧按在面纸或棉布上，稍留 1～2 s，使药艾条通过温热之气透入深部，至患者感觉发烫难忍时，略提起药艾条，待热减后再行按压。若熄灭则取备用的药艾条继续施灸。如此反复进行，每次按压 7～10 次，一定要使热力持续渗透。

3. 疗程　每日或隔日 1 次，10 次为 1 个疗程。

现代改良法　现代改良的雷火针法使用的艾条是市面上销售的普通药艾条，此艾条以外用牛皮纸加固而做成雷火针，另外用药膏做成药包垫等，采用实按灸的操作手法，将艾条的点燃端按在灸疗垫上，使

药气随艾火的热气通过穴位透入经络直达病所。临床上，对不同的病种可选用与其相适应的灸疗药垫，具有灵活实用、经济方便、疗效显著等优势特点。

1. 准备　① 灸条简便加固法：取市面销售的紧实粗大的普通药艾条 1 支，用 20 cm×23 cm 牛皮纸 1 张，涂上面糊将艾条卷紧，艾条两头不留空，将卷纸对折封固晒干。② 灸疗垫制作：有药包垫、药布垫取长 80 cm，宽 5 cm 的红布或其他干棉布 1 段，将布的一端铺上常用灸疗膏药 5 mm 厚，药敷垫用灸疗膏或市面销售的外用敷料膏剂（如止痛消炎膏、伤湿止痛膏、追风膏等）涂在纱布上，然后把布折叠成 7～10 层，用线缝合，放入瓷瓶储藏，以保持药性使用。

灸疗膏的调配一般分为常用和备用两类：常用灸疗膏剂的作用以温经散寒、活络止痛药物为主，将乳香、没药、荆芥、防风、川芎、肉桂、细辛、当归、独活、香附、马钱子各等份，研磨成细粉（乳香、没药另包），用砂锅先将饴糖、米醋熬成稀汁后再兑入少量蜂蜡、香油继续煎熬，然后将药物拌入用文火煎熬片刻，乳香、没药收膏装瓶密封留用。备用灸疗膏剂则是用饴糖、米醋、蜂蜡、香油在砂锅内煎熬成膏，将不同的药物加入熬制形成不同的灸疗膏。临床上与牵正散调拌后称周围性面神经麻痹灸疗膏，与桂麝散调拌称通经消肿灸疗膏，与清消散调拌称骨疽灸疗膏，与白芥子、细辛、半夏、南星、麻黄、干姜等药末相调称喘咳灸疗膏，与吴茱萸、川芎、白芷等药末相调称降压灸疗膏，与川乌、草乌、川芎、苍术、元胡、牛膝等药末相调称骨刺灸疗膏等。

2. 操作　患者坐位或卧位，将药包垫等放在选好的穴位或局部病灶，点燃酒精灯具，将灸条烧红直接实按在灸疗垫上，灸条多次烧红反复进行温灸，使药气随艾火的热气透入穴位。此为 1 壮，一穴 3～5 壮即可。轻症 1～5 次，重症须连续 5 次。在施灸过程中，医者要注意询问患者，如果患者表皮感到灼烫，则将灸条立即拿起移开灸疗垫。

3. 疗程　隔日 1 次，10 次为 1 个疗程。

[临床应用]

雷火针灸适用于治疗哮喘、慢性支气管炎、颈椎

病、胃脘痛、近视眼、腹泻、扭挫伤、月经不调、关节炎等病。

[注意事项]

（1）雷火针灸亦属于实按灸，要注意避免灼伤。施灸时将面纸或棉布捻紧，以免烧破而损伤皮肤。

（2）施灸后若局部出现水疱，处理方法可参照无瘢痕灸。

（3）雷火针法适应面较广，在配穴组方时，应辨证施治。

（4）施灸时按在穴位上的力度、热度、时间长短以患者耐受为度。

（5）施灸后应让患者休息片刻，使药气周流畅达全身经络，直达病所，驱邪外出。

[按语]

雷火针灸在明清医籍诸如《外科正宗》《针灸大成》《种福堂公选良方》等著作中亦有记载，但处方用药各有差异，适应证和操作方法以《针灸大成》的载述较为详细。近些年来，我国的一些针灸工作者，在药物配方及操作上都有一定改进，治疗范围有所扩大。

太乙针灸

太乙针灸又称太乙神针，是建立在雷火针灸基础上，并改变处方而产生的一种药艾条实按灸疗法。

[操作方法]

实按法

1. 准备　目前大多采取韩贻丰的《太乙神针心法》所载制法：艾绒 100 g，硫黄 6 g，麝香、乳香、没药、松香、杜仲、桂枝、枳壳、皂角、独活、穿山甲、川芎、细辛、雄黄、白芷、全蝎各 3 g。除艾绒外，将药物研成细末，搅拌均匀。以桑皮纸一张，宽约 30 cm 见方，摊平。先取艾绒 24 g，均匀铺在纸上，再取药末 6 g，均匀散在艾绒里，然后扎紧药卷，外用鸡蛋清涂抹，再糊上 1 层桑皮纸，两头留空纸 3 cm 许，捻紧即成。

2. 操作　将两支太乙针点燃，一支用于治疗，另一支备用。用于治疗的太乙针用 10 层面纸包裹，紧按在选定的施灸穴位上。如果患者感觉太烫，可将艾条略提起，待热减再灸。若熄灭则取备用的药艾条继续施灸。如此反复施灸，每穴按灸 10 次左右。

现代采取的施灸方法如下：采用特制的黄铜或紫铜作为套筒，套筒长约 80 cm，内径 1.8 cm，套筒上

端装有铜塞，用螺纹旋紧固定，配合紧密。下端为开口套管，约 6 cm，与套筒压紧配合，套管端用棉布罩盖，外面用绳子缚扎固定。使用时，将罩有棉布的套筒拔下，再将药艾条（太乙针）装入套筒内，然后将开口端艾条点燃，装上开口套管，直接安放在选定的穴位上施灸。若患者感觉到烫，可采取快按轻提或调节药艾条与棉布之间的距离，直至患者感到温暖舒适为止。每次施灸 20～30 min。

3. 疗程　每日或隔日 1 次，10 次为 1 个疗程。

点按法

1. 准备　麝香 1 g，雄黄 20 g，冰片 2 g，火硝 10 g，川乌 30 g，草乌 30 g，白芷 20 g，精制艾绒 60 g。将药物（除艾绒外）分别放置在乳钵内，研成极细的药粉末，研磨时以无声为度。然后用少量曲酒喷湿艾绒，将药末均匀撒在艾绒上，充分揉匀，阴干，备用。取药艾绒 2 g，均匀地平铺在 20 cm×7 cm 的桑皮纸上，以前法将其卷成 1.5～2 mm 的药艾条。

2. 操作　医者将太乙针一端点燃，对准施术部位快速点按，如雀啄食，一触即起，此为 1 壮，每次灸 3～6 壮，以不灼伤皮肤为度。

3. 疗程　每日或隔日 1 次，10 次为 1 个疗程。

[临床应用]

太乙针灸主要适用于治疗感冒、咳嗽、头痛、风寒湿痹证、痿证、腹痛、腹泻、月经不调等。

[注意事项]

（1）操作时，要避免灼伤。在施灸过程中若不慎灼伤皮肤，致皮肤起透明发亮的水疱，须注意防止感染，处理方法可参照无瘢痕灸。

（2）当太乙针点燃时，一定要燃透，否则按压时容易熄灭。

（3）太乙针灸适应面较广，在配穴组方时应辨证施治。

（4）在太乙针灸施灸时将面纸或棉布捻紧，以免烧破而损伤皮肤。

（5）施灸时按在穴位上的力度、热度、时间的长短，以患者耐受为度，每壮间隔时间不宜太长，一般不超过 3 min，两灸交替使用更佳。

（6）注意在点灸头部时，应尽量拨开头发，使穴位充分暴露，以便操作。

[按语]

太乙针是古代灸法发展过程中出现的一种独特

灸治方法,清代的陈修园《太乙神针》、韩贻丰《太乙神针心法》、范毓锜《太乙神针附方》、孔广培《太乙神针集解》等都对本法做过论述,但各家对所掺药物记载不同。近现代中,在用药处方上基本按传统方法,但有所发挥,方法亦有所改进,治疗范围进一步扩大。

太乙针将灼热和药气直接作用于腧穴,疗效确切、简单易行、安全可靠,患者易于接受。

艾火针衬垫灸

艾火针衬垫灸是通过艾条的点燃端按压特制的药物衬垫(亦有称之为灸板)来达到治疗目的,颇类似于艾炷隔药饼灸,但操作更为灵活、方便,简称衬垫灸。

[操作方法]

1. 准备　火柴或打火机、灰盒、甲紫等;药物衬垫制作要准备好干姜片、水、面粉、白棉布(禁用化纤布)。衬垫的制作有两种。一种为通用衬垫,将干姜片15 g煎煮,取汁300 ml,与面粉调成稀浆糊状,再涂敷在白棉布上,折叠成5~6层,然后将布块晒干或烘干,制作成硬衬,剪成5~10 cm见方的方块备用。另一种药物衬垫,根据病证的不同配成相应处方,将处方药物浓煎成汁,为300~500 ml,加入面粉按通用衬垫的制法制成衬垫备用。艾条一般采用市面销售的清艾条。

2. 操作　取艾条2~3支,完全点燃艾条一端,将1~2支点燃的艾条备用。施灸时,医者右手持1支艾条,左手持方形衬垫置于所选的穴位或部位上,再将艾条点燃的一端按压在衬垫上,约5 s,待局部感到灼热时,即可提起艾条,此为1壮。然后将衬垫稍微转动,按上述方法继续施灸,如艾条熄灭可换另1支。如此反复5~7壮后更换部位,以施灸处的皮肤出现红晕为度。

3. 疗程　每日或隔日1次,7~10次为1个疗程。

[临床应用]

艾火针衬垫灸主要适用于治疗关节痛、漏肩风、骨科痛证、痹证、遗尿、阳痿、慢性胃肠病、哮喘等。

[注意事项]

(1) 孕妇不宜使用艾火针衬垫灸。

(2) 衬垫的面积较大,使用时要以其中心对准穴位,以免影响疗效。

(3) 施灸后若局部出现水疱,处理方法可参照无

瘢痕灸。

(4) 本法适应证较广,凡适用于灸法的病证均可采用本法。

(5) 疮疡已溃和体表恶性肿瘤的局部病灶禁用。

[按语]

艾火针衬垫灸是现代上海地区的针灸工作者在"太乙神针""雷火神针""隔姜灸"基础上改进而成,又称艾条衬垫灸法。

百发神针灸法

百发神针灸法是一种药艾条的实按灸疗法,首见于清代叶桂所著《种福堂公选良方》,在《串雅外编》中也有记载。

[操作方法]

实按法

1. 准备　灸具制作方法大多取自《种福堂公选良方》,取乳香、没药、川乌、草乌、生川附子、血竭、檀香末、降香末、大贝母、麝香各三钱,母丁香四十九粒,净蕲艾绒一两或二两,卷制方法如雷火针。除艾绒外,将其他药物研细成末,均匀混合。先取艾绒24 g,均匀铺在30 cm见方桑皮纸上,然后取药末6 g,均匀散在艾绒里,将艾绒卷紧如爆竹状,外用鸡蛋清涂抹,再糊上1层桑皮纸,两头留出3 cm左右的空纸,捻紧即可。

2. 操作　同时点燃两支百发神针,一支备用,另一支用10层面纸包裹,紧按在选定的穴位或患处。如果患者感觉太烫,可将艾条略提起,等热减后再灸,如此反复施行。如艾条火熄、冷却,可用备用的药艾条施灸,另一支再重新点燃,如此反复施灸,每穴按灸10次左右。

3. 疗程　每日或隔日1次,10次为1个疗程。

点按法

1. 准备　取乳香、没药、生川附子、血竭、川乌、草乌、大贝母、檀香末、降香末、麝香各15 g。母丁香49粒,净蕲艾绒50~100 g,卷制方法如雷火针备用。先将前七味中药分别置于乳钵内,研为极细药末,研磨以无声为度。然后用少量曲酒将艾绒喷湿,再将药末均匀散在艾绒内,以手充分揉匀,阴干。再取上述药艾均匀地平铺在20 cm×7 cm、质地柔软而又有韧性的桑皮纸上,以前法将其卷成1.5~2 cm的药艾条。

2. 操作　医者将艾条一端点燃,对准施术部位快

速点按,如雀啄食,一触即起,此为1壮,每次灸3～6壮,施灸程度以不灼伤皮肤为度。在点灸头部时,应拨开头发,暴露穴位,以便操作。

3.疗程　每日或隔日1次,10次为1个疗程。

[临床应用]

百发神针灸法主要适用于治疗漏肩风、鹤膝风、半身不遂、风寒湿痹、小肠疝气、痈疽发背、痰核初起不溃、痞块、腰痛疝气、偏头风等病证。

[注意事项]

(1)本法属于实按灸,施灸时要注意避免灼伤。

(2)本法适应面较广,组方时应辨证施治。

(3)施灸时,充分点燃,以免按压时熄灭;将面纸或棉布捻紧,以免烧破损伤皮肤;按在穴位上的力度、时间、热度以患者耐受为度。

[按语]

百发神针灸法首载于清代叶桂著所著《种福堂公选良方》卷二中。

消癖神火针灸法

消癖神火针灸法属于一种药艾条实按灸疗法,首见于清代叶桂所著《种福堂公选良方》中。

[操作方法]

1.准备　取木鳖、五灵脂、雄黄、阿魏、乳香、没药、三棱、莪术、皮硝、甘草各5g,闹羊花、硫黄、山甲、牙皂各10g,麝香15g,艾绒150g,将药物(除艾绒外)均研为极细药末,加入麝香少许,将其研末和匀。称艾绒40g,均匀铺在一尺见方的桑皮纸上;再称药末10g,均匀地掺入艾绒中。然后,将艾绒卷紧如爆竹状,再用木板搓捻卷紧,外用鸡蛋清涂抹,再糊上一层桑皮纸,两头留一寸许的空纸,捻紧即可。阴干保存,勿使泄气。

2.操作　在施灸部位铺上10余层面纸或5～7层棉布。点燃两支消癖神火针,一支作为备用,另一支正对穴位或施灸部位,紧按在面纸或棉布上,稍留1～2s,使药气通过温热透入深部,使患者感觉发烫直至不可忍受,略微提起药艾条,待热减后再行按压。施灸中艾火熄灭,可取备用的药艾条继续施灸。如此反复进行,每次按压7～10次,一定要使热力持续深透。

3.疗程　每日或隔日1次,10次为1个疗程。

[临床应用]

消癖神火针灸法主要适用于治疗各种痞块。

[注意事项]

与百发神针相同。

[按语]

消癖神火针灸法出自清代叶桂所著《种福堂公选良方》卷二中。在现代临床应用中,多用于治疗各种腹部肿瘤患者。

指灸

指灸主要适用于婴幼儿,是以艾条灸烤医者一手拇指内侧面,以医者能忍受为度,将灸烤热的手指快速按压在患儿穴位上的一种灸法。

[操作方法]

1.准备　一般选清艾条。

2.操作　取一支清艾条,将其一端点燃。嘱家属抱好患儿,减少患儿活动,以免烫伤。医者用艾条灸烤自己的一手拇指内侧面,灸烤时间以医者能耐受为度,然后将拇指快速按压在所选的穴位上,重复数十次,每次治疗20～30min。操作时必须快速敏捷,使作用于穴位的热力均衡。

3.疗程　每日或隔日1次,10次为1个疗程。

[临床应用]

指灸主要适用于治疗小儿中气下陷、脾气虚弱、收摄无权所致的脱肛。

[注意事项]

(1)指灸法适用于2岁以内的婴幼儿患者。

(2)指灸法对疮疡已溃及体表的病灶局部禁用。

(3)对于一切实证、热证所致的脱肛应慎用。

(4)指灸法灸后应让患儿休息片刻,使药气通行全身经络,以驱逐病邪。

[按语]

指灸法的临床报道始见于20世纪80年代,迄今为止相关文献极少,观察病种也较为单一。但指灸法十分安全,特别适用于婴幼儿患者。

点灸笔灸法

点灸笔灸法是运用一种特制的灸笔和特制的药纸进行点灸治疗疾病的一种灸法,在临床中适应证广,具有使用简便、安全有效、基本无痛、选穴灵活等优势。

[操作方法]

1. 准备 制作好点灸笔,特制的药纸等灸具;火柴或打火机,灰盒,甲紫等。

2. 操作 点灸笔灸法选穴一般均是采用单穴单用,双穴双用,就近或局部取穴配合循经或远道取穴法。双耳尖、百会是应用本法的常规用穴,适用于治疗多种疾病。

■ 穴灸:手持点灸笔对准所选的穴位以及孔穴周围,快速点灸4~5下,点灸位置最好呈梅花形,不宜重叠。

■ 片灸:是针对患者某一患病的局部区域点灸,范围根据患处大小而定。

■ 围灸:是在患处周围进行点灸,使患处逐渐缩小。

■ 条灸:根据经络分布和走向,进行条状点灸,起到疏通经络的作用。

以上各法可以同时或交叉使用。点灸笔灸法的有效灸疗时间可维持6~8 h,必须连续按时施治,不能间隔。随着治疗次数的增加,效果愈显,疗效亦趋巩固。病情愈急则效果愈佳,疗程愈短。

3. 疗程 根据不同的病证,每日可酌情灸1~3次,不计疗程,以愈为期。

[临床应用]

凡属针灸的适应证即为本法的适应证,对全身各个系统及多种病证均适宜,特别是对高血压、各种痛症与炎症疗效更为明显。

[注意事项]

(1) 将药笔完全点燃,穴位上铺好药纸,不能与皮肤之间有空隙;点灸时手法要快速、熟练,对准隔纸的穴位上,动作迅速地进行点灼,避免将药纸烧穿,造成烫伤。

(2) 施灸手法宜轻重适中,手法若过轻则达不到治疗要求,太重可能会出现水疱。

(3) 灸后1~2日,穴位处可出现褐色痕迹,一般不需处理,会自行褪除。灸后外涂薄荷油,可减少这种情况的发生,并能防止灸后起水疱。

[按语]

点灸笔灸法是我国安徽地区针灸工作者周楣声教授在家传的基础上结合长期临床实践创制出来的一种按灸方法,具有使用简便、安全有效、基本无痛、选穴灵活、适应面广泛等特点。

运动按灸

运动按灸又称运动灸,是在按灸过程中融入旋转按揉手法,通过在所选穴位或部位上的运动,使艾火更加具有渗透力。本法的灸感反应迅速,易做到气至病所,具有无创伤、无痛苦、操作灵活等特点。

[操作方法]

1. 准备 灸药多数用以下的两个组方,红花、丝瓜络、片姜黄、葛根各9 g;或红花、丹参、灵仙、片姜黄各12 g。灸药组成并不固定,亦可根据不同病证自行配方。将配方的药物进行粉碎,用陈醋250 g将粉碎的药物完全浸泡30 min~2 h,滤去药渣,制作成红花液。并根据穴位的大小,取一块长30~70 cm、宽5~10 cm的棉布,将棉布浸润在药液里,浸透后取出晾干,把布折成6折,呈长方形,备用。

2. 操作 取清艾条3支,将其点燃。先取一支,用棉布将点燃端紧裹,在所选穴位或部位上,施以旋转按揉的手法,其余两支备用。手法操作时医者的拇、示二指捏住用棉布包紧的艾条,对准穴位或部位,施以1 kg左右的重力,沿上下方向压搓揉之,再向左或向右做360°的捻转,如此反复进行,以患者感到施灸部位温热胀麻为度,艾条燃灭,再换备用艾条,如此施灸,每灸1次为1壮。根据不同病证进行补泻,逆时针方向旋转为泻,每穴3~5壮;顺时针方向旋转为补,每穴4~6壮,每穴一般灸3~6 min。

3. 疗程 每日或隔日1次,10次为1个疗程。

[临床应用]

运动按灸适用于治疗急慢性痛症、骨质增生、颈椎病、风寒湿痹、肌肉劳损等。

[注意事项]

(1) 浸润棉布需要用的药液,可根据病情自行配制,不必拘泥于固定方。

(2) 棉布包裹艾条时,要求松紧适宜,过紧则艾火易熄灭,过松则易燃着棉布。

(3) 若是施灸后局部起水疱,处理方式参照无瘢痕灸。

[按语]

运动按灸是现代针灸工作者在雷火针、太乙针的基础上研制出的一种隔布实按灸法,与太乙针、雷火针等灸法相比,运动按灸法的特点有两方面:一是运动灸法的按灸过程中融入旋转揉按手法,通过

在穴位或部位上的运动,使艾火具有更强的渗透力,故灸感反应迅速,容易达到病所;二是按灸用的药布

有多种中药成分,热力与药力可同时透达人体,共同起效。

第三节 · 隔物灸

隔物灸与第四章间接灸均为隔物之灸法,不同之处在于本节所用皆为艾条,而非艾炷。

隔布灸

隔布灸在清代有所记载,"陈修园医学丛书"中所述:"将针(指艾条)悬起,离布寸半许,药气自能隔布透入……取效较慢。"

[操作方法]

1.准备 消毒纱布(敷料),生理盐水或药液,火柴或打火机,灰盒等。

2.操作 纱布厚度约 0.2 mm,大小根据穴位及部位而定,如选取经穴,纱布一般要 2 cm 见方。用生理盐水或药液将纱布浸湿,略微拧干,以一层纱布覆盖穴位或部位,医者左手固定布面,右手持点燃的艾条,使点燃端接近布面,施以雀啄灸或回旋灸手法,纱布干后淋湿再灸,反复施灸。每次 20~30 min。

3.疗程 每日或隔日 1 次,7~10 次为 1 个疗程。

[临床应用]

隔布灸多适用于治疗多发性神经炎、颈椎病、带状疱疹、痹证等。

[注意事项]

(1)纱布不可拧得太干,以免施灸时纱布烧焦而灼伤肌肤。

(2)在施灸过程中若不慎灼伤皮肤,致皮肤起水疱,处理方法可参照无瘢痕灸。

[按语]

隔布灸法与雷火针、太乙神针等不同,虽均有隔布施灸的特点,但隔布灸法是悬起灸,后者则属于按压灸。用于雷火针灸法的布,为普通棉布;而隔布灸法的布,则是浸过生理盐水或药液的布,可促使药物透过皮肤进入人体,达到双重的治疗效果。

隔药纱灸

隔药纱灸是现代新兴的一种隔物灸疗方法。

[操作方法]

1.准备 双层的方形消毒纱布,药液,艾灸材料等。根据不同病证的需要,提前置备好各种药液。制备的方法有 3 种:第一种方法是将配好的饮片加水煎熬 3 次,混合后放入容器内备用;第二种方法是将配好的饮片烘干后,研磨成极细的药末,密封保存,使用时加入适量水、醋等调匀,备用;第三种方法是将配好的饮片放入醋中浸泡,使用时取适量醋液,备用。

2.操作 根据所选的穴位或部位,将边长 2~3 cm 的双层方形消毒纱布充分浸入药液中,用消毒镊子夹取,以不滴药液为度,贴敷在所选定的穴位及部位上。医者手持点燃的艾条在其上方,行雀啄灸、回旋灸或温和灸手法,距离以患者能耐受为度,直到纱布灸干为止。根据病情,可更换纱布后再灸。

3.疗程 一般每日 1~2 次,7~10 次为 1 个疗程。

[临床应用]

隔药纱灸适用于治疗慢性支气管炎、急慢性扭挫伤、颈腰椎骨质增生、慢性咽炎及急慢性腹泻等。

[注意事项]

(1)在药液制备时,要求保持较高的药物浓度,纱布也应现浸现用。

(2)施灸过程中,避免因药液过度加热导致皮肤烫伤等情况。

[按语]

隔药纱灸一方面可以通过加热促进药物的渗透和吸收;另一方面,能促进灸治热力的传导,促进灸疗的整体作用,并避免局部烫伤。所用的药液配制以具有活血化瘀、温通经络的药物为主。

隔膏药灸

隔膏药灸是将含有某些中药的软膏或膏药作为隔物,以艾条进行间接灸疗的一种方法,是现代衍生的一种艾条隔物悬灸法,又称艾条隔药膏灸。

[操作方法]

1. 准备　胶布类剂型的膏药，研钵，中药软膏，75％乙醇，橡皮膏，艾条，艾炷，镊子，消毒纱布，火柴或打火机，线香，灰盒等。用于隔药膏灸的膏药一般分为两种。一种是胶布类剂型，可选用市面销售的成品，如紫草膏、伤湿止痛膏等。亦可根据相关病证配制，将其研成极细药末，贴附在膏药或普通医用胶布上，备用。另一种是中药软膏类剂型，为市面销售的成药，如华佗膏、金黄膏等。亦可根据相关病证配方，并将配方药物研制成极细粉末，或将提取物浓缩成膏，加入软膏基质，制作成中药软膏，备用。

2. 操作　施灸以病灶或痛点为主，以75％乙醇消毒。如果为隔胶布类膏药灸，可根据病灶或痛点的大小、多少，剪取1块或数块相应的胶布膏药粘贴。点燃艾条一端，进行施灸。一般采用温和或回旋手法，若急性疼痛或痈疽等，可采用雀啄灸手法。如胶布被熏灸的发焦发硬，可另换一张再灸。每次灸10～15 min。施灸结束，取掉贴敷的膏药；亦可保留贴敷在穴位上的膏药，至第二日施灸时，更换新膏药。如果为隔中药软膏灸，可将适量的中药软膏涂于所选的患处或穴位，成圆形涂抹，直径2～3 cm，厚度0.2～0.5 cm。施灸时采用温和灸或回旋灸手法为主。亦可采用小或中壮的艾炷黏附在所选的部位上施灸。患者若感觉过烫，可用镊子将其夹去，另更换一炷。施灸结束，可根据不同的情况，贴敷消毒纱布，保留一段时间。也可将药膏拭去。

3. 疗程　每日或隔日1次，7～10次为1个疗程。

[临床应用]

隔膏药灸适用于治疗急性扭挫伤、慢性肌肉劳损、痈疽、冻疮、腰椎间盘突出症、白癜风、肝硬化等。

[注意事项]

（1）对胶布类膏药过敏者应慎用，或者灸后立即撕去，不予保留。

（2）由于药膏含有丰富的油质，因此遇热较容易溶化，施灸时应特别注意避免溶化油质的灼伤。

（3）用隔胶布膏施雀啄灸手法时，因胶布膏药较薄，应注意避免烫伤。

[按语]

隔膏药灸在20世纪80年代末90年代初，临床应用报道开始逐渐增多。早期仅用市面销售的成品膏药，随着临床实践的增多，针灸工作者根据不同病证和所选穴位的特点，在膏药中加入药粉，以增加疗效。

隔药液灸

隔药液灸是采用在所选穴位或局部涂上药液后再用艾条熏灸的一种方法，既能达到艾灸的温热刺激又能使药物透皮吸收，从而起到双重的治疗作用。

[操作方法]

1. 准备　脱脂棉，艾条，火柴，灰盒，醋，橡皮膏等。有三种方法，具体制作与"隔药纱灸法"相同。

2. 操作　一般多选用阿是穴或患处，并根据不同的病证选取与其相适宜的药液。用脱脂棉蘸取药液在穴位表面反复轻轻涂抹数遍，将艾条燃着端对准所选处，用回旋灸的手法施灸，药液边涂边灸，如此反复施灸。每次施灸30 min左右，以局部皮肤潮红为度。施灸结束后，用酒精棉球擦净皮肤。

3. 疗程　隔日1次，10次为1个疗程，每疗程间隔3～5日。

[临床应用]

隔药液灸适用于治疗肌肉慢性劳损、颈腰椎病等。

[注意事项]

（1）若选用中成药成品药液时，不要选用乙醇等易燃物作为溶剂的药液，以免灸疗时引火，造成意外。

（2）施灸时，药液宜边涂边灸，不可等药液干后再灸；药液涂抹的面积可依据病痛（灶）大小而定。

[按语]

隔药液灸方法简便，易于推广。

隔药糊灸

隔药糊灸是由古代隔药末灸发展而来的，主要是把研成粉末的药物用某些汁液调制成糊状物，并用调制成的糊状物作为间隔物。

[操作方法]

1. 准备　艾炷，镊子，消毒纱布等。先据患者的不同病证，辨证配方，将方药研成细末，放入瓶内密封储存。使用时，用不同的介质将药粉调制成糊状，如麻油、黄酒、蜂蜜、生姜汁、米醋等。调制浓度酌情而定，一般以稠糊状为宜。

2. 操作　选定穴位或部位后，用压舌板蘸取适量药糊涂抹于穴位，厚0.3～0.5 cm，直径2～3 cm，如选穴为神阙穴可用药糊填满脐眼,行艾条温和灸或回旋灸,每次 15～60 min。施灸结束,可将药糊擦拭干净或以橡皮覆盖于药糊上,在下次施灸前将药糊除去。

3.疗程　每日或隔日 1 次,7～10 日为 1 个疗程。

[临床应用]

隔药糊灸主要适用于治疗支气管炎、哮喘、小儿口疮、脘腹疼痛、肠激惹综合征,以及保健灸等。

[注意事项]

(1) 药糊要求现调现用,保持新鲜,不宜搁置过久。

(2) 施灸时,由于药糊易改变形状,须嘱患者尽量保持原来体位,对体位易改变的部位,可在药糊上覆盖一层胶布以固定。

(3) 小儿患者可改用温灸器隔药糊悬灸。

[按语]

隔药糊灸在民间早有应用,如《灸治经验集》一书中曾记载隔药糊灸法:"用黄栀子打碎水煎取汁,加入一些生姜汁,混以面粉和石灰各一份,调成糊状,涂于穴位上。再取薄生姜片置于药糊上方,然后把艾炷放在药糊的姜片上施灸。"早期多以艾炷行隔药糊灸,由于药糊质地稀软而涂抹面积较大,艾炷灸在操作上有一定的局限,故近年来已逐步由艾条灸替之。由于药糊制作较药饼简单,艾条方便,值得进一步推广。

隔姜艾条灸

隔姜艾条灸是用姜片作为间隔物而施灸的一种灸法,具有祛寒除湿、温通经络、活血止痛的作用。

[操作方法]

1.准备　生姜,清艾条等。

2.操作　首先准备一块姜将其切成直径 2～3 cm、厚 0.2～0.3 cm 的姜片,并在姜片上针刺以数孔。然后将有数孔的姜片置于所施灸的部位或穴位上,手持点燃的艾条,将燃着端对准姜片并保持 2～3 cm 的距离,行雀啄灸或回旋灸手法。行灸时间 15～30 min,使施灸部位局部红润、不起疱为度。

3.疗程　每日或隔日 1 次,7～10 日为 1 个疗程。

[临床应用]

隔姜艾条灸适用于治疗颈项强痛、四肢关节疼痛、肩周炎、肩背部疼痛等。

[注意事项]

(1) 施灸过程中,注意勿灼伤皮肤。

(2) 施灸结束后,宜暂避风口,或用干毛巾覆之轻揉,使其汗孔闭合。

[按语]

现代科学研究发现,隔姜艾条灸可以升高施灸的局部温度,缓解局部症状,提高机体的免疫功能、自主神经功能和内分泌功能,还有延缓衰老等作用。

第六章
温灸器灸

温灸器灸又称灸疗器灸,是使用特制的器具而施灸的一种灸法。由古代的一种叫瓦甑的陶制炊具逐渐演变而来,历代医家经过临床实践,发明出多种灸疗器具,不同的温灸器具有不同的灸疗方法及作用,详述如下。

百笑灸

百笑灸是用磁灸器施灸的灸法,磁灸器由磁灸盖、磁灸炷、磁灸筒、医用胶布组成,可通过旋转拔升磁灸盖来控制灸温,提高了艾灸热量的利用率,在使用过程中无需手持施灸,操作简便,安全少烟。

[操作方法]

1.准备　磁灸盖,磁灸炷,灸筒,医用胶布,火柴或打火机,甲紫等。

2.操作　将灸器用医用胶布粘贴在欲灸的穴位上,然后拔开磁灸盖,将磁灸炷放入磁灸盖内,点燃灸炷后扣合在磁灸筒上。左右旋转筒身,通过调节进气孔大小或升降筒盖调节灸温使灸温适中,以皮肤感到明显的灼热感为度。每个磁灸柱可燃烧 30 min 左右,待皮肤热感消失,灸筒壁凉时则灸炷燃烧完毕。拔开灸盖取下灸炷,将灸炷按压熄火或放入盛水容器中,以确保灰烬完全熄灭。根据患者的临床症状选择合适的灸量,如需续灸,则在灸筒盖中重新安装新的磁灸炷重复上述操作。

使用本灸器还可以进行温针灸、隔物灸等操作,如将百笑灸套置在针刺穴位的针柄上即可进行温针灸,将姜片或药饼放置于底座垫的中空部位处即可进行隔姜灸或隔药饼灸等间接灸。

3.疗程　每日或隔日 1 次,7～10 日为 1 个疗程。

[临床应用]

百笑灸广泛适用于治疗内、外、妇、儿等多科疾病,尤其是颈椎病、肩周炎、腰椎间盘突出症、膝骨关节炎、中风后遗症、三叉神经痛、胃痛、腹痛、感冒、月经不调、原发性痛经、盆腔炎、不孕症等。

[注意事项]

(1) 皮薄、肌少、筋肉结聚处,妊娠期妇女的腰骶部、下腹部,男女的乳头、阴部等不宜施灸;此外,大血管处、心脏部位不宜灸,眼球属颜面部,也不宜灸。

(2) 极度疲劳、过饥、过饱、酒醉、大汗淋漓、情绪不稳者忌灸。

(3) 某些传染病、高热、昏迷、抽风期间,或身体极度衰竭、形瘦骨立等忌灸;无自制能力的人如精神病患者等忌灸。体内装有心脏起搏器者禁止使用。

[按语]

百笑灸克服了传统灸法操作繁杂、易致烫伤、污染环境等缺陷,使艾灸疗法更安全、有效、舒适、便捷。

电热灸

电热灸是利用电能发热来代替艾条熏治的方法。先将特制的电灸器接通电流,调节到适宜温度后,即可在所选穴位或部位上施灸,多用于风湿痹痛等。

[操作方法]

1. 准备　仿灸治疗仪。

2. 操作　接通仿灸治疗仪电源，打开开关，将灸头对准所选穴位或部位，每次 2～3 穴，灸头与皮肤距离 4～5 cm，然后调节输出频率，一般 50～60 次/min，每次治疗 15～20 min。

3. 疗程　每日 1 次，10 次为 1 个疗程。

[临床应用]

电热灸主要适用于治疗风寒湿痹、寒性腹痛、腹泻、小儿麻痹症、慢性前列腺炎、带状疱疹、肩周炎、腰肌劳损、小儿支气管炎、各类痛证等。

[注意事项]

（1）施灸时，严格按照规定程序操作。

（2）电热灸不宜用于急重病证或慢性病证的急性发作期。

（3）若发生口渴可多饮水，施灸结束后要慎起居，节房事。

[按语]

电热灸仪器种类较多，以仿灸治疗仪应用最为多见。所谓仿灸治疗仪是根据传统的艾灸燃烧时所辐射的光谱，运用仿真技术进行模拟，充分发挥传统灸法温经散寒、活血化瘀、疏通经络、消炎止痛等作用，但使用无污染、无损伤，便于操作。

温盒灸

温盒灸是用一种特制的木盒形灸具，内装艾条并可将温灸盒固定在患者身体上而施灸的灸法。

[操作方法]

1. 准备　温盒，艾条，线香，胶布，火柴或打火机，甲紫等。温盒为一种木制盒形灸具，分大、中、小 3 种规格（大号：长 20 cm、宽 14 cm、高 8 cm；中号：长 15 cm、宽 10 cm、高 8 cm；小号：长 11 cm、宽 9 cm、高 8 cm）。温盒的制作方法为：取规格不同的木板（厚约 0.5 cm）制成长方形木盒，下面不安底，上面制作一个可随时取下的盖，并在盒内中下部安置一块铁窗纱，距底边 3～4 cm。

2. 操作　嘱患者选择适当体位，将温盒放置在所选穴位或部位上。点燃 3～5 cm 长的艾条段 2～3 段或艾团 3～5 个，对准穴位放在铁窗纱上，盖好封盖，要留有缝隙，使空气流通，艾段燃烧充分。封盖可调节火力、温度大小。施灸以保持温热而无灼痛为宜。

待艾条燃尽后将盒子取走即可。施灸材料除用艾条外，尚可在艾绒中掺入药物进行灸疗；亦可涂敷药糊等，行隔物灸法，每次治疗 20～30 min。

3. 疗程　每日 1～2 次，7～10 日为 1 个疗程。

[临床应用]

温盒灸适用于治疗各种慢性病证。

[注意事项]

（1）施灸时要不断调节盒盖的开合程度，以保持适当温度。注意不可盖得太紧，防止艾火熄灭。

（2）用艾绒施灸时，要挑选网眼较小者，以免烫伤。

[按语]

温灸盒灸法自 20 世纪 80 年代初逐步得以推广应用。多适用于背部和腹部穴位，具有多经多穴同治、火力足、安全方便、施灸面广、作用强等优点，但也存在施灸部位较为局限、操作不够灵活、适应病种不够广泛等缺点。

温筒灸

我国早期的温灸器多制作成圆筒状，故称温筒灸，亦称温灸器灸。

[操作方法]

1. 准备　温筒，艾绒及药末，线香，胶布，火柴或打火机，甲紫等。

2. 操作　施灸时，先将艾绒及药末放入温灸器的小筒内点燃，然后，用手持柄将温灸器悬置于所选穴位或患病部位上方来回温熨，直到局部皮肤发热出现红晕，但以患者耐受为度。一般灸 20～30 min。本法多适用于妇人、小儿及惧怕灸治者，目前在临床上应用较广。

3. 疗程　每日 1～2 次，7～10 日为 1 个疗程。

[临床应用]

温筒灸具有消瘀血、散痈肿、除痛痹、祛风湿等作用，适用于治疗支气管哮喘、慢性支气管炎、小儿呼吸道感染、风寒湿痹痛、肺结核、哮喘、口眼㖞斜、胃脘疼痛、梅核气、冠心病、疝气、胎位不正等及其他多种慢性病证等。

[注意事项]

（1）由于灸具形式多样，应根据病证情况加以选择。如大面积病灶（带状疱疹、挫伤等）可用平面形手提式温筒灸具，局限性病灶可用圆锥形手提式温灸具。

（2）若发生口渴可多饮水,施灸结束后要慎起居、节房事。

[按语]

近年来,应用艾叶点燃作为热源的温灸器研制进展较快,出现的温灸器形式多样,不少也呈筒状,本文所介绍的是临床上最为常用的手提活动式温筒灸具,又分平面式和圆锥式温筒灸。由于部位限制,艾灰不会脱落,故十分安全。

多功能艾灸仪

多功能艾灸仪是由座盘、万向定位金属软管主管及支管、空心转轴外轴及内轴、定位螺钉、绝缘隔热套、金属内网、外罩、灸料盒、电源电路、开关调节电路、定时电路、发热丝等组成。

[操作方法]

1. 准备　多功能艾灸仪,灸条,线香,胶布,火柴或打火机,甲紫等。

2. 操作　不同的疾病操作方法不同,具体操作如下。

■ 颈肩痹痛者:先点按、推揉头部,叩击阿是穴及肩井、风池、肩髃、曲池、肩贞、手三里等穴位 10 min,再灸治以上部位或穴位 10～15 min。每隔 2～4 日用刮痧板蘸上紫草油推刮颈椎两侧华佗夹脊穴及大椎与肩髎连线部位 3～5 min,以出现皮肤起红色瘀痧为度。

■ 风湿腰痛者:先点按头部,压揉、推搓腰部华佗夹脊穴 10 min,再熏灸环跳、承扶、关元俞、命门、秩边、委中穴及痛点 10～15 min。每隔 3～5 日用刮痧板推刮大杼至白环俞足太阳膀胱经 3～5 min,以出现红色瘀痧为度。

■ 风湿性关节痛者:先灸治关节处的疼痛点,若上肢关节痛加灸阳池、养老、曲池、手三里、内关、合谷、小海等穴 10～15 min,若下肢关节病加灸足三里、阳陵泉、昆仑、环跳、承扶、风市、委中、血海穴 10～15 min;再按摩头部,并在以上穴位施以点、按、揉、叩击等法 10 min。不论上肢或下肢关节病,均可在疼痛部位施以刮痧疗法 3～5 min,隔 3 日 1 次。

3. 疗程　灸法每日 1 次,7～10 日为 1 个疗程。

[临床应用]

多功能艾灸仪适用于治疗各种疼痛性疾病、颈椎病、肩周炎、末梢神经炎、关节炎、腰腿痛、腹痛、腹泻、扭伤红肿疼痛、面神经麻痹、中风、半身不遂、高血压等。

[注意事项]

（1）多功能艾灸仪的功能较多,医者要熟练掌握操作技术及其适应证。

（2）若患者应用多功能艾灸仪进行自我治疗或保健时,必须在医生指导下进行。

[按语]

随着现代高科技与针灸学科的紧密结合,近年来在艾灸灸疗器中出现了一些科技含量较高、功能较多的灸疗器。如有的艾灸仪具有艾灸与磁疗同时进行、不燃烧、无污染、自动控温、温度可调等特点。当磁性灸头中的磁力作用于艾绒及穴位时,可加速穴位局部的血液循环;对艾绒加热的同时也对穴位进行了加热,使皮下毛细血管舒张;而磁化及加热后的艾绒挥发物和有效成分,能迅速渗透到穴位中,起到了磁疗和艾灸的目的。为充分体现传统艾灸的功能和作用,有的艾灸仪还设计有隔物灸槽、温针灸孔,在施灸的同时可进行隔物灸和温针灸。此外,还有了实施发泡灸和化脓灸等的仪器,并可随时设定和检测被灸穴位的温度,避免灼伤患者。

酒药灸

酒药灸是将装在酒精灸器上的医用纱布蘸取已制备好的药物液体,按压在施灸部位进行施灸的一种灸法,是近年来用于临床的一种灸器灸法。

[操作方法]

1. 准备　圆柱形金属小杯 1 个,医用纱布 1 卷,带柄的木板 1 块,95% 乙醇,火柴或打火机,甲紫等。取一个容量为 1.5 ml 的圆柱形金属小杯,底部包裹两层医用纱布,嵌入带柄的木板内。灸液制作可根据不同病情以中药单味或复方加工而成。

2. 操作　先将杯底的医用纱布蘸上已制作好的灸液,以浸透为宜。灸器内装 95% 乙醇,点燃乙醇后,手持灸器木柄,按压在所选穴位上,并向四周行回旋形移动灸法。火熄后复加乙醇再燃,如此反复,每加 1 次乙醇为 1 壮,每穴灸 3～4 壮。

3. 疗程　每日或隔日 1 次,7～10 次为 1 个疗程。

[临床应用]

酒药灸多用于治疗风寒痹证、软组织损伤、肘痛、腰腿痛、神经性头痛、踝关节痛等。

[注意事项]

(1) 施灸时,如局部感觉过烫可略提高灸器行悬灸。

(2) 注意乙醇为易燃物品,施灸时要避免溢出,造成灼伤。

[按语]

酒药灸以乙醇为热源,结合药物对穴位施灸,可以祛寒除湿、理气活血、疏通经络。不仅可避免传统灸法艾烟污染,而且灸药结合,能在一定程度上提高疗效。

喷灸

喷灸是应用喷灸仪,使药物经仪器振荡产生脉冲后,热流直接将药物喷射在穴位上,既起有针刺的作用,又有艾灸的效应,同时药物可直接渗透到皮下组织,可起到较好的治疗效果。

[操作方法]

1. 准备　喷灸仪1台,药液,火柴或打火机,甲紫等。由于施灸的部位不同,将药物研成粉末并加工成不同大小的药饼。可根据不同病证施以不同的药物,如治疗软组织损伤所用药物可选用艾叶、泽兰、桂枝、川乌、草乌、防风、香附、独活、羌活、泽泻、大黄、川芎、红花、乳香、没药、细辛等芳香辛窜之品。

2. 操作　根据不同病证和部位选择不同型号的喷灸仪,患者采取不同体位,每穴灸10～30 min。

3. 疗程　每日或隔日1次,7～10次为1个疗程,每疗程间隔3～5日。

[临床应用]

喷灸适用于治疗落枕、关节扭挫伤、肩关节周围炎、急性腰扭伤、腰肌劳损、三叉神经痛及多种妇科病证等。

[注意事项]

(1) 喷灸仪有不同规格,应严格按照喷灸仪的操作规程进行治疗。

(2) 喷灸仪的使用应在医师的指导下进行。

[按语]

喷灸仪系安徽电子科学研究所的科研工作者研制的医疗仪器,从20世纪应用于临床后,逐步得以广泛应用。

温管灸

温管灸是用苇管(或竹管)作为灸器向耳内施灸的一种方法,首载于孙思邈所撰的《备急千金要方》,曰:"以苇筒长五寸,以一头刺耳孔中。四畔以面密塞之,勿令气泄。一头内大豆一颗,并艾烧之令燃,灸七壮。"现代又有所发展。

[操作方法]

1. 准备　苇管(或竹管),或直径3 cm的金属半圆形艾锅,耐热胶管,气囊,透明塑料或玻璃制管,胶布,艾绒,线香,火柴或打火机,甲紫等。苇管灸灸具和肛管灸灸具两种。

■ 苇管灸灸具:苇管器分两类。一类为一节形苇管器,其苇管口直径0.4～0.6 cm,长5～6 cm,苇管的一端做成半个鸭嘴形,另一端用胶布封闭,以备插入耳道内施灸。另一类为两节形苇管器,一节口径较粗,直径0.8～1 cm,成鸭嘴形,长约4 cm,用于放置艾绒;另一节较细,直径0.3～0.6 cm,长3 cm,此节为插入耳道用,并与粗的一节相连。

■ 肛管灸灸具:用金属制成直径3 cm的半圆形艾锅,边缘有直口可使两锅连接在一起。艾锅上下各有一通气孔以连接耐热胶管,胶管一端安有气囊,另一端连接透明塑料或玻璃制成的肛管。透明玻璃管与有孔的塑料管(代替肛管)连接。

2. 操作

■ 苇管灸法:将黄豆大或半个花生仁大小的撮细艾绒,放在苇管器的半个鸭嘴形处,用线香点燃后,以胶布封闭苇管器另一端,并插入耳内。施灸时,以耳内有温热感为度。泻法则用嘴轻吹其火,补法则让艾炷自然燃尽。灸毕1壮后再灸,每次可灸3～9壮。

■ 肛管灸法:艾锅内装入艾绒,点燃后,两艾锅扣合。持续挤压气囊,见肛管端冒出艾烟时,将肛管涂上润滑剂,插入肛门内,继续挤压气囊,从透明肛管处,见艾烟将尽时,艾锅内放上新的艾绒,继续挤压气囊。每次可灸3～6锅艾绒。疗效判定:艾烟进入肛门后,患儿排出矢气,为病愈之兆。若见艾烟从肛门排出,无大便及矢气,腹胀、抽搐如常,为病重难愈之证。一般灸治3次,即见显效,灸治3次无改善者,则难收效。

3. 疗程　每日1～3次,7～10次为1个疗程。

[临床应用]

苇管灸主要适用于治疗面肌瘫痪、耳聋耳鸣；肛管灸主要适用于治疗小儿慢惊风、小儿脐风、慢脾风等。

[注意事项]

（1）温管灸治疗有较为明确的适应证，故临床应用时要注意对症治疗。

（2）温管灸的灸具，目前尚无批量生产，医者可就地取材自制。

（3）施灸过程中，要防止艾火掉落烧坏衣服或烫伤。

[按语]

温管灸起初用苇管作为灸具，故也称苇管灸，首次记载于孙思邈所撰之《备急千金要方》，古代医家主要用于中风口㖞的治疗。现代不仅在灸具的制作上有较大改进，在治疗病证上亦有所扩展。

温架灸

温架灸是采用特制的温灸架进行温灸的一种方法，是灸器灸法之一。

[操作方法]

1. 准备　12号铁丝，艾炷，线香，火柴或打火机，甲紫等。用金属焊制成灸架，可制作成统一形式，亦可以根据部位及疾病的要求特制。如肩周炎，可根据肩部的形状设计相应的尺寸，用12号铁丝气焊成灸架，架上有7个铁丝柱，可插7个1寸长的艾炷。一般在灸架上设置多个2～3 cm的铁丝小柱，用于插艾炷用。

2. 操作　将艾条切成2～3 cm的小段，中间捅一小孔备用。温灸架置于选取穴位或部位上，在灸架的铁丝小柱上插上艾段，每次可插1～3个，从艾炷下端点燃，燃尽后取下灰烬再灸，如此反复。灸完须灸的壮数，可移动灸架至另一个部位，继续按上法操作，每次选1～3个部位。

3. 疗程　每日或隔日1次，10次为1个疗程。

[临床应用]

温架灸主要适用于治疗肩周炎、呃逆、胃脘痛、腹痛、腹泻、腰背痛等。

[注意事项]

（1）灸架的铁丝小柱宜插艾条段，不宜插艾绒团，以防脱落灼伤。

（2）在艾灸过程中，应防止灰烬落下而灼伤皮肤。

（3）温架灸治疗时，以选躯干穴为主，部位不宜太多。

[按语]

温架灸既有温盒灸特点，如能固定于穴位，不须医者手持操作；又有温筒灸的优点，如火力集中一处，根据要求逐个穴位施灸。当然，本法也存在操作不够方便、灸具有待于进一步完善等问题。

温罐灸

温罐灸是在温筒灸和温盒灸的基础上发展起来的，以固定于穴位或病灶区进行施灸为特点的一种灸法，从20世纪八九十年代应用于临床。

[操作方法]

1. 准备　长10 cm、内径5～15 cm的中空无节竹筒1个，50～100格/cm²的铁丝网，金属温罐，温灸箱，艾条，线香，火柴或打火机，甲紫等。灸具有3种。

■ 竹筒温罐：取长10 cm、内径5～15 cm的中空无节竹筒，削去外皮，按竹筒内径大小，将规格为50～100格/cm²的铁丝网冲压固定在竹筒内1/2高度处，筒口圆边上加薄板钉上，再用薄板做一个与筒口等大的盖子。

■ 金属温罐：有两种。一种由内外两罐组成，外罐有盖无底，盖上留有多个小孔，内侧衬有绝缘材料。内桶有底无盖，桶底用铁丝网焊接固定，四周可留有数十个小孔。另一种称微烟灸疗器，由两部分组成，一部分为灸器，呈圆筒形，金属制作，下部为网眼较细的铁丝网，上部为装有过滤烟尘物质的通风口，圆筒中间一分为二，可开闭；另一部分为灸座，塑料制作，用以安放灸器，并可升降调节灸器的位置。

■ 温灸箱：为一箱形灸具。此箱两头有关节出入孔，中间隔有一层手动拉网，上有金属盖，可自行调整温度。

2. 操作　包括三种操作方法。

■ 竹筒温罐灸法：患者取适当体位，将灸罐置于灸治穴位上，根据不同的病证选择配穴处方，每次可同时置2～3罐。点燃2～3根、2～3 cm长的艾条段，放置于罐中，盖罐时留一空隙通气，罐中温度以患者能耐受为度，每次灸25～30 min。

■ 金属温罐灸法：用金属温罐1～2个，打开罐盖,将2～3 cm长的艾段2～3段点燃后放入,或将适量的艾绒放入后点燃,盖罐,将纱布垫于罐底,放在所选穴位上;亦可行药艾罐灸,方法是将艾绒与中药末均匀分层铺在内桶内,一般是先铺一层艾绒,再均匀撒一层药粉,再重复铺一层艾绒、一层药末,最后再铺一层艾绒,以与内桶上沿相平为度,将艾绒点燃施灸。每次灸30 min。也可用微烟灸疗器,将艾条切成1 cm长的艾段,点燃,放入灸具内,关闭后置于灸座上,再放于所选穴位,用胶布固定。根据局部热烫情况,适当调节灸具在灸座内的位置,以患者耐受为度,每次20～25 min。

■ 温灸箱法:用时每次放多段药艾条,点燃后放进箱内,罩于所选的患病关节。每次灸30 min左右。

3. 疗程　每日或隔日1次,7～10次为1个疗程。

[临床应用]

温罐灸主要适用于治疗腹泻、颈腰椎病、各种痛症、冠心病、风寒痹证、慢性肌肉劳损等。

[注意事项]

(1)竹罐温筒灸施灸时,为了防止艾火脱落,亦可在施灸处先铺一块纱布。无论何种温罐法,纱布均可先以醋浸拧干备用。

(2)多个灸罐同时使用,要注意调好每个罐的温度。

[按语]

目前临床上用得较多的温罐灸有竹罐和金属罐两类,虽然在制作上有所不同,但操作上也有类似之处。另有一种温灸箱,是近年来针灸工作者对传统的艾灸器改良后用于治疗各关节及躯干部位的罐具,可用于颈肩、肘、腕、手、腰、腹、背、膝等部位的灸疗。

温篮灸

温篮灸是一种采用悬灸装置,将艾绒等放入灸篮中进行施灸的方法。灸治覆盖面积较宽,热力渗透持久均匀,在一定程度上能提高艾灸的疗效。

[操作方法]

1. 准备　制作灸篮。

■ 圈架:用角铁或木料制作一个长2.2 m、宽1 m的长方形固定吊架,使吊架在治疗床上距离地面有2 m高,在宽侧两边各相距15 cm的位置上装两条与长侧等长的12号铅线,以备装配活动调节板。

■ 活动调节板:用厚0.3 cm、长90 cm、宽15 cm的铝板,在铝板正面横与竖间每隔2 cm钻满直径为1 cm圆孔,将调节板两边等距离穿进圈架的铅线中,将铅线拉直固定。调节板可前后的滑动,小圆孔可作左右、高低的调节,每个圈架需装配5～7块的调节板。

■ 悬吊铅线钩:用14号的铅线分别做出80 cm、70 cm、60 cm的长、中、短3号的铅线,将铅线两头做成钩状,为悬吊钩,每个圈架各配6支。

■ 灸篮:用壁厚0.1 cm、直径5 cm的铝管,截成每段6 cm,每段铝管上端对称各钻有0.3 cm小孔,用每段长18 cm的18号漆包线两头扎紧于铝管双侧小孔为篮柄,用约每3 cm 18号的不锈钢丝网,剪成每块直径6 cm圆形,装于铝管底端而制作成灸篮,临床如需用大小不同规格的灸篮,可用不同直径铝管制作。

2. 操作　① 选定穴位后,嘱患者适当体位,然后将活动调节板滑至灸治穴位。并依据施灸位置的高低和待灸艾炷数量调挂好悬吊钩。② 每个灸篮艾绒盛至7分满,可连续灸治20 min,如需施灸再长的时间,可添加艾绒。最好用纯艾绒,若使用普通艾绒,应拣去艾枝杂质,以防漏过钢网烫伤皮肤。亦可施以药物灸,按"太乙灸""雷火灸"的配方,药物灸可用三七、大肉桂、细辛、羌活、独活、小茴香、白芷、雄黄等,按艾:药比例6:1配置,将其碾碎和艾绒拌匀置于灸篮内。隔药灸用姜片、蒜片、盐,或用由药酒或药醋浸湿的纱布,铺于施灸部位,再置于灸篮施灸,将少量艾绒点燃放于篮内,使其缓缓燃烧,挂于悬吊钩上,灸篮底端距灸治部位约5 cm。③ 施灸时可在篮柄上调节方向角度,由于漆包线韧性好,可随意弯曲。一般每次灸治20～30 min。

3. 疗程　每日1次,7～10次为1个疗程。

[临床应用]

温篮灸主要适用于治疗慢性支气管哮喘、骨性关节病、软组织劳损、偏瘫、痛经、重症肌无力、神经衰弱、面神经麻痹、神经性头痛等。

[注意事项]

(1)施灸时,医者应注意询问患者的感觉,以灸治部位有温热为度,及时调整灸篮高低。

(2)用电针加悬灸时,注意灸篮底与针柄不要碰撞,以防烫伤患者。

(3)要检查篮底丝网是否破漏。

[按语]

温篮灸是在 20 世纪 90 年代初,由我国广东省的针灸工作者创制的一种新型温灸器。与前面所述的各类灸器不同,它实际上是一种悬灸装置,改变了以往徒手持艾条移动施灸的状态,减少人力的使用,大大提高了工作效率。同时,灸篮上下相通,空气通畅,艾火燃烧充分,热量辐射度高。

核桃壳灸

核桃壳灸又称隔核桃壳灸、核桃灸、桃壳灸、隔核桃壳眼镜灸、核桃皮灸等,最早载于清代顾世澄的《疡医大全》,现代又有发展。

[操作方法]

1. 准备 个大饱满的新核桃若干,金属眼镜架,艾条若干等。制作灸具时,选择个大、饱满的新核桃若干,将核桃从中间缝隙切成基本对称的两半,去仁,留完整的 1/2 大的核桃壳备用。取柴胡 12 g,蝉蜕、石斛、白菊花、密蒙花、谷精草、薄荷、青葙子各 10 g,用细纱布包裹,放入药锅里,加冷水 600 ml,浸泡 60 min,然后用火煎煮至水沸后 5 min,再将核桃壳放入药液里,浸泡 30 min 后方可取用;亦有以单味菊花水浸泡的。用直径 2 mm 左右的细铁丝弯成眼镜框架样式,或者直接用金属眼镜架,在镜框前外侧各加一铁丝,弯成直角形的钩,高和底长均约 2 cm,与镜架固定在一起,供施灸时插艾炷用。镜框四周用胶布包好以便隔热,以免灼伤眼周皮肤。眼镜框可视核桃壳大小而调整。

2. 操作 根据病眼选穴部位,取 2～3 cm 长的清艾条 1～2 段,插入镜框前铁丝上,再取 1～2 个完整的半个核桃壳,镶入镜框上,要求扣在眼上不漏气。先从内侧点燃艾条,将镜架戴到双眼上,务必让核桃壳扣在病眼上,待艾段燃尽,再插 1 段。每次根据病情灸 1～3 壮。

3. 疗程 每日或隔日 1 次,10 次为 1 个疗程,每疗程间隔 3～5 日。

[临床应用]

核桃壳灸主要用于治疗眼病,如角膜炎、近视眼、结膜炎、白内障,对视神经萎缩、中心性视网膜病变、视网膜色素变性等亦有一定效果。

[注意事项]

(1) 浸泡核桃壳的药液可因病制宜,不必拘泥于

上方。

(2) 一些难治性眼病如视神经萎缩、视网膜色素变性等,应积极配合针刺及药物疗法。

[按语]

《疡医大全》载用核桃壳灸治疗外科疮疡,现今针灸工作者不仅在方法上做了改进,而且在应用范围上亦和古代有所不同,主要用于眼科疾病的治疗。其缺点在于灸具本身存在制作较麻烦、灸后易碎等问题,须加以完善。

熏灸器灸

熏灸器灸是指将艾条点燃的一端或以燃着艾绒置于特制的熏灸器内,以其艾烟熏灸患处的一种灸法。最早见于《五十二病方》,有用干艾、柳蕈熏治"胸养(肛门部瘙痒)"的记载。在晋代的《肘后备急方》中明确提到灸器熏灸的方法。后世无论在方法和治疗范围都有一定发展。

[操作方法]

1. 准备 熏灸器,棉手帕,艾绒,线香,火柴或打火机,甲紫,0.9% 生理盐水,消毒敷料,胶布等。

2. 操作 熏灸器灸主要取穴以阿是穴为主,即为病灶处,具体方法可分为两类。

▣ 灸器熏灸法:患者选取适当体位,充分暴露患部。先用 0.9% 生理盐水局部清洗,去除表皮及脓性分泌物。然后将艾条切成小段或艾绒(亦有在艾绒中掺入其他药物)置于特制的手持艾烟熏灸器中(状如带烟囱的小炉)燃烧,并将熏灸器置于创面的稍下方,使烟囱口对准患处(距离皮肤 3～5 cm)熏灸 30～60 min。使所施灸部位形成一层薄黄色油膜,以周围皮肤红润、温热为度。

▣ 灸条熏灸法:取艾条 1 支,点燃其一端,在所选部位进行熏灸,使艾烟能熏至患处,以患处只感到温热而无灼痛为度。某些艾烟难以熏到的部位,如耳孔等,可用嘴往病灶方向轻吹,因此又有人称之为吹灸。每次灸疗 30～60 min,灸疗以局部皮肤潮红为度,疮面形成一层薄黄色油膜。

上述两法在灸疗结束后,均可采取对灸治疮面行消毒敷料包扎。

3. 疗程 每日 1～2 次,连续灸治不间断,直至痊愈。

[临床应用]

熏灸器灸在临床上主要用于治疗外伤性感染、疮疡等,亦有用以治疗疖疮等。

[注意事项]

(1) 施灸时,疮面较大则须延长时间,否则难以奏效。

(2) 施灸部位的创面有脓性分泌物时,应先清除后再施以熏灸。

[按语]

熏灸器灸在 20 世纪 80 年代再次受到重视。不仅进行了大量的临床观察,而且开展了较为深入的实验研究,证明了对多种外伤性感染的疮疡有较为独特的效果。实验研究亦证实,运用熏灸疗治疗皮肤外伤感染等,能够使艾烟中的挥发油(主要成分为苦艾素)敷布疮面,形成一层黄色油状薄膜,对金黄色葡萄球菌、大肠杆菌、链球菌等有明显的杀灭作用,并能保护疮面免受污染。

坐灸

坐灸是直接利用艾条熏蒸臀部会阴区,以预防和治疗与生殖系统有关疾病的一种灸法。

[操作方法]

1. 准备　坐灸器,艾绒,艾条及药末,胶布,火柴或打火机,甲紫等。

2. 操作　先将坐灸器放置于固定的位置,使其稳定,然后打开坐灸器的盖子,旋转转入固定支架,放入火盘,在火盘上插入艾条、艾绒及药末。盖上火盖,嘱患者坐在火盖上,一般灸 30～40 min。

3. 疗程　每日或隔日 1 次,10 次为 1 个疗程。

[临床应用]

坐灸具有疏通微循环、通经活络的作用,适用于治疗各种妇科炎症、前列腺炎、性功能障碍、痔疮等。

[注意事项]

(1) 施灸时,实热、阴虚者和妊娠期妇女禁灸。

(2) 艾灸后半小时内不要用冷水洗手或洗澡,艾灸后不可喝冷水。

(3) 施灸要循序渐进,初次使用时要少量施灸。

[按语]

坐灸通过熏艾及热力让药力直达病灶,以调和气血,改善机体功能,增强免疫力。

随身灸

随身灸又称艾灸罐灸,是因为可以随时随地进行艾灸,故名。

[操作方法]

1. 准备　艾灸罐,艾绒,艾条及药末,胶布等。

2. 操作　先将艾段一端(或将艾条剪成 27 mm 长的小段)点燃,然后插到随身灸的支架上,固定好,连接盒盖,旋转调温盖来调节温度,装入随身袋系于患处,还可多个穴位一起施灸。一般灸 30～40 min。

3. 疗程　每日或隔日 1 次,10 次为 1 个疗程。

[临床应用]

随身灸具有温经通络、祛风散寒、扶正祛邪、改善血液循环等作用,适用于治疗妇女痛经、手脚酸痛、腰酸背痛、肩周炎、腰腿疼痛、骨质增生等。

[注意事项]

(1) 施灸时要注意防止烫伤、防火,如孕妇施灸则遵医嘱。

(2) 温灸时先灸上方,再灸下方;先灸左方,再灸右方。

(3) 饭后 1 h 内不宜温灸;温灸后半小时内不要用冷水洗手或洗澡。

(4) 艾灸后要多喝温开水,绝对不可喝冷水,以助排出体内毒素。

[按语]

随身灸随时随地都能进行艾灸,专为出行设计、方便易携。集养生防病、治病和美容养颜于一身,操作简单、安全又方便。

新型微烟温灸罐灸

新型微烟温灸罐是使用双层罐体的灸罐,利用真空吸附原理固定于施术部位并进行施灸。

[操作方法]

1. 准备　微烟温灸罐,艾绒,艾条及药末,胶布,火柴或打火机,甲紫等。

2. 操作　患者选取适当的体位,先将灸罐上部装置与下部装置于连接口旋转分开,将点燃的适量艾条放入拉杆下端的固定艾条装置,再将上下两部旋转紧密。将灸罐底部朝下放置在施术部位上,用抽气设备从抽气阀向外抽气,使内罐与外罐之间形成真空负压状态,即可将灸罐吸附于施术部位,进行施灸。施灸结束后可通过关闭调气孔熄灭艾条,也可通过拉动抽气阀或直接按压施术部位使内罐与外罐之间恢复正常气压,取下本新型微烟温灸罐后再熄灭艾条。

3. 疗程　每日或隔日1次,10次为1个疗程。

[临床应用]

新型微烟温灸罐灸具有温通经脉、行气活血的作用,适用于治疗风寒湿痹证、骨质增生、腰腿痛、颈椎病、肩周炎、高脂血症、痛风、冠心病、胃脘痛、腹痛、腹泻、关节痛等。

[注意事项]

(1)施灸时,实热、阴虚者和妊娠期妇女的腰骶部禁灸。

(2)艾灸后半小时内不要用冷水洗手或洗澡,艾灸后要多喝温开水,绝对不能喝冷水,以助排泄体内毒素。

(3)施灸要循序渐进,注意掌握好灸量。

[按语]

新型微烟温灸罐在保持传统艾灸方法诸多优点的前提下,同时具有微烟排放、方便固定、灵敏调温、治疗安全等优势。

胸阳灸

胸阳灸是使用胸阳灸灸盒在前胸和后背部施灸的一种温灸器灸法。

[操作方法]

1. 准备　胸阳灸盒、艾绒、艾条及药末,胶布等。

2. 操作　根据患者不同的病证,选择不同的穴位或部位,并嘱患者选取适当体位,暴露胸背部,将胸阳灸盒放在施灸部位,在纵向盒和横向盒的网内放入点燃的艾条,将胸阳灸盒闭合进行施灸,一般灸疗15～30 min。

3. 疗程　每日或隔日1次,10次为1个疗程。

[临床应用]

胸阳灸具有振奋胸中阳气、祛除阴寒邪气的作用,主要适用于治疗胸背心肺上焦等局部病证及头面神志病证等。

[注意事项]

与新型微烟温灸罐灸相同。

[按语]

胸阳灸的灸盒呈“T”字形,与胸背部经脉循行特点相适应。在后背手三阳经分布上与督脉和膀胱经第一、第二侧线循行呈“T”字形,在前胸“手之阴从胸走手”与任脉、肾经、胃经呈“T”字形分布。

温控无烟艾灸仪灸

温控无烟艾灸仪是盛装艾草内筒体和外筒体构成的复合壳体。在内筒体和外筒体间设置有能够通过导线与温度控制机构电连接的电加热源,复合壳体的一端设置有盖体、另一端设置有温度传感机构,通过温度传感机构进行灸疗。

[操作方法]

1. 准备　艾叶,医用胶布,甲紫等。

2. 操作　将10 g左右的艾叶填装到灸罐中,装满后在艾叶的中央位置用打孔棒打一个贯穿到瓷罐底部的孔,向四周略微晃动打孔棒,稍稍加大其孔径,以方便药物与热空气形成混合气体输出;灸罐口朝下,放置到较平坦、能使罐口封闭的地方,防止在预热过程中热量及药物的散失。连接电源,将温控旋钮,先打到“复位”档,复位提示灯熄灭后,再将旋钮调到“预热”档,用绑带固定好灸罐,进行施灸,每个穴位15 min。

灸疗过程中,应保证灸罐输出口处于封闭状态,如果长时间暴露在空气中、换穴位时动作太慢、罐口和肌肤之间缝隙较大都会使罐口热量散失较快,而系统频繁启动加热,则引起罐体温度上升,导致灸疗者不适。

3. 疗程　每日或隔日1次,10次为1个疗程。

[临床应用]

温控无烟艾灸仪灸具有温经散寒、活血通络的作用,主要适用于治疗风湿痹证、腰腿痛、颈椎病、肩周炎、痛风、胃脘痛、腹痛、关节痛、痛经等。

[注意事项]

(1)温控无烟艾灸仪灸的使用,医者要熟练掌握操作技术及其适应证。

(2)施灸时,实热、阴虚者和妊娠期妇女的腰骶部禁灸。

(3)艾灸后要多喝温开水(绝对不可喝冷水),以助排出体内毒素。

[按语]

凡适用于传统艾灸的病证,均可使用该设备。

第七章
天灸

天灸又称自灸、药物敷贴疗法、药物发疱疗法,原指将朱砂等药物点涂于穴位的方法。《荆楚岁时记》曰:"八月十四日,民并以朱水点儿头额,名为天灸。"《潜居录》曰:"八月朔,以碗盛取树叶露,研辰砂,以牙箸点染点身上,百病俱消,谓之天灸。"后世医家则使用对皮肤有刺激性的药物敷贴于穴位或患部,使局部充血、起疱犹如灸疮。《针灸资生经》卷三:"用旱莲草椎碎,置于手掌上一夫(三寸)当两筋中,以古文钱压之,系以故帛,未久即起小泡,谓之天灸。"运用本法时,应根据病情选择适当药物及敷贴时间,发疱后需注意防止感染。

白芥子灸

白芥子灸是用白芥子研末调敷穴位使之发疱从而治疗疾病的方法,在《肘后备急方》《本草纲目》中均有记载。

[操作方法]

1. 准备 白芥子,研钵,油纸,醋,橡皮膏等。

2. 操作 将白芥子适量放入研钵中研为细末,然后用醋调为糊膏状,每次用5~10 g贴敷在穴位上,再用油纸覆盖,最后用橡皮膏固定,以局部充血或皮肤起疱为度;或将白芥子细末,放在直径3 cm的圆形胶布中央,直接贴敷在穴位上,敷灸时间2~4 h,以局部充血潮红或皮肤起疱为度。

3. 疗程 同一穴位6~7日后可进行第2次治疗,一般7~10次为1个疗程。

[临床应用]

白芥子灸主要适用于治疗支气管哮喘、慢性支气管炎、梅核气、小儿呼吸道感染、风湿性关节炎、盗汗、周围性面瘫、胃脘疼痛等。

[注意事项]

(1)根据贴后反应控制贴药时间,若贴后热辣、烧灼感明显,可提前去药,以防烧伤皮肤;反之,贴后微痒舒适可适当延长贴药时间。

(2)灸治时勿洗冷水澡,勿过劳。

(3)灸治当日勿食海鲜、辛辣、生冷食物。

[按语]

白芥子灸能够将药物作用温和地透达穴位深处,具有温肺散寒、化瘀消肿的功效。晋代葛洪所著的《肘后备急方》记载瘰疬的治疗:"小芥子末,醋和贴之,看消即止,恐损肉。"

复方白芥子敷灸

复方白芥子敷灸是用复方白芥子膏调敷穴位使之发疱从而治疗疾病的方法,在清代张璐所著《张氏医通》中有记载。

[操作方法]

1. 准备 白芥子,元胡,甘遂,细辛,研钵,醋,橡皮膏等。

2. 操作 取白芥子、元胡各21 g,甘遂、细辛各12 g,共研细末,储瓶备用,此为1人3次用量,一般在夏季使用。敷灸时每次用上述药末三分之一量,加鲜姜汁调糊成膏状,并加麝香少许,分别摊在 6 块直径为 3 cm 的油纸上,贴敷在双侧肺俞、心俞、膈俞穴,以胶布固定即可。

3. 疗程　每次贴灸 4～6 h,儿童(14 岁以下)2～4 h,每年共敷灸 3 次(即初伏、中伏、末伏各 1 次),连续治疗 3 年,共敷贴 9 次。

[临床应用]

复方白芥子敷灸具有消瘀血、散痈肿、除痛痹等作用,适用于治疗支气管哮喘、慢性支气管炎、小儿呼吸道感染、胃脘疼痛等。

[注意事项]

(1) 敷药后要固定好,防止脱落,以免敷药时间不够而影响疗效。

(2) 局部有过敏现象(皮肤瘙痒、皮疹、发热过甚等),可暂停敷药。出现小水疱,外涂甲紫即可;若水疱较大,可用消毒针刺破,再外敷无菌敷料。

(3) 敷药当日禁食海鲜、冷饮、辛辣食物、肥肉等食品。

[按语]

复方白芥子敷灸是最为常用的冷灸法之一,《张氏医通》载:"冷哮灸肺俞、膏肓、天突,有应有不应。夏日三伏中,用白芥子涂法,往往获效。方用白芥子净末一两,延胡索一两,甘遂、细辛各半两,共为细末。入麝香半钱,杵匀,姜汁调涂肺俞、膏肓、百劳等穴,涂后麻瞀疼痛,切勿便去,候三炷香足,方可去之。十日后涂一次,如此三次。"近人在此基础上对处方稍作修改,名为复方白芥子敷灸,又称为冬病夏治消喘膏,临床上用于支气管哮喘和支气管炎的治疗。

蒜泥灸

蒜泥灸是用生大蒜捣烂成泥敷贴穴位上使之发疱从而治疗疾病的方法,最早见于宋代王执中所著《针灸资生经》。

[操作方法]

1. 准备　大蒜,研钵,醋,橡皮膏等。

2. 操作　取大蒜若干(最好为紫皮蒜),捣成泥膏状。以 3～5 g 贴敷于穴位,外以消毒敷料固定。每次敷灸时间为 1～3 h,以局部发痒发赤及起疱为度。若不需发疱可先涂凡士林保护皮肤,或缩短敷贴时间。

3. 疗程　同一穴位 6～7 日后可进行第 2 次治疗,一般 7～10 次为 1 个疗程。

[临床应用]

蒜泥灸适用于治疗咯血、衄血、痈疽、瘰疬、牙痛、咽喉肿痛、白癜风、疟疾、顽癣、乳蛾、咳嗽、鼻衄、扁桃体炎、肺结核病、虚劳、痢疾等。

[注意事项]

(1) 小儿皮肤娇嫩,故 3 岁以下婴幼儿不宜贴药;孕妇禁用。

(2) 穴位处有皮损、皮疹、溃疡者禁用。

(3) 贴敷时勿洗冷水澡,勿过劳。

(4) 久咳肺虚及阴虚火旺者忌用;皮肤过敏者忌用。

[按语]

现代药理研究表明,大蒜含挥发油,油中主要成分为大蒜辣素,具有杀菌作用,由大蒜中所含的蒜氨酸受大蒜酶的作用水解产生。尚含多种烯丙基、丙基和甲基组成的硫醚化合物等。大蒜外用可促进皮肤血液循环,去除皮肤的老化角质层;软化皮肤,增强其弹性;防日晒、防黑色素沉积,去色斑,增白;防白发、脱发。

斑蝥灸

斑蝥灸是用斑蝥研末调敷穴位使之发疱从而治疗疾病的方法。《医宗金鉴》中用斑麝丸贴灸治疗咽喉肿痛,《卫生鸿宝》中用斑蝥散贴灸治疗风寒湿痹,《外治寿世方》中用斑蝥灸治疗疟疾。

[操作方法]

1. 准备　斑蝥,研钵,醋,橡皮膏等。

2. 操作　将斑蝥若干研成细末备用。取约 10 mm×10 mm 见方的胶布,中央剪一直径 6 mm 左右的圆孔,敷贴在所选的穴位上,取斑蝥粉 0.05～0.08 g 或少许,放在孔中,外用胶布固定,嘱患者不可随便取下。也可用适量斑蝥末,以甘油调和外敷;或将斑蝥浸于醋中或 95% 乙醇中,10 日后擦抹患处。一般贴敷 4～6 h 后局部即感灼热,皮上有芝麻大无色透明的小水疱 3～5 个,不可将水疱弄破,须让疱液自然吸收结痂。3～5 日后,痂皮自行脱落而无任何瘢痕。

3. 疗程　同一穴位 6～7 日后可进行第 2 次治疗,一般 7～10 次为 1 个疗程。

[临床应用]

斑蝥灸对治疗内、外、儿、皮肤、五官等多种疾病均有一定疗效,尤其是对银屑病、头痛、周围性面瘫、神经性皮炎、关节疼痛、黄疸、胃痛、小儿咳喘、痛经等疗效更为确切。

[注意事项]

(1) 斑蝥含有斑蝥素,有剧毒,禁止口服,敷药时防止误入口、眼内。另外皮肤过敏及皮肤溃疡患者、肝肾功能不全者、孕妇及年老体弱者禁用。

(2) 贴药后不能在强烈日光下暴晒,睡觉时必须俯卧、侧卧,防止损伤灸处而感染。倘若无意将水疱擦破,切不可包扎,可涂以甲紫或用消炎粉外扑,暴露局部,1～2 日即可自愈。

(3) 适当休息,忌服生冷、辛辣、海味等刺激食物。

(4) 贴药后不宜参加重体力劳动或体育活动,防止出汗后药物脱落,影响疗效。

(5) 结合个人体质异同,若贴处皮肤痒、充血过敏者,应慎用或药量相应减少,时间缩短。

(6) 贴敷时勿洗冷水澡,勿过劳。

[按语]

斑蝥灸可提高机体免疫功能,增强白细胞的吞噬能力,对调整内分泌功能也有一定作用。

毛茛灸

毛茛灸是用毛茛叶捣烂调敷穴位使之发疱从而治疗疾病的方法,早在明代李时珍所著《本草纲目》就有关于用毛茛灸治疗疟疾的记载。

[操作方法]

1.准备 毛茛叶,研钵,醋,橡皮膏等。

2.操作 取毛茛叶适量,捣烂敷于患处,或辨证循经取穴敷贴,亦可煎汤洗之。敷贴时要注意保护正常皮肤。

3.疗程 同一穴位 6～7 日后可进行第 2 次治疗,一般 7～10 次为 1 个疗程。

[临床应用]

毛茛灸适用于治疗鹤膝风、牙痛、偏头痛、风湿性关节痛、关节扭伤、疟疾、胃痛、哮喘、疥癣、疟疾等。

[注意事项]

(1) 敷药后,灸处要固定好,防止脱落,以免敷药时间不够而影响疗效。一般敷药时间成人为 4～6 h,儿童(14 岁以下)2～4 h,并根据贴后反应控制贴药时间,若贴后热辣、烧灼感明显,可提前去药,以防烧伤皮肤;反之,贴后微痒舒适可适当延长贴药时间。

(2) 敷贴发疱后,小者不必刺破,大者可刺破放出疱液。刺破时应当注意无菌操作,或涂以甲紫等。

(3) 小儿皮肤娇嫩,故 3 岁以下婴幼儿不宜贴药;孕妇(尤其是早孕者)不宜使用,防止流产或早产。

[按语]

毛茛灸又称石龙芮,现代临床上不仅应用单味敷灸,也用毛茛与他药合用敷灸。

旱莲草灸

旱莲草灸是用新鲜旱莲草捣烂如泥膏状调敷穴位使之发疱从而治疗疾病的方法,唐代孙思邈所著《备急千金要方》、宋代王执中所著《针灸资生经》都曾有记载。

[操作方法]

1.准备 新鲜旱莲草,研钵,油纸,橡皮膏等。

2.操作 新鲜旱莲草适量放入研钵中捣烂如泥膏状,取 5～10 g 贴敷在穴位上,油纸覆盖,用橡皮膏固定,敷 1～4 h,以局部充血潮红或起疱为度。

3.疗程 同一穴位 6～7 日后可进行第 2 次治疗,一般 7～10 次为 1 个疗程。

[临床应用]

旱莲草灸适用于治疗支气管哮喘、过敏性鼻炎、疟疾,亦可治疗须发早白等症。

[注意事项]

(1) 贴药处要避免挤压,揭除时间应以皮肤灼热发红、感到轻微刺痛为度。

(2) 施灸当日 10 h 内不要让贴药处碰冷水,忌辛辣、生冷、海鲜、鸡蛋等食物。

[按语]

现代药理研究表明,旱莲草含皂苷、烟碱、鞣质、维生素 A、多种酚类化合物等。

吴茱萸灸

吴茱萸灸是用吴茱萸研末调敷穴位使之发疱从而治疗疾病的方法,明代李时珍所著《濒湖集简方》中提到用吴茱萸灸治疗口疮口疳及咽喉作痛,清代叶桂所著《种福堂公选良方》中提到用吴茱萸灸治疗鼻衄。

[操作方法]

1.准备 吴茱萸粉,胡椒,凡士林,消毒敷料,研钵,醋,橡皮膏等。

2.操作 每次取吴茱萸粉 3～5 g,以食醋 5～

7 ml 调成糊状,或直接置于穴位,上盖消毒敷料,以胶布固定;或加温至 40℃ 左右,摊于两层方纱布上(约 0.5 cm 厚),将四周折起,贴敷于穴位,以胶布固定。12～24 h 后取下。也可与黄连合用,共研细末,加醋调如糊膏状,敷于涌泉穴。

3. 疗程 每日或隔日 1 次,7～10 次为 1 个疗程。

[临床应用]

吴茱萸灸适用于治疗高血压、消化不良、脘腹冷痛、胃寒呕吐、虚寒久泻、小儿水肿、慢性非特异性溃疡性结肠炎、口腔溃疡、急性扁桃体炎等。

[注意事项]

(1) 贴药时间过久则可能引发皮肤破损,应根据个人痛敏反应控制时间。

(2) 施灸后皮肤会有发热感,成人一般贴药时间以 30～60 min 为宜,小孩时间酌减,以皮肤感觉和耐受程度为观察指标,避免灼伤皮肤。

(3) 偶出现皮肤过敏者,可搽抗过敏药膏。贴药后皮肤出现红晕属正常现象,如起水疱,应保护创面,避免抓破感染,可涂抹烫伤软膏,防止局部感染。

(4) 贴敷时勿洗冷水澡,勿过劳。

(5) 戒食易化脓食物,如肉、蛋、奶类发物等。

[按语]

吴茱萸灸古人已有应用,如《濒湖集简方》中以"茱萸末,醋调涂足心"治口疮口痔及咽喉作痛。清代叶桂所著《种福堂公选良方》提到治鼻衄:"用生吴萸研末,津调,涂足底心涌泉穴上。"现代药理研究表明,吴茱萸果实含挥发油为吴茱萸烯、罗勒烯、吴茱萸内酯、吴茱萸内酯醇等。

蓖麻子灸

蓖麻子灸是用蓖麻子捣如泥膏状调敷穴位从而治疗疾病的方法。

[操作方法]

1. 准备 蓖麻子,研钵,醋,橡皮膏等。

2. 操作 蓖麻子适量放入研钵中研为细末,以醋调为糊膏状,取 5～10 g 贴敷于穴位上,油纸覆盖,用橡皮膏固定,以局部充血潮红或皮肤起疱为度;或将蓖麻子细末 1 g,放在直径 3 cm 的圆形胶布中央,直接贴敷在穴位上,敷灸时间为 2～4 h,以局部充血潮红或皮肤起疱为度。治疗鸡眼时,先以温水浸泡患处,将其周围角质层浸软,用小刀剥去硬皮,然后用铁

丝将蓖麻子串起置火上烧,待烧去外壳出油时,即趁热直接按在鸡眼上。

3. 疗程 每日或隔日 1 次,7～10 次为 1 个疗程。

[临床应用]

敷灸涌泉穴治疗滞产;敷灸百会穴治疗子宫脱垂、脱肛、胃下垂,还可治疗鸡眼等疾病。

[注意事项]

(1) 可根据个人体质差异、贴后的反应控制贴药时间。

(2) 由于本品外用可致过敏性休克,过敏者禁用。

[按语]

《本草纲目》记载:"蓖麻仁,气味颇近巴豆,亦能利人,故下水气。其性善走,能开通诸窍经络,故能治偏风失音、口噤、口目歪斜、头风、七窍诸病,不止于出有形之物而已。"

甘遂灸

甘遂灸是用甘遂研末调敷穴位使之发疱从而治疗疾病的方法,宋代的《太平圣惠方》、明代的《普济方》均有记载。

[操作方法]

1. 准备 甘遂,面粉,研钵,醋,油纸,橡皮膏等。

2. 操作 取甘遂适量,研为细末,敷于穴位,胶布固定;也可用甘遂末加入面粉适量,用温开水调成糊膏状,贴于穴位,外以油纸覆盖,每日敷 1 次,1 h 后去掉,胶布固定。

3. 疗程 每日或隔日 1 次,7～10 次为 1 个疗程。

[临床应用]

敷大椎穴可治疗疟疾,敷肺俞穴可治疗哮喘,敷中极穴可治疗尿潴留,敷脐对顽固性腹水具有一定的消退作用。

[注意事项]

(1) 儿童贴药时间不宜超过 30 min,依据年龄大小调节时间,但不能少于 15 min;时间难以掌握者,可查看贴药处皮肤有无潮红或主诉背部瘙痒、灼热、刺痛,随时移去膏药。

(2) 贴药当日戒烟戒酒,禁食生冷、辛辣、油腻、海鲜、肉、蛋、奶等食物。

(3) 贴药时背部皮肤应保持干燥,贴药后不宜剧烈运动,以免药膏脱落。禁止冷水浴。

[按语]

《圣惠方》云："二便不通,甘遂末以生面糊调敷脐中及丹田内,仍艾三壮。"《普济方》卷四百二十三引《存仁方》载,用甘遂末、大蒜泥安脐施灸,治小便闭塞不通。现代药理研究表明,甘遂含 α-大戟甾醇、大戟酮、大戟二烯醇、α-大戟醇、表大戟二烯醇、棕榈酸、柠檬酸、草酸、鞣质、树脂、葡萄糖、蔗糖、淀粉、维生素 B₁、甘遂甾醇,并含 13-氧化巨大戟萜醇、甘遂萜酯 A、B。

威灵仙灸

威灵仙敷灸法是应用威灵仙叶捣烂后贴敷穴位从而治疗疾病的方法,该灸法古代虽无明确记载,但现代临床应用颇多。

[操作方法]

1. 准备　威灵仙嫩叶,研钵,醋,橡皮膏等。取威灵仙的新鲜嫩叶若干,捣成糊状,加入少量红糖(亦可不加)。拌匀后,搓成小团,如黄豆大,备用。

2. 操作　取 2.5 cm×2.5 cm 的胶布 1 块,中央剪一小孔,如黄豆大。贴于所选穴位,每穴 1 块。将小团威灵仙置于小孔中,再覆盖一层胶布固定,并以手指在敷药穴位轻按半分钟,加强药物对穴位的刺激作用。一般 30~40 min,局部皮肤有蚁走感或有轻度辣感,即可将胶布及药物去掉。

3. 疗程　隔日 1 次,7~10 次为 1 个疗程。

[临床应用]

威灵仙灸适用于治疗百日咳、扁桃体炎、痔血、腮腺炎、麦粒肿、结膜炎、骨刺疼痛等。

[注意事项]

(1) 应注意局部如果出现蚁走感后,宜在 5 min 内将药去掉,避免刺激过强。

(2) 部分穴位于敷灸后 1 日出现局部水疱,可按常规处理。

(3) 贴敷时勿洗冷水澡,勿过劳。

[按语]

现代药理研究表明,威灵仙含白头翁素和白头翁醇、皂苷等,具有镇痛、松弛平滑肌作用。威灵仙灸法现代临床应用颇多,如《安徽药材》提道"捣敷眉心治白喉",并可贴足三里治痔疮下血,贴太阳穴治疗急性结膜炎,贴身柱治百日咳,贴天容穴治扁桃体炎等。

葱豉糊灸

葱豉糊灸是用葱豉糊调敷穴位从而治疗疾病的方法,现在临床多用于治疗流行性感冒。

[操作方法]

1. 准备　淡豆豉,生姜,食盐,葱白,热水袋,油纸,研钵,橡皮膏等。

2. 操作　取淡豆豉 30 g,生姜 60 g,食盐 30 g,葱白适量,放入研钵中捣如糊膏状,直接贴敷于脐上(神阙穴),油纸覆盖,胶布固定,并以热水袋敷其上,敷灸时间为 2~4 h,以局部充血潮红或皮肤起疱为度。

3. 疗程　每日 1 次,7~10 次为 1 个疗程。

[临床应用]

葱豉糊灸具有解表散寒的作用,主要用于治疗流行性感冒。

[注意事项]

参见旱莲草灸。

[按语]

现代药理研究表明,豆豉含有维生素 B₁、维生素 B₂、烟酸、四甲基吡嗪等,生姜含有姜醇、姜烯、水芹烯、姜辣素等多种成分。

葱白灸

葱白灸是用葱白泥膏敷于穴位或患部从而治疗疾病的方法。

[操作方法]

1. 准备　葱白,研钵,醋,橡皮膏等。

2. 操作　取葱白适量,洗净后捣如泥膏状,每次用 5~10 g 贴敷在穴位或患处,再覆盖油纸,最后用橡皮膏固定,以局部充血潮红或皮肤起疱为度;或与生姜、鲜疳积草合用,共捣如膏状,于晚上临睡前敷于涌泉穴,翌日晨取去,治疗小儿营养不良;或取适量葱白捣烂,炒熨,蜂蜜或醋调敷。

3. 疗程　每日 1 次,7~10 次为 1 个疗程。

[临床应用]

葱白灸适用于治疗急性乳腺炎、小儿营养不良、小便不通、腹水、喉痛、呕吐、疥疮、牛皮癣、疮痈疔毒、术后尿潴留等。

[注意事项]

(1) 该法的施灸时间成人一般是 3~4 h,小儿贴 1~2 h。

（2）其余同旱莲草灸。

[按语]

现代药理研究表明，葱白中主要含有鳞茎含黏液质、粗脂肪、油酸、花生酸、泛醌-9及泛醌-10、挥发油、大蒜辣素、二烯丙基硫醚等，具有发表通阳、解毒杀虫的作用。

食盐灸

食盐灸是用食盐研细炒热敷于穴位从而治疗疾病的方法。

[操作方法]

1．准备　食盐，研钵，醋，麦麸等。

2．操作　取食盐适量，研细炒热，待稍温时敷在穴位上，每次用5～10 g。再将麦麸适量加醋炒热，装入布袋中，置于盐上敷灸。敷灸时间为2～4 h，以局部充血潮红为度。

3．疗程　每日1次，7～10次为1个疗程。

[临床应用]

食盐灸具有回阳救逆、温中止呕、温中散寒等作用，适用于治疗休克的抢救、胃寒呕吐、腹痛泄泻等。

[注意事项]

（1）可根据贴后的反应而缩短或延长贴药时间，若贴后烧灼感明显，可提前去药，以防烧伤皮肤；反之，贴后微痒舒适可适当延长贴药时间。

（2）如长时间贴敷引起水疱，应保护创面，避免抓破感染，涂抹烫伤软膏。

[按语]

《本草纲目》记载："盐为百病之主，百病无不用之，故服补肾药用盐汤者，咸归肾，引药气入本脏也；补心药用炒盐者，心苦虚以咸补之也；补脾药用炒盐者，虚则补其母，脾乃心之子也；治积聚结核用之者，盐能软坚也；诸痈疽眼目及血病用之者，咸走血也；诸风热病用之者，寒胜热也；大小便病用之者，咸能润下也；骨病齿病用之者，肾主骨，咸入骨也；虫伤用之者，取其解毒也。"

巴豆霜灸

巴豆霜灸是用巴豆霜调敷穴位使之发疱从而治疗疾病的方法。

[操作方法]

1．准备　巴豆仁，研钵，醋，橡皮膏等。

2．操作　取净巴豆仁，碾碎，用多层吸油纸包裹，加热微炕，压榨去油，每隔2日取出复研和换纸1次，如法压榨6～7次至油尽为度，取出，碾细，过筛制成巴豆霜。将巴豆霜0.5 g置于约1.5 cm×1.5 cm的胶布上，贴敷在穴位上，经6～8 h（最长12 h）揭去，可见局部出现一小水疱，即用消毒针尖刺破，以消毒棉球拭干渗液，再涂甲紫药水，防止感染。

3．疗程　每日1次，7～10次为1个疗程。

[临床应用]

巴豆霜灸可以用于治疗肝硬化腹水、白喉、疮毒、癣疮、急性阑尾炎、神经性皮炎等。

[注意事项]

（1）贴药当日戒烟戒酒，禁食生冷、辛辣、油腻、肉、蛋、奶类等发物。

（2）贴药时局部皮肤应保持干燥，贴药后不宜剧烈运动，以免药膏脱落，禁止冷水浴。

[按语]

现代药理研究表明，巴豆含巴豆油，其中有油酸、亚油酸、巴豆油酸、顺芷酸等的甘油酯；尚含巴豆苷、精氨酸、赖氨酸、解脂酶及一种类似蓖麻碱的生物碱、巴豆树脂，系巴豆醇、甲酸、丁酸及巴豆油酸结合而成的酯、巴豆苷等。临床上取巴豆霜一钱，放于4～5层纱布上，贴在肚脐上，表面再盖二层纱布。经1～2小时后感到刺痒时即可取下，待水泻，若不泻则再敷，用于治疗肝硬化腹水。或取巴豆霜0.5～1.5 g，置6 cm×6 cm大小的膏药或胶布上，贴于阑尾穴，外用绷带固定，24～36 h检查所贴部位，皮肤应发红或起小水疱，若无此现象须重新更换新药，可用于治疗急性单纯性阑尾炎。

芥砒膏灸

芥砒膏灸是将白芥子和砒石共研细末调敷穴位从而治疗疾病的方法。

[操作方法]

1．准备　白芥子，砒石，研钵，醋，橡皮膏等。

2．操作　取白芥子25 g，砒石5 g，放入研钵中，共研细末，然后用醋调为糊膏状，每次用5～10 g贴敷在穴位上，再用油纸覆盖，最后用橡皮膏固定，以局部充血潮红或皮肤起疱为度。

3．疗程　每日1次，7～10次为1个疗程。

[临床应用]

芥砒膏灸适用于治疗慢性支气管炎、支气管哮喘等。

[注意事项]

（1）施灸后会出现局部皮肤严重红肿、大水疱、溃烂、疼痛和皮肤过敏、低热等反应，应事先与患者做好解释工作。

（2）贴药后局部皮肤红肿，可外涂皮宝霜、皮康霜等减缓刺激；皮肤局部水疱或溃烂者应避免抓挠，保护创面或涂抹烫伤软膏、万花油、红霉素软膏等。

（3）其余事项同甘遂灸。

[按语]

现代药理研究表明，白芥子主要成分含白芥子苷、芥子碱、芥子酶、脂肪、蛋白质、黏液质、维生素 A 类物质、芥子挥发油等。芥子挥发油有刺鼻辛辣味及刺激作用，应用于皮肤，有温暖的感觉并使之发红，甚至引起水疱、脓疱。砒石主要成分为三氧化二砷或名亚砷酐，白色，八面体状结晶，三氧化二砷加高热可以升华，故精制比较容易；升华物普通名砒霜，成分仍为 As_2O_3。红砒是除含 As_2O_3 外尚含红色矿物质的一种砒石，主含六氧化四砷，As_4O_6，如含三价铁及硫化物则显红色；天然品经分析尚含少量锡、铁、锑、钙、镁、钛、铝、硅等元素。

半夏灸

半夏灸是用生半夏、葱白捣烂如膏贴于穴位或患处从而治疗疾病的方法。

[操作方法]

1. 准备　半夏，葱白，研钵，橡皮膏等。

2. 操作　取生半夏、葱白各等份，放入研钵中共捣烂如膏状，贴于患处，每次用 5～10 g，油纸覆盖，用橡皮膏固定，敷灸时间为 2～4 h，以局部充血潮红或皮肤起疱为度，可治疗急性乳腺炎。或将药膏揉成栓状，塞于一侧鼻孔，每次 30 min，可治疗鼻塞等。

3. 疗程　每日 1 次，7～10 次为 1 个疗程。

[临床应用]

半夏灸具有清热解毒、辛芳通窍等作用，适用于治疗急性乳腺炎、鼻塞等疾病。

[注意事项]

（1）半夏灸会在穴位或患处出现疼痛、起疱、瘢痕等现象，因此在施治前，必须对患者解释清楚。

（2）孕妇、严重心脏疾患、瘢痕体质者等不宜使用。

（3）应结合个人体质差异控制药量和贴敷时间。

（4）施灸后至灸疮未愈之前，戒生冷、烟酒、辛辣、海鲜及易致化脓食物，贴药当日避免洗冷水浴。

[按语]

《本草纲目》记载："脾无留湿不生痰，故脾为生痰之源，肺为贮痰之器。半夏能主痰饮及腹胀者，为其体滑而味辛性温也，涎滑能润，辛温能散亦能润，故行湿而通大便，利窍而泄小便，所谓辛走气能化痰，辛以润之是矣。"现代药理研究表明，半夏内含 3 - 乙酰氨基 - 5 - 甲基异唑、丁基乙烯基醚、3 - 甲基二十烷、十六碳烯二酸、2 - 氯丙烯酸甲酯、茴香脑、苯甲醛等物质。葱白现代药理研究见葱白灸部分内容。

马钱子灸

马钱子灸是用马钱子研末敷于穴位而治疗疾病的方法。

[操作方法]

1. 准备　马钱子，研钵，醋，橡皮膏等。

2. 操作　取马钱子适量，研为细末，敷在穴位上，胶布固定。

3. 疗程　每日 1 次，7～10 次为 1 个疗程。

[临床应用]

马钱子灸主要用于治疗神经麻痹等。

[注意事项]

参见旱墨莲灸注意事项。

[按语]

马钱子别名番木鳖、苦实把豆儿、火失刻把都、苦实、马前、马前子、牛银番等，具有通络强筋、散结止痛、解毒消肿的功效。《本草纲目》记载："番木鳖生回回国，今西土州诸处皆有之。蔓生，夏开黄花。七八月结实如栝蒌，生青熟赤，亦如木鳖。其核小于木鳖而色白。彼人言治一百二十种病，每证各有汤引。或云以豆腐制过用之良。或云能毒狗至死。"现代药理研究表明，马钱种子含番木鳖碱、马钱子碱、异番木鳖碱、异马钱子碱、番木鳖碱 N -氧化物、马钱子碱 N -氧化物、β-可鲁勃林、伪番木鳖碱、伪马钱子碱，N -甲基-断-伪番木鳖碱、番木鳖次碱、N -甲基-断-伪马钱子碱等。

天南星灸

天南星灸是用天南星研末调敷穴位从而治疗疾病的方法。

[操作方法]

1. 准备 天南星,生姜,研钵,油纸,橡皮膏等。

2. 操作 取天南星适量,放入研钵中研为细末,然后用生姜汁调和成糊状,敷于颊车、颧髎穴上,外覆油纸,橡皮膏固定。

3. 疗程 每日 1 次,7～10 次为 1 个疗程。

[临床应用]

天南星灸主要用于治疗面神经麻痹等。

[注意事项]

(1) 施灸后皮肤会有发热感,成人一般贴药 30～60 min 为宜,小儿时间酌减,以皮肤感觉和耐受程度为准,避免灼伤皮肤。

(2) 贴药后皮肤出现红晕属正常现象,可外涂皮肤软膏以减缓刺激;如贴药时间过长引起水疱,应保护创面,避免抓破感染,搽烫伤软膏;戒食易化脓食物,如牛肉、烧鹅、花生、芋头、豆腐等。

(3) 施灸后偶出现皮肤过敏者,可搽抗过敏药膏,并戒食鱼虾、生鸡蛋等易致敏食物,必要时去医院就诊。

[按语]

《本草纲目拾遗》《南方主要有毒植物》中记载:天南星,全株有毒。含毒成分:根头含有毒的生物碱;根、叶、茎都含苛辣性毒素。中毒症状:皮肤与之接触发生瘙痒;误食后舌、喉发痒而灼热,肿大,严重的可致窒息,食五钱可引起中毒。解救方法:① 皮肤中毒可用水或稀醋、鞣酸洗涤。② 误食中毒服稀醋或鞣酸或浓茶、蛋清等。

鸦胆子灸

鸦胆子灸是用鸦胆子泥膏调敷患部从而治疗疾病的方法,在《神灸经纶》《医宗金鉴》都有记载。

[操作方法]

1. 准备 鸦胆子,研钵,橡皮膏等。

2. 操作 取鸦胆子仁适量,捣如泥膏状。可先用胶布剪一圆洞与疣体或瘊子同大,套住疣体或瘊子以保护周围皮肤,然后将鸦胆子泥敷于疣体或瘊子上,上盖纱布,胶布固定。

3. 疗程 每 4～5 日换敷 1 次,3 次为 1 个疗程。

[临床应用]

鸦胆子灸适用于治疗寻常疣、瘊子等。

[注意事项]

(1) 施灸后若出现局部皮肤严重红肿、大水疱、溃烂、疼痛,皮肤过敏,低热等反应时,均属于正常现象。贴药后局部皮肤红肿,可外涂皮宝霜、皮康霜等减缓刺激。皮肤局部水疱或溃烂者应避免抓挠,保护创面或涂抹烫伤软膏、万花油、红霉素软膏等。皮肤过敏可外涂抗过敏药膏,如症状严重应去医院处理。

(2) 戒生冷、烟酒、辛辣、海鲜及易致化脓食物,贴药当日避免冷水浴。

[按语]

《医学衷中参西录》记载:"鸦胆子,性善凉血止血,兼能化瘀生新。凡痢之偏于热者用之皆有捷效,而以治下鲜血之痢、泻血水之痢,则尤效。又善清胃腑之热,胃脘有实热充塞、噤口不食者,服之即可进食。审斯,则鸦胆子不但善利下焦,即上焦有虚热者,用之亦妙,此所以治噤口痢而有捷效也。"清代《神灸经纶》记载:"身面赘疣,当疣上灸 3 壮即消,亦有只灸 1 壮,以水滴之自去。"清代《医宗金鉴》记载:"赘疣诸痣灸奇穴,更灸紫白二癜风,手之左右中指节,屈节尖上宛宛中。"

生姜灸

生姜灸是用鲜生姜捣烂调敷穴位从而治疗疾病的方法。

[操作方法]

1. 准备 鲜生姜,研钵,油纸,橡皮膏等。

2. 操作 取鲜姜适量,捣烂如泥膏状,敷于穴位或患部,用油纸或纱布覆盖,胶布固定。

3. 疗程 每日 1 次,7～10 次为 1 个疗程。

[临床应用]

生姜灸适用于治疗冻伤。

[注意事项]

(1) 贴药时局部皮肤应保持干燥,贴药后不宜做剧烈运动,以免药膏脱落。

(2) 施灸后异常反应的处理参照鸦胆子灸。

(3) 贴敷时勿洗冷水澡,勿过劳。

[按语]

《本草纲目》记载:"生用发散,熟用和中,解食野禽中毒成喉痹；浸汁点赤眼；捣汁和黄明胶熬，贴风湿痛。姜，辛而不荤，去邪辟恶，生啖，熟食，醋、酱、糟、盐、蜜煎调和，无不宜之，可蔬可茹，可果可药，其利溥矣。凡早行、山行宜含一块，不犯雾露清湿之气，及山岚不正之邪。"现代药理研究表明，生姜含挥发油 0.25%～3.0%，主要成分为姜醇、姜烯、柠檬醛、水芹烯、莰烯、芳樟醇、甲基庚烯酮、壬醛、d-龙脑等。尚含辣味成分姜辣素，分解则变成油状辣味成分姜烯酮和结晶性辣味成分姜酮、姜萜酮的混合物。姜含有挥发性姜油酮和姜油酚，具有活血、祛寒、除湿、发汗和健胃止呕、辟腥臭、消水肿的功效。故医家和民谚称"家备小姜，小病不慌"，还有"冬吃萝卜夏吃姜，不劳医生开药方"的说法。

乌梅灸

乌梅灸是用乌梅肉捣碎调敷患处从而治疗疾病的方法。

[操作方法]

1. 准备　鲜乌梅肉，研钵，醋，橡皮膏等。

2. 操作　取乌梅肉加醋捣成泥膏，敷于患处。如治疗鸡眼，敷灸前患处先用温开水浸泡，用刀刮去表面角质层，再敷药贴于患处，用油纸覆盖，最后橡皮膏固定，每次敷 12 h，以局部充血潮红为度。

3. 疗程　每日 1 次，7～10 次为 1 个疗程。

[临床应用]

乌梅灸用于治疗鸡眼等。

[注意事项]

（1）施灸后会使患者局部出现疼痛、起疱、瘢痕等现象，因此必须事先对患者解释清楚，并避免感染。

（2）对孕妇、严重心脏疾患、瘢痕体质者等不宜使用。

（3）贴敷时勿洗冷水澡，勿过劳。除个别疼痛较重对症处理外，其余不配用任何疗法。

[按语]

乌梅治病除张仲景蛔厥乌梅丸外，皆取其酸收之义。现代药理研究表明，乌梅果实含枸橼酸、苹果酸、草酸、琥珀酸和延胡索酸，总酸量为 4%～5.5%，以前两种有机酸的含量较多，还含碳水化合物、蜡样物质及齐墩果酸样物质、谷甾醇和 5-羟甲基-2-糠醛。临床上乌梅灸还可用于青黑痣、胬肉、鸡眼、脚垫、化脓性指头炎、小儿头疮等。

丁桂散灸

丁桂散灸是将丁香和肉桂共研细末调敷穴位从而治疗疾病的方法。

[操作方法]

1. 准备　丁香，肉桂，研钵，橡皮膏等。

2. 操作　取丁香、肉桂各等份放入研钵中，共研细末，储瓶备用。敷灸时，取药粉适量，纳入脐窝（神阙穴），使药粉与脐相平，上用胶布固定即可。或取丁桂散适量，纳入脐窝（神阙穴），使药粉与脐相平，上置黄豆大小的艾炷灸之，每次 3 壮，每日 1 次，可用于治疗硬皮病。

3. 疗程　每日 1 次，3 日为 1 个疗程。

[临床应用]

丁桂散灸敷灸主要用于治疗小儿腹泻，艾炷加灸可用于治疗硬皮病。

[注意事项]

（1）14 岁以下儿童贴药时间不宜超过 30 min，年龄越小则贴药时间相应缩短，但不能少于 15 min。时间难以掌握者，可揭开胶布查看贴药处皮肤有无潮红或患儿主诉背部瘙痒、灼热、刺痛，随时移去膏药。老年人贴药时间可适当延长。

（2）施灸后会出现局部皮肤严重红肿、大水疱、溃烂、疼痛和皮肤过敏、低热等反应，应事先与患者做好解释工作。

（3）贴药后局部皮肤红肿，可外涂皮宝霜、皮康霜等减缓刺激。皮肤局部水疱或溃烂者应避免抓挠，保护创面或涂搽烫伤软膏、万花油、红霉素软膏等。

[按语]

丁香在《本草纲目》记载："治虚哕，小儿吐泻，痘疮胃虚灰白不发。"肉桂在《本草纲目》中记载："治寒痹，风喑，阴盛失血，泻痢，惊痫治阳虚失血，内托痈疽痘疮，能引血化汗化脓，解蛇蝮毒。"丁香与肉桂相配，具有温经通络、活血止痛、温中止泻的功效。

细辛灸

细辛灸是用细辛研末调敷穴位从而治疗疾病的方法。

[操作方法]

1. 准备　细辛，研钵，醋，橡皮膏等。

2. 操作　细辛适量放入研钵中研为细末，然后用醋调为糊膏状,每次用5～10 g贴敷在穴位上,再用油纸覆盖,最后橡皮膏固定,以局部充血潮红为度;或将细辛细末1 g,放在直径3 cm的圆形胶布中央,直接贴敷在穴位上,敷灸时间为2～4 h,以局部充血潮红或皮肤起疱为度。

3.疗程　每日1次,3日为1个疗程。

[临床应用]

细辛灸多用于治疗小儿口腔炎等,也可治疗鼻塞不通、耳聋、中风卒倒、口疮糜烂等。

[注意事项]

(1)因该法所贴药膏刺激性较强,故贴敷时间不宜过长,且应据不同人的体质而异。如患者自觉局部痒痛明显,须及时揭去。

(2)如水疱较大,可用消毒敷料覆盖。如水疱擦破,须涂甲紫药水以防感染。

(3)贴敷时勿洗冷水澡,勿过劳。除个别疼痛较重需要对症处理外,其余不配用任何疗法。

[按语]

《本草纲目》云:"细辛,辛温能散,故诸风寒风湿头痛、痰饮、胸中滞气、惊痫者,宜用之。口疮、喉痹、䘌齿诸病用之者,取之能散浮热,亦火郁则发之之意也。辛能泄肺,故风寒咳嗽上气者宜用之。辛能补肝,故胆气不足,惊痫、眼目诸病宜用之。辛能润燥,故通少阴及耳窍,便涩者宜用之。"

五倍子灸

五倍子灸是用五倍子研末调敷穴位从而治疗疾病的方法。

[操作方法]

1.准备　五倍子,研钵,醋,橡皮膏等。

2.操作　五倍子适量放入研钵中研为细末,然后用醋调为糊膏状,每晚临睡前用5～10 g贴敷在小儿脐上,再用油纸覆盖,最后用橡皮膏固定,第二天早晨取下。

3.疗程　每日敷灸1次,3日为1个疗程。

[临床应用]

五倍子灸适用于治疗小儿腹泻、自汗、盗汗、牙龈出血、金疮出血、疖肿、聤耳、口疮、遗尿等。

[注意事项]

(1)若施灸时间难以掌握者,可揭开胶布查看贴药处皮肤有无潮红或患儿主诉皮肤瘙痒、灼热、刺痛,

随时移去膏药。老年人贴药时间可适当延长。

(2)贴药当日戒烟戒酒,禁食生冷、辛辣、油炸、烧烤及海鲜、蘑菇、牛肉、鹅肉、韭菜等食物。

(3)贴药时背部皮肤应保持干燥,贴药后不宜剧烈运动,以免药膏脱落,禁止冷水浴。

[按语]

《本草纲目》曰:"治自汗盗汗:五倍子研末,津调填脐中,缚定。"《圣济总录》曰:"五倍散治金疮血不止:五倍子,生,为细散,干贴。"《普济方》曰:"独珍膏治软硬疖,诸热毒疱疮:五倍子,炒焦为末,油调,纸花贴。一方水调涂,仍入麻油数点。"由此可见五倍子灸的应用非常广泛。

白胡椒灸

白胡椒灸是用白胡椒研末调敷穴位从而治疗疾病的方法。

[操作方法]

1.准备　白胡椒,研钵,橡皮膏等。

2.操作　白胡椒适量放入研钵中研为细末,每次用5～10 g贴敷在大椎穴上,再用油纸覆盖,最后以橡皮膏固定。

3.疗程　每日1次,7～10次为1个疗程。

[临床应用]

白胡椒灸用于治疗疟疾。

[注意事项]

(1)施灸后患者局部会出现疼痛、起疱、瘢痕等现象,因此必须事先对患者解释清楚,并严格把握操作过程,避免感染。

(2)孕妇、严重心脏疾患、瘢痕体质者等不宜使用。

(3)施灸后偶出现皮肤过敏者,可搽抗过敏药膏,并戒食鱼虾、生鸡蛋等易致敏食物,必要时去医院就诊。

[按语]

白胡椒具有温中散寒、活血通经止痛的作用。

复方公丁香灸

复方公丁香灸是将公丁香、肉桂、麻黄、苍耳子、白芥子、半夏研末调敷穴位从而治疗疾病的方法。

[操作方法]

1.准备　公丁香0.5 g,肉桂5 g,麻黄5 g,苍耳子

3 g,白芥子 4 g,半夏 3 g,75%乙醇,研钵,橡皮膏等。

2．操作　取上述药共研细末,密储备用。敷灸前先将患者脐窝(神阙穴)用 75%乙醇消毒,趁未干之际,将药末倒入脐内,脐窝小者将药粉填满,大者纳入半脐,然后盖上一块比脐大的胶布。胶布四周必须贴严,以防药粉漏出,每隔 48 小时换药 1 次。

3．疗程　每日 1 次,10 次为 1 个疗程,每疗程间隔 5～7 日。

[临床应用]

复方公丁香灸用于治疗慢性支气管炎。

[注意事项]

(1) 可根据贴后的反应而缩短或延长贴药时间。

(2) 合并严重心脑血管、肝、肾、造血系统等疾病者禁用;孕妇、血证、发热、皮肤对药物特别敏感者禁用。

(3) 在临床上,结合个人体质差异控制药量、用药时间。

[按语]

多用于风寒型咳嗽。

桃仁灸

桃仁灸是将桃仁、桅仁、麝香共研细末调敷穴位从而治疗疾病的方法。

[操作方法]

1．准备　桃仁,桅仁,麝香,研钵,白酒,橡皮膏等。

2．操作　取桃仁、桅仁各 7 枚,麝香 0.3 g,共研细末,密储备用。敷灸时取药末,用白酒适量调如膏状,男左女右敷贴于劳宫穴,外以胶布固定即可。

3．疗程　每周 1 次,10 次为 1 个疗程,每疗程间隔 5～7 日。

[临床应用]

桃仁灸用于治疗中风。

[注意事项]

(1) 如在敷灸过程中局部起水疱,应谨防感染。

(2) 在敷灸期间忌食辛辣等刺激性食物。

(3) 贴敷时勿洗冷水澡,勿过劳。

(4) 孕妇禁用。

[按语]

现代药理研究表明,桃仁含苦杏仁苷、苦杏仁酶、脂肪油等;桅仁含桅子苷、羟异桅子苷、桅子新苷、山

桅苷、桅子苷酸、桅子黄素、番红花苷-Ⅰ、番红花酸、鸡矢藤苷甲酯等。麝香是中枢神经兴奋剂,外用能镇痛、消肿。

车桂散灸

车桂散灸是将车前子、肉桂共研细末调敷穴位从而治疗疾病的方法。

[操作方法]

1．准备　车前子,肉桂,研钵,橡皮膏等。

2．操作　取车前子、肉桂各等份,研为细末,密储备用。敷灸时取药末适量纳入脐窝(神阙穴),将脐填平,用胶布固定,四周勿使漏气。

3．疗程　每日 1 次,3～5 日为 1 个疗程。

[临床应用]

车桂散灸用于治疗成人及小儿腹泻。

[注意事项]

(1) 可根据贴后的反应而缩短或延长贴药时间。

(2) 贴敷时勿洗冷水澡,勿过劳。除个别疼痛较重需要对症处理外,其余不需用任何疗法。

[按语]

车桂散灸具有温中化湿、健脾和中的作用。

川芎灸

川芎灸是将川芎、冰片、硝酸甘油共研细末调敷穴位从而治疗疾病的方法。

[操作方法]

1．准备　川芎,冰片,硝酸甘油,研钵,橡皮膏等。

2．操作　取川芎 3 g,冰片 1 g,硝酸甘油 1 片,共研细末,制成黄豆大丸剂,备用。敷灸时取药丸各 1 粒,分别贴敷于膻中、内关穴处,用胶布固定即可。一般贴敷 3～4 h。

3．疗程　每日 1 次,5 次为 1 个疗程。

[临床应用]

川芎灸用于中风的预防。

[注意事项]

(1) 如施灸后起水疱,注意要用消毒过的针将水疱挑破。排出疱液后,要涂上甲紫药水,再覆盖消毒纱块,或者搽烫伤软膏,防止局部感染。

(2) 个别人出现皮肤过敏,则可搽抗过敏药膏,并要注意戒食鱼虾、鸡等容易导致过敏的食物。

[按语]

《本草纲目》记载:"燥湿,止泻痢,行气开郁。芎藭,血中气药也,肝苦急以辛补之,故血虚者宜之;辛以散之,故气郁者宜之。"现代药理研究表明,川芎所含的川芎嗪具有扩张血管、增加冠状动脉血流量、改善微循环及抑制血小板聚集等作用,且能通过血脑屏障,在脑干分布较多,在临床上对治疗冠心病心绞痛有一定疗效,治疗急、慢性缺血性脑血管病有一定的疗效。冰片具有开窍醒神、散热止痛、明目去翳的功效,现代药理研究证实,有抗心肌缺血的作用,可促进神经胶质细胞生长,还具有止痛、防腐、抗炎、镇静的作用。

透骨草灸

透骨草灸是用鲜透骨草捣烂调敷穴位使之发疱从而治疗疾病的方法。

[操作方法]

1. 准备 鲜透骨草,研钵,油纸,橡皮膏等。

2. 操作 取鲜透骨草适量,捣烂如泥膏状,敷于患处,用油纸覆盖,胶布固定。每次敷灸1~2 h。如起疱者,则效果较佳。

3. 疗程 每日1次,5次为1个疗程。

[临床应用]

透骨草灸用于治疗风湿性关节炎。

[注意事项]

同五倍子灸。

[按语]

透骨草现代药理研究表明,其发芽嫩枝含吲哚-3-乙腈;茎含山柰酚-3-葡萄糖苷、槲皮素-3-葡萄糖苷、缔纹天竺素-3-葡萄糖苷、矢车菊素-3-葡萄糖苷;叶含1,2,4-三羟基萘-4-葡萄糖苷与山柰酚及山亲酚-3-阿拉伯糖苷;全草含对羟基苯甲酸、龙胆酸、阿魏酸、对香豆酸、芥子酸、咖啡酸,另含东莨菪素。

川槿皮灸

川槿皮灸是将川槿皮、白芷、川芎、桃仁共研细末调敷穴位从而治疗疾病的方法。

[操作方法]

1. 准备 川槿皮,白芷,川芎,桃仁,研钵,香油或蓖麻油,油纸,橡皮膏等。

2. 操作 取川槿皮100 g,白芷30 g,川芎60 g,桃仁120 g,共研成细末,用香油或蓖麻油适量调如糊膏状,备用。敷灸时取药膏适量敷于穴位上,外盖以油纸,胶布固定即可。每次选用2~6个穴位,多选用病变局部阿是穴。

3. 疗程 每日1次,5次为1个疗程。

[临床应用]

川槿皮灸用于治疗类风湿关节炎。

[注意事项]

同五倍子灸。

[按语]

治疗时多取阿是穴。

鹅透草灸

鹅透草灸是用鹅不食草、透骨草、水泽兰、生川乌、生草乌、马钱子共研细末调敷穴位从而治疗疾病的方法。

[操作方法]

1. 准备 取鹅不食草2 500 g,透骨草2 500 g,水泽兰5 000 g,生川乌750 g,生草乌750 g,马钱子750 g,研钵,45%乙醇(或白酒),纱布袋,橡皮膏等。

2. 操作 将药物共研细末,储瓶备用。取药末60 g,先用200 ml水煮开后,再倒入锅内炒5~8 min,再加45%乙醇(或白酒)20 ml调匀,然后装入纱布袋内,待温度适宜时,贴敷患处及其压痛点上,并以纱布包扎固定,每次敷灸2~3 h。

3. 疗程 每日1次,3次为1个疗程,每疗程间隔3~5日。

[临床应用]

鹅透草灸适用于治疗强直性脊柱炎和颈椎综合征。

[注意事项]

(1) 穴位处有皮损、皮疹、溃疡者禁用。

(2) 贴敷时勿洗冷水澡,勿过劳。

(3) 久咳肺虚及阴虚火旺者忌用。

(4) 对皮肤黏膜有刺激,易发疱,皮肤过敏者忌用。

[按语]

临床上多选用夹背穴及压痛点。

桂术散灸

桂术散灸是用肉桂、苍术研末调敷穴位使之发疱从而治疗疾病的方法。

[操作方法]

1.准备 肉桂,苍术,研钵,唾液,橡皮膏等。

2.操作 取肉桂、苍术各研细末,以1:1的比例调配,用唾液调和封脐。同时可配合艾条温熏(即艾卷温和灸法)足三里穴,每次15～30 min。

3.疗程 每日1次,5次为1个疗程。

[临床应用]

桂术散灸适用于治疗小儿脾虚型腹泻。

[注意事项]

(1)贴药时局部皮肤应保持干燥,贴药后不宜剧烈运动,以免药膏脱落。

(2)贴敷时勿洗冷水澡,勿过劳。

(3)皮肤过敏可外涂抗过敏药膏,如症状严重需要去医院处理。

[按语]

肉桂具有补火助阳、引火归原、散寒止痛、温经通脉的功效,苍术具有燥湿健脾、祛风湿、明目的功效。

薄荷叶灸

薄荷叶灸是用鲜薄荷叶捣烂调敷穴位从而治疗疾病的方法。

[操作方法]

1.准备 鲜薄荷叶,研钵,橡皮膏等。

2.操作 取鲜薄荷叶适量,捣烂如泥膏状,制成蚕头大药团数枚。敷灸时用手指轻压贴于穴位上,每次选用2～3个穴位,每次4～6 h,儿童(14岁以下)2～4 h,多用于头部腧穴。

3.疗程 每日1次,5次为1个疗程。

[临床应用]

薄荷叶灸适用于治疗外感头痛。

[注意事项]

(1)敷药后,要固定好,防止脱落,导致敷药时间不够,影响疗效。

(2)敷药当日禁食海鲜、冷饮、辛辣食物、肥肉等油腻食品。

(3)贴敷时勿洗冷水澡,勿过劳。除个别疼痛较重需要对症处理外,其余不配用任何疗法。

[按语]

《本草纲目》记载:"薄荷,辛能发散,凉能清利,专于消风散热。故头痛、头风、眼目、咽喉、口齿诸病,小儿惊热,及瘰疬、疮疥为要药。"故可发散风寒、醒脑提神、清凉散热。

山楂灸

山楂灸是用鲜山楂捣烂调敷穴位从而治疗疾病的方法。

[操作方法]

1.准备 鲜山楂,研钵,橡皮膏,纱布等。

2.操作 取山楂捣成泥膏,敷于患处,用油纸覆盖,最后用橡皮膏固定。每次敷12 h,以局部充血潮红为度。

3.疗程 每日1次,7～10次为1个疗程。

[临床应用]

山楂灸用于治疗中风。

[注意事项]

同薄荷叶灸。

[按语]

《本草经疏》记载:"山楂,《本经》云味酸气冷,然观其能消食积,行瘀血,则气非冷矣。有积滞则成下痢,产后恶露不尽,蓄于太阴部分则为儿枕痛。山楂能入脾胃消积滞,散宿血,故治水痢及产妇腹中块痛也。大抵其功长于化饮食,健脾胃,行结气,消瘀血,故小儿产妇宜多食之。《本经》误为冷,故有洗疮痒之用。"

葱姜敷灸

葱姜敷灸是将葱、姜混合捣烂成泥敷贴穴位区,从而治疗疾病的方法。

[操作方法]

1.准备 生葱白,鲜生姜,消毒纱布,研钵,醋,橡皮膏等。根据不同病情,取生葱白,鲜生姜(以老姜为佳)各若干克。先将葱白剥去老皮与去皮鲜姜混合砸成糊状,放入容器内,可以保鲜纸覆盖密封备用。

2.操作 治疗时,可将葱姜糊直接涂敷于穴位,或涂于消毒纱布上再贴敷于穴位。敷贴后局部皮肤可呈红色,后变褐色,数日后消退。

3.疗程 每日1次或隔日1次,7～10次为1个疗程。

[临床应用]

葱姜敷灸主要用于治疗三叉神经痛、面瘫、支气管炎、支气管哮喘等。

[注意事项]

（1）在面部穴位施灸时，尽量避免引起水疱。如出现水疱，要小心护理，防止感染。

（2）葱姜应取新鲜，且以现制现用为佳。

[按语]

葱、姜为常见食材，同时又可入药，作为灸药疗效明显，具有祛风散寒、通阳散结止痛的作用。

芫花灸

芫花灸是以芫花或加明雄、胆南星、白胡椒共研细末放于穴位从而治疗疾病的方法。

[操作方法]

1. 准备　芫花（醋浸1日），明雄，胆南星，白胡椒，胶布，研钵等。

2. 操作　取芫花研为细末，以瓶收储备用。用时按照疾病需要而用之，如牙痛则取药末擦于痛处，白秃头疮则取药末和猪油调抹之。或取芫花100 g（醋浸1日），明雄12 g，胆南星20 g，白胡椒10 g，共研细末。取药末适量纳入脐中，使之与脐相平，用胶布固定，用于治疗癫痫等症。

3. 疗程　每日1次或隔日1次，7～10次为1个疗程。

[临床应用]

芫花灸用于治疗牙痛、白秃头疮、癫痫等。

[注意事项]

同薄荷叶灸。

[按语]

《备急千金要方》曰："治痛：芫花为末，胶和如粥敷之。"《集效方》曰："治白秃头疮：芫花末，猪脂和涂之。"《魏氏家藏方》曰："治牙痛，诸药不效者，用芫花散：芫花碾为末，擦痛处令热。"

蓖倍饼灸

蓖倍饼灸是取蓖麻子仁、五倍子末捣烂如泥膏制成圆饼敷贴穴位从而治疗疾病的方法。

[操作方法]

1. 准备　蓖麻子仁，五倍子末，纱布，胶布，研钵，橡皮膏等。

2. 操作　取蓖麻子仁9.8 g，五倍子末2 g，捣烂如泥膏，制成圆饼，敷于百会穴处，上用纱布覆盖，胶布固定。

3. 疗程　每2日更换1次药膏，3次为1个疗程。

[临床应用]

蓖倍饼灸适用于治疗子宫脱垂、脱肛、胃下垂等中气下陷之证。

[注意事项]

（1）结合个人体质差异调节药量，可根据贴后的反应而缩短或延长贴药时间。

（2）戒生冷、辛辣、海鲜等易致化脓食物，贴药当日避免冷水浴。

[按语]

《本草纲目》记载："蓖麻仁，气味颇近巴豆，亦能利人，故下水气。其性善走，能开通诸窍经络，故能治偏风失音、口噤、口目歪斜、头风、七窍诸病，不止于出有形之物而已。蓖麻油能拔病气，故诸膏多用之。"

生附子灸

生附子灸是用生附子研末调敷穴位从而治疗疾病的方法。

[操作方法]

1. 准备　生附子，纱布，胶布，研钵，橡皮膏等。

2. 操作　取生附子适量，研为细末，加水调如糊膏状，敷于穴位，上盖纱布，胶布固定。

3. 疗程　每2日更换1次药膏，3次为1个疗程。

[临床应用]

生附子敷涌泉穴治疗牙痛。

[注意事项]

（1）结合个人体质差异控制药量和贴敷时间。

（2）孕妇不宜使用，防止流产或早产。

（3）对阴盛火旺及过敏体质者禁用。

[按语]

施灸时可能出现不同程度的头昏乏力、口唇鼻痒、咽痛、胸闷、恶心、腹痛、四肢微麻等症状都类似乌头碱中毒症状，这种情况一般都发生于连续施灸时间长及不同体质有关，若停灸后症状大多可逐渐缓解乃至消失。

黄芥天灸

黄芥天灸是以麻黄、白芥子、斑蝥、细辛等研末调敷穴位从而治疗疾病的一种方法。

[操作方法]

1. 准备　麻黄，白芥子（60℃干燥12 h），斑蝥，细辛,纱布,胶布,研钵,橡皮膏等。

2. 操作 取麻黄,白芥子、斑蝥、细辛等研为细末,其中白芥子60℃干燥12 h,再与其他药材粉碎,过80目筛,混匀。临用时用生姜汁调成软膏状,分成麦粒样颗粒,敷于穴位,上盖纱布,以胶布固定。

3. 疗程 每日更换1次药膏,3次为1个疗程。

[临床应用]

黄芥天灸适用于治疗小儿咳嗽、支气管炎、哮喘等。

[注意事项]

(1) 斑蝥含有斑蝥素,有剧毒,禁止口服,敷药时防止误入口、眼内。另外皮肤过敏及皮肤溃疡患者、肝肾功能不全者、孕妇及年老体弱者禁用。

(2) 敷药后,要固定好,防止脱落,导致敷药时间不够,影响疗效。敷药时间:一般大人4~6 h,儿童(14岁以下)2~4 h,特殊情况除外。

(3) 局部有过敏现象(皮肤瘙痒、皮疹、发热过甚等),可暂停敷药。

(4) 敷药当日禁食海鲜、冷饮、辛辣食物、肥肉等油腻食品。

(5) 贴敷时勿洗冷水澡,勿过劳。

[按语]

黄芥天灸膏由麻黄、白芥子、斑蝥、细辛等组成,其中白芥子和斑蝥均有引赤发泡的作用,全方共奏温肺化痰、止喘平喘、调节免疫之功,为冬病夏治的经验方。

蕲艾天灸

蕲艾天灸是将陈年蕲艾、丁香、肉桂、干姜等研末调敷穴位从而治疗疾病的一种方法。

[操作方法]

1. 准备 陈年蕲艾、丁香、肉桂、五倍子、吴茱萸各12 g,干姜、细辛各9 g,甘油,纱布,胶布,研钵,橡皮膏等。

2. 操作 将药物研为细末,过筛,混匀。临用时用甘油和水以3∶7比例调成软膏状,搓成直径5 mm的小丸,用胶贴贴敷于穴位,0~1岁贴1 h,1~3岁贴2 h,3岁以上贴3 h。

3. 疗程 每日1次,5日为1个疗程。

[临床应用]

蕲艾天灸适用于治疗小儿哮喘等症。

[注意事项]

(1) 局部有过敏现象,可暂停敷药。

(2) 敷药当天禁食海鲜、冷饮、辛辣食物、肥肉等油腻食品。

(3) 贴敷时勿洗冷水澡,勿过劳。

[按语]

临床上一般取双侧定喘、肺俞、脾俞、肾俞,有显著效果。

斑蝥青黛天灸

斑蝥青黛天灸是将雄黄、斑蝥、青黛等研末调敷穴位从而治疗疾病的一种方法。

[操作方法]

1. 准备 雄黄,斑蝥,青黛,蜂蜜,纱布,胶布,研钵,橡皮膏等。

2. 操作 取雄黄、斑蝥(拣净杂质,去除足、翅)、青黛等份研为细末,过筛,混匀,用蜂蜜和成面状膏剂,放置于褐色小口瓶中,再用塑料纸密封其口,放阴凉干燥处或深埋地下2 m以上备用。用时将制作好的膏药贴于患处,用胶布固定。

3. 疗程 每日1次,10次为1个疗程。

[临床应用]

斑蝥青黛天灸适用于治疗牛皮癣、银屑病等。

[注意事项]

(1) 年老体弱、皮肤过敏者、孕妇及哺乳期妇人慎用或禁用。

(2) 贴敷时勿洗冷水澡,勿过劳。除个别疼痛较重需要对症处理外,其余不配用任何疗法。

(3) 敷药当日禁食海鲜、冷饮、辛辣食物、肥肉等油腻食品。

(4) 病灶较大者,可分期贴敷。

[按语]

雄黄、斑蝥、青黛、蜂蜜四药调配,具有祛风、养血、解毒、润肤的功效,通过对局部组织的刺激作用,经络穴位的调衡作用,以及调节神经和加强免疫功能作用等,能有效治疗皮肤顽疾。

芥遂膏天灸

芥遂膏天灸是将白芥子、甘遂、延胡索等研末调敷穴位从而治疗疾病的一种方法。

[操作方法]

1. 准备　白芥子,甘遂,延胡索,细辛,白芷,纱布,胶布,研钵,橡皮膏等。

2. 操作　取白芥子、甘遂、延胡索、细辛、白芷,各药以 3:2:3:1:2 比例混合,研为细末,过筛,混匀。用时用生姜汁和成糊状,贴敷于穴位上,上盖纱布,用胶布固定。每次贴 3～8 h。

3. 疗程　初伏日起开始贴第一次,以后隔 10 日贴 1 次,3 次为 1 个疗程。

[临床应用]

芥遂膏天灸适用于治疗哮喘等。

[注意事项]

(1) 施灸时会出现疼痛、起疱、瘢痕等现象,必须事先对患者解释清楚,并避免感染。

(2) 贴敷时勿洗冷水澡,勿过劳。

(3) 敷药当日禁食海鲜、冷饮、辛辣、肥肉等食品。

(4) 由于每个人皮肤敏感度不同,因此有胀痛的感觉就可取下膏药。

[按语]

方中白芥子温阳行气、化痰宽中,甘遂、延胡索活血逐饮,细辛、白芷宣通肺卫、温经散寒,辅以姜汁调和,促进药力,可起到腧穴刺激及药理作用的双重治疗效果。

斑蝥雄黄膏天灸

斑蝥雄黄膏天灸是将雄黄、斑蝥、青黛等研末调敷穴位从而治疗疾病的一种方法。

[操作方法]

1. 准备　雄黄,斑蝥,青黛,纱布,胶布,研钵,橡皮膏等。

2. 操作　取雄黄、斑蝥、青黛,各药以 1:2:1 比例混合,研为细末,过 80 目筛,混匀。用时以蜂蜜和成糊状,贴敷于淋巴结核上,上盖纱布,用胶布固定。12 h 后贴药处有灼痛或瘙痒感,这是表皮下有组织液渗出,不必理会,直到 32 h 左右取下橡皮膏,此时淋巴结核处出现水疱若干,或者连成一片,有的水疱自然破裂,流出黄水,用酒精棉球擦去即可,有的水疱未破,则可用消毒针挑破用酒精棉球擦去,4～7 日表皮愈合后,可继续重复上述治疗。

3. 疗程　每周治疗 1 次,4 次为 1 个疗程。

[临床应用]

斑蝥雄黄膏天灸适用于治疗瘰疬等症。

[注意事项]

同芥遂膏天灸内容。

[按语]

斑蝥攻毒蚀疮,逐瘀散结,用于癥瘕肿块、积年顽癣、瘰疬、赘疣、痈疽不溃、恶疮死肌。雄黄又名雄精、石黄、熏黄、黄金石,产自湖南、甘肃、云南、四川等地,外用治疗恶疮、蛇虫咬伤等。雄黄的主要化学成分是硫化砷,加热经氧化还原反应会转变为三氧化二砷,也就是剧毒品砒霜,用时一定要注意用量。

鹅蝥藿香粒天灸

鹅蝥藿香粒天灸是将鹅不食草、斑蝥、细辛、藿香等研末调敷穴位从而治疗疾病的一种方法。

[操作方法]

1. 准备　鹅不食草,斑蝥,细辛,藿香,纱布,胶布,研钵,橡皮膏等。

2. 操作　取鹅不食草、斑蝥、细辛、藿香各药混合,研为细末,过筛,混匀。用时以生姜汁和成糊状,贴敷于穴位上,上盖纱布,用胶布固定。在夏季农历三伏天(初伏、中伏、末伏)做治疗,每次贴敷时间:2～5 岁为 2 h,6～9 岁为 3 h,10～17 岁为 4 h。

3. 疗程　初伏日起开始贴第一次,以后隔 10 日贴 1 次,3 次为 1 个疗程。

[临床应用]

鹅蝥藿香粒天灸适用于治疗小儿应变性鼻炎等。

[注意事项]

(1) 贴药时局部皮肤应保持干燥,贴药后不宜剧烈运动,以免药膏脱落,禁止冷水浴。

(2) 敷药当日禁食海鲜、冷饮、辛辣食物、肥肉等油腻食品。

(3) 注意小儿贴敷时间。

[按语]

为冬病夏治经验疗法。

漆灸

漆灸法是采取叩刺加上有色药物敷灸从而达到治疗疾病的方法,具有针药双重作用。

[操作方法]

1. 准备　麝香,樟脑,香墨,陈醋,砚池,七星针,棉签,橡皮膏等。取适量陈醋倒入砚池中,其中添加一定比例的麝香、樟脑及蛋清少许,用精制香墨研磨成均匀糊状,以滴在纸上不易散开为度,然后倒入容器中密封备用。

2. 操作　常规消毒所取穴位,用棉签蘸取灸液分别点敷穴位,然后用特制七星针(一般可用 0.45~0.5 mm 规格的不锈钢针灸针焊制而成)叩刺所点敷的穴位,要求叩刺力量适中,部位准确,叩刺次数为 5~7 次。

3. 疗程　每日或隔日 1 次,穴位可轮流选用,7~10 次为 1 个疗程。

[临床应用]

漆灸主要用于治疗陈旧性损伤、瘀血内阻病证、风湿疼痛等,如腕管综合征、跟骨骨刺、膝关节软组织损伤等。

[注意事项]

(1)必须注意针具和皮肤的严格消毒,防止感染的发生。

(2)身体易暴露的部位不宜使用。

[按语]

漆灸法源于民间,在古籍中未查见。本法将针药结合应用,其中,麝香等药物有辛温开窍、通络散瘀之功效,精墨有收敛止血的作用,再加上酸温活血之醋和七星针叩刺皮肤,令药气直达病所,从而使痹阻的气血得以畅行,达到益气活血通络的目的。本法临床应用的地区尚较局限,有待于进一步推广。

冷点灸

冷点灸法是冷灸法之一,它是应用某些对皮肤有刺激性或腐蚀性的矿物类药物点敷穴位而产生类似灸法的作用。

[操作方法]

1. 准备　水银,朱砂,雄黄,硼砂,火硝,食盐,白矾,皂矾,朴硝,铜绿,明矾,煅石膏,研钵,白酒,生理盐水,红纸膏药等。灸药制备包括白吊和白降丹两种。

■ 白吊:本品为水银、朴硝、铜绿、明矾、食盐、煅石膏煎炼而成。性辛寒,有毒,为攻毒杀虫、散结祛腐之品。

■ 白降丹:本品为朱砂、雄黄各 6 g,水银 30 g,硼砂 15 g,火硝、食盐、白矾、皂矾各 45 g,加工而成的白色晶片状药粉。

2. 操作　分为以下两种操作方法。

■ 白吊:治疗时取白吊,用冷水调成厚浆糊状,点敷在所定穴位处,直径 0.3 cm,以红纸膏药封贴固定。敷贴 6 h 后患者开始感觉局部灼痛,后 2 日内疼痛逐渐加重,第 3 日起敷贴处红肿起疱,第 5 日后溃破、流脓血水。揭去膏药,用生理盐水将创面洗净,更换红纸膏药敷贴(或用消毒纱布敷盖)。初起每日换药 1 次,待脓净后隔日换 1 次,直到创口结痂,脱落后愈合。不需用任何药物。施灸时间以夏季最宜,患者衣着单薄,便于冷灸时敷贴和灸后的敷料更换。

■ 白降丹:将骨针敷上白降丹粉少许于所取穴位,再蘸上白酒使药粉湿润为度,外盖小膏药。一般冬春 4~6 h,夏秋 2~4 h,即有灼热疼痛发疱,2 日后揭去膏药,用针挑破脓疱。每日更换小膏药直至结痂愈合。

3. 疗程　每月 1 次,1 个月为 1 个疗程,一般轻者 1~2 个疗程,重者则需 5~6 个疗程。

[临床应用]

冷点灸适用于治疗风寒湿痹、坐骨神经痛、急慢性关节炎、类风湿关节炎、陈伤、颈椎病、腰椎增生、强直性脊柱炎、坐骨神经痛、肱骨外上髁炎、肩周炎等。

[注意事项]

(1)白吊或白降丹对肌肤有腐蚀作用,要严格遵照操作规程。

(2)应用本法时局部出现疼痛、发热,属正常反应。如发现过敏见全身红肿瘙痒反应者,慎用。

(3)注意选穴不宜过多,每次 3~5 个。

(4)忌食猪头肉、羊肉、雄鸡肉、鱼腥、臭腐乳、葱、韭菜、大蒜、辛辣酸味等食品。

[按语]

本法源自民间。近年来,通过针灸工作者的发掘研究和临床实践,证明只要应用得当,对不少病证有较为确切的疗效。

代灸膏灸

代灸膏灸是指将药物加工成膏药的形式进行贴灸的一种外治法,最早见于宋代,当时称为替灸膏。《杨氏家藏方》《卫生宝鉴》《瑞竹堂经验方》对该灸法都有相关的阐述。

[操作方法]

1. 准备　成品代灸膏,75%乙醇等;临时制作代灸膏以僵虫、白胡椒、蓖麻仁、麝香、皮肤渗透剂、橡皮膏等为材料。

■ 成品代灸膏:温灸膏、舒康贴膏等。

■ 临时制作代灸膏:如僵椒膏,取僵虫、白胡椒、蓖麻仁、麝香及皮肤渗透剂等适量。将僵虫、白胡椒等低温烤干,粉碎后过120目筛,与捣烂成泥之蓖麻仁、麝香、皮肤渗透剂混合搅拌成膏,密封备用。

2. 操作　分为以下成品膏和临制膏两种操作方法。

■ 成品膏:将贴膏剪成每片3～4 cm见方大小的方块。对所选穴位以75%乙醇消毒后,进行贴敷。每次取3～4穴,每穴贴敷12 h。

■ 临制膏:将所选穴位皮肤常规消毒后,用皮肤渗透剂擦拭2～3遍,然后每穴放置药膏0.2 g,以1.5 cm×1.5 cm橡皮膏将其粘贴固定。每次可选4～5穴,每穴贴敷12 h。

3. 疗程　每日1次,7～10次为1个疗程。

[临床应用]

温灸膏可用于各种适宜灸治的病证,舒康贴膏主要用于治疗小儿秋季腹泻,僵椒膏用于治疗周围性面瘫。

[注意事项]

(1) 对橡皮膏过敏者慎用。

(2) 周围性面瘫如治疗1～2个疗程未见效者,宜改换方法。

[按语]

代灸膏最早风行于宋代,实际上是应用复方药物进行敷灸,也是冷灸的一种形式,当时称为替灸膏。《杨氏家藏方》载:"替灸膏:……附子一两,吴茱萸、马蔺花、蛇床子三味各一分,木香一钱,肉桂去粗皮二钱,右杵为细末,每用一大匙,先以生姜汁……作糊,方调药摊纸上,贴脐并脐下,须臾觉脐热为度。"至元代,《卫生宝鉴》称之为代灸涂脐膏,药味相同,但剂量有别,认为以此膏"贴脐下关元、气海,自晓至晚,其火力可代灸百壮。"现代,不仅代灸膏配方有了较大的发展,而且制作工艺更是运用了现代手段。

第八章
非艾灸

非艾灸法，尤其是热灸法和冷灸法在我国有悠久的历史。早在晋代《肘后备急方》中就载有用蜡灸法治狂犬咬伤，方法是"火灸蜡以灌疮中"。唐代《千金翼方》治疗疔疮以竹茹为热源："刮竹箭上取茹作炷，灸上二七壮。"宋代《针灸资生经》对冷热两类灸法均有明确记述，如热灸法就提到用干燥的鼠粪燃着施灸："旧传有人年老而颜如童子者，盖每岁以鼠粪灸脐中壮效也。"另如冷灸法："乡居人以旱莲草捣碎，置在手掌上一夫，当二筋中以古文钱压之，系之以故帛，未久即起小泡，谓之天灸。尚能愈疟。"到明代，非艾热灸法有进一步发展，出现了类似艾条灸的桑枝灸、桃枝灸等，如李梴所著的《医学入门》曰："桑枝燃着，吹息火焰，以火头灸患处。"而桃枝灸则更类似雷火针法，《本草纲目》曰"取桃枝削为木针，如鸡子大，长五六寸，平之。用时，以绵纸三五层衬于患处，将针蘸麻油点着，吹灭，乘热针之。"除此之外，明清时期还出现各种不同形式的非艾灸法，诸如灯火灸、神灯照法、药锭灸法、药捻灸法和水灸等法。

非艾灸法在现代取得了较大的进展，一方面是对传统方法的扬弃，即将一些已不适应现代临床的灸法如桑枝灸、桃枝灸和鼠粪灸等淘汰，而对一些确有价值的灸法予以挖掘、完善、推广、提高，特别是一些少数民族的灸法如壮族药线灸，更得以继承发扬。另一方面，随着现代科技的参与，出现了大量新的非艾灸法。非艾灸法是使用艾绒之外的物品作为施灸材料（如灯心草、香烟、线香、火柴、电吹风、电熨斗、电热毯、黄蜡等）进行灸治的治疗方法，这类治疗方法的作用虽然与艾灸相似，但确又存在各自特殊的治疗方式和作用。因其采用非艾绒的施灸材料，故称非艾灸法。

灯火灸

灯火灸是把蘸香油后的灯心草点燃，迅速放在穴位上进行焠烫，似雀啄状地快速点灼皮肤的一种疗法，又称灯草灸、油捻灸、十三元宵火、发爆疗法、爆火疗法等，江浙民间还称为"打灯火"，是一种历史悠久的民间疗法，为烧灼灸法之一。

[操作方法]

1. 准备　灯心草，香油或苏子油或桐油，火柴或打火机，橡皮膏，艾条灭火器或玻璃罐、陶罐等。

2. 操作　选择烧灼穴位，并在皮肤上作出标记。取灯心草 3～4 cm 长，将一端蘸油（香油、苏子油、桐油均可）。医者用拇、示二指捏住灯心草的上 1/3 处，即可点火，但应注意火焰不可过大。然后将火向穴位缓缓移动，并在穴旁稍作停留，待火焰由小变大的瞬间，立即将燃端垂直接触穴位标志点，此时从穴位处引出一股气流，从灯心草头部爆出，并发出清脆的"啪、啪"爆焠声，火亦随之熄灭。有的不灭，则可继续点灸其他穴位。灸火顺序为先上后下、先背后腹、先头身后四肢。

3. 疗程　点灸次数宜灵活掌握，一般 3～5 日 1次，急性病可每日 1 次（须避开原灸点），5～7 次为 1

个疗程。

[临床应用]

灯火灸适用于治疗各科病证,如头痛、胃脘痛、胸痛、腰痛、痹证、疝气、外感、鼻衄、瘰疬、湿疹、月经不调、带下、痛经、乳疾等,对流行性腮腺炎、小儿消化不良、惊厥、呃逆、腹痛以及功能性子宫出血、网球肘等也有疗效。

[注意事项]

(1) 操作时动作要轻、快、准。

(2) 灯心草蘸油要适量,以不滴油为度,否则容易滴落烫伤皮肤。

(3) 每一穴在灸焠时,医者要稍加压于灯火片刻,待其热透。

(4) 动脉浅表部、大静脉浅表部、孕妇腹部均不宜点焠,局部皮肤炎症、溃疡及伤口处不宜施术。

(5) 灸焠后局部起水疱为正常,不需处理,但要保持清洁,以防感染。若形成较大疱或感染者,欲再次进行治疗,则应另选一穴位。严重感染者可对症治疗。

(6) 对儿童体质敏感者,体弱及颜面、眼眶周围等部位,灼炷要小,灼爆要轻,壮数要适当,不可太多;头为诸阳之会,若多焠可引起头晕。

[按语]

灯火灸具有疏风散邪、行气利痰、解郁开胸等功效,主要用于急性病证及一些儿科病证。明代李时珍所著《本草纲目》卷六记载:"灯火,主治儿惊风、昏迷、搐搦、视诸病,又治头风胀痛。"灯火灸法既有收效快、疗效高、适应证广的优点,又有成本低、方法简便、副作用少的特点,因此得以在民间世代相传,经久不衰。

硫黄灸

硫黄灸法是用硫黄结晶置于穴处灸治的一种方法,最早记载于宋代。

[操作方法]

1. 准备　石硫黄,火柴盒,药棉,生姜,三棱针,研钵,甲紫,艾条灭火器或玻璃罐、陶罐等。取石硫黄若干,置容器中用文火加热熔至液状,倒入模具之中定型,直径2~3 mm,晾干备用。

2. 操作

■ 直接灸法:灸治腰背部病证时,患者俯卧位,腹下垫一枕头,抬高腰脊持平,将一5 mm见方的干净

小纸覆盖于痛点上,再取2 mm见方的硫黄块,置于小纸中心,点燃硫黄块,待其烧尽时,迅速用火柴盒或药棉将燃尽的硫黄向患处压熨,患者可产生瞬间剧痛,皮肤呈Ⅱ度烧伤。可涂甲紫药水待其自然结痂,待结痂干瘪后可复灸。灸治四肢关节部病证时,患者应坐位,充分暴露病变部位,寻找最痛点,按部位大小选择硫黄结晶颗粒放在最痛处,用火柴点燃迅速用橡皮撤灭,要求不起疱,感到刺痛为度。

■ 间接灸法:取新鲜生姜切片3 mm厚,面积如5毛硬币大,上面用三棱针刺数孔,置于痛处即阿是穴,再将如黄豆大小的硫黄块,置于姜片中部点燃,待其欲燃尽时,用火柴盒压灭,促使热力向疼痛局部肌肤穴位下面渗透,使其直达痛所,此称为1壮,一般施3~5壮,以疼痛局部出现红晕或热痛为度,如疼痛范围较大时,可适当地上下左右移动姜片,使热力向四周扩散。

3. 疗程　每日1次,5次为1个疗程,每疗程间隔2日。

[临床应用]

硫黄灸法主要适用于治疗疮疡、网球肘、软组织损伤、肌肉肌腱急性损伤、慢性劳损、腱鞘炎、腱鞘囊肿、滑囊炎、类风湿性关节炎、损伤性关节炎、各类痛证等。

[注意事项]

(1) 施灸时必须找到痛点,火候适度,灸之不及疗效不佳,太过则灼伤皮肤。一般以患者感到灼热疼痛时,硫黄将燃尽为度;施灸时间亦可视患者形体而论,消瘦者宜短,肥胖者宜长。相应地选药锭亦宜小或稍大。

(2) 妇女月经期及妊娠期须慎用,骨肿瘤、骨结核、骨髓炎等骨病及骨突位撕裂性骨折禁用。

(3) 硫黄灸法药块的制作过程中应掌握火候和硫黄熔化时间,一般约3 min,时间短则嫩,时间长则老。灸块嫩,点燃后易向周边流淌,火力不集中;灸块老则点燃后表面起皮,燃烧不充分,火力弱,均可影响治疗效果。

(4) 灸后施灸部位(尤其是直接法)可出现水疱,须及时进行消毒处理,防止感染。灸药有大毒,严禁内服。

(5) 要求医者操作熟练,患者密切配合。

[按语]

硫黄灸法是用硫黄作为施灸材料的一种灸法,早在宋初王怀隐等著《太平圣惠方》卷六十一就有详细记载:"其经久瘘,即用硫黄灸之。"中医学认为,硫黄酸、温,归肾、大肠经,易燃,灸后可直接给患部以温热刺激,烧沸压熨时,刺激尤为强烈,能即时收到温阳强筋通络、行气散瘀止痛之效。临床上硫黄灸多用于治疗痛证。

黄蜡灸

黄蜡灸是将黄蜡或白蜡烤热熔化用以施灸的一种方法,最早载于东晋葛洪所著《肘后备急方》中。

[操作方法]

1. 准备　黄蜡或白蜡,铜勺,炭火,香油,葱白,研钵,围布,面团,橡皮膏,艾条灭火器或玻璃罐、陶罐等用于灭火。

2. 操作

■ 单纯蜡灸法(法一):先以湿面团沿着疮疡之肿根围成一圈,高出皮肤 3 cm 左右,圈外围布数层,以防火烘皮肤,圈内放入上等蜡片约 1 cm 厚,随后用铜勺盛炭火在蜡上烘烤,使黄蜡熔化,皮肤有热痛感时即移去铜勺。若疮疡肿毒较深,可随灸随添黄蜡,以添到围圈满为度。灸完洒冷水少许于蜡上,冷却后揭去围布、面团及黄蜡。

■ 单纯蜡灸法(法二):取黄蜡、香油、葱白,黄蜡、香油比例为等量,先将黄蜡放入香油内熔化,待凉后凝固备用。操作时,以病灶局部为主穴,配穴可循经选距离病灶较近的 1~2 个腧穴即可。将准备好的凝固蜡油加热融化,以患者能耐受为度,趁热用葱白沾蜡油往病灶及腧穴部位上刷抹,使之热熨,如此反复行之,为 5~10 min。最后将凝固在病灶处的蜡油用敷料敷盖固定。下次施灸时可将蜡油刮去再行施灸。

■ 药蜡灸法(法一):取医用石蜡、蜂蜡、中药、食醋,医用石蜡与蜂蜡(比例为5:1)及适量中药细末放入内层锅里,外层锅加水适量上火加热至 70~80℃,使蜡熔化成液体状,然后倒入医用弯盘,约 2.5 cm 厚,冷却至半固体状,此时药蜡表面温度为 50℃左右,选择治疗部位或穴位,先以食醋涂于皮肤表面,然后取盘蜡贴敷,外加棉垫包裹保温,每次治疗 30 min。

■ 药蜡灸法(法二):将复方中药按比例配制,诸药烘干磨粉备用。用时将药末用白酒或 50% 乙醇喷润,以能粘成饼状为度,敷于患处,厚 0.3~0.5 cm。再用一塑料薄膜封盖于上,将盛放于搪瓷杯中熔化之白蜡,用排笔均匀涂于薄膜上,稍凝即涂,厚度以 1~2 cm 为宜,约 20 min,待蜡温接近皮温时,将药饼及蜡取下。

3. 疗程　每日或隔日 1 次,5~10 次为 1 个疗程。

[临床应用]

黄蜡灸主要适用于治疗风寒湿痹、无名肿毒、痈疽及臁疮、胃脘痛、痛经等。

[注意事项]

(1) 活动性肺结核、出血倾向、感染性或过敏性皮肤病、皮肤癌等禁用。

(2) 灸蜡配制过程中,应防止蜡液中渗有水滴,以免烫伤皮肤。

(3) 灸蜡用过后要注意清洁,其方法是在灸蜡中加等量的水煮沸 30 min 以上,使蜡中的药末溶于水中或沉淀于蜡的底层,待冷却后将溶于水中的药末去除,沉于蜡底层的药末刮掉,清洁过的蜡可继续使用。

(4) 要求医者操作熟练,患者密切配合。

(5) 灸后宜避风寒,或以干毛巾敷之轻揉,使其汗孔闭合,以利恢复;忌房事、气恼、进食发物。

[按语]

黄蜡,中药名,即蜂蜡之黄色者,为蜜蜂科昆虫中华蜜蜂等分泌的蜡质,经精制而成。性味甘、淡、平,具有收涩生肌、止痛解毒的功效。黄蜡灸法历代不少医著均有所记述。《医宗金鉴》曰:"黄蜡灸法,可治痈疽发背,恶疮顽疮。"

现代临床所用黄蜡灸法在传统方法的基础上有了一定的发展。首先,在灸材方面,除了用黄蜡以外,还应用石蜡。其次,在单纯蜡灸的基础上再敷以药物的药蜡灸,利用蜡灸热的理化作用,助药物透过皮肤,发挥灸法和药疗的双重作用。

烟草灸

烟草灸是以点燃的香烟为热源进行灸疗的一种方法。香烟灸取材容易,操作简单。

[操作方法]

1. 准备　香烟,火柴或打火机,灰盒等。

2. 操作　取市售香烟 1 支,点燃一端,在所选取的穴位上施灸。一般采取悬灸法,回旋灸或雀啄灸,据病证而定。施灸时,如灸火变暗,可口吸加温。每穴灸 5～20 min。

3. 疗程　每日 1～2 次,或隔日 1 次,7～10 次为 1 个疗程。

[临床应用]

烟草灸具有温经散寒活血的作用,常用于治疗胎位不正、落枕、寻常疣及其他适于艾条灸的常见病证。

[注意事项]

(1) 本法易造成环境污染,施术部位易产生烟草味,不吸烟人士难以接受,一般情况下不主张使用。主要用于在缺乏灸材时应急。

(2) 烟草灸时,注意防止烟灰脱落。

(3) 要求医者操作熟练,患者密切配合。

[按语]

从 20 世纪 80 年代中期起,陆续有关烟草灸的临床报道出现,但有热力不均、灸火易熄灭和烟雾污染等缺点。

桃枝灸

桃枝灸又称神针火,是将干枯桃枝截成八九寸长,将一头点燃向患处灸之,使皮肤熏灼成桃红色并有温热感的一种灸法。首载于明代李时珍所著《本草纲目》。

[操作方法]

1. 准备　桃树枝,面巾纸,植物油,橡皮膏等。取桃树枝一根,直径 3～5 cm,长 20 cm 左右,一头削尖,如铅笔状,晾干,备用。

2. 操作　选好穴位后,局部以面巾纸六七层铺垫,将桃枝尖端蘸取植物油少量,以不滴油为度。燃着 15～20 s 后将明火吹灭,立即以火头隔纸按灸患处,如病情急重者可轻吹针尖部加温,一般可令其自然熄灭。此为 1 壮,每穴 1～2 壮。

3. 疗程　每日或隔日 1 次,7～10 次为 1 个疗程。

[临床应用]

桃枝灸主要适用于治疗胃脘冷痛、风寒湿痹、骨结核、四肢关节疼痛、骨质增生等。

[注意事项]

(1) 操作时动作要轻、快、准;桃枝蘸油要适量,以不滴油为度,否则容易滴落烫伤皮肤。

(2) 动脉浅表部、大静脉浅表部、孕妇腹部均不宜点焠;局部皮肤炎症、溃疡及伤口处不宜施术。

(3) 本法灸火处多有小块灼伤,要保持清洁,以

防感染,灸后 3 日内不宜沾水。

[按语]

《本草纲目》曰:"神针火者,五月五日取东引桃枝,削为木针,如鸡子大,长五六寸,干之,用时以绵纸三五层衬于患处,将针蘸麻油点着,吹灭,乘热针之。"由于桃枝取材不易,操作繁杂,因此桃枝灸法现代已很少应用。

桑枝灸

桑枝灸又称桑柴火、桑木灸、桑枝针等,是以桑枝作为灸具施灸的一种灸法,首载于明代。

[操作方法]

1. 准备　新鲜桑枝,火柴或打火机,剪刀,艾条灭火器或玻璃罐、陶罐等。取新鲜桑枝,劈成直径 1 cm 左右、长约 20 cm 的桑枝条若干,加工成铅笔状,晾干备用;或取桑木烧成炭,加工成小块备用。

2. 操作

■ 桑枝灸:将枝条燃着后,在所选穴位进行灸照,燃完 1 根为 1 壮。

■ 桑木炭灸:取特制灸器一具,形似漏杓,内置烧红的桑木炭,在穴位或病灶区悬灸,一般用回旋灸法,由外向里反复施灸,以局部皮肤潮红为度。

3. 疗程

■ 桑枝灸法:每日 2～3 次,不计疗程,以愈为度。

■ 桑木炭灸法:每次 15～20 min,每日或隔日 1 次,5～7 次为 1 个疗程。

[临床应用]

桑枝灸主要适用于治疗痈疽、瘰疬、流注、臁疮等。

[注意事项]

(1) 操作时动作要轻、快、准。

(2) 动脉浅表部、大静脉浅表部、孕妇腹部均不宜点焠。

(3) 局部皮肤炎症、溃疡及伤口处不宜施术。

(4) 灸治后局部起小水疱为正常,不需处理。严重感染者可配合抗感染药物对症治疗。

(5) 毛发处施灸,应剪去局部毛发。

(6) 灸后宜避风寒。

[按语]

《医学入门》曰:"桑枝灸法,治发背不起,发不腐。桑枝燃着,吹熄火焰,以火头灸患处。日三五次,每次片时,取瘀肉腐动为度。若腐肉已去,新肉生迟,宜灸

周围。"《外科心法》载：治髀内痈："燃桑柴灸之，以补接阳气，解散其毒……"《本草纲目》卷六把此种灸法称作"桑柴火"，曰："痈疽发背不起，瘀肉不腐，及阴疮瘰疬、流注、臁疮、顽疮，燃火吹灭，日灸二次。"对于未溃者可"拔毒止痛"，对于已溃者可"补接阳气，去腐生肌"。

药锭灸

药锭灸，古代称之为阳燧锭灸法，是一种以硫黄为主药再加上其他药物混合制成药锭，置于穴位点燃施灸的一种方法。

[操作方法]

1. 准备　清水，铜锅，铜勺，延胡索，牛黄，朱砂，麝香，硫黄，铝盒，乙醇灯，生川乌，生草乌，细辛，冰片，蟾酥末，乳香，甲珠，甲紫，艾条灭火器或玻璃罐、陶罐等。灸具主要包括三种。

■ 阳燧锭灸片：其制作是在古代记载的基础上改进而来的。将陈艾 500 g，清水 1 000 g 放入铜锅中，煮成艾汁 120 g，去渣，拌入硫黄 12 g、延胡索细粉 9 g（注意此时火力应减小，如火力过猛则易烧毁，过小则凝结），然后离火，使药汁速凝，再徐徐加温熔化，加入牛黄 0.9 g，朱砂 9 g，麝香 6 g，用竹片抖匀，倒入瓷盆中，使其凝成饼状后，剪成麦粒大小，放入瓷瓶内密封备用。

■ 药锭灸药（法一）：将硫黄末 120 g 放入铝盒在酒精灯上加热，再将生川乌、生草乌、朱砂各 9 g，细辛、冰片各 6 g，研末拌匀倾入，竹棒搅和，将铝盒离火，再倾入蟾酥末 6 g，麝香末 0.5 g 搅和。待凉后成饼状，剪成麦粒大小备用。

■ 药锭灸药（法二）：取硫黄 80 g，朱砂 8 g，川乌 10 g，草乌 10 g，乳香 10 g，甲珠 10 g，冰片 3 g，麝香 2 g，分别置于乳钵内，研为极细末。先将硫黄一味盛于铜勺内，在炭火上熔化，次入川乌、草乌、乳香、甲珠和匀，再入朱砂、冰片、麝香，充分搅拌。然后倾于光洁大理石板上，摊开冷却，压成薄片，切成条形，搓成线状，裁成米粒大小一截。阴干，收储瓶内，勿令泄气，以备应用。

2. 操作　主要包括两种直接灸法、隔纸灸法、隔姜灸法。

■ 直接灸法（法一）：选定穴位后，取灸药一粒，置于穴位，点燃，直至灸药燃尽。灸后穴上即起一水疱，

可用甲紫药水涂抹。一般不留瘢痕，且每穴仅灸 1 壮。

■ 直接灸法（法二）：施灸前，先于所选穴位涂以少许蒜泥，取灸药一粒，粘贴于上，火柴点燃，待火将灭，用姜块迅速压于穴位，此为 1 壮，每隔 0.3～0.5 cm 处再行灸之，连灸 2～3 壮为度。

■ 隔纸灸法：使用时，取 2 cm×2 cm 见方白纸 1 张，使其中点对准所选穴位或阿是穴，四角用凡士林涂抹而紧贴皮肤，取灸药一粒置于白纸中点，用火柴点燃烧尽，但不使白纸烧着。等患者感到温热或灼热时压灭即可。揭去白纸可见皮肤灼白。此为 1 壮。

■ 隔姜灸法：取鲜姜薄片，将鲜姜片的中点对准所选穴位，再取灸药 1 粒放在痛点，用火柴点燃，待患者感到温热或灼热时，将火压灭。

3. 疗程　每周 1 次，5～7 次为 1 个疗程。

[临床应用]

药锭灸主要适用于治疗风寒湿痹、肌肉关节扭伤、腰椎间盘突出症、手足挛急、痛经、偏瘫、顽固性头痛、脘腹冷痛、腰背胸胁痛、顽癣、疝痛等及一切阳虚阴盛和寒邪所致之痛证。

[注意事项]

（1）药锭灸施灸时必须找到痛点，火候适度，灸之不及则疗效不佳，太过则灼伤皮肤。一般以患者感觉灼痛，药锭将燃尽为度；施灸时间、药锭大小亦可视患者形体而论。

（2）妇女妊娠期、哺乳期慎用本法。

（3）灸药严禁内服。

（4）要求医者操作熟练，患者密切配合。

[按语]

药锭灸法是中国民间传统医疗方法，具有温经散寒、通络除痹的作用，以治疗时表皮不痛而热力可深达病所为特点，对骨痹、着痹较一般灸法效佳，对一切阳虚阴盛或寒邪所致之痛证均有良效。

本法首载于清代的《针灸逢源》，在之后的外治学专著《理瀹骈文》中叙述得更为详细："用硫黄一两五钱，铜勺化开，照次序入川乌、草乌、蟾蜍、朱砂等细末各一钱，僵蚕一条（研细末），冰片、麝香二分，搅匀后倾入瓷盆内，荡转成片。再用此片（即药锭）在所选的穴位施灸。"一般认为，其主要成分中硫黄具有温热壮阳的作用，朱砂可重镇安神，麝香活血散瘀、开窍止痛。灸块有大毒，性温热，散瘀，通络止痛力强，具有

改善局部血循环、消除瘀凝、缓解炎性反应、松解粘连的作用。

药捻灸

药捻灸是药线灸的一种发展。所谓药捻灸，系指以绵纸裹药末捻成细条，再剪作小段，点燃后置于穴位施灸的一种方法。清代赵学敏所撰的《本草纲目拾遗》内载的"蓬莱火"即为药捻灸之一。

[操作方法]

1. 准备　麝香、雄黄、红花、丝绵纸、生川乌、生草乌、白芷、乳香、没药、黄连、苍术、千年健、蜈蚣、全虫、细辛、甲珠、樟脑片、火硝、硫黄、研钵、醋、橡皮膏、艾条灭火器或玻璃罐、陶罐等。灸具有两种。

■麝绳药捻：先将麝香、雄黄、红花等 40 多味中草药研成粉末，过筛，和匀。再用丝绵纸把药末卷进去，搓成如细绳一般，置于瓶内密闭备用。

■线状药捻：① 生川乌、生草乌、白芷、乳香、没药、黄连、苍术、千年健各 10 g，蜈蚣、全虫、细辛、甲珠各 9 g，共研末，取 86 g。② 雄黄 15 g，樟脑片、麝香各 3 g，火硝 120 g，硫黄 40 g，研细，再拌入黏合剂加水，搓成细条，阴干，收储瓶内备用。

2. 操作

■麝绳药捻操作法：一为直接灸，即以点燃麝绳的一端，对所选穴位进行点灸，每穴点灸 1～2 次；一为隔胶布灸，即在穴位贴好胶布后，进行点灸，灸至患者感到灼痛为止。

■线状药捻操作：将线状药捻点燃，沿经络循行路线或在病灶表皮上每隔 1 寸灼烧 1 下，直至完毕。或将药捻剪成小段粘于穴位燃着施灸，患者觉灼痛即除去。

3. 疗程　麝绳药捻操作法：一般每日一次，7～10 次为 1 个疗程。线状药捻操作：每穴 1～2 壮，每日或隔日 1 次，10 次为 1 个疗程。

[临床应用]

药捻灸主要适用于治疗肩周炎、肱骨外上髁炎、末梢神经炎、肋间神经痛、湿疹、癣、炭疽等。

[注意事项]

（1）一般情况下，施灸后，灸处仅出现红晕，如出现小水疱，不必挑破，禁止抓搔，应令其自然吸收；如水疱较大，可用消毒注射针具吸去疱液，用甲紫药水涂抹，均不遗留瘢痕。

（2）灸后宜避风寒，或以干毛巾敷之轻揉，使其汗孔闭合，以利恢复。

（3）操作时动作要轻、快、准。要求医者操作熟练，患者密切配合。

（4）动脉浅表部、大静脉浅表部、孕妇腹部均不宜点焠。

（5）如遇毛发处施灸应剪去毛发。

[按语]

现代，除了沿袭古代的方法外，还采用以药末加入黏合剂搓成线状长条点燃施灸。不仅在方法上有较大改进和发展，而且在治疗范围上也有所扩大。当然由于药捻灸制作复杂、价格较贵，目前临床上仍难以推广应用，有待于进一步完善。

大面积灸

大面积灸疗法是应用药物以姜酊点燃施灸以治疗疾病的一种方法。

[操作方法]

1. 准备　姜酊 500 ml（95％乙醇加上姜汁配成，浓度为 75％），布垫 2 个（由 5 层布制成，为 30 cm 见方），灸盒（先制木框，用圆形中空的胶合板为底，大号 25 cm 见方，中空直径 20 cm；中号 20 cm 见方，中空直径 15 cm；小号 15 cm 见方，中空直径 10 cm），脸盆 1 个，暖瓶 1 个，毛巾 1 条，火柴 1 盒，艾条灭火器或玻璃罐、陶罐等。药粉由麻黄、桂枝、荆芥、防风、桃仁、红花、乳香、没药、黄芪、当归各等份，共研为细末，和匀备用。另外可根据病情辨证加减，如胃痛加佛手、香橼，风寒痹证加透骨草。

2. 操作　患者仰卧或俯卧位，根据选定的施术部位大小选择适宜的灸盒，灸盒中空部分暴露施术部位，取布垫 1 个用温水浸湿后拧干，放在灸盒上，在布垫上撒上灸疗药粉，厚 1～2 cm，然后倒适量姜酊于灸疗药粉上，引火点燃施灸。待患者感到局部有热感时，再以另一浸水后拧干的布垫盖在火上，火当即熄灭。此时患者热感渐增，待温度下降时，取下布垫，再加适量姜酊于药粉上，点燃，如此反复 3 次即可。

3. 疗程　一般每日 1 次，10 次为 1 个疗程。所用灸疗粉可连续使用 5～6 次。

[临床应用]

大面积灸具有温通经脉、行气活血、散寒止痛的作用，适用于治疗胃痛、腰痛、痛经、坐骨神经痛、腹腔结核、遗尿等。

[注意事项]

（1）面部、胸部、会阴部、动脉浅表部、大静脉浅表部、孕妇腹部不宜使用。

（2）每次施灸姜酊不宜过多，燃灸时间不宜过长，以免引起烫伤。施灸过程中防止烧损衣物，避免发生火灾。

（3）在施灸过程中若不慎灼伤皮肤，致皮肤起透明发亮的水疱，需注意防止感染。个别患者灸后有流水甚至化脓现象，参照外科方法处理。

（4）灸后宜避风寒。

[按语]

大面积灸虽不用艾，但灸疗药粉的作用借助姜酊燃烧的温热透达之力，能够更好地深入组织内部，且其灸治的局部腧穴直径有 10～20 cm，除可作用于局部腧穴外，其灸治范围可扩大到某个脏器或几个脏器，如腹部的脾、胃、肠等，扩大了局部治疗范围。

竹茹灸

竹茹灸是以竹茹作炷施灸以治疗疾病的一种方法，首载于唐代孙思邈所著《千金翼方》。

[操作方法]

1. 准备　竹茹，火柴或打火机，紫药水，红药水，75%酒精棉球，线香，橡皮膏，甲紫，艾条灭火器或玻璃罐、陶罐等。

2. 操作　患者选择合适体位，暴露灸穴，涂少许蒜汁或油脂，将竹茹炷粘于选定的穴位上。用线香从竹茹炷顶端轻触点燃，使之均匀向下燃烧。完成所灸壮数后，轻轻拭去竹茹灰，灸区多形成一焦痂。在灸穴上用淡膏药、灸疮膏药涂抹。

3. 疗程　一般每次灸 3～5 壮，对小儿及体弱者灸 1～3 壮。每日 1 次，10 次为 1 个疗程。

[临床应用]

竹茹灸法具有解毒消肿止痛的作用，主要适用于治疗痈肿疔毒、虫蛇咬伤等。

[注意事项]

（1）对身体衰弱、糖尿病患者及人体面部、关节部穴位不宜使用。

（2）施灸部位化脓形成灸疮，5～6 周左右灸疮自然痊愈，结痂脱落后而留下瘢痕。因此，施灸前必须征得患者同意后方可实施本法。

（3）灸疮如护理不当，易造成继发感染，脓色可由白色转为黄绿色，并可出现疼痛及渗血等情况，需抗感染治疗。若疮久不收口，多因免疫功能较差所致，应采取调节免疫功能的治疗手段。

（4）施灸时谨防晕灸，若有发生，则应积极对症治疗。

[按语]

竹茹，为禾本科植物淡竹的茎秆除去外皮后刮下的中间层，别名竹皮、淡竹皮茹、青竹茹、淡竹茹、麻巴、竹二青、竹子青，味甘、性微寒，归脾、胃、胆经，具有清热化痰、除烦止呕、安胎凉血的功效。孙思邈所著《千金翼方》卷二十四载"竹茹灸治痈肿，刮竹箭上取茹作炷，灸上二七壮"的方法。

麻叶灸

麻叶灸是以麻叶作为施灸材料来治疗疾病的一种方法。

[操作方法]

1. 准备　大麻的叶和花，镊子，火柴，线香，灰盒，甲紫，艾条灭火器或玻璃罐、陶罐等。每年农历五月五日采摘麻叶，放阴凉处晾干；农历七月七日采摘麻花，放阴凉处晾干。取麻叶和麻花各等份，捣烂做成灸炷。

2. 操作　患者选择合适体位，暴露灸穴，取准穴位，并作一标记，用少许蒜汁或油脂先涂抹于待灸穴位皮肤表面，然后，将灸炷粘置于选定的穴位上。多用中、小灸炷。用火点燃灸炷尖端。如为中等灸炷，待烧至患者稍觉灼烫时，即用镊子夹去，另换一壮；如用小灸炷灸，至患者有温热感时，不等灸火烧至皮肤即可移去，再在其上放一灸炷，继续施灸。每次 5～10 壮。

3. 疗程　每日或隔日 1 次，7～10 次为 1 个疗程。

[临床应用]

麻叶灸具有消肿散结、生肌敛疮的作用，主要适用于治疗瘰疬、疮疡、痔疮等。

[注意事项]

（1）麻叶灸灸炷的大小一般以花生米大至绿豆大为宜，具体治疗时须因人因病而异。

（2）一般情况下，麻叶灸后，灸处仅出现红晕，如出现小水疱，不需挑破，禁止抓挠，应令其自然吸收；如水疱较大，可用消毒注射针具吸去疱液，用甲紫药水涂抹,均不遗留瘢痕。

（3）灸后宜避风寒。

（4）施灸时谨防晕灸,若有发生,则应积极对症治疗。

[按语]

麻叶,为桑科植物大麻的叶,味辛,有毒。麻叶灸是用大麻的叶和花作炷以施灸的方法。唐代《备急千金要方》卷二十九,将大麻花与艾叶"等分合捣作炷,灸疮上百壮"。清《串雅外编》载:"麻叶灸,治瘰疬疮。七月七日采麻花,五月五日采麻叶,捣作炷圆,灸疮上百壮。"

线香灸

线香灸法又称炷香灸法,是用线香点燃后快速按在穴位上进行焯烫的治疗疾病的一种方法。

[操作方法]

1.准备　线香,镊子,火柴,灰盒,甲紫等。

2.操作　线香灸法的灸具多采用市售的线香,其操作方法则可分两种。

■ 悬灸法:主要用于耳穴,亦可用于体穴,取市售线香一根,点燃一端后,按艾卷温和灸或雀啄灸样操作,灸至穴位局部出现红晕,为1壮。

■ 烫灸法:多用于体穴及阿是穴。点燃线香,在距穴位或病灶部位的皮肤0.3～0.5 cm处进行灸烫,一边灸烫,一边吹风,疾火灸烫至灸烫点皮肤发红焦黄或起小水疱为止。灸烫过程中因疼痛不能耐受时可稍停后再灸。每穴1壮。

3.疗程　每日或隔日1次,7～10为1个疗程。

[临床应用]

线香灸法适用于治疗陈旧性面瘫、肢体麻木、带状疱疹、哮喘、毛囊炎等。

[注意事项]

（1）耳穴灸治时不可用烫灸法,雀啄灸时也要避免灼伤,以防引起感染。

（2）烫灸法要求操作熟练,动作要轻、快、准,临床上多用于治疗带状疱疹等。

（3）动脉浅表部、大静脉浅表部、孕妇腹部均不宜点焯;局部皮肤炎症、溃疡及伤口处不宜施术。

[按语]

线香灸操作方法类似灯火灸。线香用于针灸最早为日本针灸学者赤羽幸兵卫所运用,他采用线香点

燃后烘烤十二经井穴或背俞穴,测定其对热感的灵敏度,并比较左右的差别,来分析各经的虚实,这实际上是一种经络诊断方法。线香灸法可以看作是此法的一种发展。

火针灸

火针灸法是用小号火针,仅刺及表皮、真皮,产生既小又浅的轻度灼伤,类似点灸法,故称火针灸法。

[操作方法]

1.准备　小型火针,酒精灯,橡皮膏等。

2.操作　一般用小型火针,在酒精灯上烧红后以点刺法在所选穴位施灸。其具体要求为:

■ 点刺深浅:分为三度,Ⅰ度深为1～1.5 mm,Ⅱ度深为2～3 mm,Ⅲ度深为5 mm左右。

■ 点刺轻重:要求用力适度、轻巧、稳准。手法分快、中、慢三种。快刺为用力轻,一触即去;慢刺为停留时间稍长,用力稍重;中刺介于快慢刺手法之间。

■ 壮数计算:点刺一下为1壮,两下为2壮,以此类推。

3.疗程　每穴1～4壮,一般不超过5壮。每日灸治1～2次,不计疗程,以愈为期。慢性病亦可隔日1次,7～10次为1个疗程。

[临床应用]

火针灸主要适用于治疗流行性出血热、扁平疣、雀斑、滑膜炎等。

[注意事项]

（1）要掌握火针法和火针灸的差异,后者仅是浅层点刺,点到即止,不可时间过久或刺得过深。

（2）火针灸要求医者操作熟练,患者密切配合,尤其是在面部点灸或是用于小儿患者时。

（3）灸后要保持穴位皮肤清洁,以防感染。

[按语]

火针灸是20世纪80年代由我国安徽省针灸工作者创制出来的一种灸治之法,具有一定的临床应用价值。

药线灸

药线灸是以特制药线进行点灸的治疗疾病的一种方法,是传统灸法之一。

[操作方法]

1.准备　雄黄,火硝,硼砂,樟脑,人造麝香,棉

线,乳钵,黄蜡,曲酒,甲紫,火柴或打火机,灰盒,橡皮膏等。灸具主要包括药棉线、药线、七星艾线三种。

■ 药棉线制备：取雄黄10 g,火硝10 g,硼砂10 g,樟脑3 g,人造麝香1 g,棉线50 g,将药物分别置于乳钵内,研为极细末,以无声为度。注意不可合研,以免意外。然后将4～6股棉线,搓紧成线绳,为1.5～2.0 mm粗细。棉线搓好后,用黄蜡拌光,取白酒适量浸泡1日,取出湿润之药线,撒上混合均匀的药末,使之粘在线上,并用手充分搓入线内。阴干,收入瓷瓶中,勿令泄气,置于干燥处,备用。

■ 药线制备：取陈年纺车线一丈,剪成两寸长一段备用。另取雄黄、沉香、檀香、龙涎香、细辛、藁本、川芎、白芷、人造麝香等研细末。每年端午节时,将药末放入研钵内,再放入车线,用杵缓缓研磨,将药末和线装入细口瓶内密闭保存,1个月后方可使用。

■ 七星艾线制备：取七星剑10 g,大风艾10 g,苎麻线(直径0.7 cm,长30 cm)10条,均浸入95％乙醇200 ml中,密封2周备用。

2. 操作　患者坐位或卧位,充分暴露所选定的穴位或病灶部位,严格消毒后,医者右手持药线,将一端在酒精灯上点燃,对准穴位快速点灸,如雀啄食,一触即起,此为1壮,或以火灭1壮。每穴3～5壮。

3. 疗程　每日或隔日1次,6～10次为1个疗程。

[临床应用]

药线灸主要适用于治疗痹证、头痛、胃脘痛、瘰疬、扁平疣、痔核等。

[注意事项]

(1) 药线灸要求医者操作熟练,患者密切配合。

(2) 孕妇腰腹部不宜施术。

(3) 灸后宜避风寒。

[按语]

现代的药线灸法分为两类,一类是以棉线等粘裹药末制成药线施灸,一类则与壮医药线灸类似,系将线浸泡于药液制成药线点灸。药线灸法的产生受到古代药捻灸法的影响,在民间中也有较广泛的应用,除壮医药线灸外,尚有仫佬族药线灸等。仫佬族药线灸从已有的报道看,主要用于痔核,有待于进一步发掘和整理。

闪火灸

闪火灸法是用乙醇或药酒燃烧后直接作用于穴位处,同时医者在穴位处直接进行扑打以治疗疾病的一种方法。

[操作方法]

1. 准备　95％乙醇或度数高(须超过50°)的白酒,血竭,当归,栀子,白芷,续断,樟脑,红花,桂枝,甘松香,田七,玄胡索,七叶一枝花,苏木,鸡血藤,川乌,土鳖虫,止血钳,火柴或打火机,灰盒等。取血竭3 g、当归10 g、红花10 g、桂枝10 g、甘松15 g、田七5 g、玄胡索10 g、七叶一枝花15 g、苏木15 g、鸡血藤30 g、川乌10 g、土鳖虫10 g,以50°以上白酒1 000 ml浸泡2周以上,过滤后备用;红花20 g、甘松香20 g,在95％医用乙醇1 000 ml中浸泡2周以上,过滤后备用;取栀子、白芷、续断、樟脑、田七、乳香、没药、苏木、两面针、丢了棒、了刁竹各等份,放入适量粮食酒中浸泡,7日后入蒸馏器中蒸馏后备用。

2. 操作　主要包括以下四种。

■ 将药酒或乙醇30 ml左右置于搪瓷盆内,点火使燃,医者以手蘸酒液,在所选定的穴位或阿是穴(多为疼痛麻木处)进行快速拍打,手法由轻渐重,直至火焰熄灭为止,如此反复进行。操作时应轻重适宜,轻而不浮,重而不滞。每次每一部位可施灸15～20 min。

■ 用碗盛药酒或乙醇适量,点燃酒精灯。另备毛巾1条,浸湿拧干。取灯心草适量,揉成团如鸭蛋大小,放入药酒中浸泡后,取出放在医者手中的湿毛巾上,再点燃毛巾中的灯心草;直接扑打患者身上的穴位,此时火苗自灭,点燃后再扑打,反复进行,每处扑打15～20 min,以皮肤有灼热感、出现红晕为度。

■ 以阿是穴(多为痛点)为主,将脱脂棉按痛点大小剪好,铺于患处,倒上药水湿透药棉,用冷开水浸湿的绷带圈放在药棉周围,点燃药棉,患者感到灼热后立即将火扑灭,待无热后又复燃,再熄再点,重复3～5次。至局部皮肤潮红,用胶布将药棉敷于患处。

■ 止血钳或镊子1把,脱脂棉花适量,纱布一小块,95％乙醇、白酒(度数宜超过50°)或药酒适量备用。用两层小纱布将棉花包裹成长球形约核桃大,用止血钳或镊子夹紧,充分浸取乙醇或药酒(燃烧乙醇亦可),挤压至半干,点着火,对准所需灸治穴位快速轻轻敲打,使少许乙醇在患部燃烧,医者另一手掌快速地拍打着火部位压灭皮肤上的乙醇火焰,并微加按压,两手有节奏地配合,顺着一个方向移动,如此反复多次,使患者局部感到熨热、舒适,直到穴位温热发红，局部皮肤出现红晕为止，每一穴位施灸 15～20 min。

3. 疗程　每日或隔日 1 次，10～15 次为 1 个疗程。

[临床应用]

闪火灸主要适用于治疗风寒湿痹证、肢体关节疼痛、软组织扭挫伤、骨质增生、股外侧皮神经炎等。

[注意事项]

(1) 棉球浸取的乙醇不宜过多，医者双手要配合协调，避免烧伤患者及衣物。

(2) 头面部及毛发处不宜使用。

(3) 对于感觉麻痹患者，施灸不宜过量，以防烫伤。

(4) 高血压、心脏病患者，妇女经期、妊娠期及局部皮肤病患者忌用。

[按语]

闪火灸又称拍打灸法、经穴扑火疗法、药火灸法、酒火灸法等，乃系民间"烧酒疗法"改进而成的一种灸法。具有温通气血、疏经活络的作用，主要用于治疗肌表的一些疾病。

贴棉灸

贴棉灸法是一种以点燃脱脂棉为热源的非艾灸法，对某些皮肤病有较为独特的效果。

[操作方法]

1. 准备　脱脂棉，消毒酒精棉球，皮肤针，火柴或打火机，灰盒，橡皮膏等。

2. 操作　取脱脂棉少许，摊开展平。越薄越好，但不要人为地将厚棉压薄。薄棉片中切勿有洞眼和空隙，以免灸烧时影响疗效。然后将薄棉片摊展如 5 分硬币大小的一张张薄片备用，或依病损区大小覆盖在穴位或病灶区表面，患者应作充分暴露，以免烧坏衣服。令患者闭住双目，将薄棉片贴于患部或所选穴位上，医者随即点燃棉片的一端，急吹其火，使棉片一次性燃完。然后用消毒酒精棉球擦拭去灰烬，待干后再换新的薄棉片，如法再灸，如此 3～4 次，以皮肤潮红为度。亦可先用皮肤针叩刺局部微出血，再施以上述贴棉灸。此时患者一般仅有轻微之灼痛，无需做任何处理。

3. 疗程　每日或隔日 1 次，5～7 次为 1 个疗程，每疗程间隔 2～3 日。

[临床应用]

贴棉灸主要适用于治疗带状疱疹、顽固性湿疹、牛皮癣(银屑病)、风疹、阴疽等。

[注意事项]

(1) 施灸用的脱脂棉片应撕展得又松又薄，易于迅速燃完，防止灼伤皮肤。

(2) 头面及有毛发的部位，不宜用本法。

(3) 贴棉灸要求医者操作熟练，患者密切配合。操作时动作要轻、快、准。

(4) 灸后要保持穴位皮肤清洁，以防感染。

[按语]

贴棉灸直至 20 世纪 90 年代中后期才逐渐引起人们的重视，并出现有一定数量病例的临床观察，如贴棉法治疗蛇串疮等。贴棉灸法取材容易、操作简单，值得深入研究并推广应用。

罐灸

罐灸法是在拔罐基础上长时间留罐，以出现水疱为度的一种灸法。

[操作方法]

1. 准备　透明的中号玻璃罐或抽吸罐、75％酒精棉球、干燥无菌纱布、甲紫等。

2. 操作　选好穴位后，对罐口周缘及穴位以75％乙醇消毒，然后以闪火法拔罐，留罐，待罐内皮肤产生水疱后去掉火罐。每次取 1～2 穴。

3. 疗程　每隔 7 日治疗 1 次，一般 3～5 次为 1 个疗程。

[临床应用]

罐灸主要适用于治疗肩周炎、腰背部疼痛等。

[注意事项]

(1) 罐灸禁用于面部、动脉浅表部、大静脉浅表部、孕妇腹部、关节肌腱处。

(2) 由于个体差异，如较长时间留罐仍不出现水疱者不必强求。

(3) 罐灸时，往往出现较大面积的水疱群，应注意消毒，防止感染。

[按语]

罐灸是对传统拔罐法的一种发展。针灸工作者在临床实践中发现，穴位拔罐后如留置时间较长，局部可出现水疱，类似直接灸或隔物灸过程中轻度烫伤皮肤后产生的水疱，所以称之为罐灸法。有人曾将本法与针刺法用于腰痛治疗的对照观察,结果表明罐灸法的效果更为显著。

手心药灸

手心药灸法是一种以手心作为特定穴位进行施灸以治疗疾病的一种方法。

[操作方法]

1.准备　桂枝,白附子,全蝎,皂角,三七,麝香,巴豆等。取桂枝、白附子、全蝎、皂角、三七各 20 g,麝香 0.03 g,巴豆 0.3 g,共研细末。密封备用。

2.操作　每次取药末 0.03 g,拌匀,置于健侧手掌心,上放一饭碗,内加煮沸的开水至 2/3 碗,水温下降至温热时,即另换开水,一般须换水 3 次。患侧手按摩病灶或痛点。

3.疗程　每日 1～2 次,5～10 次为 1 个疗程。

[临床应用]

手心药灸主要适用于治疗周围性面瘫、落枕等。

[注意事项]

(1)注意放碗的手掌要放平,避免开水溢出烫伤。

(2)面瘫用本法治疗如效果不明显时,应做进一步检查,判断其是否属于难治性面瘫,或改用他法。

[按语]

手心药灸源自民间,有人通过大样本观察发现对面瘫有较为独特的疗效。

荆芥穗灸

荆芥穗灸是用荆芥穗揉碎后炒热,迅速装入布袋内,敷于患处以治疗疾病的一种方法。

[操作方法]

1.准备　荆芥穗,布袋,大锅等。

2.操作　取荆芥穗适量,揉碎后放入大锅内炒热,迅速装入布袋内,敷于患处。

3.疗程　每日 1 次,7～10 次为 1 个疗程。

[临床应用]

荆芥穗灸具有祛风除湿的作用,主要适用于治疗

皮肤瘙痒症、荨麻疹等。

[注意事项]

(1)活动性肺结核、出血倾向、急性化脓性炎症、感染性或过敏性皮肤病、皮肤癌等均禁用。

(2)荆芥穗炒热后应稍凉再敷患处,防止烫伤皮肤。

(3)一般情况下,施灸后灸处仅出现红晕,如出现小水疱,不需挑破,禁止抓挠,应令其自然吸收;如水疱较大,可用消毒注射针具吸去疱液,用甲紫药水涂抹。

[按语]

穗荆芥别名假苏、鼠蓂、姜芥,性味辛温,归肺、肝二经,具有发表、祛风、理血、炒炭止血的功效。

小茴香灸

小茴香灸是取小茴香、干姜末、醋糟等炒热,装入布袋中,敷于穴位或患处以治疗疾病的一种方法。

[操作方法]

1.准备　小茴香,干姜末,醋糟,布袋,纱布,胶布等。

2.操作　取小茴香 100 g,干姜末 50 g,醋糟 500 g,炒热,装入布袋中,敷于穴位或患处,上盖纱布,以胶布固定施灸。每次 5～10 min。

3.疗程　每日 1 次,15 次为 1 个疗程。

[临床应用]

小茴香灸主要适用于治疗脘腹冷痛、寒痹等。

[注意事项]

(1)要求医者操作熟练,患者密切配合。

(2)皮肤过敏者可外涂抗过敏药膏。

(3)局部皮肤炎症、溃疡及伤口处不宜施术。

[按语]

小茴香别名蘹香、蘹香子、茴香子、土茴香、野茴香、大茴香、谷茴香、谷香、香子、小香,味辛,性温,归肝、肾、膀胱、胃经,具有温肾暖肝、行气止痛、和胃的功效。小茴香灸操作简单,材料易于获得,适合推广应用。

第九章
其他灸

目前在临床上,所用灸法不仅限于传统的艾条灸、艾炷灸、温灸器灸、天灸等,越来越多的特色灸法也在临床得到广泛应用,并取得良效,如铺灸、温针灸、冻灸、热敏灸、药蒸汽灸等。这些特色灸法一方面更加丰富和完善了灸法理论,另一方面又拓宽了灸法在临床的应用范围,使灸法在继承中创新,在创新中发展。

第一节·铺灸

在灸法治疗中,铺灸法是其中独特的灸法。顾名思义,是将艾绒铺在皮肤、经络、穴位上,通过燃烧、温熨、热敷、日光照等各种不同的方法,达到灸疗的目的。这类方法与常规灸法有所不同,首先是加热的方式多样化,其次是对灸疗操作技术要求较高,最后是治疗病证的范围一般较专一,但其效果却往往较为独特。

大灸

大灸又称大灸疗法,是一种以萝卜片与蒜泥为隔物进行大面积灸的铺灸法。为我国清末民初河北省唐山市丰润县高怀医师的家传秘法,在《岳美中医案集》中曾作记载,主要用于虚弱证的治疗。

[操作方法]

1. 准备　艾绒,萝卜,鲜紫皮独头蒜,镊子,硬纸板,火柴,线香,灰盒,甲紫,艾条灭火器或玻璃罐、陶罐等。取腌好的咸萝卜(冬腌 3 日,夏腌 1 日,以软为度)1 根,切成 0.6 cm 厚、3 cm 见方的方块萝卜片若干片,将鲜紫皮蒜泥平摊于萝卜片上,中间按一凹(深见萝卜面),让蒜泥形成一圆圈。把艾绒做成艾球如花生米大;硬纸板一条,长 21 寸,宽 1 寸,备用。

2. 操作　主要用于灸腰背部或胸腹部。

■ 灸背腰部:主要取两侧膀胱经穴。患者俯卧位,将备用的硬纸板沿脊柱铺好固定,再把制作好的萝卜蒜泥片由大杼穴至白环俞穴一个接一个排成左右两行,再由附分穴至秩边穴一个接一个排成左右两行,排列时,起点应低于前行半片,止点高半片,共四行,脊柱正中线放一条卫生纸以吸水。将艾绒球放置于萝卜片凹中,要逐个放好放齐,可用线香点燃。宜从上往下燃起,使其自行燃尽,勿使灸火熄灭,随时接上艾球,防止火力中断。艾球可做得略小,防止烧伤及大灸疮发生,患者若感觉灼痛时将艾火减弱一些。灸部皮肤稍现深红色即停止灸治,一般每穴灸 3～5 壮。灸完背部,休息 10 min 左右,再灸胸腹部。

■ 灸胸腹部:取穴以任脉为主。患者仰卧位,以膻中穴为中心放置 9 块萝卜片,使成正方形;先在膻中穴上放 1 块,以此为中心,上下左右放 8 块;再在鸠尾穴与神阙穴上各放一块不着蒜的萝卜片,此两点不灸,两穴间放 6 片;神阙穴下至曲骨穴放 5 片,若是妇女则石门穴放 1 片不着蒜的萝卜片,不灸;上腹部中间行的两侧各排一行,起点低半片,止点高半片;再在两侧各排一行,起点再低半片,止点再高半片,将艾绒球放置于萝卜片凹中,要逐个放好放齐,可用线香点燃。宜从上往下燃起,使其自行燃尽,勿使灸火熄灭,随时接上艾球,防止火力中断。艾球可做得略小,防止烧伤及大灸疮发生,患者若感觉灼痛时将艾火减弱一些。灸至皮肤稍现深红色即停止灸治,一般每穴3~5 壮。鸠尾、神阙不灸,妇女石门不灸。腰腹部可适当多灸。

若出现水疱,可用消毒敷料敷盖(水疱过大者,用消毒针具吸净疱内疱液),令其自行吸收,要待皮肤完好后再灸。

3.疗程 7~10 日灸 1 次,一般以灸 2~4 次为 1 个疗程。

[临床应用]

大灸具有较强的温阳补虚作用,为一般灸法所不及。适用于治疗久病体弱、虚寒痼疾、慢性胃肠虚弱、中阳不振、肾气不充及一切虚寒衰弱、久病不愈卧床不起者。

[注意事项]

(1)急症、新证、热证、实证禁用;不宜用于小儿、孕妇、初次针灸者、神经过度敏感者以及不愿配合治疗者。

(2)施灸过程中,各灸点要求接近一致,既要防止火力中断,又要防止发生灸疮。若灼痛难忍时可将萝卜片夹离皮肤片刻,以皮肤出现深度红晕为度。

(3)施灸完毕后,必须用三棱针于十宣穴点刺出血。并用毫针针刺双侧三阴交,深 1 寸,用泻法,不留针,以泻火气。否则会影响疗效,并产生副作用。

(4)灸后 1~2 日内勿搓洗灸点,以免引起感染或引发灸疮。应注意保暖,忌食生冷之品。

(5)灸后宜避风寒,或以干毛巾敷之轻揉,使其汗孔闭合,以利恢复。

[按语]

大灸是隔物间接灸法的一种,起自民间,因本法施灸部位广泛,遍及背部与腹部,能治大病起沉疴,故名大灸法。本法因流落于民间,源于家传,缺乏严格明确的适应病证,但对多种久治不愈的病证有较好的治疗效果。

艾药灸

艾药灸是指将艾绒加适量的水或药液加热后敷于穴位,通过湿热刺激以治疗疾病的一种艾灸法。

[操作方法]

1.准备 艾绒,生理盐水,十滴水,红花油,正骨水,酒精灯,镊子,火柴,线香,灰盒,艾条灭火器或玻璃罐、陶罐等。取精制的艾绒 3~5 g,放在金属小盆内,用酒精灯加热,再加适量生理盐水或药液(如十滴水、红花油、正骨水等,依病证而选用),搅拌均匀,继续加热。经过 1~2 min 用手取出艾绒,挤压到不滴水、不烫手程度,待用。

2.操作 将加热的艾绒取适量放在选定的穴位,用胶布加压固定,12~24 h 后取下,每次可取一穴至数穴。

3.疗程 每日或隔日 1 次,5~10 次为 1 个疗程。

[临床应用]

艾药灸适用于治疗急性腹泻、急慢性扭挫伤、胃痛等。

[注意事项]

(1)敷贴穴位时,艾绒内所含水分不宜过多,否则胶布粘贴不牢。

(2)对艾叶过敏者不宜使用。

(3)灸后宜避风寒。

[按语]

艾药灸虽为现代针灸工作者所研制,但其根源则可追溯到古代,明代李时珍所著《本草纲目》中载:"鹅掌风病:蕲艾真者四五两,水四五碗,煮五六滚,入大口瓶内盛之,用麻布二层缚之,将手心放瓶上熏之,如冷再热。"与本法颇为相似。

长蛇灸

长蛇灸又称铺灸、蒜泥铺灸,是我国浙江地区的针灸工作者从传统的、民间的方法中挖掘和总结出来的一种灸疗方法。取穴多用大椎至腰俞间督脉段,可灸全段或分段,是目前临床常用灸疗中施灸范围最大、灸疗时间最长的灸法。

[操作方法]

1.准备 艾绒,大蒜(独头蒜为佳)500 g,棉皮纸,滑石粉,麝香粉,斑蝥粉,丁香粉,肉桂粉,外敷消毒纱布,镊子,火柴,线香,灰盒等。

传统灸法材料准备:紫皮大蒜头 500~700 g,去皮捣烂为蒜泥备用；精制艾绒、做成 1～2 cm 直径的艾炷备用；麝香粉、斑蝥粉、肉桂粉、丁香粉等。改良后的材料准备：鲜生姜 500～700 g，捣烂为生姜泥备用；精制艾绒若干，做成 1～2 cm 直径的艾炷备用。

2. 操作

■ 传统长蛇灸：患者俯卧位，胸腹部垫高，脊柱穴位常规消毒后，涂上蒜汁，在脊柱正中线撒上斑麝粉 1～1.8 g（按麝香粉 50%、斑蝥粉 20%、丁香粉、肉桂粉各 15% 的比例配制），粉上再铺以宽 5 cm、高 2.5 cm 的蒜泥 1 条，蒜泥条上铺宽 3 cm、高 2.5 cm 的艾绒（约 200 g），下宽上尖。形成截面为等腰三角形的长蛇形艾炷。然后，点燃艾炷头、身、尾 3 点，让其自然烧灼。待艾炷燃尽后，再铺上艾绒复灸，每次灸 2～3 壮。灸毕，移去蒜泥，用湿热纱布轻轻揩干穴位皮肤。灸后皮肤出现深色潮红，让其自然出水疱，嘱患者不可自行弄破，须严防感染。至第 3 日，用消毒针具引出水疱液，覆盖 1 层消毒纱布。隔日涂以甲紫药水，直至结痂脱落愈合，一般不留瘢痕。灸后需调养 1 个月。

■ 改良长蛇灸：铺垫生姜泥 1 条，一般从大椎起向下沿脊柱铺敷至脊中、命门或腰俞穴，铺垫宽约 5 cm，厚 0.5～1 cm。上置放如黄豆大或如板栗大小的艾炷，一排放三枚艾炷，向下置放 10～15 行。根据病情可灸 2 壮以上。灸后皮肤潮红，不会起疱。

3. 疗程　以暑夏三伏天为宜。若以蒜泥做铺灸材一般一月 1 次，若用生姜做铺灸材一般每周 1 次，根据病情也可增至 2 次。若冬病夏治，在三伏天灸治，一般为 5 日 1 次。若保健治疗，每 10 日灸治 1 次。

[临床应用]

长蛇灸具有温补督阳、强壮真元、调和阴阳、温通气血的作用，多适用于治疗类风湿关节炎，强直性脊柱炎，肺痨，顽痹，慢性肝炎及顽固性哮喘等。

[注意事项]

（1）用传统灸法做长蛇灸，蒜泥灸后会造成艾灸区域的皮肤出现水疱，患者不可自行挑破，须严防感染，可由医护人员进行消毒处理；用改良后的长蛇灸治疗，一般皮肤仅出现潮红而不会起疱。

（2）长蛇灸因灸治面积大，灸治时间长，要避免灸治过程中烫伤皮肤；局部皮肤炎症、溃疡及伤口处不宜施术。

（3）灸治过程中忌生冷、辛辣、肥腻、鸡鹅、鱼腥之品，忌冷水洗浴、避风寒、忌房事。

（4）体质过于虚弱者、老人、小儿及孕妇等慎用此法。

（5）灸后宜避风寒，或以干毛巾敷之轻揉，使其汗孔闭合，以利恢复。

[按语]

长蛇灸由来已久，为民间习惯用法，因其在施灸时必须沿脊柱铺敷药物，形如长蛇，故名长蛇灸。自 20 世纪 80 年代中期报道用于类风湿关节炎治疗以来，已引起针灸界的广泛关注。

艾熨灸

艾熨灸是指将艾绒（亦可据病情加入某些药物）铺于穴位，用熨斗等工具在其上热熨，以治疗疾病的一种方法。

[操作方法]

1. 准备　纯艾绒，布袋，棉布，熨斗，热水杯，干毛巾等。取纯艾绒若干克与根据病证配方的中药，研成细末和匀，装于布袋中，备用。

2. 操作　如为纯艾绒，可均匀铺在穴位上或病所，上覆几层布；如为药艾末，可将布袋压平铺于穴位。然后用加过热的熨斗和热水杯在上面往返熨灸。每次 10～25 min。

3. 疗程　每日 1～2 次，7～10 日为 1 个疗程。

[临床应用]

艾熨灸主要适用于治疗风寒湿痹、痿证、寒性腹痛、腹泻等。

[注意事项]

（1）加热熨斗时，温度不能太高，以免烧焦艾绒，或对皮肤造成不必要损伤。

（2）对艾叶过敏者不宜使用；局部皮肤炎症、溃疡及伤口处不宜施术。

（3）灸后宜避风寒，或以干毛巾覆之轻揉，使其汗孔闭合，以利恢复。

[按语]

艾熨灸在古医籍中早有记载，与传统的隔物熨法颇为相似，但现代少有临床报道。

日光灸

日光灸又称透镜灸，是太阳能作为热源以治疗疾病的一种方法，早在我国宋代学者洪迈所撰的《夷坚志》中即有记载。

[操作方法]

1. 准备　艾绒若干，5 倍放大镜一面（直径约 8 cm），镊子，甲紫，灰盒等。

2. 操作

■ 取腹部穴，宜周围数穴同取，铺上一层艾绒，厚 0.5～1 cm，置于日光下曝晒（身体周围部位应用衣物遮盖好）。每次 15～60 min。

■ 即放大镜放置于应灸之穴位上，对好日光，再将镜面提起，距离应灸穴位 12～15 cm（此时镜面摄收之日光焦点，已渐缩小）。如此照射片刻，被灸部位即有灼痛感。可将镜面下放，使焦点放大，即可缓解灼痛。稍停一刻，再将镜面提起，使焦点缩小，加强刺激力。如此照射 5 min 左右，被照射部位皮肤可有红晕瘢痕出现，即可停止（再灸，即起疱）。

3. 疗程　每日或隔日 1 次，7～10 次为 1 个疗程。

[临床应用]

日光灸主要适用于治疗疟疾、牙痛、风寒湿痹症等。

[注意事项]

（1）利用凸透镜聚集阳光照射穴位灸时，注意穴位皮面应在透镜的焦点以内，略小于焦距，以免温度过高灼伤皮肤。

（2）对艾叶过敏者不宜使用。

（3）在施灸过程中若不慎灼伤皮肤，致皮肤起透明发亮的水疱，不需挑破，禁止抓挠，应令其自然吸收，须注意防止感染；如水疱较大，可用消毒注射针具吸去疱液，用甲紫药水涂抹。

（4）灸后宜避风寒，或以干毛巾轻揉敷之，使其汗孔闭合，以利恢复。

[按语]

日光灸是铺灸法的一种，在我国宋代学者洪迈所撰《夷坚志》中即有记载。系以艾灸平铺穴位（多为腹背部），在日光下曝晒，而起到类似灸法的治疗作用。本法现代临床报道颇少。

第二节 · 温针灸

温针灸又称温针、针柄灸及烧针柄等，温针之名首见于《伤寒论》，但其方法不详。兴盛于明代，高武所著《针灸聚英》及杨继洲所著《针灸大成》均有载述。现代在方法也有一定改进，包括传统的艾火温针灸、隔姜温针灸、麝艾温针灸、电热艾针灸等。适应证已不局限于骨关节病、肌肤冷痛及腹胀、便溏等以风湿疾患、偏于寒性的一类疾病，而扩大到各种病证的治疗。

艾火温针灸

艾火温针灸是一种艾灸与针刺相结合以治疗疾病的一种方法。

[操作方法]

1. 准备　艾炷或艾绒，镊子，火柴，线香，灰盒等。

2. 操作　应选略粗之长柄针，一般在 28 号以下最好，长短适度，刺在肌肉深厚处，进针得气后，留针不动，针根与表皮相距 2～3 分为宜。刺入穴位后，将硬纸片剪成方寸块，中钻一孔，从针柄上套入，以保护穴位周围之皮肤，防止落下火团烧伤，在留针过程中，于针柄上裹以纯艾绒的艾团，或取约 2 cm 长之艾条一段，套在针柄之上，无论艾团、艾条段，均应距皮肤 2～3 cm，再从其下端用线香点燃施灸，以觉温热而不灼痛为度。每次如用艾团可灸 3～4 壮，艾条段则只需 1～2 壮。

3. 疗程　每日 1 次，10 次为 1 个疗程。

[临床应用]

艾火温针灸一般适用于治疗风寒湿痹证、骨质增生、腰腿痛、关节酸痛、冠心病、高脂血症、痛风、胃脘痛、便溏腹胀等。

[注意事项]

（1）艾炷要光圆紧实，切忌松散，以防脱落。

（2）施灸时，要嘱咐患者不要任意移动肢体，以防灼伤。

[按语]

明代高武所著《针灸聚英》曰："近有为温针者，乃楚人之法。其法针于穴，以香白芷作圆饼套针上，以艾蒸温之，多以取效……"杨继洲所著之《针灸大成》载述："其法，针穴上，以香白芷作圆饼，套针上，以艾灸之，多以取效……此法行于山野贫贱之人，经络受风寒者，或有效。"本法具有一举两得之妙，既达留针之目的,又加热于针柄,借针体而传入深部,适应证很广。

隔姜温针灸

隔姜温针灸是在穴位处放置姜片后施行温针法以治疗疾病的一种方法,它综合了温针灸、隔姜灸及直接灸三者的特点。

[操作方法]

1. 准备 大艾炷,75%乙醇,鲜老生姜片,三棱针,纱布,镊子,火柴,线香,灰盒,甲紫等。

2. 操作 常规消毒,穴位上贴0.5 cm厚、5分硬币大的鲜老生姜薄片(事先在姜片上用三棱针刺十数个至数十个小孔),以1.5~2寸毫针隔姜直刺进针,以患者有酸、麻、胀、重等针感为宜,然后将捏为圆锥形的小艾炷套于针柄上,紧贴生姜片,点燃头部让其自燃烧灼施灸,待艾炷燃尽后,换炷再灸,燃灸7~14壮。灸毕移去艾灰,起针去姜片,用湿纱布轻轻擦干。灸后皮肤潮红发疱,应严防感染。至第3日用消毒针引出疱液,擦干后,涂以甲紫药水,覆盖一层消毒纱布,直至灸疮结痂脱落,皮肤愈合,若一次未发疱者可连灸2~3次至发疱。

3. 疗程 每日1次,7~10次为1个疗程。

[临床应用]

隔姜温针灸适用于治疗风寒湿痹、肱骨外上髁炎、急慢性扭挫伤等。

[注意事项]

(1) 不宜用于面部等处的穴位,孕妇不宜用本法。

(2) 灸后宜避风寒,或以干毛巾敷之轻揉,使其汗孔闭合,以利恢复。

[按语]

隔姜温针灸是温针法的一种发展,在临床上多用于寒证、痛证的治疗。

麝艾温针灸

麝艾温针灸是将麝香与艾绒混合做成艾炷施行温针灸以治疗疾病的一种方法,是我国当代针灸工作者对传统温针灸法的发展。

[操作方法]

1. 准备 艾绒,长1.5~2寸的环状针柄毫针,小镊子1把,人造麝香,火柴,线香若干,灰盒等。按1:100的比例把人造麝香、艾绒配制成麝艾,研细搅拌均匀后装入瓶内密封。

2. 操作 根据病证情况选好相应的穴位,常规消毒,将环形针刺入适当深度,获得满意针感后,将备用的麝艾搓捻成枣核大小,固定于针尾,任其缓慢燃烧,当患者感热度过高时,即用镊子钳着针柄,使热度下降,连续温灸艾炷5~7个,灸后起针。

3. 疗程 每日或隔日1次,7~10次为1个疗程。

[临床应用]

麝艾温针灸主要适用于治疗骨质增生病、风湿性关节炎、慢性扭挫伤等。

[注意事项]

(1) 嘱患者保持固定的体位,不可随意变动,以防艾火脱落灼伤。

(2) 施灸时,应注意艾团与体表的距离不可太近,以患者感到局部温暖舒适为度。艾团要捏紧、放牢,避免在燃烧过程中掉下。

(3) 孕妇禁用。

[按语]

麝艾温针灸法既有温针灸的作用,又具有麝香的药物作用。

电热艾针灸

电热艾针灸是应用电热艾针仪治疗疾病的一种新灸法,该灸法具有温针与艾灸的双重治疗作用。

[操作方法]

1. 准备 羌活,独活,桂枝,红花,当归,川芎,WJ电热艾针仪,酒,醋,水等。

2. 操作 WJ电热艾针仪的主机设有4路输出,可同时使用4根毫针,由输出、工作调节、工作测量及工作指示4个系统组成。开通电源,电源指示灯亮。将灸料放置电热灸器内,与进针孔相平,可适当地滴酒、醋、水、药液等。引线插入所选用的输出插孔,此时工作指示灯亮(4路任意选),将电热灸器通过进针孔套在针柄上与皮肤接触。按下与输出相对应的电流测量键,调节温控旋钮。顺时针方向旋转为强(+),反之弱(一)。根据患者的耐受程度、病种及部位,工作电流一般控制在100~150 mA,每次治疗20~30 min为宜。

3. 疗程　每日1次,7~10次为1个疗程。

[临床应用]

电热艾针灸主要适用于治疗痹证、中风(脑梗死、脑出血稳定期)、寒性哮喘、痛经、结肠炎、附件炎、胃脘痛、腱鞘囊肿等。

[注意事项]

(1) WJ电热艾针仪使用前必须检查其性能是否良好,输出是否正常。

(2) 调节电流量应仔细,开机时应逐渐从小到大,切勿突然增大,以免发生意外。

(3) 靠近延髓、脊髓等部位使用WJ电热艾针仪时,电流量宜小,不可过强刺激,孕妇慎用电针。

(4) 年老、体弱、醉酒、饥饿、过饱、过劳等,不宜用WJ电热艾针仪治疗。

[按语]

电热艾针仪出现于20世纪90年代中期,它是我国内蒙古针灸工作者根据中医针灸理论及方法,结合现代电子技术研制而成的一种融合传统温针、艾灸为一体的新型针灸仪器。电热艾针灸属于温针灸的范畴,但与传统的温针灸相比,它减少对环境的污染,较好地做到针与灸的一体化,施灸温度稳定可调。

帽式温针灸

帽式温针灸是利用帽式温针灸器进行针灸以治疗疾病的一种方法。

帽式温针灸器由针柄套管、穿艾针、艾条托三部分组成,针柄套管设置为细空管状,上端膨大与圈状针尾相应,下端呈外八字形针柄套管口;穿艾针设置为细针状,用来穿透艾条段,且为帽式温针灸器的手持部位;艾条托设置为网状,防止艾灰脱落烫伤皮肤。其优点是基于结构上针柄与艾条段或艾炷分离,针刺与燃艾分别进行;可用于在水平到垂直向上方向范围内针柄的艾灸加热;在治疗过程中或更换艾条时可行针以加强针感。

[操作方法]

1. 准备　帽式温针灸器、艾绒、长1.5~2寸的环状针柄毫针。

2. 操作　先将穿艾针纵向穿透艾条段或艾炷,然后固定在针柄套管上,手持穿艾针点燃艾条段或艾炷的下部,行针得气后再将针柄套管固定在针柄上,治疗间隙可行针以调整针感。灸毕,将帽式温针灸器取下,倒掉艾灰,以备下次使用。

3. 疗程　每日1次,7~10次为1个疗程。

[临床应用]

帽式温针灸主要适用于治疗痹证、哮喘、痛经、结肠炎、胃脘痛等。

[注意事项]

(1) 本法方便易行,但必须小心防止折针。烧过多次的针,最易从针根部折断。

(2) 灸后宜避风寒,或以干毛巾敷之轻揉,使其汗孔闭合,以利恢复。

(3) 局部皮肤炎症、溃疡及伤口处不宜施术。

[按语]

帽式温针灸克服了传统温针灸换炷不易、容易脱落烫伤皮肤等问题,值得临床推广应用。

第三节 · 冻灸

冰灸

冰灸是用结晶冰圆锥体对经络腧穴进行局部的冷冻刺激以治疗疾病的一种方法。

[操作方法]

1. 准备　水,圆锥体模具,冰箱等。

■普通冰炷:按临床需要制作一定规格的冰圆锥体,一般以冰圆面直径2 cm左右为宜。制作冰圆锥体的水,可选用天然洁净的水,也可用离子水或磁化水。将上述的水倒入圆锥体模具内,然后放入冰箱低温室,结冰后备用。

■药汁冰炷:药汁冰炷系临床根据辨证施治的原则,针对病情选用合适的方药。煎浓缩汁冷却后按普通冰炷的方法,装入圆锥体模具,放入冰箱结冰,制成药汁圆锥体备用。

2. 操作　将大小适宜的普通或药汁冰圆锥体,直接放在选好的腧穴部位上,使局部肌肤感到冷、痛、热,以皮肤局部出现红晕为度。每灸完1枚冰圆锥体为 1 壮。每次灸 3～5 壮为宜。

3.疗程　每日或隔日 1 次，7～10 次为 1 个疗程。

[临床应用]

冰灸主要适用于治疗热证、实证及温热病等，如高热、肝阳上亢所致头痛、眩晕等。

[注意事项]

（1）冰灸法操作简单，易学易懂，操作中应做到不损伤肌肤。

（2）如操作过程中出现冻伤的情况，要及时对症处理。

[按语]

冰灸于 20 世纪 90 年代中期首见于报道，是近年来出现的一种新的灸疗方法，基于中医学热病寒治的"反治法"观点而研制出来的。运用"冰水为之而寒于水"的寒性，刺激经络腧穴，以调节脏腑功能，促进机体阴阳平衡。尽管刺激的方式不同，但具有灸治的共同特点与作用。

冷冻灸

冷冻灸法是把现代冷冻技术与针灸理论相结合的一种灸法，它主要通过特制的半导体冷冻针灸仪对穴位进行刺激以治疗疾病的一种方法。

[操作方法]

1.准备　电子穴位冷冻仪 1 台。

2.操作　将冷冻头柄接触到主穴上，冷冻 2～3 min 就需要移动一下，从穴位中央逐渐向外扩展，反复冷冻 30 min 为 1 次。配穴，每个穴位 10 min。冷冻头柄的温度，轻症为零下 10～15℃，重症为零下 15～25℃。

3.疗程　轻症每日 1 次，重症每日 2 次，7～10 次为 1 个疗程。

[临床应用]

冷冻灸主要适用于治疗慢性肾炎，急性乳腺炎，乳腺增生病，青光眼，急、慢性支气管炎等。

[注意事项]

冷冻灸温度的高低，应根据病情而定；注意控制温度，以免造成不必要的冻伤。

[按语]

冷冻灸由辽宁省的针灸工作者所首创，最早的临床报道见于 1980 年。通过数十年的临床观察，

基本上证实本法具有较好的养阴固本、解郁散结等作用，对一些现代难治病确有一定疗效。但由于器械等方面的原因，迄今仍未能得以在更大范围内推广应用。

液氮灸

液氮灸法是一种以低温液态氮刺激穴位以治疗疾病的一种方法。

[操作方法]

1.准备　软管式低温治疗机 1 台。

2.操作　选择好刺激穴位，用软管式低温治疗机行液氮穴位冷冻。治疗枪的头部是直径为 1 cm 的铜制平面冷冻头。启动治疗机后，冷冻头迅速成为冰球，然后接触穴位并施加压力，皮肤即出现轻微皱缩，毛孔叠起，此时因血管收缩，皮肤表面呈苍白色，并轻度凹陷。中心皮温由 33～36℃ 迅速下降 10℃ 左右，每穴冷冻 20 s。半小时后，组织自然复温，血管开始舒张，穴位周围皮肤呈现红晕，患者稍感局部刺痛，但能忍受。冷冻术后 1～3 日为发疱阶段，水疱呈半透明晶体状，大小不等。如不发疱，可进食蛋白质含量丰富的食物催发。少数有碰破流水者，可用消毒纱布覆盖，保护创面。一般在 5 日内自行吸收，1 周后结痂。

3.疗程　穴位轮用，每周或隔 10 日治疗 1 次。同一穴位需再次冷冻，宜间隔 20 日左右。3～5 次为 1 个疗程，每疗程间隔 20 日至 1 个月。

[临床应用]

液氮灸主要适用于治疗支气管哮喘、慢性支气管炎、痤疮等。

[注意事项]

（1）多次冷冻穴位后，局部皮肤色素易于脱失，但不形成瘢痕，故可重复冷冻，这一点与直接灸造成的瘢痕有明显区别。

（2）冷冻灸后不宜洗澡。

（3）要求医者操作熟练，患者密切配合，以免造成冻伤。

[按语]

液氮灸刺激局部皮肤后出现红晕、水疱等现象，类似直接灸。由新疆的针灸工作者首先应用于临床，较早的报道见于 20 世纪 80 年代末。

第四节 · 热敏灸

热敏灸又称热敏悬灸,全称腧穴热敏化艾灸新疗法,属于针灸的一种,由江西省中医院陈日新教授发明。其特点是不用针、不接触人体,无伤害、无副作用,属于临床针灸替代疗法,会产生扩热、透热、传热、局部不热远部热、表面不热深部热等多种感传现象。施灸时要求选择热敏穴位、动静手法有序结合,施灸时间因人因病因穴不同,一般以热敏灸感消失为度,灸疗疗效可大幅提高。

[操作方法]

1.准备 小艾炷,镊子,火柴,线香,灰盒,甲紫,白芥子,细辛,甘遂,延胡索,老姜汁等。将白芥子、细辛、甘遂、延胡索等按 4∶4∶1∶1 的比例共研细末,备用。

2.操作 点燃两支药艾条,以患者天突、大椎、定喘、风门、肺俞、厥阴俞、膏肓、至阳、脾俞、肾俞等穴位为中心,首先进行回旋灸,然后在穴位处进行雀啄灸,当患者有透热、扩热、传热等感觉时,施以温和灸约 2 min,同时标定热敏的位置,以这些穴位作为热敏穴。取药末 10 g,以老姜汁(生姜去皮绞汁过滤)10 ml 调和 1 cm×1 cm×1 cm 大小的药饼,用 5 cm×5 cm 胶布贴于热敏穴位上,每次要以患者自觉热痛难以忍受为度,时间 1~2 h。

3.疗程 每 3 日 1 次,4 次为 1 个疗程。

[临床应用]

热敏灸主要适用于治疗慢性肾炎、急性乳腺炎、乳腺增生病、青光眼、急慢性支气管炎、新冠肺炎等。

[注意事项]

(1)灸后注意避风寒,不喝冷饮,不吹寒风;饮用姜糖水,驱散寒气。

(2)皮薄、肌少、筋肉结聚处,妊娠期妇女的腰骶部、下腹部,男女的乳头、阴部、睾丸等处不宜施灸。局部皮肤炎症、溃疡及伤口处不宜施术。

(3)对于皮肤感觉迟钝者或小儿,可以用示指和中指置于施灸部位两侧,以感知施灸部位的温度。

(4)操作时,要注意防止艾灰脱落灼伤患者,或烧坏衣物被褥等物;施灸结束必须将燃着的艾条熄灭,以防复燃。

[按语]

敏化穴位对外界刺激呈现"小刺激大反应"特征,从而实现四两拨千斤的疗效。借助艾草本身的药力,因为艾草是中药中少有的能通十二条经络的药物,用热力达到温通经络、行气活血、驱寒除湿等效果。

第五节 · 药蒸汽熏灸

药蒸汽熏灸亦属熏灸法,即以水煮艾或其他药物以其热气熏灸穴位或患处以治疗疾病的一种方法。

[操作方法]

依据病证选用熏灸药物及所盛容器。

■ 葱白蒸汽灸 取葱白 500 g 切碎,蒲公英 60 g,牙皂 15 g 共研末,水煎沸倒入大茶缸中,对准患处用蒸汽熏灸。用于急性乳腺炎早期未化脓者。

■ 甘草增液蒸汽灸 取生甘草 500 g,生地 50 g,玄参、麦冬各 30 g,水煎后倒入盆中,熏蒸双手,每次 10 min,每日 2 次。用于治疗鹅掌风。

■ 枸杞根蒸汽灸 取枸杞根适量水煎,倒入便盆中,患者坐盆上取蒸汽灸之。用于治疗痔疮。

■ 止痒蒸汽灸 取苦参、百部、蛇床子、川椒、白鲜皮各 30 g,明矾、鹤虱各 10 g,水煎取汁倒入便盆中,熏蒸阴部。用于治疗妇女阴痒及男子阴部湿疹瘙痒等。

■ 棉籽蒸汽灸 取棉籽适量,水煎后用蒸汽熏灸患部。用于治疗冻疮。

■ 茄椒根蒸汽灸 取茄根、辣椒根各适量,同煎后熏蒸患处。用于治疗冻疮。

■ 五倍子蒸汽灸 取五倍子 250 g,白矾 10 g,同煎后倒入马桶内,患者坐桶上取蒸汽熏灸。用于治疗直肠脱垂。

■ 野菊蒸汽灸 取野菊花、龙胆草各 30 g,共水煎后倒入杯中,取蒸汽熏蒸双眼。用于治疗急性结膜炎。

■ 荆防蒸汽灸　取荆芥、防风、紫皮大蒜、艾叶各等份,水煎后倒入桶中,对准患部用蒸汽熏灸。用于治疗风湿性关节炎、坐骨神经痛等。

■ 乌梅蒸汽灸　取乌梅 60 g,五味子、石榴皮各 10 g,水煎后倒入盆或大桶中,对准患部用蒸汽熏灸。用于治疗子宫脱垂等。

■ 地肤子蒸汽灸　取地肤子、蛇床子各 30 g,苦参、白鲜皮各 15 g,花椒 9 g,白矾 3 g,水煎后倒入盆中对准患部用蒸汽熏灸。用于治疗湿疹。

■ 桂归辛芍蒸汽灸　取桂枝、当归各 10 g,细辛 6 g,赤芍 15 g,木通 6 g,水煎后倒入盆中,取蒸汽熏灸患部。用于治疗肢体麻木。

■ 八仙逍遥蒸汽灸　取荆芥、防风、当归、黄柏、苍术各 18 g,丹皮、川芎各 12 g,花椒 30 g,苦参 60 g,水煎后对准患部用蒸汽熏灸。用于治疗骨结核。

■ 巴豆酒蒸汽灸　取去壳巴豆 5～10 粒放入 50°～60°白酒 250 ml 中,置火上加热煮沸后,倒入瓶中或小杯中,取蒸汽熏灸劳宫穴。用于治疗面神经麻痹。

■ 侧柏蒸汽灸　取鲜侧柏叶 200～300 g,加水煮沸后,对准患部用蒸汽熏灸。用于治疗鹅掌风。

■ 苏茶蒸汽灸　取紫苏、川芎、花椒、葱白、细茶各 15 g,煎汤置盆中,熏灸头面。用于治疗寒湿头痛等。

■ 黄芪防风蒸汽灸　取黄芪、防风各 30 g,水煎熏蒸全身。用于治疗气虚感冒。

■ 芜防蒸汽灸　取秦芜、防风、苍术各 60 g,煎汤熏蒸局部关节。用于治疗风湿性关节炎。

■ 松木蒸汽灸　取松木锯末 500 g,陈醋 500 ml,加水 400 ml 放搪瓷盆中,煮沸离火。将受伤的手或脚放在盆上,离水面 10 cm,上覆毛巾,不使热气外散,进行熏蒸。用于治疗手足挫伤等。

■ 喷熏蒸汽灸　是将药物置于药液蒸汽发生器中,使蒸汽通过药熏器喷熏穴位或患部的一种灸治方法。药液蒸汽发生器由煮液罐、滤过瓶、熏灸器组成,并有导管连接,使用时加热煮液罐,煮沸药液,产生蒸汽通过导管、过滤瓶及熏灸器于穴位或患处熏灸。因所用药液不同,施灸部位不同,其适应证也各异。

[临床应用]

药蒸汽熏灸适用于治疗急性乳腺炎、鹅掌风、周围性面神经麻痹、风湿性关节炎、坐骨神经痛、骨结核、急性结膜炎、直肠脱垂、痔疮、子宫脱垂、阴部瘙痒、冻疮等。

[注意事项]

(1) 蒸汽灸应对准患部用蒸汽熏灸,其距离应适宜,过近温度过高,容易烫伤,过远则效果不好。

(2) 蒸灸药液需要新鲜配制,以免影响效果。

(3) 使用时,可根据病情需要酌情配合其他疗法,以提高疗效。

(4) 蒸汽灸和药熏洗疗法无实质区别,其临床应用相当广泛。还可根据病情需要,灵活选配处方,依法施灸,多能取得较好疗效。

(5) 灸后宜避风寒,或以干毛巾敷之轻揉,使其汗孔闭合,以利恢复。

[按语]

药蒸熏灸是灸法的一种,在我国最早的临床著作《五十二病方》和清代吴尚先所著的《理瀹骈文》两书中均有记载。近来临床也应用较多,所用药物不断发展增多,因其药物处方和施灸部位的不同,分别具有温通经络、活血化瘀、行气止痛、益气升提等功效。

第六节 · 民族医灸法

蒙医灸法

蒙医灸法是有蒙古族医学特点的一种传统外治法,是在热敷疗法的基础上发展起来的,具有疗效奇特、源远流长的特点。早在《黄帝内经》中就有记述:"北方者,天地所闭藏之域也。其地高陵居,风寒冰冽,其民乐野处而乳食,藏寒生满病,其治宜灸焫,故灸焫者,亦从北方来。"

[操作方法]

施灸前准备好白山蓟草,羊毛毡,木心,卫生香,棉花头,小茴香,黄油,山川柳,金、银、铜、斑蝥、醋、独头蒜、铁线、线香、火柴或打火机,甲紫等。

蒙医灸法的灸材,主要分为动植物两类。植物都用白山蓟草加工精制的白山蓟绒,动物则以羊毛制成的毡为主。另外还有用金属制成的灸器施灸。

蒙医灸法种类较多,根据灸法原料及方法的不同,可归纳如下四大类。

1. 火灸类　主要借助火的灼热刺激而达到防治疾病的目的。火灸又可分为5种。

■ 蓟绒灸:将秋季采集的白山蓟,放在阴凉处阴干后,置于木板上用木棒捣成棉絮状,再经碱水和砖茶水湿透晾干制成白山蓟绒。根据临床需要,制成大小不等四种规格的圆锥形绒炷。本法临床最常用。

■ 艾灸:利用艾条,代替白山蓟绒作为灸材。

■ 火炬灸:亦称火把。用细小棍一头缠以棉花制成大小不等的火炬形棍(大则如拇指,小则如小指或更小),将棉花头蘸上少许植物油(以不滴油为佳)点燃后,以火苗迅速按灸病灶。本法适用于治疗炭疽或乳腺癌等。

■ 香灸:是指日常用的卫生香,视临床需要和香的粗细灵活掌握。一般将一支粗香(直径约 0.2 cm)或 3 支细香(直径约 0.1 cm)捆在一起,点燃后按灸穴位。本法多用于婴幼儿"赫衣偏盛型"(近似风寒)诸证。

■ 木心灸:是指取出多年干枯榆树中的软心,代替白山蓟绒作为施灸的材料。

2. 蒙古族灸类　包括油灸和"苏海灸"两种。

■ 油灸:将小茴香研成细末与黄油拌匀,涂于白净的羊毛毡子上加热后敷灸穴位或待施灸的局部。或将一小块白净的羊毛毡子浸泡入黄油中煎煮后取出置于待施灸的部位进行敷灸。古典医著中称为"蒙古灸",主要适用于治疗"赫衣偏盛型"(近似风寒)患者或年迈体弱患者。

■ "苏海灸":取山川柳加工制成粉笔状的两个细棍(一头略粗另一头略细,两头平,长约 10 cm),将其一头放入植物油里煎之。先在穴位上垫上 3～7 层的疏薄黄纸,取出油煎的棍,交替按灸在黄纸上,一般施灸 3～7 次。本法主要适用于治疗消化不良、胃脘胀满、食管癌等消化系统的疾病。

3. 金属灸　是用金属制成的灸器,称为金属灸。金属灸器由灸器头和灸器座两部分构成。金属灸又可分为三种。

■ 金灸器:是在灸器头上镀一层金而成。施灸时先将灸器头加热,把灸器座圆孔对准穴位施灸处,再用加热的金灸器灸之。本法主要适用于治疗毒性肿物、痞块、陈旧性疮疡等。

■ 银灸器:是在灸器头上镀一层银而成,其他构造和用法与金灸器相同。本法主要适用于治疗"希拉乌素型"(黄水)癣等多种皮肤病。

■ 铜灸器:是利用铜类金属,加温后温灸局部病灶。临床上主要适用于治疗小儿口角炎等。

4. 药物灸　是利用某些药物,对局部或穴位施以刺激或使其起疱,从而以达到灸法目的。药物灸又可分为 3 种。

■ 斑蝥灸:将斑蝥全虫浸泡于食醋中,然后取醋涂于局部。适用于治疗癣等皮肤病。

■ 蒜泥灸:将独头蒜切成一分许薄片,用针穿出若干小孔,作施灸垫;或将蒜捣成泥状,涂于穴位或局部使其发疱。主要适用于治疗"赫衣盛型"(近似风寒)痞瘤等。

■ 铁线莲灸:在夏季采集新鲜铁线莲捣成泥状,涂于局部,本法对治疗某些"黄水型瘙痒"等皮肤病有效。

[临床应用]

根据古典文献记载,适用于治疗凡是属于寒性所致的头痛、四肢黄水症、胃火衰退、消化不良、"巴达干盛型"(寒性)浮肿证、水肿证、癫狂病、痫证、痞瘤病、疝痈、多种皮肤病、炭疽、虚热证、一切脉络病以及温病后期等多种疾病。

近年来根据对某些常见病或疑难病的临床观察发现,对精神分裂症、神经衰弱、神经症、癫痫、慢性胃炎、结肠炎、胃下垂、骨质增生、胸椎或腰椎结核、风湿性或类风湿等骨关节病亦有较为满意的效果。

[注意事项]

(1) 肌腱处、各部孔窍(九窍)、孕妇腹部、腰骶部等处禁用。

(2) 凡属"希拉"偏盛型(热盛证)诸证和"血热"偏盛型诸证,尤其对某一相关脏腑的"伏热证"不宜施灸。

(3) 施灸时首先对与"赫衣"相关穴位(若干个穴位)施灸,并按从上到下的顺序进行。

(4) 如果施灸后出现高热等意外情况应立即妥善处理。

(5) 治疗胃及消化系疾病,饱食及空腹时均不宜施灸。

（6）施术时应防止因飞溅火星而引起的烧伤或火灾。

（7）施灸后应注意调理饮食起居。灸后宜暂避风吹，或以干毛巾敷之轻揉，使其汗孔闭合，以利恢复。

[按语]

蒙医灸法对临床上常见的各种病证均可治疗，而对于"赫衣偏盛型"（近似风寒）、"巴达干偏盛型"（可能近似寒）、"希拉乌素型"（可能近似湿）等疗效尤为显著，并对某些疑难重症的防治有其特殊的临床价值。

藏医火灸法

藏医火灸法又称藏医火灸疗法，是藏医传统外治法之一。

[操作方法]

施灸前准备好艾叶，生姜，荜茇，胡椒，干姜，煅寒水石散或石灰石，白毡片，柏木片或高山栎木片，金箸，银箸，铁，桦木，柳木，短叶锦鸡儿，沙棘，动物犄角（特别是种羊角等雄性动物角），滑石，松耳石和玛瑙等石类和宝石类，布块，蜂蜡，酥油，蔗糖，山羊油，鹿油，虎豹的犬齿，白炽灯光，线香，火柴或打火机，

灸法在居·米旁所著的《医学全集》和帝玛·丹增彭措所著的《火灸教诲明示·白晶鉴》中均记载："种类二十三种之多。"可见藏医火灸种类较多，但法则主要分为两大类，即艾灸法与非艾灸法，在临床上常用的主要是艾灸法。

1. 艾灸法　艾灸是在一定的穴位上面放置艾炷，点燃施灸，用以清除隆病和寒性疾病的一种治法。有使用方便、效果显著等特点，是藏医火灸中最常用的一种灸法。

（1）艾叶种类：《晶珠本草》载："艾草有野艾、草艾和小艾三种。其中野艾冠厚实，呈花形，茎短小；草艾生长于草甸沼泽地带，叶对生，花黄白。"野艾花叶茂盛，作为艾炷较好。而草艾分大小两种，其中小艾不适于艾灸，大艾生于田埂地头或种植在家园，枝高叶大，也可用于制作施灸的艾炷。

（2）艾叶采集时间：以秋季三个月为采艾最佳期，即每年农历七、八、九月的初一至十五日时期艾叶和花朵生长茂盛，无籽，枝叶不宜断残，这时采集的艾叶最佳。

（3）艾绒制作方法：将采集的艾叶、花朵晒干后，用木棍槌成绒状（不槌断艾叶），除掉杂质及土石等物，再轻烧艾绒并立即用手揉搓，直到艾绒变成墨绿色为止。然后，最好在水中浸泡3日，喷洒麝香水，晒干后再用木棍槌成易燃艾绒，包入纸中搓卷成粗细不等的艾条。根据用途和病情的不同，切成大小不等的头尖底圆、易于放置和燃烧的艾炷。

（4）艾炷大小：用于头部和四肢及前身各穴，以小指尖大小为宜；用于脊椎各穴，以示指尖大小为宜；用于肿疮和痞瘤等肿块坚硬疾病，以中等诃子尖大小为宜；用于失血需要封闭脉道者，以扁圆如羊粪粒大小为宜；用于施灸小儿的剑突穴或其他穴位，以豌豆粒大小为宜。

（5）操作：有煮法、烧法、烤法和拟法四种。

① 煮法：适应于痈疖、痞瘤等症。首先灸痈疖、痞瘤的四周，以封闭脉道，防止肿块扩散。然后，灸肿瘤中央。对于病情较重者，于最佳穴位连灸几壮，一般20次为最好，19次为次，17次为下。

② 烧法：适用于灰色培根病和黄水病，以及心风病等，灸15次为最佳，13次次之，9次为下。

③ 烤法：适用于隆病、寒性虫症、大小便闭塞或尿频、洞泻不止等症。灸7次为最佳，5次为次，3次为下。

④ 拟法：8岁以下小儿使用拟法，即灸豌豆粒大小一次，使小儿略感惊痛便可。

一般在施灸中，将灼烧成瘢痕者称煮法，灼烧起细小水疱者称烧法，不伤及皮肤只灼红皮肤者称烤法，略灼而产生惊痛的称拟法。按火灸种类分类，汉地火灸属煮法，艾灸属烧法，霍尔火灸属烤法，天竺火灸属拟法。按灸位分类，四门穴宜用烤法，下体穴宜用烧法，上体穴宜用煮法，神经或筋膜部位宜用拟法。灸脊椎各穴，只用拟法不用烤法或烧法，以免伤及神经引起瘫痪或脊椎僵直难伸。

此外，产后大出血、泻后抑压风势及筋膜断裂复续等三种情况如果灸量过度则会造成筋膜拘挛、阻断风路、肌肉萎缩等弊端，务必谨慎。

患者挺身端坐，在选中穴位上划点作好标记，然后用胶水或大蒜汁将艾炷粘于穴位上，点燃后适当吹气助燃，至艾烟消散、灸火烧及皮肤时用针头拨去火

灰,但不要触及皮肤。如果多个穴位同时灸烧,第一炷燃至三分之二时点燃第二炷,依次循序,要做到前灸火力未散,后灸火力续之,使热力源源不断,这样效果更佳。灸时要求火势均匀、不偏不倚,灸痕四周略起细小水疱,无疼痛感,说明灸法得当。一般所谓烧熟的标志是胸腹部施灸则背部微感疼痛,同样背部施灸胸腹部微痛、恶心。此时,可停止灸烧。有人认为艾炷燃尽发出"杂"的声响,同时灰烬四散者,效果更优。如果患者出现欲吐、头晕等副作用,则要立即停止灸烧。

2.非艾灸法 非艾灸法主要分为七种。

(1)天竺火灸:在穴位上铺一层红纸或红绫,上盖四横指宽的白硇砂粉,其上置一块薄红柏木片,木片要在三热性药(生姜、荜芨和胡椒)水中浸泡一夜,干后用朱砂水写八个字,口念咒语二十一遍,早晨东向,用火镜聚太阳光烧灼木片以灸之,对中风、黄水、脉病有效。又一法是取一薄铜镜,口念咒语,用水清洗铜锈,置于火上烧热,以不烫手为度,用一未褪色的新红绫包裹,口念咒语百万遍,频频放于穴位反复烧灼。如灸温下降,可用火镜聚光反复灸热,口念咒语千遍。再于其上面,用较大的艾炷灸烧一段时间,口念咒语一千遍。上述灸法治疗寒性痞瘤、腹绞痛、瘰疬、中邪、索增隆病(相当于神经症和各种心血管病证)等。施灸之前,首先要用瞿麦和荜芨浸水洗净穴位,待水液干后才能施灸。

(2)汉地火灸:在穴位上撒布一份煅寒水石散或石灰石,滴入热水3滴,用其产生的热量烧灼,可治脉病、血管栓塞和黄水病(以水肿、湿疹、关节肿胀疼痛、肤色青黑粗糙为主症,类似中医湿证)。

(3)霍尔火灸:在穴位上面涂以油脂,上铺一层白毡片,毡片要在盐水中浸泡,拧干水,用钳子夹一块烧烫的羊脂石置于毡片上,灸烧程度视疾病而定。用以治疗丹毒、牛皮癣、瘰症等皮肤病。

(4)神变火灸:在穴位上面铺一层红绫,上垫一块牛皮厚的柏木片或高山栎木片,其上置艾炷燃灼。主治直候病(又称垢甲病,类似痛风病)、瘰证和各种肿块等。

(5)神奇火灸:在穴位上面撒布寒水石和三热性药(荜芨、胡椒、干姜)等份研成的粉末,上盖一块红绫,垫木片,置艾炷燃灼,可消除肿瘤、寒性黄水病。或者取一无锈铜镜,红绫裹之,置于穴位,口念咒语百

遍,置于红绫上燃艾炷烧灼穴位。

(6)缘分空行母火灸:施灸者入定空行母执火禅,口念十相自在咒语二十一遍,在穴位上依次垫以写有咒符的纸、红棱和柏木片三物,上置合有少许户枢尘土的艾炷,用火镜聚光点燃灸之,口呼"哈哈哟"之言,并默念十相自在咒语二十一遍。艾火虽未燃及木片,但穴位已得灸力,此灸除眼睛之外的所有部位均可使用。灸之可除增盛热证之外的一切疾病,特别对中风、中邪、鬼魔作祟(神志疾病)引起的疾病及疖痈、痞肿等有效。

(7)烙灸:① 金烙:用弯头金箸做烙器,烧烙有关穴位称之金烙,用以驱邪、预防瘟疫等,具有保护视觉的作用。② 银烙:用银箸做烙器,烙之,可干脓水、去腐肌、治疖痈。③ 铜烙:用黄铜做烙器,可愈伤、治痈、杀虫。④ 铁烙:用铁做烙器,可防骨刺、破胃部癥瘕。⑤ 木烙:用柏木、桦木等阳木,柳木、短叶锦鸡木等阴木,沙棘、榈子等子木或文冠木、小檗等三黄水药末于木板上猛烈摩擦直到冒烟时熨在穴位上,根据木质性质对症灸治直候病、瘰证、白脉病、血管疾病、皮肤病、黄水类病、创伤和炎肿等疾患有效。⑥ 角烙:用动物犄角(特别是种羊角等雄性动物角)烧热烙之,效果相当于木烙,根据疾病选烙。⑦ 石烙:将滑石、松耳石和玛瑙等石类和宝石类涂上油脂,用火烧烫置于穴位,对痞病、疖痈、肿瘤炭疽、直候病、瘰证、黄水和中风等有效。⑧ 布烙:将布块或羊毛等在火硝水中浸煮,取出后用榈木炭火烤干变硬,卷在沉香木上,干后点燃,以不烫伤皮肤为度,熄火置于穴位上烙之,对黑痣、鸡眼、脑病和偏头痛等有效。⑨ 油脂烙:以融化的蜂蜡、酥油、蔗糖、山羊油、鹿油等适量烙于相应穴位,对痔疮、淋巴结炎、阴部瘘管、外窍处生疮等有效。⑩ 牙烙:将象牙、虎豹的犬齿于青油和水的混合液中浸煮后,置于穴位烙之,对陈旧疮伤及疖痈、癥瘕等有效。

[临床应用]

藏医火灸法,一般认为具有阻断疾病随脉管扩散、迅速止痛、抑压隆病窜行蔓延、开胃消食、破痞瘤等癥瘕、愈痛疖陈疮、抑肿胀、去黄水、燥湿、清除脏腑水液渗漏、扶助胃火、提升体温、醒神醒脑等诸多功效。主治的病证包括食物不化症、胃火衰弱、浮肿、寒性水肿、寒性痞瘤、寒性赤巴病(赤巴,相当中医的火。赤巴紊乱所产生的各种症状叫赤巴病。寒性赤巴以

脉迟、目黄、尿黄、体温低、大便色白、不消化、寒凉饮食起居损害等为主症)、头部及四肢黄水充斥、肉痛和骨痛、炭疽、虚热、癫狂、痈证、昏仆不省人事、一切脉病以及热病断后(即不使热病重新复发)等。总之,对隆、培根(培根,相当于中医的水、土,其所引起的病证以消化系统疾病和体液失调为主)所致的一切寒性疾病,特别对白脉和黑脉病、黄水病、直候病、痛风、类风湿关节炎等疗效显著。

[注意事项]

1. 首先要掌握藏医火灸法的各项禁忌 ① 在病证上,对赤巴热病、一切血液病等任何瘟热引起的疾病禁止施灸。② 在部位上,眼睛等五官及男女在脉即男性会阴的左侧脉、女性会阴的右侧脉和耻骨阴毛中间的动脉等处禁灸。对这些部位施灸会造成男性阳痿不举,因而除了高龄老人或无生育能力者外,不得火灸。③ 在时间上,饱食后,胃肠等六腑部位也应禁止施灸,下雪风寒天气不宜施灸。另外,还要避开八卦九宫忌日和体内神魂巡行的部位施灸,不可随意妄为。例如,每月(阴历)初一、初六、十八、二十二、二十四和三十日皆宜禁止放血、火灸。秋三月不灸右肋部位,春三月不灸左肋部位,夏三月不灸脐部各穴,冬三月不灸腰部各穴。此外,人的神魂晨在唇,日出在嘴,日升在舌,正午在眼,日斜在小尖脉,下午在肺脉,日落前在上胸,日落在下胸,黄昏在脐,入夜在阳门,午夜在胃,下半夜在中胸,黎明在肠等,故也有上述各时不宜灸相应部位和穴位之说。现代科学证实,人体随着气候变化和月亮圆缺而盈损变化,上述不同季节和时间禁止施灸是有一定道理的。

2. 施灸后的注意事项 帝玛·丹增彭措所著的《白晶鉴》载:"艾炷燃尽时立即用拇指(或小石子)用力按压息火。灸后不可立即饮水,宜稍作散步,恢复体力。七日之内禁食腐坏或酸性食物。禁忌风寒、剧烈运动、发汗和白昼睡觉等。饱食之后不宜施火灸,灸后也不宜饱食或嗅闻皮毛等的焦味和秽气。"

[按语]

火灸是五种藏医传统外治法之一,藏医外治法分缓治法和峻治法两种。缓治法为施术时无甚感觉和疼痛的一种疗法,峻治法是施术时较为疼痛的一种疗法。火灸是峻治法之一,在既定穴位或痛点处用艾炷烧熨,利用火的热力及药物的作用将隆病和寒性疾病平息于发病部位,达到根除寒证和部分热证的一种治疗方法。所谓隆病,是指隆(相当于中医的风、气,但含义更广泛)的平衡失调所致的病证。

壮医药线点灸

壮医药线点灸是流传于壮族的一种民间疗法,是利用广西壮族地区出产的苎麻搓成药线,再放入名贵药物溶液中浸泡加工,然后点燃线头,直接施灸于患者体表一定穴位或部位,以治疗疾病的一种方法。

[操作方法]

1. 常用穴位 药线点灸腧穴除传统的针灸腧穴外,尚有一部分特殊腧穴。

■ 梅花穴:根据局部肿块的形状和大小,沿其周边和中部选取一组穴位,此组穴位呈梅花形,故名梅花穴。主治外科及内脏肿块性疾病。

■ 葵花穴:根据局部皮肤病损的形状和大小,沿其周边及病损部位选取一组穴位,此组穴位呈葵花形,故名葵花穴。主治比较顽固的癣类和皮疹类疾病。

■ 莲花穴:根据局部皮肤病损的形状和大小,沿其周边及病损部位选取一组穴位,此组穴位呈莲花形,故名莲花穴。主治一般癣类和皮疹类疾病。

■ 结顶穴:淋巴结附近或周围发生炎症引起局部淋巴结肿大,取肿大之淋巴顶部为穴。

■ 痔顶穴:取外痔顶部为穴。

■ 长子穴:取首先出现的疹子或最大的疹子为穴。主治皮疹类疾病。

■ 脐周四穴:以神阙穴(脐中)为中心,上下左右旁开1.5寸各取1穴,共4穴,配套应用。主治胃肠病变。

■ 关常穴:取各关节部位常用穴位,如膝关节部的膝眼(犊鼻穴)等。

■ 下迎香穴:于迎香穴与巨髎穴连线的中点处取穴。

■ 启闭穴:于鼻孔外缘直下与唇边的连线、鼻孔外缘与口角的连线和唇边连线3线组成的三角形中心处取穴。

■ 鼻通穴:于鼻梁两侧突出的高骨处取穴。

■ 新设穴:风池穴直下,第4颈椎旁开约1寸,斜方肌外侧凹陷处取穴。

■ 下关元穴:于脐下3.5寸,即关元穴下0.5寸处取穴。

■ 膀胱 3 穴：于尿液潴留而隆起之膀胱上缘取左、中、右 3 穴。主治尿潴留。

■ 止吐穴：于鸠尾和膻中连线的中点处取穴。

■ 外鱼际穴：于第 1 掌骨上当翘起拇指时显示出的凹陷处取穴。

■ 食背穴：于手背，当示指本节关节的中点取穴。

■ 食魁穴：于手背，当示指次节关节的中点取穴。

■ 中背穴：于手背，当中指本节关节的中点取穴。

■ 无魁穴：于手背，当环指次节关节的中点取穴。

■ 拇宣穴：于两手拇指尖端，距指甲约 0.5 寸处取穴。

■ 外劳宫穴：于手背，与劳宫穴相对处取穴。

■ 肩前穴：垂臂，于腋前皱襞顶端与肩髃穴连线的中点取穴。

■ 十六路总火穴：是治疗急症危重患者的一组特定穴，包括攒竹、头维、风池、中冲、足三里和翼唇穴、背八穴、甲角穴、肘凹穴。① 翼唇穴：于鼻翼至上唇垂直连线中点处取穴。② 背八穴：从风门至大肠俞连线平分 5 等份，每两等份交界处取一穴，每侧 4 穴，共 8 穴。③ 甲角穴：于蹑趾甲外侧旁开赤白肉际处取穴，左右各 1 穴。④ 肘凹穴：于肘后鹰头后方凹陷处取穴。

■ 上长强穴：于长强穴上方凹陷中央处取穴。

■ 趾背穴：于蹑趾本节背侧关节处取穴。

■ 燕口穴：于两拇指相对，指尖处取穴。

■ 臂肌穴：于上臂外侧三角肌下中央处取穴。

■ 东风穴：正当颏三角之颌下淋巴结肿胀处取穴。

2. 取穴原则 为"寒手热背肿在梅，痿肌痛沿麻络央，唯有痒疾抓长子，各疾施灸不离乡"，具体为：① 凡畏寒发冷的疾患，选取手部穴位为主。② 凡发热体温升高的疾患，选取背部穴位为主。③ 凡痿废瘫痪诸证，选取该痿废瘫痪之肌肉处的穴位为主。④ 凡痛证，选取痛处及邻近穴位为主。⑤ 凡麻木不仁证，选取该部位经络中央点为主。⑥ 凡瘙痒诸证，取先痒部位的穴位为主。⑦ 凡肿块取局部梅花穴；癣及皮疹类疾患取局部莲花穴或葵花穴。

3. 灸具选择 药线每条长 30 cm，每 10 条扎成一束。大小分为 3 种：一号药线直径为 1 mm，适用于灼灸皮肤较厚处的穴位与治疗癣类疾病，以及在冬季使用；二号药线直径为 0.7 mm，是最常用的一种，适用于各种病证；三号药线直径为 0.25 mm，适用于灼灸皮肤较薄处的穴位及小儿灸治。凡备用的药线宜用瓶装，并严密加盖，放置阴暗干燥处，不能放在高温或靠近火炉的地方，也不宜曝晒或强光照射，同时应防止受潮发霉，以免影响疗效。

4. 操作

■ 持线：用拇、示二指持线的一端，并露出线头 1～2 cm。

■ 点火：将露出的线端点燃，如有火焰必须扑灭，只需线头有火星即可。

■ 施灸：将有火星线端对准选定的穴位，腕和拇指屈曲动作，拇指（指腹）稳重而敏捷地将火星线头直接点按于穴位上，一按火灭即起为 1 壮，一般每穴灸 1 壮。灸处可有轻微灼热感。

5. 疗程 药线点灸疗法强调抓紧治疗时机，治早（及时治疗）、治小（小病、轻病早治）、治了（彻底治疗，不要中途而废）。至于疗程，需要根据不同疾病，灵活掌握。一般急性病疗程宜短，慢性病疗程宜长；顽固性慢性疾患疗程间隔时间宜短一些，一般为 2～3 日，间隔期间病情继续好转，称为有后效应，间隔时间可适当延长。对于一些慢性病，如乳腺小叶增生症，肿块消失后，还需继续治疗 1 个疗程，以利于巩固疗效。

[临床应用]

壮医药线点灸具有温经散寒、祛风止痒、行气活血、祛瘀消肿、宣痹止痛等作用，适用于治疗临床各科属于畏寒、发热、肿块、疼痛、痿痹、麻木不仁、瘙痒等范畴的疾病。

[注意事项]

（1）持线对着火端必须露出线头，以略长于拇指端即可，太长不便点火，太短则易烧灼指端。

（2）必须掌握火候，施灸时以线头火星最旺时为点按良机，且应使珠火着穴，不可平按。

（3）施灸时，火星接触穴位时间短者为轻，长者为重。因此，快速扣压，珠火接触穴位即灭者为轻；缓慢扣压，珠火较长时间接触穴位者为重。施灸手法的原则也可概括为"以快应轻，以慢对重"。轻即轻病，重即重证。

（4）灸前宜选择适宜体位，一般以坐位或卧位为宜。眼球部位及孕妇禁灸，虚热证应慎用。

（5）施灸时点 1 次火灸 1 壮，再灸再点。

（6）嘱患者配合治疗，如胃肠病患者治疗期间应节制饮食。

（7）灸后局部有灼热感或痒感,禁止用手抓破,以免感染。

[按语]

广西壮族自治区地处亚热带,气候炎热,多雨潮湿,因此,痧、瘴、蛊、毒是壮族聚居地区发病率最高的疾病。壮族人民在长期的医疗实践中,积累了丰富的医疗经验,创立或运用了许多行之有效的治疗方法,如熏蒸、敷贴、佩药、刮痧、角疗、桃针、陶针、金针、灸法及气功导引、穴位按摩、药线点灸等。其中,药线点灸疗法是壮医的一大特色,既可治疗内部脏腑疾病,又能治疗体表多种病变,具有广泛的实用价值。

瑶医药罐灸

瑶医药罐灸是广西桂北瑶族地区所特有的一种治病方法,是瑶族外治法的精华之一,集瑶药外敷发疱、药罐和熏洗于一体,局部刺激皮肤,使得部分体液渗出,从而又达到了开窍泄热、活血祛瘀、疏通经络的作用。

[操作方法]

施灸前准备好金竹罐,了哥王根皮,狗股骨,麻骨风,大小钻,穿破石,松节,透骨消,九节风,铜钻,铁钻,风见散,甲紫等。

1. 灸具　主要包括器具和药物两种。

（1）灸具:罐用金竹、坚固无损、正直、口径在1.5～3 cm、长约8 cm的竹管,一端留节作底,另一端作罐口,用刀刮去青皮及内膜,厚薄适中,用破纸磨光,使罐口光滑平正。

（2）灸药

■ 敷灸药:药用有刺激性的了哥王根皮30 g,合米粥适量压饼而成块,直径1～2 cm间不等。

■ 煮罐药:用地道药材为主,主要以活血祛瘀、祛风除湿、清热解毒、消肿止痛等药组成,如狗股骨1块、麻骨风30 g、大小钻30 g、穿破石30 g、松节30 g、透骨消30 g、九节风30 g、铜钻30 g、铁钻30 g、风见散30 g等,临床上还可辨证加减。

2. 操作　常规消毒,用敷灸药（发疱药）饼隔纱布敷贴患处（取穴原则以阿是穴为主）,30 min后取下,视其发疱部位,用消毒针点刺放出疱内液（当地瑶医用瓷片）,然后取出用瑶药浸煮的罐、甩净水珠后,趁热迅速扣盖在发疱部位皮肤上,约10 min后,取下药

罐,用消毒巾擦净渗出液,后用药水熏洗患处约30 min。

3. 疗程　隔日或1周2次,5～10次为1个疗程。

[临床应用]

瑶医药罐灸法适应证较广,常适用于治疗风湿痹证、跌打肿痛、丹毒痈疽等。

[注意事项]

（1）要根据施治部位和范围大小选择不同的发疱药和竹罐,操作要迅速、准确。

（2）拔罐时要选择适当体位和肌肉丰满部位为宜,若体位不当、移动、骨骼凸凹不平、毛发较多的部位易导致竹罐吸附不稳而脱落。

（3）药罐取出时,要甩净水珠,以免烫伤皮肤;在点刺水疱时,创口不要太大,必要时可擦上甲紫药水,以防感染。

（4）有皮肤过敏、溃疡、水肿及大血管分布部位,不宜直接拔罐;高热抽搐者和孕妇的腹部、腰骶部亦不宜拔罐。

[按语]

广西地处南疆,自然环境特殊,阴湿多雨,脚气、风湿、身重等常见发生,特别是广西桂北山区更为突出。故此,广西桂北瑶族先民在与疾病长期的斗争中,充分利用地道药材与瑶山多竹的特点,创造出一套简便、验灵、效捷的瑶医发疱药罐灸法。

回医烙灸法

回族医学是中华民族传统医学中的一部分,是在人类历史上东西方文化高度融合的产物,风格独特、手段特殊、疗效奇特。《回回药方》论述较为全面,其"针灸门"实为专论灸,开篇即讲"灸各体汪候类,说灸的动静"。所论灸法有3种情况,即艾灸、药灸、烙灸,其中以烙灸法所占篇幅最长,尤为详述,其方法为阿拉伯医学的烧烙法。

[操作方法]

1. 烙药搽药　生石灰、撒奔、博剌亦阿尔马尼（即阿尔尼地面的碱）各等份,共研细末,以西域橡子树灰的水、无花果树灰的水、童子小便相和,搽灸患处或穴位。又一方,力大者,将石灰末经水化开,加即剌（茴香）、哈里哈达而（红矾）少许,放伤处,后拴系（包裹）。

2. 咱剌顽的他于里根　以宰体油（即沙迷地面宰桐树上生的油）炼极热,将咱剌顽的浸入,停一时,俟

其极热,烙灸之。灸后用"定粉膏,或石灰膏治之,得瘥"。咱刺顽(长 10～20 cm 的,去除外表粗皮的根茎)可能是一种用来烙灸的植物枝茎,类似中药灯心草或石菖蒲。伤损处灸烙,多用紧束的药研末,放伤疮处止血愈疮,如即刺(茴香)或海螵蛸研细,糁伤处拴系(包裹),其性亦能达到灸的作用。若疮伤化脓,"恐屑脱,血还流",改用铁器烙灸之。

3. 辛纳刺(一种烙具)　以铁制成辛纳刺,钩起施烙的皮肤,或以手指扯起,将辛纳刺烧热烙灸,或制成"一灸二处""三灸六处""一灸六处"等大小规格不同的辛纳刺器具烙灸之。

4. 三环烙灸器　"以铁造一器如碗,高可二寸许,上有柄可把手,厚可半寸三分之一,其制作要三层,每层一圈厚薄相匀,圈内第三层要合住臂骨辏接处,其圈每层相去可半寸许。"灸时,烧热后置于臂部关节处烙伤,令脓水多流,后贴生肌之药,"令其收口平复"。

[临床应用]

其治疗范围包括内科、外科、伤科、骨科、皮肤科、眼科等多种疾病。烙灸治疗的疾病,多为禀性衰败,与体内四性"冷"、四液"恶润"、"凝聚"根源有关。其湿(润)的异常体液多"因脑上下来",或"润生气窄",或生肿疮(似痔疮),或异常体液沉淀"凝聚"肝、肾、脾、胃,或痞,或蛊,或使"腠理解散"或异常体液淤滞"肺及胸膈"胁里,或使臂膊、肩关节疼肿等。

[注意事项]

(1) 烙灸时要使局部肌肤溃破流水流脓,所以施治时,不宜用于颜面(除眼皮上下用搽药烙);

(2) 不宜用于血管附近及关节皱襞、韧带肌腱处等。

(3) 要求医者技术操作熟练,患者密切配合。

[按语]

烙灸法是利用药物、器械加热所产生的温热刺激,直接或间接地运用自然的物质来激发人体内的体液活动的潜能,通过皮肤和血管感受器的反射途径传到中枢神经系统,调节兴奋和抑制过程,使之趋于相对平衡状态。在温热性刺激效应的作用下,局部血管扩张,促进体液循环,加强新陈代谢,改变局部组织营养状态,增强血管壁通透性及白细胞吞噬能力,增强局部耐受性及机体抵抗力,起到抗御疾病、修复受损组织、祛污拔毒的作用。

第十章
保健灸法

艾灸在我国古代用于延寿健身,被称为长寿健身之术,也被用来预防传染病,能够温通经络,祛湿散寒;益气扶正,回阳固脱;行气活血,祛瘀止痛;调理脾胃,振奋机体功能,预防疾病,强身健体、延缓衰老;平调阴阳,补虚泻实;通经活络,拔毒泻热。

古代医家称保健灸法为"逆灸",是指无病而灸,用来增强人体的抗病能力和延缓衰老能力。《诸病源候论》有言:"河洛间土地多寒,儿喜病痓,其俗,生儿三月,喜逆灸以防之。"这是用艾灸来预防疾病的记载。《扁鹊心书》也记载:"人于无病时,常灸关元、气海、命门……虽未得长生,亦可得百余岁矣。"说明艾灸具有强身健体、益寿延年之功。

预防灸法

艾灸是我国古代预防疾病的重要方法,可预防多种疾病,在古代对疾病的预防起到了重要的作用。

(一)预防霍乱

■ 取穴 穴分上中下。分之之法,先令病者赤膊,横放小竹竿于背间,着病者用两手勾兜住……两手则平平竖高,竹竿便与腰脊骨成一个十字。即取大江钱1个,向正有横竹处之脊骨安放好,将竹压住此钱,看过竹上竹下钱样均平,然后用墨笔圈记该钱圆样在背。将竹取下,即令病人俯卧在床,再取钱放回背上所划圆样里。又用墨笔划记钱眼在背,此钱眼内是为中穴。所谓上穴下穴者,即照中穴所画墨痕之上下画推之。

■ 操作 用薄姜片贴在穴位之上,再加铜钱压正此姜片,随用艾绒1粒置钱眼里灸之,以痛极为度。

■ 适应证 预防霍乱。

■ 注意事项 如先腹痛,则先灸中穴。若遇先呕,则宜先灸上穴。若遇先痾(注:泄泻),则宜先灸下穴。

(二)预防新生儿脐风

■ 取穴 角孙、瘛脉、听宫、曲鬓、本神、天容、囟会、承浆、肩井、曲池、合谷、气海、神门、乳根、身柱、长强、肺俞、阳陵泉、承山、昆仑、解溪、丘墟、涌泉。

■ 操作 从左耳角孙穴起,依次灸瘛脉、听宫、曲鬓、本神、天容,左侧灸完,右亦如此;左侧囟会、承浆、肩井、曲池、合谷、气海、神门,右亦如之,则昏可醒。左乳根下始,从上至下七穴止,右乳根下亦如此;脐下阴交续命关,身柱连续共八穴:长强、肺俞、阳陵泉、承山、昆仑、解溪、丘墟、涌泉,右侧灸完,左亦如此。

■ 适应证 预防新生儿脐风。

■ 注意事项 如若抽搐痰闭风闭猝死,即以上穴法,醒之不及。急用艾绒灸中冲穴,火到即活。

(三)预防水土不服

■ 取穴 关元、足三里。

■ 操作 取关元与足三里,点燃艾火施以温和灸,灸至皮肤温和并有经络传感为止。

■ 适应证 防止疫疠之邪侵袭,预防疾病的发生。

■ 注意事项 常需安不忘危,预防诸病的发生。

（四）预防狂犬病发作

处方一

■ **取穴** 咬伤处。

■ **操作** 直接灸伤处10壮，明日以去，日灸1壮，满百日乃止。

■ **适应证** 预防狂犬病发作。

■ **注意事项** 需及时施灸。

处方二

■ **取穴** 咬伤处。

■ **操作** 隔杏仁灸，捣杏仁和大虫牙，捻作饼子，贴创上，顿灸二七壮。

■ **适应证** 预防狂犬病发作。

■ **注意事项** 需及时施灸，不可拖延。

（五）预防脚气

■ **取穴** 足三里、绝骨。

■ **操作** 灸两侧足三里、绝骨各7壮。

■ **适应证** 脚气冲心之疾。

■ **注意事项** 每年二月初，便需灸，至夏即无脚气冲心之疾。

（六）预防中风

■ **取穴** 百会、风池、大椎、肩井、曲池、间使、足三里。

■ **操作** 艾条灸，灸至温热为度。

■ **适应证** 预防中风。

■ **注意事项** 需在春秋季节或者冬至时施灸。

（七）预防眼病

■ **取穴** 曲池。

■ **操作** 艾条灸，灸至温热为度。

■ **适应证** 预防眼部疾病。

■ **注意事项** 选择春分时节施灸最佳。

（八）预防胃肠病

■ **取穴** 足三里。

■ **操作** 艾条灸，灸至温热为度。

■ **适应证** 预防胃肠疾病。

■ **注意事项** 选择秋分时节施灸最佳。

（九）预防小儿惊风

■ **取穴** 百会。

■ **操作** 艾条灸，灸至温热为度。

■ **适应证** 预防新生儿小儿惊风。

■ **注意事项** 应避免小儿受到惊吓。

益寿延年灸法

现代研究表明，艾灸确实能提高机体的免疫力及抗病能力，而达到益寿延年的目的。"膏肓腧无所不治……此灸讫后，令人阳气康生，当消息以自补养"，说明膏肓穴可用在益寿延年。《养生月览·八月》记载："八月十日四民并以朱点小儿头，名为天灸，以厌疾也。"《扁鹊心书·住世之法》曰："每夏秋之交，即灼关元千炷，久久不畏寒暑，累日不饥。"《万病回春》："每年中秋日熏蒸一次（熏脐），却疾延年。"都是用来益寿延年的艾灸方法，多采用具有补益强壮作用的腧穴。

（一）灸关元数百壮以壮元阳

■ **取穴** 关元。

■ **操作** 人至三十，可三年一灸脐下三百壮；五十，可二年一灸脐下三百壮；六十，可一年一灸脐下三百壮。

■ **适应证** 元阳不足者。

■ **注意事项** 常灸关元穴可不断地温壮元阳，维持健康。

（二）灸足三里以延年

■ **取穴** 足三里。

■ **操作** 艾条灸，灸至温热为度。

■ **适应证** 两目昏花或阳气不足者。

■ **注意事项** 此穴可长期施灸，既可治病，又可延年益寿。

（三）益精补肾防衰老

■ **取穴** 肾俞。

■ **操作** 温和灸，灸之温热为度。

■ **适应证** 老年肾虚者。

■ **注意事项** 需注意饮食、睡眠规律，调畅情志。

（四）神阙使年老者颜如童子

■ **取穴** 神阙。

■ **操作** 温和灸，灸之温热为度。

■ **适应证** 体弱多病，未老先衰者。

■ **注意事项** 需长期艾灸，疗效更佳。

（五）艾灸气海保元气

■ **取穴** 气海。

■ **操作** 温和灸，灸之温热为度。

■ **适应证** 元气不足，体质虚弱者。

■ **注意事项** 宜频灸此穴，以壮元阳，若疾病发作后施灸则事倍功半。

强壮灸法

《灵枢·官能》曰："针所不为,灸之所宜""阴阳皆虚,火自当之。"说明灸法在上古时代是治疗于各科虚证及疑难杂症的。至唐宋时期,灸法得到了更进一步的发展,孙思邈治疗脏腑杂病及顽痼之疾时特别推崇灸祛,总结了"膏肓无所不治""一切病皆灸足三里"等经验。

强壮灸法是以强壮穴为主施行灸治,从而达到扶正与祛邪兼顾的治疗目的。强壮灸法用穴可概分为基本用穴和辨证用穴两类:基本穴取大椎、膏肓、足三里、气海、命门。辨证取穴为百会、膻中、天突、天枢、灵台、神门、曲池,以及脏腑俞募穴。腧穴配伍及应用,一般以脏腑辨证为主。

(一) 益气升提法

■ 取穴　百会、命门、气海、中脘、足三里。并根据下垂脏器的不同,配合相应的脏腑俞穴。

■ 操作　温和灸,灸至温热为度。

■ 适应证　脱肛、子宫下垂、胃下垂及其他内脏下垂。

■ 注意事项　应避免剧烈活动,注意休息。

(二) 温阳壮肾法

■ 取穴　大椎、膏肓、足三里、气海、肾俞、心俞、命门。

■ 操作　温和灸,灸至温热为度。

■ 适应证　侏儒症、雷诺病、遗精、胞寒痛经、经水过少、闭经等。

■ 注意事项　日常生活需注意保暖。

(三) 固本平喘法

■ 取穴　① 大椎、膏肓、膻中;② 灵台、天突、气海;③ 肺俞、足三里。

■ 操作　温和灸,三组穴位交替使用。

■ 适应证　哮喘、慢性气管炎及体虚易受外感者。

■ 注意事项　避免剧烈活动。

(四) 益气健运法

■ 取穴　脾俞、胃俞、足三里、中脘、天枢、水分。

■ 操作　温和灸,灸至温热为度。

■ 适应证　慢性胃炎、胃溃疡、消化不良、结肠炎等胃肠疾患。

■ 注意事项　饮食宜清淡。

(五) 利水消肿法

■ 取穴　膏肓、肾俞、期门、章门、中脘、足三里。

■ 操作　艾条灸,灸至温热为度。

■ 适应证　适用于肝肾疾患,如慢性肝炎、肝脾肿大、慢性肾炎。

■ 注意事项　可配合穴位点按,疗效更佳。

益智健脑灸法

《黄帝内经》认为脑为元神之府,与十二经脉相连,总督五脏六腑,主司人体的思维、意识、情志、记忆等活动。针灸选取督脉及膀胱经的腧穴,以达到补肾填精、充髓益智的功效。百会穴和肾俞穴是作为临床益智健脑灸法的要穴。

(一) 艾灸百会益脑明智

■ 取穴　百会。

■ 操作　温和灸,灸至温热为度。

■ 适应证　健忘、记忆力减退。

■ 注意事项　注意休息,调畅情志。

(二) 艾灸肾俞充髓健脑

■ 取穴　肾俞、百会。

■ 操作　温和灸,灸至温热为度。

■ 适应证　肾虚精亏者。

■ 注意事项　需二穴相合,共奏"益精充髓、健脑益智"之效。

面部美容灸法

面部美容主要是对人体颜面美化、容颜养护及损美性皮肤病的防治,以改善人体容貌现状或消除某些缺陷,达到美颜、益容的目的。灸法达到通调气血、补益脏腑,有效改善人体功能,实现美容及延缓人体衰老的作用。中医学认为,皮肤问题虽然发生在人体外部,但其病因为人体阴阳气血过盛、过衰及脏器之间的功能失调,美容的要旨在于气血的充盈和荣养。

(一) 雀斑处方

■ 取穴　合谷、曲池、足三里、三阴交。

■ 操作　将艾条的一端点燃,对准穴位,距皮肤2～3 cm进行熏熨,使局部有温热感而不产生灼痛。每处灸15～20 min,至皮肤红晕为度。开始灸时可每日或隔日1次,待灸过一段时间后(一般10次左右),可减少施灸次数,每周灸1次或每月灸1～2次。

■ **适应证** 适用于雀斑所引起的面部浅褐或暗褐色针头大小到绿豆大斑疹,圆形、卵圆形或不规则皮疹,尤适用于夏季日晒后皮疹颜色加深及数目增多。

■ **注意事项** 应注重防治结合,日常避免皮肤日光直晒。

(二) 黄褐斑处方

■ **取穴** 肺俞、合谷、足三里。

■ **操作** 艾炷或艾条每穴施灸 5～10 min,春、夏季隔日 1 次,秋、冬季可每日 1 次。

■ **适应证** 多发于女性,灸法多适用于颧颊部、睚周、前额、上唇和鼻部对称分布的黄褐或深褐色斑片。

■ **注意事项** 女性黄褐斑发生多与体内雌激素水平偏高相关,可由长期口服避孕药、月经紊乱导致,规律健康生活是预防黄褐斑的最佳方式。发生黄褐斑后也可每日在面部斑点处配合按摩,促进局部气血流通,以淡化斑点。

(三) 保湿润处方

■ **取穴** 三角灸(以脐眼为上角点,以绳量取两口角间长度,以腹中线为对称轴做等边三角形,所得三点即是)。

■ **操作** 在三个角位点上各烧置枣核大艾炷 3壮,以皮肤红热而不起疱为度。每周 1～2 次,四季之始各灸 1 个月。若体质虚弱、腰部酸痛、面灰暗泛黑色者,加灸十七椎下 5～7 壮。为保湿润肤法常用方法。

■ **适应证** 面部皮肤干燥、发紧、脱皮,脸部清洁后发痒等。

■ **注意事项** 年龄增长、气候变化、睡眠不足、过度疲劳、洗澡水过热、洗涤用品碱性强等都是导致皮肤干燥的重要原因,故日常生活应多注重提前应对季节变化,充足睡眠,保证合理休息,面部清洁用弱酸性洗面奶。灸法同时也可采用护肤品面部补水。

(四) 面部除皱方

■ **取穴** 皱纹局部、百会、承浆、合谷、足三里;脾胃虚弱配脾俞、胃俞,肾气不足配关元、肾俞、太溪,肝肾阴虚配肝俞、肾俞、三阴交,肝气郁结配期门、太冲。

■ **操作** 选取面部每一条皱纹的最深处或最宽处施以艾条灸。

■ **适应证** 适用于在稀薄、易折裂和干燥皮肤上的萎缩皱纹及在油性皮肤上的数量不多、纹理密而深,如前额、唇周围、下颌处的肥大皱纹。

■ **注意事项** 可配合使用面部提拉手法,在皱纹局部周围腧穴向上按揉、提拉,有助于除皱。手法需连续操作才可保证效果持久,建议每周最少 1 次。

(五) 面部皮肤粗糙晦暗处方

■ **取穴** 百会、印堂、承浆、阳白、太阳、四白、巨髎、颧髎、大迎、下关、头维、合谷;皮肤干燥粗糙、毛孔粗大属血虚风燥者配风池、曲池、膈俞、肝俞、血海、三阴交,皮肤油腻污秽属湿热上蕴者配肺俞、脾俞、中脘、丰隆、内庭,面色苍白无华属气血两虚者配心俞、肺俞、气海、足三里、三阴交,面色萎黄属脾气不足者配脾俞、胃俞、阴陵泉、足三里、隐白,面色黧黑属肾虚者配肾俞、命门、关元、曲泉、太溪。

■ **操作** 主穴选用艾条灸,平补平泻法。配穴选用艾条灸,虚则补之,实则泻之。虚象明显,可加灸背俞穴。每日或隔日 1 次,10 次 1 个疗程,每疗程间隔 5～7 日。

■ **适应证** 面部皮肤粗糙、毛孔粗大、粉刺、肤色暗沉、晦暗等。

■ **注意事项** 慢性病患者面部皮肤粗糙或晦暗,应首先治疗原发病,在原发病治愈或得到控制后,再进行美容治疗。

(六) 眼袋下垂处方

■ **取穴** 印堂、睛明、瞳子髎、承泣、四白、巨髎、承浆;脾气不足配脾俞、胃俞、足三里、阴陵泉、三阴交,肾虚水泛配肾俞、三焦俞、关元、曲泉、三阴交、太溪。

■ **操作** 主穴艾条灸,平补平泻法。配穴选用艾条灸,虚则补之,实则泻之。虚象明显,可加灸背俞穴。每日或隔日 1 次,10 次 1 个疗程,每疗程间隔5～7 日。

■ **适应证** 本法适用于 40 岁以下眼袋明显者,需较长时间坚持才能取得疗效,眼袋吸脂术后复发者要时间更长一些。

■ **注意事项** 配合面部美肤按摩能够明显提高疗效,按摩时应加强眼周点穴并增加下眼睑抹法。

(七) 化妆品过敏处方

■ **取穴** 风池、百会、合谷;面部红肿明显配大椎、血海、内庭,瘙痒明显配曲池、百虫窝、三阴交,面部脱屑微痒或过敏缓解期配头维、印堂、承浆、曲池足三里、三阴交,急性过敏或症状较重者配风溪(耳穴)。

■ 操作　主穴艾条灸,急性期以泻法为主,缓解期以平补平泻为主。每日1次,10次1个疗程,每疗程间隔5~7日。急性过敏或症状较重者,双侧风溪用放血法,首先用导电法在风溪穴区内寻找敏感点,做出标记,常规消毒后,用刃针在标记处快速划割0.2~0.3 cm的小口,深度以透皮不伤软骨为佳,出血20滴左右,用干棉球压迫止血。经放血症状减轻后,可继续用毫针治疗。

■ 适应证　适用于使用化妆品后脸部皮肤发红、肿胀、干屑、水疱,或病灶结痂及渗出液化等症状。

■ 注意事项　祛除过敏原,停止使用有关化妆品,才能取得疗效。

(八) 重睑术后眼肿处方

■ 取穴　阳白透鱼腰、印堂、丝竹空、曲池、合谷、太冲;眼睑红肿疼痛配耳尖(耳穴),病程较长者配角孙、中渚、阴陵泉、三阴交。

■ 操作　主穴艾条灸,病程短者以泻法为主,病程长者平补平泻。留针30 min,每日1次,至眼睑消肿。眼睑红肿疼痛用耳尖放血,每侧放血10滴以上,最后用干棉球压迫止血,一般1~2次,疼痛就可缓解。

■ 适应证　适用于重睑术后眼周肿胀、疼痛等。

■ 注意事项　眼周穴位出针后压迫时间要长一些,以免瘀血加重肿痛。

美体灸法

肥胖症是指人体摄入的能量超过其消耗量,从而使脂肪积聚过多,超过标准体重的20%者。中医学认为,肥胖症的产生与脾胃运化功能失常,导致痰湿内聚有关。通过艾灸刺激穴位,调整全身经络气血、脏腑功能的平衡,促进胃肠蠕动,减少脂肪的吸收,加速脂肪的分解及排泄,有助于恢复脾胃的正常运化功能,可以达到瘦身的功效。

(一) 瘦身灸处方

处方一

■ 取穴　关元、归来、足三里、太冲、肾俞、命门、肝俞。

■ 操作　艾条温和灸,每穴10~15 min,每日1次,连续施灸20次。或温灸器灸,将温灸盒放于腹部、背部穴位施灸30 min,腹部、背部穴位交替施用,

每日1次,连续施灸20次。或隔姜灸,取枣核大小艾炷施灸,每穴3~5壮,隔日1次,连续施灸20次。或隔附子饼灸,取枣核大小艾炷施灸,每穴5~7壮,隔日1次,连续施灸20次。

■ 适应证　肥胖症伴有月经不调、经期提前、腰酸腿软、急躁易怒等。

■ 注意事项　阴虚体弱之人,慎灸。若伴随症状加重,应及时寻医就诊。

处方二

■ 取穴　神阙、足三里、脾俞、胃俞、中脘。

■ 操作　先用温灸盒灸背俞穴,每穴20~30 min。再以同样方法灸腹部穴位,同时用艾条温和灸肢体穴位,每穴5~10 min。每日或隔日1次,20次为1个疗程,每疗程间隔7~10日。

■ 适应证　肥胖臃肿,身体困重,胸闷脘胀,四肢轻度浮肿,饮食如常或偏少,小便不利,便溏泻或不畅。

■ 注意事项　要科学节食,不能盲目滥施节食,保证糖类的摄入。若伴随症状加重,应及时寻医就诊。

处方三

■ 取穴　神阙、足三里、肾俞、大肠俞、关元、涌泉。

■ 操作　先用温灸盒灸背俞穴,每穴20~30 min。再以同样方法灸腹部穴位,同时用艾条温和灸肢体穴位,每穴5~10 min。每日或隔日1次,20次为1个疗程,每疗程间隔7~10日。

■ 适应证　形体肥胖,颜面虚浮,神疲嗜卧,气短乏力,腹胀便溏,自汗气喘,动则更甚,畏寒肢冷,下肢浮肿,夜尿频。

■ 注意事项　要科学节食,不能盲目滥施节食,保证糖类的摄入。若伴随症状加重,应及时寻医就诊。

处方四

■ 取穴　神阙、足三里、膈俞、脾俞、气海。

■ 操作　先用温灸盒灸背俞穴,每穴20~30 min。再以同样方法灸腹部穴位,同时用艾条温和灸肢体穴位,每穴5~10 min。每日或隔日1次,20次为1个疗程,每疗程间隔7~10日。

■ 适应证　肥胖臃肿,神疲乏力,四肢轻度浮肿,晨轻暮重,劳累后明显,饮食如常或偏少,小便不利,便溏泻或不畅。

■ 注意事项　要科学节食,不能盲目滥施节食,保证糖类的摄入。若伴随症状加重,应及时寻医

就诊。

处方五

■ 取穴　神阙、足三里、肾俞、肝俞、三阴交。

■ 操作　先用温灸盒灸背俞穴，每穴 20～30 min。再以同样方法灸腹部穴位，同时用艾条温和灸肢体穴位，每穴 5～10 min。每日或隔日 1 次，20 次为 1 个疗程，每疗程间隔 7～10 日。

■ 适应证　形体肥胖，头晕耳鸣，腰酸膝软，五心烦热，肌肤失润。

■ 注意事项　阴虚体弱之人，慎灸。若伴随症状加重，应及时寻医就诊。

处方六

■ 取穴　中脘、胃俞、足三里、丰隆、内关。

■ 操作　每次选 3～4 个穴位，采用艾条悬灸法，每穴每次 10～15 min，每日或隔日 1 次，连灸 20～30 次。

■ 适应证　形盛体胖，身体重着，胸膈痞满，痰涎壅盛，头晕目眩，口干而不欲饮，神疲嗜卧。

■ 注意事项　保证饮水充足，防止其他并发症产生。

处方七

■ 取穴　脾俞、足三里、气海、梁丘、列缺。

■ 操作　每次选 3～4 个穴位，采用艾条悬灸法，每穴每次 10～15 min，每日或隔日 1 次，连灸 20～30 次。

■ 适应证　体形胖大，少气懒言，动则自汗，怕冷，面浮虚肿，食纳稍差，神疲嗜卧。

■ 注意事项　保持正常的饮食习惯。要有耐心，施灸不宜过猛，防止出现头晕、眼花、恶心、颜面苍白、脉细手冷、血压降低、心慌出汗，甚至晕倒等症状。

处方八

■ 取穴　脾俞、足三里、气海、天枢、支沟。

■ 操作　每次选 3～4 个穴位，采用艾条悬灸法，每穴每次 10～15 min，每日或隔日 1 次，连灸 20～30 次。

■ 适应证　体形胖大，少气懒言，动则自汗，怕冷，面浮虚肿，大便干结不下。

■ 注意事项　注意明辨证候主次，防止失治误治。

处方九

■ 取穴　中脘、胃俞、足三里、阴陵泉、三阴交。

■ 操作　每次选 3～4 个穴位，采用艾条悬灸法，

每穴每次 10～15 min，每日或隔日 1 次，连灸 20～30 次。

■ 适应证　形盛体胖，身体重着，肢体困倦，口干而不欲饮，神疲嗜卧。

■ 注意事项　口干口渴严重者不宜灸。

处方十

■ 取穴　胃俞、足三里、丰隆、内关、太冲、阳陵泉。

■ 操作　每次选 3～4 个穴位，采用艾条悬灸法，每穴每次 10～15 min，每日或隔日 1 次，连灸 20～30 次。

■ 适应证　形盛体胖，高脂血症，头晕目眩，急躁易怒。

■ 注意事项　可在医生的指导下自行施灸，但是起效较慢，需坚持长时间治疗。

（二）丰胸灸处方

■ 取穴　乳四穴、乳根。

■ 操作　在乳四穴、乳根穴上施温和灸或雀啄灸法，每穴灸 15 min，局部潮红为度，每日 1 次，10 次为 1 个疗程。

■ 适应证　发育不完全，乳房不完美者，或乳房有轻度的下垂及两侧不对称。

■ 注意事项　必须长期坚持下去；艾炷宜小些，可多灸几次。

乌发美发保健灸法

近年来，"少白头"的现象明显增多，其主要表现为头发中散现白发，或白发密集在某一区域。研究表明灸法可对少白头起到乌发作用，而且若长期坚持灸疗，还可以起到美发效果，光泽头发。中医学认为，发的生长全赖于精和血。肾藏精，"其华在发"。发的生长与脱落、润泽与枯槁，不仅有赖于肾中精气之充养，而且亦赖于血液的濡养，肾精可以化血，故又称"发为血之余"。

处方一

■ 取穴　百会、头维、肾俞、足三里、膈俞。

■ 操作　头部宜艾炷灸，余可艾炷瘢痕灸。每次选取下肢或背部穴位 2～3 个，艾炷如黄豆粒大小，每次 3～5 壮。

■ 适应证　头发骤然脱落，常伴头痛、偏头痛或头皮刺痛等症，兼见胸闷胁痛，夜寐噩梦纷扰。

■ 注意事项　防止艾炷滚翻，艾火脱落，引起烧

伤。阴虚体弱之人，慎灸。

处方二

■ **取穴**　百会、四神聪、肾俞、脾俞。

■ **操作**　头部宜艾炷灸，余可用艾炷或艾条灸，每穴 5～10 min，春、夏季隔日 1 次，秋、冬季可每日施灸 1 次。

■ **适应证**　脱发范围往往由小而大，呈进行性加重，在脱发区尚存残留参差不齐的头发，轻触亦易脱落，头皮松软光亮。

■ **注意事项**　同处方一。

处方三

■ **取穴**　百会、头维、上星、四神聪。（处方皆为头穴）

■ **操作**　头部宜艾炷灸。每次选用 2～4 个穴位，每穴 10～20 min，每日或隔日 1 次。

■ **适应证**　头发焦黄或花白，发病时头发成片脱落，严重时可全部脱落。

■ **注意事项**　同处方一。

护眼明目保健灸法

眼睛的保健非常重要，尤其对于青少年来讲，护眼、防近视更是势在必行。中医学认为，肝开窍于目。故肝经与眼睛的联系最为密切。得肝经阴血的濡养，方能目有所用；若肝经阴血不足，则会发生两目干涩、视物不明、甚至夜盲等症。

■ **取穴**　光明、肝俞、期门、翳明。

■ **操作**　温和灸或隔姜灸。每 2～3 日 1 次，10 次为 1 个疗程，每疗程间隔 5～7 日，每季度施灸 1～2 个疗程。

■ **适应证**　视近物清晰，视远物则模糊。或见头晕耳鸣，夜眠多梦，腰膝酸软。

■ **注意事项**　宜艾炷灸，小炷多灸，防止烫伤。

儿童保健灸法

小儿的生理特点与成人有着明显差异，不但机体各器官的形态将随着年龄的增长而不断变化，而且机体各器官功能也都未发育完善。一方面称为脏腑娇嫩，形气未充。另一方面，小儿正值成长期，生机蓬勃，发育迅速，故称小儿为纯阳之体。小儿施灸一般要坚持 1～6 个月，施灸时要格外小心。

（一）咳嗽处方

■ **取穴**　身柱、风门。

■ **操作**　每次每穴 10～15 min，每周 2 次，每年施灸 10～20 次，以春、夏季施灸为宜。

■ **适应证**　恶风发热，反复发作，时轻时重，自汗，面色淡白，鼻塞流清涕，肢软乏力，或有咳嗽。

■ **注意事项**　咳嗽期间要注意多休息，清淡饮食，少吃辛辣刺激性的食品，同时还要注意观察咳痰的颜色。如果有体温升高的话，同时还要注意增加饮水量，补充人体内的水分，促进人体内的新陈代谢。

（二）哮喘处方

■ **取穴**　身柱、风门、大椎、灵台。

■ **操作**　每次每穴 10 min，隔日 1 次。待施灸 10 次后，改为每周施灸 2 次，每年施灸 20～30 次，以春、夏季施灸为宜。

■ **适应证**　起病或急或缓，婴幼儿哮喘发病前往往有 1～2 日的上呼吸道过敏的症状，包括鼻痒、喷嚏、流清涕、揉眼睛、揉鼻子等表现并逐渐出现咳嗽、喘息。年长儿起病往往较突然，常以阵咳开始，继而出现喘息、呼吸困难等。

■ **注意事项**　避免接触过敏原，增强免疫力、预防感冒。

（三）百日咳处方

■ **取穴**　风门、身柱、肺俞、列缺、尺泽。

■ **操作**　每次选 2 穴，每次每穴 10 min，隔日 1 次，连续施灸 10～15 次，为 1 个疗程，疗程间隔 3～5 日。

■ **适应证**　阵发性痉挛性咳嗽，鸡鸣样吸气声及外周血液中淋巴细胞增多。

■ **注意事项**　婴幼儿在痉咳时，可能会因为咳嗽或痰液导致呼吸道阻塞造成窒息，需要家人全天在旁监护。夜晚咳嗽会加重，要特别注意。

（四）气管炎处方

■ **取穴**　肺俞、膻中、身柱、风门、尺泽、太渊。

■ **操作**　每次选 2～3 穴，轮换施灸，每次每穴 10 min，隔日 1 次，连续施灸 15～20 次。夏季施灸为宜。

■ **适应证**　起病急，全身症状较轻，可有发热。初为干咳或少量黏液痰，随后痰量逐渐增多，咳嗽加剧，偶伴血痰等。

■ **注意事项**　避免接触职业性粉尘、烟雾等刺激,还应当避免呼吸道反复感染,避免吸二手烟。

(五)预防呼吸系统疾病处方

- 取穴 肺俞、身柱、风门、大椎。
- 操作 每次选 2 穴,轮换施灸,每次每穴 2～10 min,隔日 1 次,连续施灸 15～20 次。
- 适应证 短气自汗,声音低怯,时寒时热,平素易于感冒,面白。
- 注意事项 加强保暖,勤通风,适度体育锻炼。

(六)腹泻处方

- 取穴 中脘、关元、命门、天枢。
- 操作 每次每穴 10 min,隔日 1 次,每年连续施灸 30 次。
- 适应证 食欲不振,偶有溢乳或呕吐,大便次数增多(每日 3～10 次),呈黄色或黄绿色,稀薄或带水,有酸味,常见白色或黄白色奶瓣和泡沫。无脱水及全身中毒症状。
- 注意事项 不能吃任何酸辣刺激性的食物,不能吃太油腻性的食物,同时也要注意不要吃一些太凉的食物,注意肚子的保暖。

(七)预防消化系统疾病处方

- 取穴 天枢、脾俞、足三里、中脘。
- 操作 每次选 2 穴,轮换施灸,每次每穴 2～10 min,隔日 1 次,连续施灸 15～20 次。
- 适应证 上腹痛,早饱,腹胀,嗳气。
- 注意事项 饮食作息规律,不要暴饮暴食,少吃辛辣刺激生冷的食物。

(八)癫痫处方

- 取穴 身柱、百会、大椎、腰奇。
- 操作 每次每穴 10 min,隔日 1 次,每年连续施灸 30～50 次。春季始施灸。
- 适应证 起病缓慢,逐渐加重,局灶性发作常从一侧面部或手指、足趾开始,病初为无节律性肌阵挛,发作无意识障碍。
- 注意事项 饮食宜清淡,多吃新鲜的蔬菜水果、牛奶、鸡蛋、瘦肉等,忌食羊肉、狗肉、咖啡、浓茶、可乐及辛辣刺激性的食物。

(九)吐乳处方

- 取穴 内关、中脘。
- 操作 每次每穴 5～10 min,隔日 1 次,连续施灸 8～10 次。
- 适应证 呕吐乳片或不消化食物,呕吐频繁,

吐物酸臭,吐出为快,大便秘结或泻下酸臭,脘腹胀痛拒按。

- 注意事项 注意喂养姿势,喂奶后拍嗝,选择合适的奶嘴孔,注意喂奶的量,学会掐奶。

(十)夜啼处方

- 取穴 中脘、神庭、百会。
- 操作 每次每穴 5～10 min,隔日 1 次,连续施灸 10 次。
- 适应证 夜间突然啼哭,似见异物状,神情不安,时作惊惕,紧偎母怀,面色乍青乍白,哭声时高时低,时急时缓。
- 注意事项 注意患儿尿布是否尿湿、是否饥饿、是否衣被包裹过紧或过厚、是否蚊虫叮咬等。

(十一)佝偻病处方

- 取穴 脾俞、足三里、中脘、天枢、悬钟、身柱。
- 操作 每次选 2～3 穴,轮换施灸,每次每穴 10 min,隔日 1 次,每年连续施灸 30～50 次。夏季施灸为宜。
- 适应证 轻度骨骼改变,囟门迟闭,发稀枕秃,形体虚浮,肌肉松软,面色少华,纳呆,大便不调,多汗,夜寐不安,或伴反复感冒。
- 注意事项 切记不可私自停止服用维生素 D,更不可认为多吃维生素 D 可以恢复得更快,导致维生素 D 过量甚至维生素 D 中毒。

(十二)强身健体处方

- 取穴 神阙、关元、气海、足三里。
- 操作 艾条温和灸。每次每穴 5～10 min,每 2 日 1 次。灸过 10 次后,换每周施灸 1～2 次,连续施灸 6～12 个月。或选太乙神针灸法,每次每穴 3～5 次,每周 1 次,连续施灸 3～6 个月。或隔姜灸,每次每穴 3～5 壮,每周施灸 1～2 次,连续施灸 1～3 个月。
- 适应证 倦怠无力,气短懒言,声音低微,多汗自汗,心悸怔忡,头晕耳鸣,食欲不振,腹胀便溏。
- 注意事项 "灸"从"久",必须长期坚持下去。灸炷宜小,防止晕灸。

青壮年保健灸法

艾灸能有效地改善青壮年人体的免疫功能,增强机体的抗病能力。并通过促进红细胞生成素的生成,促进血液循环,降低血液黏度,有效地增加血细胞的载氧量,改善亚健康状态。

处方一

■ 取穴　肾俞、三阴交。

■ 操作　多采用温和灸法。用烟卷大小的艾条，每次每穴 5～10 min，隔日 1 次，每月不超过 10 次。

■ 适应证　一年以上未采取任何避孕措施，性生活正常而没有成功妊娠者。

■ 注意事项　明确的诊断和对症治疗是最佳方案。

处方二

■ 取穴　三阴交、血海。

■ 操作　多采用温和灸法。用烟卷大小的艾条，每次每穴 5～10 min，隔日 1 次，每月不超过 10 次。

■ 适应证　月经周期或出血量的异常，伴月经前、经期时的腹痛及全身症状。

■ 注意事项　排除其他严重器质性病变导致经期紊乱。

处方三

■ 取穴　足三里、涌泉。

■ 操作　古人多采用化脓灸，也可采用艾条温和灸，每次 10～50 min。

■ 适应证　预防消化系统疾病，延缓衰老，增强体质。

■ 注意事项　化脓灸时防止感染。

处方四

■ 取穴　三阴交、足三里、关元、脾俞、肾俞。

■ 操作　温和灸或隔姜灸。每隔 2～3 日 1 次，10 次为 1 个疗程，每疗程间隔 3～5 日，每季度可施灸 1～2 个疗程。

■ 适应证　月经提前，质稀色淡，神疲乏力，气短懒言，小腹空坠，腰膝酸痛，纳少便溏。

■ 注意事项　灸后若出现口燥咽干、烦躁不安等，亦须暂时停灸。

处方五

■ 取穴　神庭、百会、风门、肺俞。

■ 操作　温和灸或隔姜灸。或有感冒征兆时，可急灸风门 20 壮，灸至背部发暖可预防感冒。

■ 适应证　背部发冷，清鼻涕，打喷嚏。

■ 注意事项　若出现高热、乏力、头痛、全身酸痛等全身中毒症状重，则应及时去医院就诊。

处方六

■ 取穴　神庭、百会、三阴交。

■ 操作　多采用温和灸法。用烟卷大小的艾条，每次每穴 5～10 min，隔日 1 次，每月不超过 10 次。

■ 适应证　食欲不振，易疲劳者。

■ 注意事项　头部宜艾炷灸。防止艾炷滚翻，艾火脱落，引起烧伤。阴虚体弱之人，慎灸。

处方七

■ 取穴　悬钟、神庭、百会、四神聪。

■ 操作　多采用温和灸法。用烟卷大小的艾条，每次每穴 5～10 min，隔日 1 次，每月不超过 10 次。

■ 适应证　智力低下者。

■ 注意事项　同处方六。

中老年保健灸法

中老年保健主要是对中老年出现的脏腑功能逐渐减退，抗御外邪的能力减弱进行防治，以改善中老年脏腑功能、延缓衰老为目的。灸法通过对机体网状内皮系统、细胞免疫、体液免疫等方面产生作用，提高机体免疫力，发挥延缓衰老、抗肿瘤等作用。

处方一

■ 取穴　中脘、气海、三阴交、足三里、关元、肾俞、肝俞。

■ 操作　温和灸或隔姜灸。每隔 2～3 日 1 次，10 次为 1 个疗程，每疗程间隔 2～3 日，每季度可施灸 2～3 个疗程。

■ 适应证　用于中老年人主因肾虚、脾虚等导致的脏腑功能失调，或者年老气血不足等。

■ 注意事项　阴虚体弱之人，若用灸法，则津液受损更甚，故应慎灸。灸后若出现口燥咽干、烦躁不安等，亦须暂时停灸。

处方二

■ 取穴　足三里、曲池、气海。

■ 操作　每次选 2 穴，轮换施灸，每次每穴 2～10 min，隔日 1 次，连续施灸 15～20 次。

■ 适应证　用于中老年人主因脾虚导致的脏腑功能失调，或者年老气血不足等，还可防止视力衰退。

■ 注意事项　同处方一。

处方三

■ 取穴　肺俞、风门、大椎、足三里。

■ 操作　每次选 2 穴，轮换施灸，每次每穴 2～10 min，隔日 1 次，连续施灸 15～20 次。

■ 适应证　用于中老年人主因脾虚、肺虚等导致的脏腑功能失调，或者年老气血不足等。

■ 注意事项　同处方一。

处方四

■ 取穴　足三里、三阴交、肾俞、关元。

■ 操作　每次选 2 穴,轮换施灸,每次每穴 2～10 min,隔日 1 次,连续施灸 15～20 次。

■ 适应证　用于中老年人主因肾虚、脾虚等导致的脏腑功能失调,或者年老气血不足等,也可用以防治泌尿生殖系统疾病。

■ 注意事项　同处方一。

处方五

■ 取穴　足三里、绝骨。

■ 操作　化脓灸。

■ 适应证　用于中老年人主因肾虚、脾虚等导致的脏腑功能失调,或者年老气血不足等,也可用于中风先兆者。

■ 注意事项　同处方一。

卵巢保健灸法

卵巢保健灸法主要是针对由于各种原因所致卵巢功能衰竭导致卵巢早衰进行防治,以达到肾之阴精充盛,冲任气血通调,促其月经来潮,收水到渠成之功。

处方一

■ 取穴　关元、气海、大赫、内关、公孙、足三里、三阴交、太冲、太溪。

■ 操作　温和灸或隔姜灸。每隔 2～3 日 1 次,10 次为 1 个疗程,每疗程间隔 2～3 日,每季度可施灸 2～3 个疗程。

■ 适应证　用于因肾虚、气血亏虚所导致的卵巢功能衰竭。

■ 注意事项　需要长期坚持,接受艾灸者应保持心情愉悦。若有器质性病变,根据具体情况判断能否艾灸。

处方二

■ 取穴　肾俞、脾俞、气海、足三里。

■ 操作　温和灸或隔姜灸。每隔 2～3 日 1 次,10 次为 1 个疗程,每疗程间隔 2～3 日。

■ 适应证　用于因脾肾两虚、气血亏虚所导致的卵巢功能衰竭。

■ 注意事项　同处方一。

处方三

■ 取穴　神阙。

■ 操作　温和灸或隔姜灸。每隔 2～3 日 1 次,10

次为 1 个疗程,每疗程间隔 2～3 日。

■ 适应证　用于因肾虚肝郁、气亏血虚所导致的卵巢功能衰竭。

■ 注意事项　同处方一。

处方四

■ 取穴　关元、子宫、三阴交、脾俞、丰隆。

■ 操作　温和灸或隔姜灸。每隔 2～3 日 1 次,10 次为 1 个疗程,每疗程间隔 2～3 日。

■ 适应证　用于因脾肾两虚、肾虚痰阻所导致的卵巢功能衰竭。

■ 注意事项　同处方一。

处方五

■ 取穴　膈俞、脾俞、肝俞、肾俞、中脘、气海、关元、子宫、大赫、归来、血海、足三里、三阴交;肝郁气滞加太冲,脾虚痰湿加丰隆。

■ 操作　温和灸或隔姜灸。每隔 2～3 日 1 次,10 次为 1 个疗程,每疗程间隔 2～3 日。

■ 适应证　用于因肾虚、脾虚、血亏血瘀所致卵巢功能衰竭。

■ 注意事项　同处方一。

子宫保健灸法

子宫保健灸法主要是对女性由于胞宫藏泄失职,血室不充,冲任闭塞,气血不能按时下行,月经不调以及孕育功能失常进行防治,以调养气血,使任脉气通、冲脉血盛,有效改善女性子宫功能,实现胞宫藏泻有期,转化有时,经水应期来潮,藏胎儿于内。

处方一

■ 取穴　神阙、中极、关元、气海、子宫等任、督二脉经穴;配命门、肾俞、三阴交、足三里。

■ 操作　温和灸或隔姜灸。每隔 2～3 日 1 次,10 次为 1 个疗程,每疗程间隔 2～3 日,每季度可施灸 2～3 个疗程。

■ 适应证　用于因脾肾亏虚、气血虚损引起的月经不调、痛经、崩漏等。

■ 注意事项　主要针对女性子宫的非器质性病变所导致的一些疾病,若出现器质性病变需及时检查,并进行相关治疗。

处方二

■ 取穴　子宫、中极、水道、地机、次髎。

■ 操作　同处方一。

■ 适应证　用于因脾肾亏虚、气血虚损引起的月经不调、痛经等。

■ 注意事项　同处方一。

处方三

■ 取穴　关元、子宫、三阴交、脾俞、肾俞。

■ 操作　同处方一。

■ 适应证　用于因脾肾亏虚引起的月经不调、痛经、不孕等。

■ 注意事项　同处方一。

戒烟灸法

戒烟灸法主要是运用灸法缓解和减轻戒烟过程中出现的戒断反应，改善脏腑功能，但不能消除人体对尼古丁的依赖性。

处方一

■ 取穴　列缺、戒烟穴、肺俞、心俞。

■ 操作　温和灸或隔姜灸。每日1～2次，10次为1个疗程，每疗程间隔1日。戒烟穴，在犯烟瘾时，即随时灸之。

■ 适应证　用于戒烟者犯烟瘾时，以及因吸烟而导致心肺功能失调者。

■ 注意事项　戒烟者需注意调畅情志，并坚定戒烟的决心。必要时可寻求他人监督，避免戒烟过程中复吸。

处方二

■ 取穴　通里、戒烟穴、中府、巨阙。

■ 操作　同处方一。

■ 适应证　同处方一。

■ 注意事项　同处方一。

处方三

■ 取穴　百会、戒烟穴、膻中、尺泽、孔最。

■ 操作　同处方一。

■ 适应证　用于戒烟者犯烟瘾时，以及因吸烟而导致心肺功能失调，出现呼吸不畅、咳嗽、焦虑等症状者。

■ 注意事项　同处方一。

处方四

■ 取穴　百会、戒烟穴、内关、神门。

■ 操作　同处方一。

■ 适应证　用于戒烟者犯烟瘾时，以及因烟毒扰乱心神出现的心悸、心神不宁、焦虑、失眠。

■ 注意事项　同处方一。

处方五

■ 取穴　百会、戒烟穴、三阴交、足三里。

■ 操作　同处方一。

■ 适应证　用于戒烟者犯烟瘾时，以及因烟毒影响脾胃功能而出现口干不适、食欲减退、虚劳消瘦、面色晦暗。

■ 注意事项　同处方一。

戒酒灸法

戒酒灸法主要是运用灸法减轻戒酒过程中的不适反应，并且改善因长期饮酒所导致的各种脏腑功能的失调。

■ 取穴　①通里、巨阙、中脘、地仓；②心俞、胃俞、承浆、丰隆。

■ 操作　两组穴位选择使用，温和灸或隔姜灸。每日饮酒1次者施灸1次，饮酒2次者施灸2次，饮酒3次者施灸3次，施灸10次为1个疗程，每疗程间隔1～3日。

■ 适应证　用于长期饮酒导致身体脏腑功能减退而引起的相关疾病，如注意力不集中、嗜睡、胃肠疾病等。

■ 注意事项　自身需调畅情志，治疗期间若不能直接禁酒，可寻求他人监督，控制少量饮酒，随着长期治疗逐渐减少饮酒量。

中篇

灸法名家

第十一章
古代名家灸法

灸法起源于远古，形成于秦汉，发展于晋唐宋，成熟于明代，而于清代进入低谷期。中华人民共和国成立后，党和政府十分重视针灸学的发展，不仅全面总结历代医家的宝贵经验，而且新兴了不少新的灸疗方法，并扩大了灸法的治疗范围。

《黄帝内经》论灸法

《黄帝内经》是中医学最早的经典著作，创立了中医学理论体系，其中以大量篇幅阐述了针灸疗法的理论、原则和应用。《黄帝内经》中关于灸法的论述涉及36篇，对艾灸理论基础的奠定和后世艾灸疗法的发展具有重要意义。

（一）灸法原则

1.针所不为，灸之所宜

《灵枢·官能》云："针所不为，灸之所宜……阴阳皆虚，火自当之。厥而寒甚，骨廉陷下，寒过于膝，下陵三里。阴络所过，得之留止，寒入于中，推而行之；经陷下者，火则当之。结络坚紧，火之所治。"提示了"阴阳皆虚""经陷下""结络坚紧"是灸法的适宜病证，或者说非针刺的优势病证，这突显了灸法的地位和价值。但针与灸各有特点也各有优势，并不能完全相互替代，还需视具体病情而定。

2.辨证施灸，补虚泻实

《灵枢·通天》指出："古之善用针艾者，视人五态乃治之，盛者泻之，虚者补之。"所谓"五态"，是依据人体的禀赋、体质不同，将其划分为"太阴之人""少阴之

人""太阳之人""少阳之人""阴阳和平之人"，其阴阳、气血、脏腑的生理病理状态也各有特点。对此，在治疗上也应根据这些特点以及疾病的性质、部位等，辨证以施治。《素问·通评虚实论》也指出："络满经虚，灸阴刺阳；经满络虚，刺阴灸阳。"强调了由于经络邪正盛衰不同，当辨证施以不同的灸法。

病有虚实，治有补泻。《灵枢·背腧》指出："气盛则泻之，虚则补之。以火补者，毋吹其火，须自灭也。以火泻者，疾吹其火，传其艾，须其火灭也。"详细描述了灸法补泻的操作方法，即根据艾火燃烧的速度之徐疾和火力之缓急来区分补泻。这种方法对后世灸法补泻的应用和发展产生了重要影响，千百年来一直为针灸临床工作者所沿用。

3.陷下则灸之

《黄帝内经》中多次提到"陷下则灸之"，如《灵枢·经脉》曰："盛则泻之，虚则补之，热则疾之，寒则留之，陷下则灸之，不盛不虚，以经取之。"又如《灵枢·禁服》所云："陷下则徒灸之。"皆说明艾灸具有升阳举陷的作用，可用于阳气虚损所致的陷下类病证。

（二）灸法作用

1.温阳散寒

《素问·异法方宜论》曰："脏寒生满病，其治宜灸焫。故灸焫者，亦从北方来。"说明灸法适用于内脏受寒而致的胀满病证，并指出灸法与寒冷的北方气候有关。又如《灵枢·禁服》所载"血寒，故宜灸之"等，皆言灸法适用于寒证，可起到通阳散寒、温经通脉的

作用。

2. 祛风和营

《素问·玉机真藏论》曰："是故风者,百病之长也。今风寒客于人,使人毫毛毕直,皮肤闭而为热,当是之时,可汗而发也;或痹不仁肿痛,当是之时,可汤熨及火灸刺而去之……弗治,肾传之心,病筋脉相引而急,病名曰瘛,当此之时,可灸、可药。"《素问·骨空论》亦云:"大风汗出,灸噫嘻。"风为百病之长,最易袭表,致腠理郁闭,营卫不和,此时用灸可以发散透邪,调和营卫,引邪外出。

3. 行气活血

《灵枢·刺节真邪》曰："治厥者,必先熨调和其经,掌与腋,肘与脚,项与脊以调之,火气已通,血脉乃行。"即指血脉因寒气而凝结,导致气血运行不畅,必须先用温熨调和其经脉,在两掌、两腋、两肘、两脚以及项背等关节交会之处,施行温熨之法,以行气活血祛瘀,使血脉通达。又如《灵枢·阴阳二十五人》曰:"切循其经络之凝涩,结而不通者,此于身皆为痛痹,甚则不行,故凝涩。凝涩者,致气以温之,血和乃止。"强调温灸之法具有和血行气、温经通络的作用。

4. 升阳举陷

《灵枢·禁服》曰:"陷下者,脉血结于中,中有著血,血寒,故宜灸之。"《灵枢·官能》亦云:"经陷下者,火则当之。"皆提示凡遇大寒在里、中气下陷以致阴阳俱虚的病证,均可用灸法以升阳举陷。

(三) 灸法适应证

《黄帝内经》中用灸治疗的病证约有 16 种,包括胆病、癫狂、痛痹、寒厥、疵痈、败疵、风寒痹痛、瘛证、疟疾、厥逆、颈痛、大风汗出、失枕、寒热证、犬伤、伤食,其蕴涵的灸法应用思想较为丰富。

如治癫狂,《灵枢·癫狂》曰:"治癫疾者,常与之居,察其所当取之处。病至,视之有过者泻之,置其血于瓠壶之中,至其发时,血独动矣;不动,灸穷骨二十壮。"

灸治痈疽,《灵枢·痈疽》云:"发于肩及臑,名曰疵痈。其状赤黑,急治之,此令人汗出至足,不害五脏。痈发四五日,逞焫之……发于胁,名曰败疵。败疵者女子之病也,灸之,其病大痈脓,治之,其中乃有生肉,大如赤小豆。"

灸治犬伤,《素问·骨空论》载:"犬所啮之处灸之,三壮,即以犬伤病法灸之。"

灸治伤食,《素问·骨空论》载:"伤食灸之,不已者,必视其经之过于阳者,数刺其俞而药之。"

灸治疟病,《素问·刺疟》载:"疟脉小实急,灸胫少阴,刺指井。"

(四) 施灸数量

施灸数量,原则上要足,以火足气至适度而止,否则就达不到治疗目的。除了灸量充足而适度之外,还应根据患者的体质与年龄、施灸部位、病情轻重等因素确定灸量,正如《灵枢·经水》所载:"刺之深浅,灸之壮数,可得闻乎……其少长、大小、肥瘦,以心撩之,命曰法天之常,灸之亦然。灸而过此者,得恶火则骨枯脉涩;刺而过此者,则脱气。"艾灸的壮数可以是治疗犬伤的三壮(《素问·骨空论》),也可以是治疗癫狂的二十壮(《灵枢·癫狂》),还可以随病程确定壮数(《素问·骨空论》)。《黄帝内经》中关于灸量的论述虽不及针刺治疗详尽,但仍可以看出施灸数量当因人而异,且对于疾病治疗及预后具有重要意义。

(五) 灸法禁忌

灸法虽能治病,但如运用不当,也有流弊。《黄帝内经》中除记载许多病证的灸法治疗外,还指出了不宜使用灸法的病证。如《素问·奇病论》指出:"病胁下满,气逆,二三岁不已……病名曰息积,此不妨于食,不可灸刺。"又如《灵枢·终始》所云:"少气者,脉口、人迎俱少而不称尺寸也。如是者,则阴阳俱不足,补阳则阴竭,泻阴则阳脱。如是者,可将以甘药,不可饮以至剂。如此者,弗灸。"即久病不愈、阴阳俱虚的患者不宜用灸法。又载:"人迎与脉口俱盛三倍以上,命曰阴阳俱溢,如是者不开,则血脉闭塞,气无所行,流淫于中,五脏内伤。如此者,因而灸之,则变易而为他病矣。"说明阴阳俱盛伤及五脏时不宜再用艾灸,否则容易变生他病。

张仲景论灸法

张仲景在灸法理论中提出了阴证宜灸,同时也提出阳盛阴虚忌用火灸等灸法禁忌证。所撰《伤寒杂病论》一书,其内容以方药辨治外感热病及内伤杂病为主,尽管针灸条文不多,其中《伤寒论》载灸疗 7 条,《金匮要略》载灸疗 2 条,重复出现 2 条,实为 7 条,其用灸法多用于治疗三阴经病、虚证、寒证、阳衰阴盛证。

（一）强调三阴宜灸

《伤寒论》中认为灸与针各治有所主，其基本规律为"病在三阴经，虚寒病证，阴阳之气衰弱证候，宜灸；邪踞三阳，正气未衰之实热证候，宜针。"故确立了"病在三阴宜灸，病在三阳宜针"的针灸治则。仲景治病遵循一般规律，但并不拘泥，强调"观其脉证，知犯何逆，随证治之"。308条："少阴病，下利便脓血者，可刺。"本为三阴病证，宜灸，而病属阴伤血滞，瘀腐成脓，故用刺法以疏通血脉，调畅气机。总体上说，《伤寒论》注重灸法的温补作用，但具体的用法却各不相同。

1. 助阳抑阴

304条："少阴病，得之一二日，口中和，其背恶寒者，当灸之，附子汤主之。"少阴阳虚阴盛，内服附子汤温经散寒、补益阳气，外用灸法以回阳救急、壮元阳、驱阴寒，后世灸大椎、膈俞、关元等穴。成无己在《注解伤寒论》云："少阴客热，则口燥舌干渴。口中和者，不苦不燥，是无热也。背为阳，背恶寒者，阳气弱，阴气胜也。《经》曰：无热恶寒者，发于阴也，灸之，助阳消阴；与附子汤，温经散寒。"

2. 温肾通阳

292条："少阴病，吐利，手足不逆冷，反发热者，不死，脉不至者，灸少阴七壮。"虚寒吐利，肾阳式微，心气衰竭，而脉不至，急灸足少阴经，温补肾阳以通阳复脉。后世多取足少阴肾经原穴太溪。

3. 回阳救逆

343条："伤寒六七日，脉微，手足厥冷，烦躁，灸厥阴。厥不还者，死。"厥阴病，手足厥冷，脉微欲绝或无脉之亡阳证，可灸关元、气海，培补元气，回阳救逆。陆渊雷《伤寒论今释》云："脉微厥冷烦躁，乃亡阳急证，汤药常不及救，灸法或可济急。"

4. 升阳补阴

325条："少阴病，下利，脉微涩，呕而汗出，必数更衣，反少者，当温其上，灸之。"少阴病下利，是阳气虚而下陷，阴邪盛而上逆，故宜用灸法以灸其上。方有执曰："上谓顶，百会是也。灸，升举其阳以调养夫阴也。"刘渡舟说："虚寒下利日久，势必造成阳气下陷，阴液涸竭之证，然考虑到阳虚阴伤，有形之阴液不能速至，而无形之阳虚则必须先顾。因此，治疗则'当温其上，灸之'，以温阳消阴，急救于顷刻，然后才容煎煮药以固阳扶阴。"

5. 通阳外达

349条："伤寒脉促，手足厥逆，可灸之。"手足厥逆而脉促，非阳虚，而是阳郁之热厥，灸之以达引阳外出之功。尤在经云："手足厥逆而脉促者，非阳之虚，乃阳之郁而不通也。灸之所以引阳外出。"

（二）提倡灸药并施

117条："烧针令其汗，针处被寒，核起而赤者，必发奔豚。气从少腹上冲心者，灸其核上各一壮，与桂枝加桂汤，更加桂二两。"烧针使腠理开而迫汗出，寒邪从针孔侵入，气血凝滞，针处肿大，劫汗内损心阳，阳虚阴乘，下焦水寒之气上冲，发为奔豚。故外用艾炷灸针处以散寒邪，内服桂枝加桂汤以温心阳，降冲逆，则内外皆平。

304条："少阴病，得之一二日，口中和，其背恶寒者，当灸之，附子汤主之。"少阴病，口中和，背恶寒，为阴盛阳虚、寒湿凝滞。《素问·金匮真言论》云："言人身之阴阳者，则背为阳，腹为阴。"少阴直中，阳虚不布，当灸之，助阳消阴，同时予附子汤以温经散寒。历代许多医家提倡灸药并施，且大量实践也证明，在辨证基础上灸、药配合使用，确能提高临床疗效。

（三）重视灸法禁忌

《伤寒论》中对灸法运用比较慎重，特立专篇论述灸法禁忌。在《伤寒杂病论》中提出误治的条文有21条，其中17条属于三阳篇，误治的原因均与热证用灸有关，后世针灸学热证忌灸流派多导源于《伤寒论》。如115条："脉浮热甚，而反灸之，此为实。实以虚治，因火而动，必咽燥吐血。"太阳病脉浮热甚，为邪实而阳气郁闭，本泻实开郁，反用火灸，则阳气郁闭更甚，火热内攻，继则动血伤阴。又如116条："微数之脉，慎不可灸。因火为邪，则为烦逆，追虚逐实，血散脉中，火气虽微，内攻有力，焦骨伤筋，血难复也。脉浮，宜以汗解。用火灸之，邪无从出，因火而盛，病从腰以下必重而痹，名火逆也。欲自解者，必当先烦，烦乃有汗而解。何以知之？脉浮，故知汗而解。"微数之脉多为阴虚火旺之证，误用灸法，使阴血更虚，火热更盛，致血散脉中，肌肤失养，甚至焦骨伤筋的严重后果。根据现代临床施灸的实际来看，出现不良反应并不多见，提到上述火逆证的症状则更少，难道是张仲景的记载有误？并不是，这是由于张仲景生活的时代为东汉末年，国家连年征战，人民流离失所，致使疠疫爆发。而疠致病有发病快、病势急、多烦躁、易出血等病证特点;另外,当时的艾灸为艾炷直接灸,艾炷体积大、壮数多、火力强,因此,急、热性病证施以重灸容易导致火逆证的严重后果。

综上所述,张仲景对灸疗法的贡献是显著的,提出的"阴证宜灸""热证忌灸"等理论对现代针灸临床具有重要的指导意义。但也不要囿于仲景之说,应该用辩证和发展的观点来对待经典理论。随着医学科学的发展,逐步认识到灸法具有提高免疫功能、抗感染、抗肿瘤、退热的作用,扩大了灸法应用的范围。

皇甫谧论灸法

皇甫谧是魏晋时期著名医学家,所著的《针灸甲乙经》对《内经》《难经》及秦汉以来的针灸进行系统整理与总结,为后世针灸的发展奠定基础。

《针灸甲乙经》,全名《黄帝三部针灸甲乙经》,专门论及灸疗的记载只有24条,另有禁灸腧穴一篇,其余只在各腧穴介绍中言明所灸壮数,或在疾病介绍后只言某穴主之,意为灸刺皆可。

(一)灸穴翔实

《针灸甲乙经》卷三为腧穴主治部分,详细叙述了各穴部位、针刺的深度与灸的壮数。并以人体内在经络为根据,以男女老幼共有的体表特征为标记,分区划线,把经络循行在体表的投影分段用腧穴点固定下来,制定了划线布穴法,划分了头、面、项、胸、腹、四肢35条线路,对针灸学的临床应用起到了重要作用。如神庭穴在原文当中记载:"神庭,在发际直鼻,督脉、足太阳、阳明之会,禁不可刺,令人癫疾,目失精。灸三壮。"即指出神庭穴在头部正中线入直鼻上前发际取之,此穴在被列为禁刺穴,应当采用灸法,灸三壮。现代通过临床证实亦可刺之,刺时当向上沿皮刺二三分。

(二)明确灸量

《针灸甲乙经》对施灸壮数记载较为详细,一般每穴为3～5壮。其中,头、面、颈、肩、背等处,多为灸3壮;脑、腋、腹部,多为灸5壮;最小者为井穴,只灸1壮;最多者为大椎穴等,灸9壮;个别穴位如环跳等,灸50壮。第三卷还提出"欲令灸疮发者,灸履熨之,三日即发",说明在那时已运用发疱化脓灸法。

(三)辨证施灸

1. 据脉象施灸

《针灸甲乙经》提出针灸治病必须根据脉象来辨

证施治,《卷四·经脉第一(上)》记载:"通其荥俞,乃可传于大数。大曰盛则徒泻,小曰虚则徒补。紧则灸刺之,且饮药。陷下则徒灸之。不盛不虚,以经取之。所谓经治者,饮药,亦用灸刺。"脉大为实证时,就应从泻治;脉小为虚证时,就应从补治;脉紧属寒证,应灸、刺、服药三者兼治;脉象陷下者,属中寒,但用灸治;而对于虚实不明显的病证时,也应选取本经穴位,并灸、刺、服药三者兼治。

2. 据体质施灸

《卷五·针道自然逆顺第六》提出:"年质壮大,血气充盛,皮肤坚固,因加以邪,刺此者,深而留之,此肥人也。瘦人者,皮薄色少,肉廉廉然,薄唇轻言,其血清,其气滑,易脱于气,易损于血,刺此者,浅而疾之。"认为由于先天禀赋的差异、饮食居处的不同,人的形貌肤色表现千差万别,其内在体质特点也有不同,发病或病机转化也不尽相同,运用刺法时当辨体施针,灸法亦如此。《针灸甲乙经》对此高度重视,该书卷一之第五、第十六篇,卷五之第六篇,卷六之第六篇充分吸收了前人在这方面的成果,建立了从年龄、性别、胖瘦、肤色等方面对不同的人体体质进行归纳认识,进而运用阴阳五行学说加以分类概括的研究方法。并明确指出,对不同体质,所用刺灸方法不同,刺灸量也迥然有别。

(四)灸疗禁忌

1. 禁灸穴位

《针灸甲乙经》提出了禁灸穴位,指出误灸的不良后果,并提到误灸引起不良后果的穴位有26个,《卷五·针灸禁忌第一(下)》曰:"头维禁不可灸;承光禁不可灸;脑户禁不可灸;风府禁不可灸;瘖门禁不可灸(灸之令人瘖);下关耳中有干糙,禁不可灸;耳门耳中有脓,禁不可灸;人迎禁不可灸;丝竹空禁不可灸(灸之不幸令人目小或盲);承泣禁不可灸;脊中禁不可灸(灸之使人偻);白环俞禁不可灸;乳中禁不可灸;石门女子禁不可灸;气街禁不可灸(灸之不幸不得息);渊腋禁不可灸(灸之不幸生肿蚀);经渠禁不可灸(伤人神);鸠尾禁不可灸;阴市禁不可灸;阳关禁不可灸;天府禁不可灸(使人逆息);伏兔禁不可灸;地五会禁不可灸(使人瘦);脉禁不可灸。"指出灸脊中可引起痿证;耳有脓,忌灸耳门;灸渊腋可引起"蚀疮"等,这是对禁灸穴位的又一次总结。

2. 息贲者禁灸

《卷八·经络受病入肠胃五脏积发伏梁肥气痞气

奔豚》曰:"病胁下满,气逆行,二三岁不已,是为何病?曰:病名息贲。此不妨于食,不可灸刺,积为导引服药。药不能独治也。"认为胁下胀满,呼吸气逆哮促,二三年不愈病者乃为肺积息贲,治疗时不可用针刺和艾灸,可以用导引法疏通气血,同时结合服药来治疗。

3. 阴阳俱不足者禁灸

《卷五·针道终始》曰:"若少气者,脉口人迎俱少而不称尺寸。如是者,则阴阳俱不足,补阳则阴竭,泻阴则阳脱,如是者,可将以甘药,不可饮以至剂。如此者弗灸。"即认为少气虚弱的患者,为阴阳气血俱不足之证,若补其阳气,就会使阴气更加衰竭;若泻其阴气,就会促使阳气衰脱,也不宜用灸法,以防伤阴。在这样的情况下,只可用甘药调补。

4. 厥逆者禁灸

《卷十一·寒气客于经络之中发痈疽风成发厉浸淫》曰:"病痈肿颈肿,胸满腹胀,此为何病?曰:病曰厥逆,灸之则瘖,石之则狂,须其气并,乃可治也,阳气重上,有余于上,灸之则阳气入阴,入则喑。"认为如果患了痈肿颈肿,且发胸腹胀满,即为厥逆,这种疾病如果用灸法就会导致失音。

葛洪论灸法

葛洪倡导以针灸救治急证,为其突出特色。其所著的《肘后备急方》共收录针灸处方 109 首,其中 99 首广泛应用于内、外、妇、儿、五宫等科 30 多种病证。对其作用、效果、操作、技巧、忌宜等,都做了全面的阐述,为记载古代针灸治疗的早期文献之一,内容丰富。其主要灸法理论,大致可归纳为以下四点。

(一)急症用灸

《肘后备急方》提出以灸法救治卒中、恶死、昏厥、寒湿、霍乱、吐泻、癫狂、痈疽、狂犬咬伤、蝎螫等卒发急症,用穴较少,使用简单,施灸方便。选用四肢穴位及部位共 42 处,于远端腕、踝关节以下者 20 处,如"治卒狂言鬼语方"处方为"针其足大拇指爪甲下少许,即止","治下利不止者"处方为"灸足大指本节内侧寸白肉际,左右各七壮,名大都","治卒吐逆方"处方为"灸两手大拇指内边爪后第一纹头各一壮","治卒中急风,闷乱欲死方"处方为"灸两足大指横纹中,随年壮","治卒中恶短气欲死"处方为"灸足两拇指上甲后聚毛中,各十四壮,即愈"。古人喻经气运行如自然界之水流,由四末之井至肘膝之合,经脉之气由小

到大、由浅入深,治病求本当从此出发,实则泻之,虚则补之,能促使经气恢复,在急证治疗具有重要意义。

(二)以灸补阳

《肘后备急方》中以一壮、三壮、五壮、七壮为基数,然后以七为倍数加壮,为二七壮、三七壮、四七壮等。以七为阳数的代表,加倍翻番,其先阳后阴、从阴到阳、以阳治阴等治疗原则,亦体现了以补阳为主的学术见解。

(三)隔物而灸

《肘后备急方》是记载隔物灸的最早文献,有灸方 7 首,包括隔蒜灸、隔盐灸、隔椒灸、隔面灸、隔瓦甑灸等,如"以盐填脐,上灸二七壮,治卒霍乱","搜面团肿头如钱大,满中按椒,以面饼子盖头上,灸令彻痛",治疗一切毒肿疼痛不可忍者"取独颗蒜横截厚一分,安肿头上,炷如梧桐子大,灸蒜上百壮"以消肿。葛洪的隔物灸对后世灸法影响很大,并随着隔物的品种不断扩展,治疗病种也日益广泛。

(四)灸不固用艾

《肘后备急方》为便于急救,除应用艾炷灸外,在仓促无艾时,亦用竹茹、黄蜡、纸屑等为代用品。其中,竹茹、黄蜡既有艾炷的温熨作用,又有艾炷所没有的清热开窍、通经活络等特点,是艾炷理想的替代品。

(五)重视辨证

葛洪重视辨证,强调"但明案次第,莫为乱灸,须有其病,乃随病灸之"。认为不同疾病有不同灸方,同一疾病有不同证候,灸方相异。如在治中风诸急症方中,罗列了 22 种中风的不同症状表现及治疗方法。"治卒中急风,闷乱欲死方",治以"灸两足大指下横纹中,随年壮";"若不识人者"治以"灸季肋,头,各七壮,此胁小肋屈头也";"若反眼口噤,腹中切痛者"治以"灸阴囊下第一横理,十四壮"等。《肘后备急方》对后世辨证施灸思想确立产生了深远影响。

陈延之论灸法

陈延之为南朝宋医家,所著《小品方》重视灸法,曰:"针术须师乃行,其灸则凡人便施,为师解经者,针灸随手而行,非师解文者,但依图详文则可灸,野间无图,不解文者,但随病所在便灸之,皆良法。"认为灸法具有简便易行、应用范围广泛、效果良好等优点,值得提倡与推广。

（一）腧穴可灸与禁灸

陈延之对施灸中应加以注意的 38 个腧穴分为"禁不可灸""无病不可灸"两类，记载了针灸古籍《黄帝经禁》中禁不可灸的 18 个腧穴的名称及灸害，与《针灸甲乙经》中记录的禁灸腧穴内容文字均大致相同，只不过《针灸甲乙经》多载 8 个禁灸穴位。考《黄帝内经》无专门讨论禁灸穴位的篇章，说明《针灸甲乙经》成书时也收集了《黄帝经禁》的有关内容。值得注意的是，陈延之还收载了《曹氏灸经》（据传为三国时曹翕所著）中"无病不可灸"的 20 个腧穴，如头维、玉枕、天突、关元、三阴交等穴位，认为"远道针灸法，头病皆灸手臂穴，心腹病皆灸胫足穴，左病乃灸右，右病皆灸左，非其处病，而灸其穴，故言无病不可灸也"。他又说："头病即灸头穴，四肢病即灸四肢穴，心腹背胁亦然，是以病其处即灸其穴，故言有病者可灸，此为近道法也。"显然，所谓"无病不可灸"是指这些腧穴不宜作为远部取穴施灸，而所谓"有病者可灸"是指这些腧穴可以作为邻近取穴施灸。这种关于腧穴有病可灸、无病不可灸的讨论，其内容在一般针灸医籍中殊为少见。

（二）艾炷大小与壮数

1. 关于施灸艾炷大小

陈延之一方面对"灸不三分，是谓徒冤"之说进行了阐发，认为做艾炷"欲令根下广三分为适也，若减此不复孔穴上，不中经脉，火气不能远达"。另一方面他又主张因人因地制宜："今江东及岭南地气温，风寒少，当以二分以还，极一分半也，随人形阔狭耳，婴儿以意为之也。"

2. 关于施灸壮数

陈延之的施灸壮数多根据施灸部位及病情而定，一般四肢腧穴灸 7～14 壮，胸部脑穴灸 14～50 壮，腹部及背部腧穴多灸至百壮；偏热的疾病如消渴、诸淋壮数较少，关元穴仅灸 30 壮；偏寒的疾病如治泄利不禁，少腹绞痛壮数较多，石门穴灸至百壮。他认为只有恰当地掌握火量，才能使火气沿着经络达到病变部位。火量过大，易烧伤机体；火量过小，火气不能抵达病变部位，不易发挥治疗效果。对用灸壮数，除了施灸部位及病情原因外，他还主张根据地域、气候、体质的不同，分别对待。其用灸壮数多至 100 壮，少仅 10 多壮，即使同一种病，也有 100 壮、50 壮、随年壮或一日三次用灸的区别。

（三）主张化脓灸

陈延之认为，"灸得脓坏，风寒乃出，不坏，则病不除也"。说明灸以化脓，风寒之邪可以祛除；无化脓，则病不易除。

（四）重视灸法配穴

《小品方》中记载了陈延之灸治内、外、妇、儿、五官等科多种疾病的经验，在灸法配穴上颇具特色，其主要特点如下。

1. 取穴少而精

一般每次只取一穴，多的不过二三穴，除十四经穴外，亦取经外奇穴。

2. 以邻近取穴为主

对于脏腑疾患多根据受病脏腑的位置高下，在相应的胸腹背腰部选择穴位。如心肺病变，多取胸背部穴位施灸；治咳嗽诸灸方中，除巨阙穴位于上腹部外，其余处方中的腧穴如大杼、风门、肺俞、云门、俞府、膻中等均位于胸背部；治脾胃病变，多取上腹部及腰背部腧穴，如巨阙、中脘、脾俞、命门等穴；治肝肾、大肠、小肠、膀胱、子宫等病，常灸下腹部及腰骶部腧穴，如遗尿灸大赫、中极穴等穴，消渴灸关元及水道穴。

3. 重视辨证配穴

如灸治胸痹心痛，根据病因病机取不同腧穴。当治疗"心痛、胸痹"时，因病机以气滞为主，故灸气会穴膻中；当治疗如刀刺的心痛时，因病机由血瘀所致，故灸血会穴膈俞；当治疗"心痛、胸胁满"时，因病机与肝有关，故灸肝经募穴期门。

4. 注意单方、验方的应用

如治疗遗尿灸"阳陵泉，阴陵泉，随年壮"，治疗哮证灸"腋下聚毛（极泉穴）"，治疗卒狂灸"左右胁下，对屈肘头（即章门穴）"，这些验方都值得在临床验证使用。

巢元方论灸法

巢元方为隋代医学家，所撰《诸病源候论》是一部病因病理学的专门著作，不但继承了《黄帝内经》的学术思想，而且强调脏腑辨证及灸背俞穴调理脏腑疾病的重要意义。

（一）灸背俞穴治五脏中风

巢元方提倡可将中风按五脏进行辨证，灸治五脏各自所属的背俞穴进行治疗。在卷一《风病诸候上·中风候》中记载："心中风，但得偃卧，不得倾侧，汗出。

若唇赤汗流者可治,急灸心俞百壮……肝中风,但踞坐不得低头。若绕两目连额,色微有青,唇青面黄者可治,急灸肝俞百壮……脾中风,踞而腹满,身通黄,吐咸汁出者可治,急灸脾俞百壮……肾中风,踞而腰痛,视胁左右未有黄色如饼粢大者可治,急灸肾俞百壮……肺中风,偃卧而胸满短气,冒闷汗出,视目下,鼻上下两边,下行至口,色白可治,急灸肺俞百壮……"此法后经孙思邈《备急千金要方》引述,并做了补充,如在辨证方面,肝中风加了"口不能言"一症,脾中风加了"声不出"一症等;此外,还新增了大肠中风灸大肠俞等内容。

在妇儿科病候中,又有 4 次提及中风及其灸法,与上述内容对照,虽大致相同,然而并非简单的重复。卷四十二《妊娠中风候·妇人妊娠诸候下》曰:"妊娠而中风,非止妊妇为病,甚者损胎也。"卷四十三《妇人将产病诸候·产后中风候》曰:"产则伤动血气,劳损腑脏……气虚而风邪乘虚伤之。"则又是从病因病机的角度,补述了中风的发病原因及机制。

(二) 小儿施灸,以灸防病

未病防病、已病防变之预防和早期治疗思想在《黄帝内经》已有记载,巢元方在此基础上提出养小儿应"慎护风池"及用灸防噤的预防方法。他以经络辨证为依据,指出风池乃小儿外感热病的门户,根据风池部位的温度变化可了解小儿疾病的产生和病情的轻重,病之时当烫敷风池以防病,已病 3 日而以灸法祛风散寒,病情轻者慎用。在卷四十五《小儿杂病诸候一·养小儿候》提出:"河洛间土地多寒,儿喜病痉。其俗生儿三日,喜逆灸以防之,又灸颊防噤。有噤者,舌下脉急,牙车筋急,其土地寒,皆决舌下去血,灸颊以防噤。"由此可见,用灸法可祛风散寒,增强人体自身的抵抗力,防病保健。巢元方用灸主要利用灸药祛散力强,具有祛秽辟浊的功效。

孙思邈论灸法

孙思邈为唐代著名医学家,对灸法的应用和发展也有杰出贡献。孙思邈著有《备急千金要方》《千金翼方》,系统地总结了我国唐代以前医学各科的成就。在灸法理论的研究方面,他认为灸法不仅可治病、防病,也可测病,对灸壮多少、艾炷大小、艾灸刺激强度都有详细阐述,同时对一些特殊灸法也富有创见。

(一) 针、灸、药并施

孙思邈说:"其有须针者,即针刺以补泻之。不宜针者,直尔灸之。然灸之大法,但其孔穴与针无异,即下白针,若温针讫,乃灸之,此为良医。其脚气一病,最宜针之。若针而不灸,灸而不针,皆非良医也。针灸而不药,药而不针灸,亦非良医,但恨下里闻知针者鲜耳,所以学者须解用针,燔针白针皆须妙解,知针知药,固是良医。"又曰:"良医之道,必先诊脉处方,次即针灸,内外相扶,病必自愈。何则?汤药攻其内,针灸攻其外。不能如此,虽有愈疾,兹有偶差,非医差也。"他认为当时的医家,"或有偏功针刺,或有偏解灸方,或有唯行药饵"都是偏见。如在《备急千金要方·风毒脚气·论风毒状第一》中曰:"凡脚气,初得脚弱便速灸之,并服竹沥汤,灸讫可服八风散,无不瘥者。"如持门户之见,灸不服药,或服药不灸,"如此者,半瘥半死,虽得瘥者,或至一二年复更发动"。他要求医生临证时"更候视病虚实平论之,行汤、行针,依穴灸之"。

(二) 灸宜权变

孙思邈在《备急千金要方》中提出了艾炷的大小与施灸的壮数的看法,如:"头面目咽,灸之最欲生少;手臂四肢,灸之欲须小熟,亦不宜多;胸背腹灸之尤宜大熟,其腰脊欲须少生。"至于施灸的壮数,孙思邈认为:"大体皆须以意商量,临时迁改,应机千变万化,难以一准。""凡言壮数者,若丁壮遇病,病根深笃者,可倍多于方数;其人老小羸弱者,可复减半……仍须准病轻重以行之,不可胶柱守株。"总之,关于施灸的壮数在记载上虽有一定之数,在临症时却须机灵以应,以知常达变。

(三) 热病施灸

灸法具有温经散寒、扶阳固脱的作用,临床主要用于治疗虚证、寒证。而孙思邈将灸法用于治疗热证,每获良效,以强调辨证论治的重要性。

1. 痈疽施灸

《千金翼方·卷二十八·痈疽第五》曰:"痈疽疔肿,游毒热肿,此等诸疾,但初觉有异,即急灸之,立愈。"

2. 脏腑实热

《千金翼方·卷二十七·小肠病第四》曰:"阴都,灸随年壮,主小肠热病。"

3. 狂证

《备急千金要方·卷十四·风癫第五》曰:"狂痫

骂詈挝斫人,名为热阳风,灸两吻边燕口处赤白际各一壮。"

4. 疟

《千金翼方·卷二十六·疟病第十》曰:"灸一切疟,尺泽主之。"

5. 温热证

《备急千金要方·卷十·伤寒发黄第十四》曰:"巨阙穴在心下一寸,灸七壮,主马黄黄疸急疫等病。"

6. 阴虚内热

《千金翼方·卷二十八·消渴第一》曰:"消渴口干,灸胸堂五十壮。"

(四) 预防传染

孙思邈首次提出用灸预防传染病的方法:"凡入吴蜀地游官,体上常须三两处灸之,勿令疮暂瘥,则瘴疠、温疟、毒气不能着人也,故吴蜀多行灸法。"后世"若要安,三里常不干"的胺灸人口的保健灸法,就是在这个基础上发展而来。

(五) 凡欲针灸,必先看脉

在治疗中,孙思邈注重看脉用针灸,《备急千金要方》有云:"五脏热及身体热,脉弦急者,灸第十四椎与脐相当五十壮。"此外,他还根据张仲景的热证忌灸学说,对浮、数之脉提出了禁灸的告诫,如"凡微数之脉,慎不可灸""脉浮热甚,勿灸"。

不仅如此,他还记叙了许多隔物灸的方法,如隔蒜、盐、豆豉、葶苈子、附子、商陆等。更有一些特殊的灸法,如麻花艾灸、苇筒灸及横三间寸灸等,充实了《肘后备急方》中的隔物灸。尤其可贵的是,他在记述了用艾炷灸治疗蛇毒的方法以后,接着补充了一个权宜的应急措施:"无艾,以火头称疮孔大小热之。"这是考虑蛇毒的救治须要及时,而仓促之际每苦无艾,故以"火头"代之。

杨上善论灸法

杨上善为隋唐时期医学家,撰有《黄帝内经太素》《黄帝内经明堂》,详细地注释《黄帝内经》,注解《黄帝明堂经》,首次将人体所有经穴按十四经的循行顺序排列,并将《黄帝明堂经》中的349个腧穴的穴名意义做了全面的解释。还对灸疗学的理论与应用有深入的阐述。

(一) 视火针为灸法之列

最早的灸法是用火直接烧灼穴位肌肤以治疗疾病,后来演变灸法以艾条为主,其他以烧灼、温熨、药物刺激于穴位肌肤的治疗方法亦被视为灸法之列。火针具针刺、烧灼的双重性,刺入穴下肌层,能产生针感,属针法,具有温通经脉的作用;穴位皮肤被烧通后,针孔处留下烧伤的痕迹,可产生小水疱,类似灸疮,故杨上善视火针为灸法范畴。

(二) 警灸量多寡之弊

《黄帝内经太素》卷第五记载:"灸法亦须量人少长、大小、肥瘦,气之盛衰,穴之分寸,四时寒温,壮数多少,不可卒中失于常理。故壮数不足,厥疾不瘳;若过其限,火毒入身,诸骨枯槁,经脉溃脓,名为恶火之病,火无善恶,火壮伤多,故名恶火也。"进一步发挥了《内经》关于灸量的论述。

《黄帝明堂灸经》论灸法

《黄帝明堂灸经》又名《黄帝灸经明堂》,书中记载成人及小儿常用要穴的灸治方法和所治疾痛,并附40余幅腧穴图。王怀隐等编纂《太平圣惠方》时将本书内容收载,即第一百卷的《明堂灸经》,元代,窦桂芳将此书并《子午流注针经》《针经指南》《灸膏肓腧穴法》辑入《针灸四书》中。

(一) 灸法禁忌

1. 选材禁忌

《黄帝明堂灸经》指出,在临床中灸法疗效的好坏不仅由取穴准确与否、艾炷大小、艾灸的时间决定,同时也与点灸所用的材料息息相关。《黄帝明堂灸经》云:"古来灸法治病,忌八般木火。松木火难瘥增病,柏木火伤神多汗,竹木火伤荣卫经络。"认为点燃艾条要用无木火,不宜用松、柏、枳、橘、榆、枣、桑、竹八木之火点燃艾条。因灸法所采用的艾叶药性偏温,为纯阳之品,然松、柏、枳、橘、榆、枣、桑、竹八木皆有自己的性味,用此八木点灸,会影响艾绒原有的性味,影响疗效,故不宜用之。而用无木火(或"火珠耀日,以艾丞之,遂得火出",或"清油点灯",或"蜡烛",或"镔铁击石得火出"等法)点灸,并不影响艾绒性味,从而不影响艾灸疗效。

2. 部位禁忌

《黄帝明堂灸经》提倡头面和四肢应少灸、禁灸,灸头部时多为3～5壮,四肢多不过7壮。主要因为头为诸阳之会,艾有温通助阳之功,灸之则"头旋目眩,远视不明";而四肢部皮肤肌肉较薄,灸之易使气血凝滞不下,应"宜歇火气少时,令气血遂通,再使火气流行,候住数足,自然除病,宜详察之"。同时还提出了人神所在不宜针灸、十二部人神不宜灸、十二部年人神不宜灸、九部旁通人神不宜灸、四季人神不宜灸等学说。以四季人神不宜灸为例,指出人神春在左胁、秋在右胁、夏在脐、冬在腰,男忌除日、女忌破日,艾灸需按人神所在而进行。现代人体生物钟的研究已证实了其中部分学说不乏可取之处,但有些说法还有待于进一步研究。

(二) 取穴简易

《黄帝明堂灸经》认为"灸时孔穴不正,无益于事,徒烧好肉,虚忍痛楚之苦",只有对灸位(即腧穴)准确定位,才能提高临床疗效。书中对腧穴定位进行了十分严谨的考证,认为古书所记载 3 种常用取穴方法(即"八寸为一尺,以八分为一寸""男左女右,手中指第一节为寸""取患人男左女右,手大拇指节横纹为一寸")均取穴不准,提出最有效的简便取穴方法,即:"令取男左女右,手中指第二节,内度两横纹相去为一寸"。其言:"自根据此寸法,与人着灸疗病以来,其病多得获愈。"故"此法有准,今以为定"。这种手指比量定穴法,因操作简便易行,临床上一直广泛使用。此外,该书还补充了其他简便取穴方式。如对无毛发而又要取头部腧穴治疗的患者,不能通过"发际"这个体表标志取穴,则提出"定患人两眉中心,直上三寸"为前发际和"取大椎直上三寸"为后发际。又提出如天突穴在"项结喉下三寸两骨间",仆参穴"在足跟骨下白肉际陷者中,拱足取之",昆仑穴"在内踝后五分,筋骨间陷者中","颐前下唇之下宛宛中,开口取兑端","在曲颊下扶突后,动脉应有陷者中取天窗"等。此即后世总结的依据人体某局部活动后出现的隆起、凹陷、孔隙、皱纹等作为取穴标志的活动标志法。

在小儿灸法中,除列举具体穴位施灸外,还以部位施灸,如"小儿惊痫者,先惊悸啼叫,后乃发也。灸顶上旋毛中,三壮。及耳后青络脉","灸鼻柱上发际宛宛中","在肘中横纹约上动脉中","灸屈肘横纹上三分";"小儿风痫者,先屈手指如数物及发也。灸鼻柱上发际宛宛中";"小儿脐肿,灸腰后对脐骨节间,三壮。炷如小麦大";"小儿痢下赤白,秋末脱肛,每厕肚疼不可忍者,灸十二椎下节间";"小儿三五岁,两眼每至春秋忽生白翳,遮瞳子,疼痛不可忍者,灸九椎节上一壮"。

(三) 施灸法则

1. 施灸顺序

《黄帝明堂灸经》十分重视施灸顺序,认为艾灸疗效与施灸顺序关系十分密切。《卷上·定灸法》云:"有病先灸于上,后灸于下,先灸于少,后灸于多。""患左灸右,患右灸左。""疗脚转筋……内筋急,灸内;外筋急,灸外也。""小儿龟胸……春夏从下灸上,秋冬从上灸下。"并指出"若不根据此法,十灸不愈一二也",充分说明了施灸顺序的重要性。后世医生多在此启发下,根据治疗需要采用不同的顺序施灸,临床疗效较好,故有些施灸顺序一直沿用至今。

2. 施灸有量

《黄帝明堂灸经》虽十分重视艾灸,但并不是一味暴灸使人难耐,如"凡人未中风时……此乃将中风之候也。便须急灸三里穴与绝骨穴,四处各三壮","妇人怀孕……若绝子,灸脐下二寸三寸间动脉中三壮","疗脚转筋,时发不可忍者,灸脚踝上一壮","小儿惊痫者……灸顶上旋毛中,三壮"等。可以看出,虽然施灸时选穴量少,但最后仍达到"使火气流行,候炷数足,自然除病"的目的。

3. 达效标准

《黄帝明堂灸经》根据治疗的需要和某些穴位的特点不同,结合患者的体质和病情,采取不同的体位和顺序施灸。同时还强调须令火气至病所,"气至病所"不单指针治而言,灸治亦应强调。在灸治中,要求灸感到达病痛之所,以提高灸治疗效,这是古人长期实践所得。如何才能促使火气至病所?除了操作正确、壮数足够外,选穴准确也是关键之一,故《黄帝明堂灸经》曰:"灸穴不中,即火气不能远达。"

4. 取穴精少

在《黄帝明堂灸经》中,大多取 1～2 穴灸治,选穴均少而精,并远近结合。强调在临诊施灸时不仅要根据病因病机,还要结合病情和病位。选穴精,少则一穴,多则不过二三穴。近代针灸学家承淡安主张:"取穴中肯,精简疏针,灸穴勿多,热足气匀。"也就是说,取穴必须准确,用针要精简,灸穴勿太多,热力应充足,火气宜均匀,切勿乱刺暴灸使人难耐,这是很有道理的。

5. 灸疮最佳

灸疮是指施灸过程中所造成的浅表性无菌化脓性炎症。《黄帝明堂灸经》十分重视化脓灸,认为灸疮的发或不发是影响疗效的关键因素,"得疮发脓坏,所患即瘥;如不得疮发脓坏,其疾不愈"。《黄帝明堂灸经》认为,化脓灸适用于长期施灸不能治愈的慢性疾病。该书记载了多种化脓灸方法及化脓灸的护理要点,如"灸疮不发者,用故履底灸令热熨之","用赤皮葱三五茎,去其葱青,于灰火中煨热,拍破热熨灸疮十余遍"等方法,能使灸疮产生,从而治疗疾病。灸疮不仅能治疗疾病,还能预防疾病。如对预防中风病明确指出:"凡人未中风时,一两月前,或三五个月前,非时,足胫上忽发酸重顽痹,良久方解,此乃将中风之候也。便须急灸三里穴与绝骨穴,四处各三壮……常令两脚上有灸疮为妙。"详细介绍了当患者出现中风前兆时,可在足三里、绝骨处进行化脓灸进行防治,充分体现了"若要安,三里常不干"这句保健俗语。现代研究亦表明,灸至化脓程度可增加局部灼痛、穿透感及畅快感,对施灸局部造成炎性化脓可对穴位形成一种新的刺激,激发人体免疫功能,从而达到治疗和保健的目的。

(四) 艾灸治急

《黄帝明堂灸经》通过三人图的方式,对穴位进行了准确的定位。三人图,即正人形、背人形、侧人形三图。并且在此基础上,对穴位的功能、主治进行了详细的描述,以及治疗疾病需使用艾灸的刺激量,特别是对于急症的治疗,本书记载尤为详细。如在灸法治疗难产时,"救妇人难产,先手出,诸般符药不捷,灸右脚小趾尖头三壮,炷如小麦大,下火立产"。由此可以得出,艾灸治疗急症有其独到的疗效。

王焘论灸法

王焘为唐代医学家。太宗时侍中王珪之孙,幼年多病,因嗜医学,数从高医游,颇精其术。后任徐州司马,累迁给事中,邺郡刺史,并任职于尚书省兰台20余载,得以博览弘文馆所藏医籍。后广搜古医方数十家、当代方书数千卷,撰成《外台秘要》40卷,乃集唐代以前方书大成之作。

(一) 重灸轻针

王焘是重灸派,其观点唯取灸法,如《外台秘要》卷十四中提出灸为"医之大术,宜深体之,要中之要,无过此术"。《外台秘要》卷三十九说:"故汤药攻其内,以灸攻其外,则病无所逃,知火艾之功,过半于汤药矣。"纵观《外台秘要》所载临床诸科病证的治疗,均

收录相关的灸疗方法,适用病种十分广泛,方法极为灵活,且多有发挥。王焘"重灸轻针"的思想在其卷三十九《明堂》序文中表露得十分明白,认为"针法古来以为深奥,今人卒不可解。《经》云:针能杀生人,不能起死人。若欲录之,恐伤性命,今不录针经,唯取灸法。"王焘在《外台秘要》中只论述灸法,是对灸疗的重视,亦是两晋、南北朝灸法大发展的必然趋势,也是王焘继承发展《灵枢》《针灸甲乙经》《备急千金要方》和甄权、杨玄操等先贤灸法的写实。

王焘唯取灸疗是有其当时的社会意义的,这在《外台秘要》卷三十七、三十八,尤其是其"乳石论"已见一斑,主张以灸疗保健,废除服饵养生。从某种意义上讲,这种重视灸疗也切中了一时之流弊。为此他在"十二人明堂图"中对腧穴黑点者为禁灸穴,朱点者为灸病良穴,以黑圈标记者为一般孔穴,并明确指出,朱墨分明,"人并可鉴之"。这也是唐初兴起的灸疗可以预防疾病,可以强身保健思想的体现和发挥。《外台秘要》卷六就载有灸法防止霍乱诸证发生,卷三十五记载小儿初生"当灸、粉、絮、熨之,不时治护",均体现了王焘重视灸疗是对唐初兴起的灸法保健疗法的继承,也是其这一思想形成的根源之一。

"重灸轻刺"而非弃刺。尽管王焘认为针刺方法用之不当可有"能杀生人"之险,且其技术难度大,非常人所能掌握和应用,但并不是针刺一概不录。如他在卷一、三、五、十三、二十、二十七、三十五、三十九、四十等中对数十余种病证的治疗中,分别介绍了针刺治疗,尤其是对卷五"疟疾"病的针刺治疗进行了详细的论述。

(二) 博采众长

据统计,王焘的《外台秘要》保存了中唐代及其以前许多珍贵的灸疗学文献,其中除《备急千金要方》灸法129条、《千金翼方》4条、《肘后备急方》13条等现存的医学文献外,还有姚僧垣《集验方》19条、孟诜《必效》3条、《范汪方》17条、王方庆《随身左右百发百中备急方》11条、《深师方》5条、《张文仲方》4条、谢士泰《删繁方》3条、甄权《古今录验方》3条、扁鹊方3条、华佗方4条、朱规送1条、赵乃言1条,共计14家。在其所引文献中,除《灵枢》《备急千金要方》《千金翼方》《肘后备急方》《针灸甲乙经》等少数资料目前尚存外,其余者于宋代以后就不复存在,唯《外台秘要》仅存,足显其文献价值及其对后世的重要意义。王焘集

中唐代及其以前众多医家灸疗之长,融为一体,并将其广泛地应用于临床各科,扩大了灸法的适用范围,此是《备急千金要方》及其以前诸家著述所不及的,如对伤寒病,可取百会、大椎、风池、合谷穴之以发汗祛邪;对脾胃不和所致的反胃、呕吐、腹胀、心腹痛、肠鸣、泄泻诸疾,取足三里、膈俞、大肠俞、胃管、中管、气海、天枢、太仓等穴灸疗以愈之;诸淋病则取大敦、关元、丹田等穴灸之。此外,诸如胀满、骨蒸、奔豚、梦遗、便秘、大便失禁、癃闭、口眼歪斜、吐、痢、蛊毒、疮疡、痈疽、瘰疬、疣、痔、脱肛、阴挺、闭经、重舌、囟陷、痛证、眼疾、耳疾、口唇病、疟病等,几乎所论之病皆有灸治方法。尤其是《外台秘要》记载有急性腰痛、中恶、暴死、尸厥等危重证,亦采用艾灸救治作为急救方法之一。

(三) 首载"四花"灸法

"四花"灸法源于唐代崔知悌《骨蒸病灸方》的"四花"穴,最早载于王焘《外台秘要》卷十三"灸骨蒸法图四首",并注明是"崔氏别录灸骨蒸方图并序中书侍郎崔知悌撰",后来《苏沈良方》《针灸资生经》《针灸聚英》均有收载。据《外台秘要》所载此四穴以绳度量定位,取双侧膈俞、胆俞,以艾炷直接灸之,四穴同时点燃犹如四朵火花,故名曰"四花灸"。这种灸疗方法具有温经通络、活血化瘀、补益气血、健脾益肾、除痰止咳等作用,后世将其广泛地应用临床,尤其是对多种慢性虚劳性疾病,有很好的临床疗效。《外台秘要》原载有图,后已遗佚。

(四) 阐述施灸壮数规律

灸疗时,艾炷的大小、所灸壮数的多少,既可根据病情而定,也可据病程而定,还应当"随年壮",结合患者年龄的长幼、体质的强弱而定,所以《外台秘要》卷三十九指出:"凡灸有生热,候人盛衰及老少也。衰老者少灸,盛壮肥实者多灸。"还据"月生""月死"的月相变化增减艾灸的壮数灸法,将人与自然相通应的理论付之于灸疗实践。此外,还记载有因时灸法、瘢痕灸诸法,以及灸疗的禁忌证等。

《太平圣惠方》论灸法

《太平圣惠方》是由北宋翰林医官院王怀隐等人编撰的一部大型方书。全书共100卷,其中"卷一百灸经"为灸法内容,又名《黄帝明堂灸经》,被元代窦桂芳收入《针灸四书》中。《太平圣惠方》中虽灸法内容

仅占一卷,但是不仅针对当时唐宋"重灸轻针"的风气提出了独到的见解,对后世正确对待灸法起到了极大作用,而且极大地丰富了施灸材料,增加了隔物灸种类,提出了对灸量控制的重要性及方法。除此之外,《太平圣惠方》还独特地提出了灸法的一些特殊作用。

(一) 施灸材料丰富

灸疗起源于原始社会,自灸疗产生以来,最初是燃烧一般的树枝来烧灼,《黄帝虾蟆经》载有"八木之火"的灸法曾广为流传于殷商时代。此后经过长年实践,逐步由八木之灸发展为艾灸,至《黄帝内经》言灸则用艾,并把艾作为灸疗的代名词。《素问·汤液醪醴论》:"当今之世,必齐毒药攻其中,镵石、针艾治其外也。"《灵枢·经水》:"其治以针艾,各调其经气,固其常有合乎!"自此,灸材中艾占据了主体地位,亦兼有其他材料施灸。《太平圣惠方》中记载的施灸材料十分丰富,除艾以外,还有以下几种。

1. 硫黄

卷第六十一治疗痈疽发背:"上用硫黄一块子,随疮口大小安之,别取少许硫黄,于火上烧之,以银钗脚挑之取焰,点硫黄上,令着三两遍,取脓水,以疮干瘥为度。"卷第六十六治疗蜂瘘:"上以硫黄随多少细研,每用如豆许大,安纸上燃烛烧令汁出,着疮口中,须臾间有气似蜂儿出,即瘥。"

2. 竹茹

卷第六十四治疗疔疮:"上刮竹箭竿取茹,作炷就上灸之二七壮,即消。"

3. 艾药结合

卷第六十六治疗瘰疬结核:"巴豆(一枚去皮心),艾叶(一鸡子大),上件药相和,烂捣擘碎曝干,捻作炷,灸病子上三壮,即止。"治疗一切瘘:"七月七日未出时,取麻花,五月五日取艾,等分合捣作炷,用灸疮百壮,神效。"

4. 蔓荆子

卷第六十八治疗金疮中风痉:"上取蔓荆子一升,净淘过,捣令极烂,以手撮为炷,以灸疮上三两度,热彻后即瘥矣。"

(二) 隔物灸种类多样

记载隔物灸的最早文献,当是葛洪的《肘后备急方》,书中记载了隔蒜灸、隔盐灸、隔椒面饼灸。后经历代医家补充,隔物灸的种类已达30多种,而《太平圣惠方》中记载的隔物灸的种类亦较多。

1. 隔蒜盐灸

卷第四十七治疗霍乱转筋："小蒜（一分），盐（一分），上件药，烂捣，纳少许于脐中，上以艾火灸五七壮，立效。"

2. 隔葱灸

卷第五十七治疗射工毒："以胡葱烂捣，拓疮上，灸十壮即瘥。"

3. 隔豆豉饼灸

卷第五十八治疗气淋："用盐和豉，捣作饼子，填在脐中，向盐上灸二七壮瘥。"卷第六十一治疗痈疽发背、卷第九十治疗小儿软疖皆用此法。

4. 隔土饼灸

卷第六十二治疗发背："若小觉背上痛痒有异，则取净土，水和捻作饼子，径一寸半，浓二分，贴着疮上，以艾火作炷灸之，一炷一易饼子。"

5. 隔蒜灸

卷第六十四治疗卒风肿："上以独头蒜，切作片子，贴于肿上，以艾火灸之二七壮，极验。"卷第六十六治疗瘰疬结核、卷第九十一治疗小儿鱼脐疮亦用此法。

6. 隔葶苈豆豉饼灸、隔商陆饼灸、隔莨菪根灸

卷第六十六用这3种隔物灸治疗瘰疬结核："葶苈子（二合），豉（半斤汤浸令软），上件药，都捣熟，捻作饼子如钱浓，安在病子上，以艾炷如小指大，灸饼上，五日一度，灸七壮"；"商陆（三两），上件药，捣令烂，捻作饼子如钱大，安置病子上，以艾灸饼子上令热干住，灸三十壮瘥"；"莨菪根（一两粗者），上件药，切浓约三四分，安病子上，紧作艾炷之，热彻，则易五六炷频频灸，当即减退矣"。

7. 隔烙脐饼子灸

卷第七十六用于小儿断脐后："烙脐丸方，豆豉（一分），黄蜡（一分），麝香（少许），上件药，同捣令烂，熟捻作饼子，断脐讫，安脐上，灸三壮。"

8. 隔柏皮灸

卷第八十二治疗小儿撮口："上取柏树白皮，穿作小孔子，安于脐上，以艾炷入柏皮孔中，灸之即瘥。"

（三）灸量记载详细

《太平圣惠方》所载的灸量从一壮至二三百壮，关于灸量的记载较为详细。

1. 据年龄定量

卷第二十五治疗一切疟："以线量两乳间，中屈，从乳向下灸，度线头，随年壮。"卷八十二治疗小儿壮热："一岁儿七壮，儿大者，以意节度，增艾炷壮数，可致三十壮。"

2. 据方法定量

卷第五十七治疗射工毒：用隔葱灸"灸十壮即瘥"，用"艾作细条子围着，齐发火灸之"却"灸百壮良"。

3. 据病情定量

卷第六十二治疗发背："若粟米大时，可灸七饼子。若如榆荚大时，灸七七炷。若至钱许大时，日夜不住灸。"

4. 艾炷大小

书中常以"小豆大""绿豆大""小指大""小麦大""麦粒大"等来描绘艾炷大小，从而控制施灸刺激量。

5. 施灸部位

卷第一百："凡灸头与四肢，皆不令多灸。"卷第五十二同样治疟："灸风池二穴……灸三壮""灸肾俞二穴……灸两百壮"。

（四）灸治小儿急症

《太平圣惠方》是最早记载灸治小儿急症的著作，如小儿惊痫当"灸顶上旋毛三壮"，小儿急惊风"灸前顶穴三壮"，小儿羊痫"灸第九椎下节间三壮"等。该书第一百卷末所载之《小儿明堂》则悉为小儿急诊灸方，录小儿急诊救治的47首灸方中，涉及经穴39个，指出小儿急诊施灸应根据疾病的轻重选择穴位和灸量。对于一般之急诊，取穴宜少而精，以一至两穴为主，灸炷以"炷如小麦大"为宜，壮数一至三壮。如"小儿疳眼，灸合谷二穴，各一壮，炷如小麦大"，"小儿脱肛泻血，灸百会一穴三壮，炷如小麦大"等，均说明了这一点。但是对于较为严重的小儿急症，《太平圣惠方》却指出施灸的灸炷应"如雀屎大"，可灸至七壮。如"小儿新生二七日内，若噤不吮奶，多啼者，是客风中于脐，遂使舌强，此疾所施方药，不望十全尔，灸承浆一穴七壮，次灸颊车二穴各七壮，炷并如雀屎大"等，均说明对于病情严重者选穴应当多、灸量也应大，方可起到救急之目的。

（五）灸可预防保健

《诸病源候论》最早提出"慎护风池，灸颊防噤"的预防保健思想。《太平圣惠方》卷第八十二尊崇巢氏思想，亦有此记载。此外，卷第五十二施灸预防疟疾："灸三间穴，在虎口第二指节下，一寸内侧陷中是穴，

灸三年痎疟,时发寒热,则于未发前,预灸三壮。"卷八十二施灸预防新生儿撮口脐风:"凡初生儿,须防三病。一曰撮口,二曰着噤,三曰脐风……看脐上有赤脉直上者,当时于脉尽头灸三壮,赤散无患矣。"也都体现了对施灸、对预防保健的推崇。

庄绰论灸法

庄绰为宋代考证学家、民俗学家、天文学家、医药学家,尤其对灸法有深入研究。所著《灸膏肓腧穴法》为古代单穴灸第一书,庄氏亦为单穴灸第一人。《灸膏肓腧穴法》分10篇,是继孙思邈之后研究膏肓穴的专著之一。可惜除《灸膏肓腧穴法》这部著名的灸痨专著传于后世外,庄绰另著的《本草蒙求》《庄氏家传》《脉法要略》《明堂针灸经》等均已亡佚。其中,《明堂针灸经》很有可能为现在流传的《西方子明堂灸经》。

(一)倡灸膏肓

庄绰曾患疟疾,久治不效,陈了翁为其灸膏肓而愈,故为"使真人求穴济众之仁益广于天下",庄绰收集唐宋时期孙思邈、王惟一、石藏用、叶元善、潘琪和僧仲等六位医家取膏肓的数十种方法,图文并茂,并附以本人见解,著成《灸膏肓腧穴法》一书,此书为我国最早的专门研究腧穴的著作。

膏肓是治疗虚劳诸证的特效穴。自唐代《备急千金要方》起,功效就一直受到追捧,其"无所不治,羸瘦虚损,中失精,气咳逆,惑忘误"。庄绰在亲身体验后,对它的疗效深信不疑。所以"考医经之同异,参以诸家之说,及所亲试。自量寸以至补养之法。分为十篇"而著成《灸膏肓腧穴法》。书中的内容从膏肓的功效、作用、定位、取法、操作、疗程、病案到灸后调养,面面俱到。其中介绍取膏肓穴法就有13种,医案4个,该书虽字数不多,但内容非常丰富,无疑是一本珍贵的治痨参考书。

(二)灸后禁忌

庄绰在《灸膏肓腧穴法·灸讫补养法第十》中云:"孙真人云:此穴灸讫,人阳气康盛,消息以自补养,取身体平复。其补养之道,宜食温软羹饭,毋令太饱,及饮啖生冷、油腻、粘滑、鹅、猪、鱼、虾、笋、蕨、其他动气发风之物。并触冒风寒暑湿,勿以阳气乍盛辄犯房室。如觉气壅,可灸脐下气海、丹田、关元、中极四穴中一穴;又当灸足三里,引火气以实下。随病深浅,加以岁月将息,则可保平复。不然,是犹倚一木以支大

厦之倾,又发而去之,其终从晋候之归,非灸之罪也。"提到了灸后注意事项及禁忌证。

窦材论灸法

窦材为南宋医学家,受道家思想影响,积数十年经验,著成《扁鹊心书》3卷,附"神方"1卷。他非常强调阳气在人体生理、病理中的重要作用,认为阳气的盛衰是人体生长衰老的根本,阳气的有无是人体生死存亡的关键。主张扶阳以灸法第一,丹药第二,附子第三。

(一)保扶阳气为本

窦材主张"保命之法,灼艾第一,丹药第二,附子第三",认为"医之治病用灸,如做饭需薪",将灸法置于各种治法之上。《扁鹊心书》论述的病证和医案,百分之九十以上是用灸法,其施灸两大特点:其一,灸的壮数多,每穴数十壮、百壮,甚至五六百壮。曾有人问他:"人之皮肉最嫩,五百之壮,岂不烧焦皮刚?"他说:"否。已死之人,灸二三十壮,其肉便焦,无血荣养故也。若真气未脱之人,自然气血流行,荣卫环绕,虽灸千壮,何焦烂之有哉?""世俗用灸不过三五十壮,殊不知去小疾则愈,驻命根则难。凡大病宜灸脐下五百壮,补接真气,即此法也。若去风邪四肢小疾,不过三五七壮而已。"所以,他认为要治大病、根治疾病,一定要大量施灸。如"一老人,腰腿痛,不能行步,令灸关元三百壮,更服金液丹,强健如前"。其二,用的穴位少,而多取于脾肾任脉诸经,特别是关元、命关(食窦)二穴,因为"脾为五脏之母,肾为一身之根……此脉若存,则人不死","若不早灸关元以救肾气,灸命关以固脾气,则难保性命。盖脾肾为人一身之根蒂,不可不蚤图也。"《扁鹊心书》载:"妇人产后,热不退,恐渐成劳瘵,急灸脐下三百壮。""一人患肺伤寒,头痛发热,恶寒咳嗽,肢节疼,脉沉紧,服华盖散、黄芪建中汤,略解。至五日,昏睡谵语,四肢微厥,乃肾气虚也,灸关元百壮,服姜附汤,始汗出愈。"为减少多壮灸给患者造成的痛苦,窦材还创立了一种灸前麻醉法,即口服"睡圣散",使人昏睡,然后施灸,可无痛苦,这是灸法应用麻醉的最早记载。

(二)病宜早灸

窦材认为灸疗治病要趁早,如灸治阴毒、气脱、虚劳,"迟则气脱,虽灸亦无益矣","气脱须早治,迟则元气亦脱,灸亦无益矣","虚劳须早灸,迟则无益"。还

在《扁鹊心书》中提到一伤寒病例用灸过迟终致脏气败绝而死亡："一人患伤寒至六日，脉弦紧，身发黄，自汗，亦太阴证也，先服金液丹，点命关穴，病患不肯灸，伤寒唯太阴、少阴二证死人最速，若不早灸，虽服药无效。不信，至九日泻血而死。"

（三）灸可防病

窦材还重视灸法的保健和医疗作用，《扁鹊心书》说："人于无病之时，常灸关元、气海、命关（食窦穴）、中脘……虽未得长生，亦可保百余年寿矣。"认为常灸关元、气海、命关、中脘，可防病摄生，并根据年龄的不同，提出了用灸的间隔时间及施灸壮数："人至三十，可三年一灸脐下三百壮；五十，可二年一灸脐下三百壮；六十，可一年一灸脐下三百壮，令人长生不老。"可见，窦材对灸法的保健作用非常推崇。

许叔微论灸法

许叔微为南宋医家，著有《伤寒发微论》《伤寒百证歌》《伤寒九十论》《普济本事方》等书。《普济本事方》又名《类证普济本事方》，是许叔微数十年医疗经验的结晶，书中共收录方剂 300 余首，按病种分为 25 门，采方简要，理论清晰，有较高的实用价值。许叔微师法张仲景，故以灸法用于阴证为其主要学术思想，成为我国针灸史上温补派的先驱。

（一）阴证用灸

许叔微强调宜用灸法治疗"阴毒""阳微""阴证"等阴证，如《伤寒百证歌》中第十四证"阴证阴毒歌"中就有"阴病渐深腹转痛，心胸膜胀郑声随，虚汗不止咽不利，指甲青黑面色黧，一息七至沉细疾，速灸关元不可迟"之说，以灸关元治疗阴毒；又如《普济本事方·阴毒沉困论》指出："阴毒证，则药饵难为功矣。但于脐中灼艾，如半枣大，三百壮以来，以手足和暖为效。"此证类似现代医学中的中毒性休克，故急宜用灸来回阳固脱。这里不仅说明该危重症非艾灸不能治疗，而且表明用艾灸还可以预测转归。除此之外许叔微还创用了隔巴豆灸、黄连灸法治疗阴毒伤寒，并对灸时反应、施灸壮数和灸后处理都做了说明。

（二）灸补肾阳

许叔微认为只要是肾阳不足证，均可用灸。《普济本事方·头痛头晕方》记载以玉真丸治疗头痛时写道："治肾气不足，气逆上行，头痛不可忍，谓之肾厥……更灸关元穴百壮。"认为此证在用玉真丸的同时，还要灸关元百壮，以加强温补肾阳的作用。同时《普济本事方》也记载他本人患肾虚腰痛的治验即是证明："戊戌年八月，淮南大雨，城下浸灌者连月，予忽脏腑不调，腹中如水吼数日，调治得愈，自此腰痛不可屈折，虽颊面亦相妨。服遍药不效，如是凡三月。予后思之，此必水气阴盛，肾精赶此而得，乃灸肾俞三七壮，服此药差。"可见灸肾俞以壮肾阳是其一个主要作用。

刘完素论灸法

刘完素为金元四大家中寒凉派代表，后人尊为"河间先生"。《素问病机气宜保命集·序》中说："余二十有五，志在《内经》，日夜不辍。"他引用《素问》病机 19 条，阐明六气过甚皆能化火的理论。故治法上多用寒凉药，并创制了不少治疗伤寒病的方剂，对后世温病学说有所启发，为中医学各学派的创立奠定了良好的基础。其著述甚丰，《素问玄机原病式》《黄帝素问宣明论方》《素问病机气宜保命集》均为其代表作。

（一）热证用灸

刘完素主张实热证用"引热外出"之法，如"疮疡已觉微慢肿硬，皮血不变色，脉沉不痛者，当外灸之，引邪气出而方止。"认为"疮疡者，火之属"，故"引邪气出"，此处"邪气"当指火热之邪而言。

寒热格拒证可用"引热下行"之法，如"热厥心痛，身热足寒，痛甚则烦躁而吐，额自汗出，知为热也，其脉洪大，当灸太溪及昆仑……引热下行。"此上有阳热，下有阴寒，是一种阴寒格拒、阳热上扰的病证，用足上的穴位灸疗，引阳热下移，以去阴寒，使阴阳交通，格拒解除。

（二）善灸五腧穴

刘完素主张针灸并用以治疗疾病，尤其重视五腧穴的应用。从《素问病机气宜保命集》中所记载的 10 余例病证的针灸治验中可以看出，用穴的 30 余个中除少数采用风府、百会、承浆等任、督脉穴外，多数则采用井、荥、输、原、经、合穴。如："诸经各有井荥输经合，井主心下满及疮色青，荥主身热及疮色赤……或宜灸宜针，以泻邪气。"又说："青水灸肝井，赤水灸心荥，黄水灸脾俞，白水灸肺经，黑水灸肾合。"可见，刘完素将中医基本理论与针灸学融为一炉，更突出地体现了中医学辨证施治这一基本特点。

陈自明论灸法

陈自明字良甫，晚年自号药隐老，宋代临川（今江西临川县西）人，出身医学世家，采集各家学说之长，著有《外科精要》《妇人大全良方》等。其所著的《外科精要》虽为外科专著，但也对灸法作用、灸法取穴、灸式灸法、灸度、灸治禁忌进行了详细的阐述。

（一）灸法作用

1. 疏通气血

《外科精要》云："五脏不和，则九窍不通；六气不和，则留结为痈。皆经络涩滞，气血不流畅，风毒乘之，而致然也。"五脏六腑功能失常，加之毒邪侵袭，导致气血流行不畅，壅塞于局部则形成痈疽。陈自明认为荣卫壅塞、蓄毒不流、精气内陷是形成痈疽的重要病机，治宜疏通气血，故常以艾灸治疗痈疽。他认为艾灸可适用于未溃和已溃的痈疽，因灸法所用艾叶，味辛、苦，性温，具有理气血、逐寒湿、温经、止血等作用，《名医别录》称其"主灸百病"。因此，使用艾灸可以宣通气血，气血调和则痈疽自愈。此外，人过四十，气血流通普遍较差，陈自明提出"大抵人年四十已上，最宜灸，此其背永无痈疮之苦"，认为艾灸可以促进气血流通，起到预防痈疽的作用。

2. 宣泄热毒

陈自明认为灸法亦具有宣泄热毒的作用，因此在治疗热毒内伏所致的痈疽时常用艾灸法，并提出痈疽之治应借艾灸辛温发散之性宣泄痈疽之热毒，因势利导，引邪从表而发，既免伤正气，又祛除邪气，避免邪毒内攻脏腑引发变症。因此，灸法的运用正是"外祛火毒，以宣内毒"的具体体现。

3. 回阳救急

应对急重症，陈自明重用灸法以收回阳救逆、活血通络之功。《外科精要·灸法要论第八》载有医案数则："适遇一僧，自云病疮甚危，尝灸八百余壮方苏。"《外科精要·痈疽灼艾痛痒论第九》载"江都宪张恒山，左足次指患之，痛不可忍。急隔蒜灸三十余壮，即将举步。彼欲速愈，自敷凉药，遂致血凝肉死，毒气复炽。再灸百壮，服活命饮，出紫血，其毒方解。"除急重症使用大剂量艾灸以回阳外，对于具有回阳功效的穴位，如气海、足三里、热腑穴，陈自明主张灸七壮或五壮，因为五、七均为单数，单数属阳，既取"温壮阳气"之用，亦秉"补接阳气"之意。

（二）灸法取穴

1. 取足三里和气海

《外科精要·脑疽灸法第十》记载："脑疽及颈项有疽，不可用隔蒜灸，恐引毒上攻，宜灸足三里穴五壮，气海穴三七壮，仍服凉血化毒之药，或以骑竹马穴法灸之。凡头项咽喉生疽，古法皆为不治，若用此法，多有生者。"陈自明认为脑疽及项上有痈疽疔毒者，可以灸足三里和气海穴引毒气下行，有调理脾胃、补中益气、通经活络、疏风化湿、扶正祛邪的作用，也扩大了上病下治的治疗范围。

2. 取局部穴

外泄毒气可局部取穴，即在痈疽处直接施灸。例如，应对"疮疽初发"，可选用"大颗独蒜切片三分浓，贴疮顶"，如此，可使毒气外泄；应对"背疽"，则直接于患处施灸，以"大蒜十颗，淡豉半合，乳香钱许，研烂置疮上，铺艾灸之"，如此可增强拔除无头疽瘀毒之力。

3. 取热腑穴

《外科精要·灸法要论第八》记载："从背脊骨第二陷中两傍，相去同身寸各一寸五分，名热腑穴。"陈自明认为此穴能宣泄背上诸阳热气，促进气血流通，背上两穴灸七壮即止。

（三）灸式灸法

1. 骑竹马灸法

骑竹马灸法在《备急灸法》中已有记载："令病患脱去衣，解开衬裤带，骑定竹扛，用身壁直靠，尾闾骨坐于竹扛上，两足悬虚，俱不要着地，悬身正直。"陈自明在其著作《外科精要》中特别重视骑竹马灸，不仅文中多处记载，还专辟一节进行讨论。如《外科精要·〈千金〉良用备急方论第十五》中引《备急千金要方》记载用骑竹马灸法治疗痈疽初发，而《外科精要·骑竹马灸法第四》记载更为详尽："治一切疮疡，即用此法，无有不愈。其法令病患以肘凭几，竖臂腕要直，用篾一条自臂腕中曲处横纹，男左女右，贴肉量起，直至中指尖尽处截断为则，不量指甲。却用竹杠一条，令病患脱衣，正身骑定，前后用两人扛起，令病者脚不着地，又令二人扶之，勿令伛偻。却将前所量臂篾，从竹杠坐处，尾骨尽处，直贴脊背，量至篾尽处为则，用墨笔点定，此只是取中，非灸穴也。却用薄篾作则子，量病患中指节，相去两横纹为则，男左女右，截为一则，就前所点记处两边，各量一则，尽处即是灸穴。两穴各灸五七壮。疽发于左则灸右，疽发于右则灸左，其则左右皆灸。盖此二穴，心脉所过之处，凡痈疽皆心火留滞之毒，灸此则心火流通，而毒散矣。"

2.隔蒜灸

隔蒜灸是用蒜做间隔物而施灸的一种灸法，大蒜辛温而散，有消肿散结、拔毒止痛之效。《外科精要·蒜饼施用分其轻重第七》记载："凡用蒜饼灸者，盖蒜味辛温有毒，主散痈疽，假火势以行药力。"《外科精要·论隔蒜灸得效第五》中有："治疽之法，灼艾之功胜于用药……凡疮初发一二日，须用大颗独蒜切片三分浓，贴疽顶，以艾隔蒜灸之，每三壮易蒜。"《外科精要·疗发背痈疽灸法用药要第一》曰："诸痛痒疮疡，皆属心火……更以骑竹马法，或隔蒜灸，并明灸足三里，以发泄其毒。"

（四）明确灸度

陈自明认为，若初灸即痛者，皆属于热毒聚集之处，气血经络受阻，不通则痛；初灸而不痛者，乃毒气深重。患处在施灸时不疼痛者，皆属于毒气内陷，病人昏倦，患处恶腐结聚，感觉功能较差，因此，初灸多不觉疼痛。陈自明认为在使用灸法时应该做到"二痛"和"二不痛"，《外科精要·论隔蒜灸得效第五》记载："凡疮初发一二日，须用大颗独蒜切片三分浓，贴疽顶，以艾隔蒜灸之，每三壮易蒜，痛者灸令不痛，不痛者灸之令痛。"《外科精要·背疽肿漫寻头灸法第六》记载："凡患背疽，漫肿无头者，用湿纸贴肿处，但一点先干处，乃是疮头。可用大蒜十颗，淡豉半合，乳香钱许，研烂置疮上，铺艾灸之，痛否皆以前法为度。"《外科精要·痈疽灼艾痛痒论第九》记载："凡治痈疽发背疔疮，不痛者，必灸使痛，痛者，必灸使不痛。"即当施灸部位起初疼痛时，在施灸的过程中应当灸至其不痛；当施灸部位起初不疼痛时，应当灸至其疼痛，只有这样才能保证气血通畅、排毒泄热的作用。患者感觉到疼痛，说明此处气血来复、毒气外散，然后再继续施灸多壮，以致其气血畅通、患处不痛为止。另外，"若初灸即痛者，由毒气轻浅，灸而不痛者，乃毒气深重，悉宜内服追毒排脓，外敷消毒之药"。即除用灸法疏通气血、祛毒泻热外，还应该配合内服汤剂、外用膏药等综合治疗。

（五）灸治禁忌

灸法治疗疮疡虽然适应证广泛，但亦有所禁忌。如《外科精要·论隔蒜灸得效第五》记载："若头项见疽，则不可用此法。"因头为诸阳之会，艾灸可引动体内阳气积聚于头部，导致痰涎脓血并起上攻于头部，加重痈疽。若灸法运用不当，还易烫伤皮肤，影响患者的容颜，因此，陈自明不主张在头面部施灸。

闻人耆年论灸法

闻人耆年为南宋医家，檇李（今浙江嘉兴）人。年少习医，行医近四五十年，广泛搜集古代名医如华佗、扁鹊、葛洪、孙思邈、张文仲、甄权等医家的艾灸治疗方法和经验，理论结合实践，最后加以总结分析，撰成《备急灸法》一书，旨在"救仓卒患难"。书中较详细地论述了灸法治疗心痛、牙痛、痈疽等22种危急病证的灸治方法及急救方法，且附若干效验方药。

（一）急症早灸

闻人耆年继承东晋时期葛洪用艾灸治疗急症的学术思想，主张急症的治疗应该早诊断、早施灸，以治愈疾病或防止病势的恶化、蔓延。如治疗诸发等证"发背……惟治之于初皆得全生，其余数种皆依法早治，百无一死"，治疗肠痈应"速灸两肘尖各百壮"，治疗疽时"惟宜早灸之"，治附骨疽当"凡有此患，宜早灸之"，治皮肤中毒风当"凡有此患，急灸两臂屈肘曲骨间各二十一壮"，治疗霍乱宜"急灸两肘尖各十四壮"，治急喉痹"宜急于两手小指甲后各灸三壮"。总的来看，他认为艾灸治疗上述急症当"治之于初""速灸""早灸""急灸"，十分强调艾灸治疗的最佳时机，即及早施灸。因为急性病往往是起病突然、发展迅速、变化多端，如果不及早治疗，容易危及患者的生命。

《备急灸法》所记载灸法中配合使用最多的药物为皂角，因皂角辛温，开窍通闭醒神、豁痰祛瘀散结，配合艾灸，对神志不清者有较好疗效。闻人耆年充分发挥艾灸火力温和、起效较快，能回阳救逆、通经复脉的特点，用之于救治"卒暴心痛""卒忤死""妇人难生"等急症，取得了良好的治疗效果。如治疗卒忤死"急以皂角末吹入两鼻即活。若经时不活，急灸掌后三寸两筋间（间使）各十四炷……如身冷口噤者，灸人中三炷，炷如粟米大"；治疗难产配合"先用盐汤洗脚令温，气脉通疏，然后灸，立便顺产"；治疗溺水配合"用皂角末吹入谷道中（皂角无用石灰）"，并用"灶灰一斗，锅内炒令煖，以布三五重煖裹热灰，熨其心头"；治疗自缢"先用皂荚末吹入两鼻，用旧毡一片盖其口鼻，令两人用竹筒极吹两耳，即活"。

（二）灸量有度

艾灸用量的多少是艾灸取得疗效的关键因素之一，主要体现在艾炷的大小、壮数的多少及艾灸时间的长短。闻人耆年所用的艾炷有粟米大、绿豆大艾炷和大艾炷3种，一般多用绿豆大艾炷，粟米大艾炷使用较少。艾灸壮数的多寡悬殊是本书的特色之一，一般艾灸的壮数少则3壮，多则数百上千壮，如治疗霍乱转筋、风牙疼、难产等只灸3壮，蛇咬伤则百壮，而各种痈疽则三五百壮至两千壮。但艾灸的量并不是固定不变的，而是逐渐增大，并且强调灸至一定的程度，即用量要十足，恰当充分，才能达到相应的效果。如定灸多少法，"凡灸头四肢，皆不令灸……候炷数足，自然除病，宜详察之"；治疗诸发等证"先以绿豆大艾炷灸之，勿令伤肌肉；如蒜焦更换，待痛稍可忍渐放艾炷大，又可忍便除蒜，灸之数不拘多少，但灸至不痛即住"；治疗转胞小便不通，"大艾炷灸二十一炷，未通更灸，已通即住"；治疗溺水，"灸脐孔三十五壮，水中谷道中出，即活"；治疗狂犬咬伤，"于所咬处灸百炷，自后日灸一炷，不可一日缺，灸满百日方可得免祸终身"；治疗肠痈，"速灸两肘尖各百壮炷，炷如绿豆大，则大便当下脓血而愈。"可见，艾灸当施治到某些灸感出现，或达到一定的累积刺激量，症状开始减轻时才能产生稳定可靠的疗效。同时也要中病即止，否则徒伤肌肉，给患者造成痛苦和浪费。

（三）取穴精简

闻人耆年取穴部位少而精。在艾灸治疗的22个病证中，所取的穴位不过十六七个，每个病证只取一两个穴位，并多是在四肢肘膝关节以下的部位，操作简便易行。需要说明的是，书中所取的穴位没有明确地列出穴位的名称，只是提所艾灸的部位。如治疗肠痈只灸两肘尖；治疗疔疮和附骨疽，只灸掌后四寸两筋间；治疗皮肤中毒风，灸两臂屈肘曲骨间（曲池穴）；治疗卒暴心痛，只灸掌后三寸两筋间（间使穴）；治疗霍乱，只灸两肘尖；治疗霍乱转筋，只灸两踝尖；治疗风牙疼只灸足外踝尖；治疗精魅鬼神所淫（癫狂），只灸两手大指（少商穴，即鬼哭穴）；治疗夜魇不寤（昏睡），只灸两足大指（隐白穴，即鬼垒穴）；治疗急喉痹，只灸两手小指甲后（少泽穴）；治疗妇人难产，只灸右脚小趾尖（至阴穴）；治疗小肠疝气，只灸足大趾上（大敦穴）；治疗卒忤死（昏厥），只灸掌后三寸两筋间（间使穴）等。

闻人耆年取穴的方法也是操作简单，易于掌握。如屈指量法例，"以薄竹片或以蜡纸条，量手中指中节横纹，取上下截齐，断为一寸，男左女右"；定发际法，"凡灸发际，如是患人有发际整齐，根据明堂所说易取其穴。如是患人先因疾患后脱落尽发际，或性本额项无发，难凭取穴。今定患人两眉中心直上三寸为发际，以此为准"。闻人耆年还绘制了11幅图谱，对某些用文字难以描述清楚的部位，将各病证所取的穴位（部位）标明在图上，一目了然，可以依图取穴。这种通俗易懂的方式，即使不懂医术，也能在急症仓促之际，按照文字、插图索穴救人，对灸法的普及与推广起到积极的促进作用。

在穴位的选用过程中，闻人耆年还十分强调男女之别。即取局部穴位时男女同法，如治疗发背、毒蛇咬伤、狂犬咬伤等；取双侧穴位时，男女同法，如治疗肠痈取两肘尖，皮肤中毒风取两曲池穴；取任督二脉穴位时，男女同法，如治疗转胞小便不通；取一侧穴位时则多遵循"男左女右"的原则，如治疗疔疮"灸掌后四寸两筋间十四炷，依图取穴，男左女右"等。对于治疗女性独有的病证（如难产），则只取右侧相应的穴位。但是，在经脉循行过程出现"左之右，右之左"时，"男左女右"原则则不适用，如治疗风牙疼灸足外踝尖，"患左灸右，患右灸左"；治疗鼻衄灸手大指骨端上，"右衄灸左，左衄灸右"。

（四）灸药并用

《备急灸法》中22类急症所使用灸法全为艾炷灸，而艾炷灸又分为直接灸和间接灸，书中两者并用，以直接灸多见（达21条之多），因直接灸法可使艾灸治疗直接作用于穴位，直达病所，给对应穴位以更强刺激，起效较快。而间接灸则可结合所治疾病性质及患者体质，在艾灸过程中配以相应的药物，起到艾灸和药物的双重作用，能更有效地治疗疾病，如治疗发背等症用"大蒜切片如钱厚，贴在疮头上，先以绿豆大艾炷灸之……又可忍，便除蒜灸之"。

（五）灸法详细

《备急灸法》详细介绍了几种艾灸的操作方法、体位、灸治的先后顺序、适应证和注意事项，以及与天人相应、七情六欲饮食适宜的关系等，对于指导当今的针灸临床有着重要的意义及参考价值。如点灸法"凡点灸时，须得身体平直，四肢无令拳缩，坐点无令俯仰，立点无令倾侧……凡病先灸于上，后灸于下，先灸于少,后灸于多,皆宜审之";下火法"凡下火点灸,欲令艾炷根下赤辉广三分……艾穴不中,即火气不能远达,而病未能愈矣";用火法"古来用火灸病,忌八般木火,切宜避之……有火珠耀日以艾茊之,遂得火出。此火灸病为良,凡人卒难备矣。次有火照耀日以引之,便得火出,此火亦佳。若遇天色阴暗,遂难得火";候天色法"凡点灸时,若值阴雾大起,风雪忽降,猛雨炎暑,雷电虹霓,灸临时且停,候待晴明即再下火灸。灸时不得伤饱大饥,饮酒大醉,食生硬物,兼忌思虑愁忧,恚怒呼骂,吁嗟叹息,一切不祥,忌之大吉";发灸疮法"凡着灸疗病,历春夏秋冬不较者,灸炷虽然数足,得疮发脓坏,所患即瘥"。诸法各有所宜,临床应用时应辨证施灸。

王执中论灸法

王执中为南宋医家,著有《针灸资生经》《读书后志》《既效方》。他提倡针灸药饵,因证而施,但临床以应用灸法较多。王执中通过亲身体会或家族治验,积累了不少经验,对于民间各种灸法只要试之有效兼收并采,既发挥了前贤奥旨,又丰富了灸疗方法。如:"舍弟少戏举重,得偏坠之疾,有道人为当关元两旁相去各三寸青脉上灸七壮,即愈。王彦之患小肠气,亦如此灸之愈。"他还提出:"须按其穴酸疼处灸之,方效,这是因为按其穴酸疼,既是受病处。"

(一)取穴少而精

王执中取穴施灸一般1~2穴,如水肿灸水分、气海,气喘灸肺俞、膏肓、脐中痛、溏泄灸神阙等。虽大多案例未说明用灸壮数,但从少数病例提到的壮数看,如伤寒咳甚灸结喉下三壮,疝气偏坠灸关元旁三寸七壮,牙痛灸外关七壮等,都只三或七壮之数。

(二)灸法多而广

王执中搜集了宋代以前散在于各书的灸疗法。卷一于每个穴位下都有灸疗壮数的记载;卷二记载灸疗的一般技术;卷三至卷七记叙了大量的灸疗法资料,有灸十二种骨蒸、四花穴灸法、灸瘰法、灸痔法、黄帝灸神邪鬼魅法、秦承祖灸狐魅神邪法、灸小肠气法、灸咳逆法、灸牙疼法、灸阴毒伤寒法、灸发背法、灸肠风法、灸风热赤疹痒瘙之逐手作疮法、灸膏肓法、灸瘰病法、灸结胸伤寒法、脚气八穴灸法、小儿雀目灸法等。还有灸中脘治脾胃病,灸中极治失精绝子,灸水分治阴肿,灸百会、耳前、发际、肩井、风市、三里、绝

骨、曲池治中风言语謇涩、半身不遂,灸气海、天枢治瘕聚,灸大敦治卒疝,灸间使治附骨疽,灸归来治妇人阴冷肿痛,灸四满治月水不利,灸鱼际治乳痈,灸中庭治小儿吐奶,灸天突治小儿急喉痹,灸合谷治小儿疳眼,灸当阳治眼急痛不可远视,灸囟会、前项治多鼻涕,灸大指节横文治目卒生翳等内、外、妇、儿、五官等各科百余种病证。

罗天益论灸法

罗天益为李杲弟子,元代医家,著有《卫生保鉴》一书。罗天益甘温除热的理论观点,继承和发展了金元四大家的针灸学术思想。补其师之不足,并发展了热证用灸的治法,用灸法以温补中焦,不仅能治疗中焦不足的虚寒证,而且还可以治疗气阴两伤的虚热证。

(一)善补脾胃

罗天益师承李杲,认为元气是健康之本,脾胃衰则元气衰,元气衰则疾病生,故十分重视脾胃之气。其温补中焦,多取中脘、气海、足三里三穴,并强调灸中脘可以助"胃气","引清气上行,肥腠理";灸气海"乃生发元气,滋养百脉,长养肌肉";灸三里"乃胃之合穴,亦助胃气","撤上热使下于阴分"。三穴配合对脾胃气虚者,可奏温养脾胃、强壮补虚、升提中气,有调和阴阳之功。诸如《卫生保鉴》卷十三记载了一患者崔云卿"脾胃复伤,中气愈虚,腹痛肠鸣,时复胃脘当心而痛,不任其苦,屡易医药,未尝有效……因劳役烦恼过度,前证大作"。罗天益根据其"脉弦细而微,手足稍冷,面色青黄而不泽,情思不乐,恶人烦冗,饮食减少,饱则心下痞闷,呕吐酸水,发作疼痛,冷汗时出,气促闷乱不安"等,诊断为"中气不足",则"先灸中脘三七壮","次灸气海百余壮",后又"灸三里二七壮",并给予扶阳助胃汤等药物口服,注意节饮食、慎起居,最终"一年而平复"。

(二)灸法变通

罗天益不仅施灸以温补脾胃,而且据其证情又不拘成方,善于灵活变通,在惯用上述三穴的基础上增减穴位。诸如在《卫生保鉴》卷十八中所治患者范郎中夫人,"因劳役饮食失节,加之忧思气结,病心腹胀满,且食则呕。暮不能食,两胁刺痛","诊其脉弦细",则先灸中脘穴,次以木香顺气汤助之,引胃中生发之气上行,数日而愈,说明罗天益有时仅选一穴为治。

再如卷二十二中，对于患者征南副元帅大武木儿，"自利完谷不化，脐腹冷痛，足寒，以手搔之，不知痛痒……脉沉细而微"，则以大艾炷于气海灸百壮，补下焦阳虚，次灸三里二穴各三七壮治腑寒而逆，且接引阳气下行，又灸三阴交二穴，以散足受寒湿之邪，并配药物而愈。明年复作依前灸，又加阳辅良愈。在卷十六中，记载治一患者王千户，久患疟痢，食减形羸，身体沉重，手足寒逆，时复麻痹，皮肤痂疥如疠风之壮，脉弦细而微如蛛丝，诊断为寒湿为病，真气衰弱，形气不足，阴阳俱不足之证，在服药的同时，并灸中脘五七壮，次灸气海百壮，复灸足三里三七壮，后灸阳辅二七壮，月余病气去，渐平复。

（三）灸治他病

罗天益善用灸法温补脾胃，然不限于脾胃病变，诸如卷十五列有灸腰痛法："腰痛不可俯仰，转侧难，身寒热，食倍多，身羸瘦，面黄黑，目眦眦，以及妇女冷积气劳病，灸肾俞二穴五壮；腰痛不能久立，腰以下至足冷不仁，起坐难，腰脊痛不能立，急强不得俯，腰重如石，难举动，灸腰俞穴五壮……"卷十八列有灸治妇女崩漏及诸疾："女子漏下恶血，月事不调，逆气腹胀，其脉缓者，可灸血海三壮。"卷十六指出："水渍入胃，名为溢饮，滑泄，渴能饮水，水下复泄，泄而大渴，此无药证，当灸大椎。"

对于小儿的10余种疾病，罗天益亦主张施灸。如初生儿脐风撮口，炎热谷穴三壮；小儿癫痫、惊风目眩，灸神庭一穴七壮；小儿急惊风，在百会前一寸前顶穴灸，若不愈，须灸眉头两处及鼻下人中一穴各三壮，炷如小麦大；小儿慢惊风灸尺泽穴各七壮。

（四）放血与灸法并施

罗天益据证情所需有时则放血与灸法并施，如在《卫生保鉴》卷二十三中，记载一患者姚公茂头面赤肿而痛，耳前后肿尤甚，胸中烦闷，咽嗌不利，身半以下皆寒，足胫尤甚，饮食减少，精神困倦而体弱，其脉浮数，按之弦细。针对此上热下寒之证，据《黄帝内经》之旨，"遂于肿上约五十余刺，其血紫黑如露珠之状，顿时肿痛消散。又于气海中火炷灸百壮，乃助下焦阳虚退其阴寒，次于三里二穴各灸三七壮，治足腑冷，亦引导热气下行故也"，并辅以药物不旬日良愈。

危亦林论灸法

危亦林为元初著名医家，尤擅骨伤、疮肿、口腔等科。他有感于古医方浩繁，难以检索应用，于是将家传五世累积的经验方剂，用"依按古方，参以家传"的方法，按照元代所定的医学十三科列目，历时10年编成《世医得效方》这一部著名方书，也是其传世的唯一著作。经当时中央医疗机构"太医院"审核，颇受好评，并主张传印刊行。全书分为大方、小方、风、产（妇）、眼、口齿、咽喉、正骨、疮肿等9种，计276病证。其中，有56个病证采用针灸疗法。

（一）辨证施灸

辨证论治是中医学认识疾病和治疗疾病的基本原则，危亦林用灸亦体现了辨证施治的特色，如灸治泄利："泄痢食不消，不作肌肤，灸脾俞随年壮……泄痢不禁，小腹绞痛，灸丹田百壮……又灸脐中一二十壮，灸关元百壮。泄痢不嗜食，虽食不消，灸三报，穴在侠脐相去五寸，一名循际。"此外，对鼓胀、出血、癫狂痫、呕吐等病证的施灸也体现了这一思想。

危亦林认为对于阴寒之证用艾灸是最为适宜的方法："阴毒，病势困重，肢厥，灼艾法惟良。""伤寒阴症，灸气海二七壮，小炷；脐中填盐灸七壮，立效；丹田（脐下二寸），关元亦可灸。"同时也并不拘泥于前人"热证禁灸"的观点，认为热证用灸亦可取得良效。他认为灸法是中医外治法的一种，与针刺法一样，均是通过刺激经络腧穴，达到疏通经络、调整阴阳、防治疾病的目的，所以对阴证、寒证、阳证、热证，均采用灸法。

（二）擅用重灸

危亦林在治疗疾病时擅用"重灸"。重灸不仅指危亦林重视运用艾灸，也意指其施灸壮数多和施灸时间长。晋唐时期灸法的应用多如《备急千金要方》《外台秘要》记录，均炷大壮多，动辄百壮，甚至记有千壮。而危亦林虽宗其法却不拘泥其数，在灸量方面既有传承，亦根据实践经验进行了加减调整，如根据病情轻重、患者年龄、施灸部位等，进行综合辨证，选用不同的灸量施灸："蛇犬伤，未尽其恶血毒者，灸上百壮后日灸一壮。眼暗，灸脊中二百壮，惟多佳，至验。妇人血崩，脐下及内踝上三寸百壮。中风失语缓纵，天窗、扶突、百会各五十壮，重者三百壮，大效。虚劳吐血，灸胃脘三百壮。"针对一些厥证、虚脱证及急症，危亦林施灸百壮乃至数百壮者十分常见，他认为只要施足壮数便可起到"至验、大效"之功，对于治疗大病使用中、大剂量的艾灸壮数可以起到回阳救逆、补虚强壮、促进疾病转愈的效用。

（三）取穴精简

在《世医得效方》一书中，危亦林对于每一病主症大多仅用一两个穴位，而随症加减之穴，也只一至二个而已，配伍甚为精当。从艾灸选用腧穴来看，除了按脏腑、经络和局部取穴外，任督二脉的腧穴居多，气海、关元、中极、百会、大椎是选用频率最多的穴位。如："截疟灸大椎；心腹坚满，忧思结气，心痛食不化，灸太仓（中脘）；脐下搅痛，此冷气，灸关元百壮，膏肓。"分析其用意，因任脉为"阴脉之海"，对阴经气血有调节作用；督脉为"阳脉之海"，总督一身之阳气。任督二脉对于统摄全身的气血阴阳有着非常重要的作用，故多选用任督二脉的腧穴进行灸治。除却灸法多用于厥证、虚脱证及急症可回阳救逆、醒神固脱之外，还可能与施灸取穴操作方便有关。艾灸让病患感到温暖、舒适，相比针刺更容易被百姓接受。在操作方面，只要掌握好穴位的定位及灸的分寸，即使不懂得针灸的人也能很好操作，利于在广大群众中推广。

在临证时，对于不同病证，危亦林对穴位施灸的先后顺序也有强调。如伤寒阴证"若病在三四日以上，宜先灸胸上二十壮……又灸肝俞"；对五积之奔豚气则先灸气海后灸关元；对于中风失音不能言语者，"先灸天窗二穴五十壮，其穴在颈大筋前曲颊下，扶突穴后动应手陷中，熄火仍移灸百会穴五十壮，其穴在顶正中心，灸毕还灸天窗五十壮。始发先灸百会，则风气不得泄，内攻五脏"。

（四）灸法丰富

《世医得效方》虽非针灸专著，未单列针灸一科论述，但其对灸法的认识和运用不乏特色，尤其是在辨证的基础上采用灸法治疗各种疑难病证，运用了艾炷灸、直接灸、隔物灸等多种灸法，施灸方式多样化，方便灸法的临床推广运用。

1. 艾炷灸

《世医得效方》中艾灸多应用于阴寒、热证和惊、厥、损伤等急危重症，如"卒厥，尸厥，百会灸四十九壮，气海，丹田三百壮，觉身暖为止"，"儿卒腹青黑死，灸脐上下左右各半寸，鸠尾下一寸，各三壮"。并对于直接灸与间接灸也很注意区分，如"灸便毒法……艾炷如麦大，灸二三壮，肿散痛止即安"，"治白癜风……凡有赘疣诸痣，但将艾炷于上灸之，三壮即除"。说明注重直接灸灸量的把握，以达到治疗有效又不给患者

增添痛苦的目的。

2. 隔物灸

隔物灸具有艾灸和药物的双重作用，施灸时火力温和，既减轻了患者的痛苦，又可借药力提高疗效。危亦林继承了葛洪的重灸学术思想，对《肘后备急方》中的多种隔物灸法大力倡导，并详述了隔盐灸、隔蒜灸等隔物灸法。如隔蒜灸治疗痈疽疼痛、瘰疬："诸痈疽，开阔疼甚，用艾炷四枚，围其处，同时下火灸七壮至十一壮佳，大蒜头横切片，贴其处灸五壮。""瘰疬，肘尖，左灸右，右灸左，炷如箸头，不过三次，永无恙。如四五年，辰灸申落。又以蒜片贴患处，七壮易蒜，多灸效。"这些灸法及施灸所运用的药物对现代临床运用仍具有一定的参考价值。

3. 脐灸法

脐中即神阙，是强壮保健要穴，古人列为禁刺穴，古今临床上均用此穴施灸或药物敷贴治病。《世医得效方》中采用脐灸法治疗多种病症，并记载艾炷直接灸脐、隔盐灸脐、隔药灸脐、温脐、熨脐等不同的脐灸法，选穴有时也扩大到脐四周。

■ 直接灸脐法：多用于治急危重症。如"暴泻，泄利不止，灸神阙五至七壮，炷如箸头大。关元三十壮"，"脱肛，寒冷脱肛，灸脐中，随年壮"，"溺水，解去衣带，灸脐中即活"，"卒死，灸大趾内离甲一韭叶三五壮，即活，脐中灸亦效"，"儿脱肛，灸顶上旋毛中三壮，即入。又灸尾骶骨三壮，脐中随年壮"。

■ 隔盐灸脐：多用于治疗阴证、产后等阳虚之证和霍乱，可起到温补元阳、回阳救逆之功。如"治产后小便不通，用盐于产妇脐中填，可与脐平，却用葱白剥去粗皮，十余根作一束切，作一指厚，安盐上，用大艾炷满葱饼子大，以火灸之，觉热气直入腹内，即时便通，神验不可具述"，"霍乱转筋欲死，气绝，纳盐于脐中上灸二七壮，立效。并灸脐下半寸妙"。

■ 隔药灸脐：多用脐中穴填药物熏灸治疗伤寒结胸及产后尿闭，本法集药物、艾灸和腧穴作用于一体，疗效不凡。如"伤寒结胸，巴豆四粒，黄连七寸，连皮，为末，津唾和成膏，填脐，艾灸其上，至腹中有声，病去为度，不拘壮数"，"产后尿闭，盐填脐，上安葱白，再于上用艾炷灸之，热入腹便通，神验"。

■ 温脐、熨脐：是用葱、麦麸、盐用水和匀炒至极热，重绢包之，乘热熨脐，使热气入腹以达到通阳便通的目的，可治寒邪直入三阴、一切虚寒及二便不通。

如"伤寒阴毒,葱白缠如饼,火烤热,着脐下,以熨斗熨之,令热入腹,可数易葱饼,至手足温出汗乃止","转胞小便难,小腹胀,炒盐或用葱白三斤,炒以帕裹敷脐下或小腹","大小便不通,连根葱一茎带土不洗,生姜一块,淡豉二十一粒,盐二匙,同研烂,烘热掩脐中,可再换"。此种熨脐、温脐法对后世的盱江医家影响很大,晚于危氏的明代盱江医家龚信及其子龚廷贤在医著中均载有此法,使危氏的学术思想得以传承。其熨脐治二便不通的方法沿用至今。

(五)灸后调护

对于灸后的护理调治,危亦林也比较重视。如"治卒然腹皮青黑而死,灸脐上下左右去脐各半寸,鸠尾骨下一寸,凡五处,各灸三壮,乃用酒和胡粉涂其腹"。此取酒和胡粉的活血通络之效,以进一步加强灸法的温通之效。而对于瘰疬病用灸法后的调养,则"灸后百日,忌煎炸生冷热物毒食,乃戒房事,避风寒,减喜怒,安心静处,将息若一月,又觉未瘥,于初穴上再灸"。亦有"以温汤浸手帕拭之""以柳枝煎汤洗后灸之"以防止感染等经验之谈。这些灸后日常调养保健措施对疾病的治疗和康复也起着不可忽视的作用。

中医"治未病"包含未病先防与既病防变两个方面,危亦林在《世医得效方》中充分体现了艾灸治未病防病保健的思想。如"凡人居家及远行,随身常有熟艾一升……自觉十日以上康健,即须灸三数穴,以泄风气……预防诸病也。"提倡人们在家里或者外出远行时备艾在身边,随时艾灸可预防疾病,保持身体健康。"咽喉病常发,耳垂下半寸灸七壮,二七尤妙,又灸足三里",建议经常发咽喉疾病的人可以艾灸耳垂下半寸处和足三里穴。这些都是危亦林灸法治未病的具体运用。

朱震亨论灸法

朱震亨为金元四大家之一,著作有《格致余论》《局方发挥》等代表作,而《丹溪心法》系后人将朱震亨临证经验整理而成。他在学术上不墨守一隅之见,不拘泥于《伤寒论》一书中有热证忌灸的记载,提出灸法有补火泻火之分:"若补火,艾芮至肉;若泻火,不要至肉,便扫除之,用口吹风主散。"他赞同灸法亦有攻泻的观点,继承《灵枢·背腧》灸分补泻的学说,故可用于实热证,认为热证用灸的原理是:"火以畅达,拔引热毒,此从治之意。""大病虚脱,本是阴虚,用艾灸丹

田者,所以补阳,阳生阴长故也。"阐述了热证包括实热和虚热两方面,并完善了热证可灸的机制,在临床中将灸法运用于热证治疗,对于实热证和虚热证都有很好的疗效。对于实热证的治疗乃从治之法,通过以热引热从其气而达之;虚热证的治疗则通过灸法助阳,从而达到阳生阴长的目的。认为灸法治热证主要是散火祛痰、养阴清热、泄热排下的作用。

(一)散火祛痰

《续名医类案》载朱震亨治鼻流鼻涕、脉弦小、右寸滑、左寸涩的"痰郁火热之症",为灸上星、三里、合谷等加服清热祛痰之剂而愈。另一例鼻涕黄水脑痛证,灸囟会、通天各七壮,去臭肉一块而安。

(二)养阴清热

自古就有灸法劫阴耗气之说。张仲景在《伤寒论》中指出"微数之脉,慎不可灸……火气虽微,内攻有力,焦骨伤筋,血难复也",此论对后世影响很大。但朱震亨对此持有疑义,认为阴(气)虚发热者可灸,指出"虚者灸之,使火气以助元气也"。《名医类案》载一壮年咳嗽咯血、发热肌瘦者,朱震亨用灸法灸肺俞5次而愈,可见其跳出了《伤寒论》对于热证忌灸的模式,把艾灸用于治疗实热证并阐明了其机制,认为艾灸的作用除补火助阳之余还兼有清热散火、通络化痰之功,对于实热证,艾灸使气机畅达,经络通畅,故邪离经络而去,则热自退。这一观点,为后人运用灸法开辟了新途径。

(三)泄热排下

《丹溪心法》载:"有脚气冲心者,乃血虚而有火气上行,宜四物汤加炒黄柏,再于涌泉穴用附子为末,津拌如小钱大,贴之,以艾火灸,泄引其热。"又如《脉因证治》载:"两手大热为骨厥,如在火中,可灸涌泉五壮,立愈。"

《覆载万安方》论灸法

《覆载万安方》成书于1327年,是日本著名的僧医梶原性全所著。该书大量引述了中国医籍,且灸法在全书中占了很大的比例,全书62卷中仅有12卷未见灸法的记载。《覆载万安方》中的灸法内容相对集中在卷第五十四、五十七和五十八,卷第十五和二十六也有较为集中的板块,其余则散落在全书多数卷之中。书中的灸疗内容已经开始脱离以往医籍中全盘照搬中国医籍的层面,加入了梶原性全自己临床用灸

经验的记载。

（一）灸法取穴特点

1. 儿科重用经外奇穴

对儿科疾病的灸疗，经外奇穴的使用占据一席之地，主要有治疗足转筋、小儿重舌、小儿五迟的足内外踝尖穴，治疗霍乱救急的肘尖穴，治疗真心痛的龙颔穴，治疗小儿急惊风的甲根穴、耳上率谷穴，治疗小儿疟疾的直骨穴，治疗小儿疳证、脱肛的尾翠穴，治疗小儿痢疾、脱肛、尿血的接骨穴等。这些经外奇穴的应用，主要是梶原性全在编写小儿卷时，多数参考中国医籍《备急千金要方》和《幼幼新书》，经外奇穴的使用在这些著作中有大量记载，故在摘录有关小儿治疗灸法内容时，也较多地选取经外奇穴编于《覆载万安方》中。但值得注意的是，虽然这两部著作中以经外奇穴记载较多，但依然有十四正经中的穴位，而《覆载万安方》在儿科治疗中，偏好于选用经外奇穴来治疗儿科疾病，这或许是梶原性全有着自己的某种考虑。

2. 五官科采用循经取穴

在耳、鼻、喉、眼科的灸穴选用上，大多数采用循经取穴的原则。如在"眼目门"中治疗眼部疾病，除了选用肝俞一穴之外，其余常用穴位有中枢（或大椎）、足三里、昆仑、丘墟、后溪、少泽、前谷、太渊、解溪、中诸等穴位，其中大部分穴位在手踝、脚踝位置上。这些穴位有的是所病脏腑本经腧穴，有的是表里经或其他相关经脉中的腧穴，但均属于循经取穴中的远部取穴范畴；在治疗"喉痹"一症时，其选穴包含胆俞、涌泉、尺泽、人迎、缺盆、天突、膻中、手三里、足三里、曲池等穴位，其中除涌泉、手三里、足三里、曲池等少数穴位是远部取穴外，其余都属于循经取穴中的近部取穴；在治疗"耳门"疾病时，循经取穴中的近部取穴和远部取穴运用情况比较平均，如治疗耳鸣的后溪、商阳、百会、液门、四渎等穴位均属于远部取穴，而浮白、上关、耳门、风池等穴位均属于近部取穴；在治疗"鼻门"疾病时亦如此。可以说，耳、鼻、喉、眼科的用穴与内、儿科用穴有十分明显的不同，即内科、儿科疾病的治疗用穴注重整体调整，常选取任脉和膀胱经上的强壮穴；而耳、鼻、喉、眼科疾病的治疗用穴则在循经取穴的基础之上，或选用本经脏腑腧穴，或选用表里经和其他相关经脉中的腧穴，视具体情况而定近取或远取。

（二）重视灸药配合

《覆载万安方》擅用灸药配合治疗疾病，除了体现在梶原性全忠实转引中国医籍的相关内容外，还体现其自身临床用灸与用药经验。如《卷第一·中风门》载："予治风人，渐及数百，只灸大椎、百会……春秋各一报，而用此两三方药，咸得平复。"书中所指的"两三方药"意指"八味顺气散""人参顺气散"等。此外，在《卷第十四·虚劳门》中还有记载："私谓：五荃散、金液丹、黑锡丹治消渴有神验。又累可灸水分穴、气海穴、丹田穴，至数百壮最良。"总的来说，梶原性全认为有些疾病一定需要灸药配合治疗方才有效，而有些疾病若在遣方用药的基础上配合施灸，效果会更好。此外，还有一些条文，《覆载万安方》只在文末补充自己所选用的灸穴，并无过多的强调。如卷第二十一中治疗"小便数"的一方，名为鸡肠散，在该节末补充："私云：可灸气海脐下一寸、丹田脐下三寸十壮、二十壮。"在卷第四十八治疗尿床中，除引述《备急千金要方》中的灸法记载："垂两手髂上，指头尽处有陷处灸七壮。又灸丹田穴。"在段末同样加上自己的观点："私言：可与八味圆、黄耆圆等。"

（三）补充用灸经验

1. 灸量的补充

《覆载万安方》在中国灸法的基础上，还在用灸壮数上有所发展。如《卷第十·诸疟灸法》中有记载："《严氏方》云：治疟疾久不愈，不问男女，于大椎中第一骨节尽处灸三七壮，立效；或灸第三骨节中亦可。私云：可五十一壮，或七十壮、百壮灸。自发前及发期灸之，忍楚痛，汗出寒战不现，必愈。每发日频灸之。又可灸膏肓穴、第十一椎、足三里，时节如前。"《卷第十一·霍乱转筋灸穴》中记载："孙真人治霍乱转筋，及卒然无故转筋欲死者，灸足两踝尖各三炷，炷如绿豆大。转筋在股内，灸两内踝尖。若转筋在腿外，灸两外踝尖。踝者即俗称脚块子是也。男女同方。私云：三炷者，古法也。今则可灸七壮，或十五壮，灸而得平。若再三发动，再三可灸之。又手肘转筋，不问内外，转自手掌后，四指一夫两筋间，可二七壮灸之。"卷第四十中治疗小儿"龟背"："小儿龟背，灸肺俞、心俞、隔俞各三壮。私谓：可灸二三十壮，炷如小麦。"与上述类似，有关梶原性全改变灸穴壮数的描述有很多，但无一例外都在增加灸穴壮数而并无减少灸穴壮数的情况出现。

2．选穴的增加

在用灸选穴问题上，书中也有详细记载。例如，《卷第十一·霍乱转筋灸穴》载："《备急灸法》又云：葛仙翁治霍乱已死……急灸两肘尖各十四炷，炷如绿豆大。私云：又可灸巨阙、胃脘、水分、脾俞等云云。"《卷第四十·小儿行迟》摘引《婴童宝鉴》云："小儿五岁不能行，灸足左右外踝各三壮。私云：常可灸足三里并风市穴。"同样，在《卷第十·诸疟门》对疟疾的治疗，作者除增加了灸穴的壮数外，还增补了其他灸穴的使用，即："私云：可五十一壮，或七十壮、百壮灸，自发前及发期灸之，忍楚痛，汗出寒战不现，必愈。每发日频灸之。又可灸膏肓穴、第十一椎、足三里，时节如前。"卷第十七又言："私云：今水气之人，多有积聚、疙癖、酒癖等，水气药与此药可间服。灸针则虽有其禁，可灸膻中、巨阙、胃脘、水分、期门、章门、膏肓、脾俞、足三里，各可灸百壮。"从这些描述中可以发现，作者所增加的穴位，多数是膏肓、关元、足三里、大椎等强壮穴，这些穴位在调节气血，补益元气方面疗效肯定，故这也可能是作者选择增加这些穴位的原因。

3．灸组的出现

除了对灸穴的壮数和选穴上有所增加，另外一个最大特点是作者在书中增加了系统的"灸组"。这些"灸组"经常出现在段末，多数以"灸穴""灸所"标明，而后罗列若干穴名。有些"灸组"还列出了适应病证，如《卷第十二·心痛灸穴》："诸心痛，可灸巨阙五十壮，亦可灸第五椎左右百壮……心痛冷气上，可灸龙颔穴百壮。龙颔穴在鸠尾骨尖上一寸五分，不可针。卒心痛，可灸手中指端三壮五壮，又可灸心俞百壮。"有的"灸组"只有若干穴位排列，并无具体适应病证和使用说明。如《卷第十三·诸气要穴》记载："诸气要穴：百会、卒谷左右、风池左右、大椎、风门左右、膏肓、七椎左右、膻中、巨阙、胃脘、水分、气海、肩井、血盆、足三里、涌泉。上诸穴，次第常可灸之。最前或三十一壮、五十一壮后，后增壮数，可至百壮、二百壮。诸病须灸，前后用同壮数，则更无其验。是予所用试也，譬如服茶除眠耳。"纵观全文，这些灸组主要应用在"心痛门""气诸病""泄泻门""滞下门""眼目门""耳门""舌口齿门"中。

从某种程度上来说，《覆载万安方》中灸疗的使用已经在中国医籍的基础上有所发挥，针对不同疾病将不同灸穴配伍的灸组对应于不同疾病的治疗，这更具针对性和专业性。

汪机论灸法

汪机为明代医家，字省之，别号石山居士，安徽祁门人。在学术上，既受金、元各家影响，又不拘一格。其著作最显著的特点是善于汇集各家之说，在阐发中医基础理论方面有独到的见解，由此也奠定了汪机一代名医和新安医学奠基人的位置。其所著《针灸问对》《外科理例》对灸法理论进行了相应的论述。

（一）变通灸量

汪机指出："病变无穷，灸刺之法亦无穷。"认为医者临证时应根据疾病的病因病机、传变规律，随机应变，灵活选用穴位，确定灸量。灸量即灸法的刺激强度，主要体现在艾炷的大小、壮数的多少、艾灸时间的长短等方面，至于某穴宜灸几壮，汪机认为，"惟当视其穴俞、肉之厚薄、病之轻重，而为灸之多少大小则可耳，不必守其成规"。如头为诸阳所聚，艾炷宜小而少；若身上痛则灸至不痛，不痛须灸至痛。同时灸量还与病种和患者具体情况密切相关，在临床上应注意针对不同患者制定出灸法的量学方案可明显提高疗效。

（二）灸法补泻

汪机在《针灸问对》中对灸法的补泻也引经做了概括，如"以火补者，无吹其火，须自灭也；以火泻者，疾吹其火，传其艾，须其火灭也"。并对灸法治疗虚证、实证、寒证、热证的治疗机制做了总结，"虚者灸之，使火气以助元气也；实者灸之，使实邪随火气而发散也；寒者灸之，使其气复温也；热者灸之，引郁热之气外发，火就燥之义也"。此外，对灸之不发的原因做了分析，"大抵血气空虚不能作脓，失其所养故也"。

当然，灸法的补泻作用还与穴位功能、临床证候、灸疗刺激量的大小（包括灸治的方法、艾炷的大小、壮数的多少、距离的远近、时间的长短）、病变的部位及患者的体质等密切相关。灸法既能补虚，又能泻实，临床运用应遵循辨证施灸的原则，灵活运用，以便获得最佳的治疗效果。

（三）热证可灸

汪机受《黄帝内经》"针所不为，灸之所宜"的启发，在临床实践时发现灸法作用广泛，并强调有3点基本作用：一是用于沉寒痼冷的疾病，这是灸法温通作用最本质所在；二是用于阳绝出现无脉的危急证候,此时灸法具有回阳救逆作用;三是用于腹壁皮肤出现紧急感的阳陷病证,也是灸法补阳助阳的体现。除此之外,在阐释灸法得效的原理时,汪机引用虞抟《医学正传》中的观点认为,灸治虚证是因为灸可以"使火气以助元阳",灸治实证是因为实邪可以"随火气而发散",灸治寒证是因为火气可以"使其气复温",灸治热证是因灸法可"引郁热之气补外发,火就燥之义",指出灸法可以用于虚、实、寒、热各证。在灸治热证时,汪机不是强调见热便灸,而是应根据患者体质、得病季节等内外因素,在治疗量上进行灵活变化。如用灸法治疗痰火所致的咳嗽时,其病机是火旺乘金而使肺气虚衰致咳,若灸也只能灸三五壮,达到"泻其热气"的作用即可;若是在三伏天,因此时火气最为亢盛,容易导致肺金更加虚弱,则不宜使用灸法。

(四)灸治疮疡

汪机灸治热证还见于《外科理例》中对疮疡热证的运用。中医用灸法治疗疮疡最早可以追溯到《黄帝内经》,如《灵枢·痈疽》提到的"发于肩及臑,名曰疵痈……痈发四五日,逞焫之",就是用灸法消散疮疡痈毒的例子。此后,朱震亨认为对于疮疡实证,灸法可以"以火畅达,拔引郁毒";对于疮疡阴证,灸法可以起到"补阳"作用。受此影响,汪机提出"疮疡者火之属",并总结灸法治疗疮疡的机制是"若未溃则拔引郁毒,已溃则补接阳气"。他认为疮疡之证多属火热,由于"热毒中隔"而导致机体内外不得通畅,此时应发泄体内热毒,才能使邪气得以消散,一旦失去治疗良机,热毒之邪进一步内攻会导致"毒气沉伏",若患者高龄或素体虚弱,则不耐寒凉药物,服之则"气血愈虚,脓因不溃",此时应用艾草灼热于体表,引内里的蕴热向外发散,则"必假火力以成功",从而使郁热得以解除,疾病不会进一步发展。汪机这一论述充分体现了自然界"同气相求"之理,印证了"热者灸之,引郁热之气外发"的论述。而在临床上,疮疡一类的疾患多伴有气血瘀滞的情况,因疮疡导致的病理产物容易堆积在体内变为有形之邪,阻滞经络中气血的正常运行,从而产生肿胀疼痛的症状。汪机认为在病情较轻时还可以用药物来疏散,若是病情较重则药物毫无功效,而艾灸可以"使逆者得顺,滞者得行",通过火力内功的作用,使郁滞的血脉得以畅通。

(五)灸勿留瘢

汪机反对在无病的状态下使用瘢痕灸进行防病

保健,对当时的民间谚语诸如"无病而灸""破船添钉""若要安,膏肓、三里不要干"进行了严厉的斥责,称之为"世俗之通论""余独不以为然"。不仅如此,汪机甚至连点燃艾火时产生的热痛都小心处理,他在《外科理例》中论述隔附子饼灸的使用时,借鉴前人经验,强调医家在施灸中必须"不可令痛……微热,勿令破肉",并且灸至温热即可,是患者感觉到艾火的热痛便"急易之"。并且在疮疡等外科疾患的治疗上,汪机在大多数情况下都选用隔物灸法。

汪机"灸勿留瘢"思想的形成,主要与其在临床实践中观察到的瘢痕阻滞现象有关。他认为瘢痕灸会使施灸部位"肌肉为之坚硬",因为经脉具有通行气血的作用,若是在气血前行的道路上有瘢痕阻滞,那么"血气到此则涩滞不能行",对患病机体的治疗与康复都带来了阻碍。汪机不仅从理论上来阐释,还举医案侧证。曾有一个腿疾患者,邪气居于足少阳胆经,在小腿胆经循行处已经灸出了数个瘢痕结痂,后来医生想要引胆经经气至病邪所在部位,怎知经气到灸瘢处却"止而不行",患者小腿上的灸瘢影响了医家为其施治,汪机因此领悟到"灸火坏人经络"是由于瘢痕组织导致气血不能顺利地到达病所。古代医家十分注重针灸时的得气感,气血的顺畅运行是针灸得气传感的重要前提和保证。在此案例中,经脉气血运行的阻滞现象,正好出现在小腿灸瘢附近,汪机方才会将两者联系在一起,从而得出是灸瘢引起气血不畅的结论,故在论述中质疑瘢痕灸,提出反对意见。

李梴论灸法

李梴为明代医家,今江西省南丰人,著有《医学入门》一书。该书是在纂辑各家医书的基础上,分类编写而成的,除引录各家之说外,又附以己见,所持之论,均有依本,又有所发展。李梴的针灸学术思想,源于何若愚及席弘针派,其灸法是继承孙思邈的理论,结合民间方法而创。由于其理论和方法多经实践验证,其书以歌赋形式表达,通俗易懂,便于记忆,流传较广,对后世有一定影响。

(一)针药不及,灸法从之

李梴对灸法的论述见解独到,认为灸法具有温通经络、行气散寒、通达阳气等作用,可以起到针或药所达不到治疗效果,并根据自己临床经验,总结提出了多个灸法奇穴,如膏肓、患门、崔氏四花、经门四花、骑竹马穴、精宫、鬼眼、痞根、肘尖、鬼哭、疰忤等，详述了这些奇穴的具体位置、定位方法、主治作用、用灸之法、用灸之量和灸穴的注意事项等，为后世灸法的拓展应用提供了理论依据。

（二）灸善温补，亦泻实热

虽然自《灵枢·痈疽》中就有用灸法治疗痈疽实证的记载，但后世历代医家对于灸法的认识仍多限制于温阳补虚。直至唐代孙思邈《备急千金要方》指出了灸法对脏腑实热有宣泄的作用，并论述了热毒蕴结所致的痈疽及阴虚内热证的灸治方法。而李梴则继承孙思邈之法，崇朱震亨之术："凡灸有补泻，若补，火艾灭至肉；泻，火不要至肉，便扫除之，用口吹风主散。"阐明了热证用灸的机制："热者灸之，引郁热之气外发，火就燥之义也。"明确提出"热证可灸、实证可灸"的治疗原则，认为灸法不仅善温阳补虚，而且可通达正邪之气，祛邪泻实，为后世应用灸法治疗热证实证提供了理论依据。

（三）施循法度，灸有度量

李梴认为灸法的施用，需分部位、辨疾患。如头面、胸膈不宜多灸；背腹则需辨证施灸，如阴虚有火者不宜灸；而四肢部位的穴位，上部近关节处宜少灸；下腹及肌肉丰厚处则可灸多无害。他在《医学入门》中将灸治要穴逐一列出，详其功效主治、取穴方法、施灸剂量等，将禁灸穴、施灸的时间忌宜单独提出，并在调养法中提出了施灸的具体宜忌、体位、对症施灸后的调护，以及针灸、药灸结合等，使后世对灸法的运用有据可依、有章可循，对指导灸法临床规范治疗意义重大。

（四）灸法养生，炼脐益寿

李梴在《医学入门》中提出了以灸炼脐之法，论述了施灸原理、使用药物、灸法剂量、药后调护、辨证加减等，指出炼脐之法不但可治疗内外妇儿诸疾，且不唯劳疾。凡一年四季各熏一次，可使元气坚固，百病不生，益气延年。此法即后世之熏脐法，被广泛应用于临床，对灸法养生、灸治未病贡献巨大。

高武论灸法

高武为明代医家，号梅孤，鄞县（今浙江宁波）人。其收集记载许多明代以前各家针灸之说，并对前人叙之不全、未能尽意者发表自己的独到见解，著成《针灸聚英》一书。全书内容丰富，不仅论述了经络腧穴、病证取穴法、刺灸法等，还收集了 65 首针灸歌赋，对后世针灸临床有较高的参考价值。该书虽然有一半的篇幅论述经络腧穴，但其对灸法的论述也有较高的学术价值。

（一）崇尚经典，师古不泥

高武对《素问》《难经》的针灸理论及针灸手法极为推崇，在《针灸聚英》引言中说："《素》《难》者，垂立万世而无弊。"同时，高武以《素问》《难经》为本，广采诸家之长予以发挥，引用各类文献达 16 回部之多，还引叙了张仲景的《伤寒论》，刘锡纯的《医经小学》《玉机微议》，罗天益的《卫生宝鉴》，以及刘完素、李东垣、张从正、朱震亨等名家的看法和论述，使文出有据，言出有理。

高武以各经腧穴为主，将腧穴主治病证列在腧穴之后，并将各家对施灸部位、壮数及禁忌汇总在腧穴之后，使后世可清楚地了解各家灸法，参考应用于临床。如对于天府穴，《针灸甲乙经》曰："禁灸，灸之使人逆气。"《铜人腧穴针灸图经》曰："灸二七壮至百壮。"《针灸资生经》曰："非大急不灸。"列缺穴，《铜人腧穴针灸图经》曰："灸三壮。"《黄帝明堂经》曰："日灸七壮至七七壮。"经渠穴，《铜人腧穴针灸图经》曰："禁灸，灸伤神明。"

高武虽重视前人所阐发的理论见解，但又不盲目遵循，而是在实践基础上，吸取诸家经验，择善而从之。在对艾炷多少的理解中，提出："皆视其病之轻重而用之，不可泥一说。"认为："陷下则灸之。陷下不甚者，灸当从少；陷下甚者，灸当从多。又寒凉之月，火气衰，灸当从多；温暑之月，火气旺，灸当从少。"如果是肌肉浅薄之穴，则艾灸壮数少；若是肌肉深厚之穴，艾灸壮宜多；且大人与小儿施灸壮数也有所不同，小儿如果用灸，艾炷大小也要如小麦大小，不可太大。

（二）定穴严谨，取穴得当

高武对取穴要求十分严格，认为"穴正无疾不愈"，对于前人记载的一些取穴经验，通过临床实践反复验证，指出其是否合理。在《骑竹马灸》一节中，高武按此取穴经过验证后指出这种取穴方法不正确，认为"依法量穴，在督脉脊中至阳、筋缩二穴中外，太阳行背二行膈俞、肝俞之内，非正当穴也"，若按此施灸，也只能徒破好肉而不能治病。在《四花穴法》一节中，高武按此方法点穴后认为取穴方法亦不正确，指出："崔氏只言四花，而不言膈俞、胆俞四穴者，为粗工告也。"而以骨骼标志取穴,却能准确定膈俞、胆俞。此外,在《灸劳穴》《取肾俞法》等取穴方法中,均指出其取穴方法的不足之处,并以人体骨骼标志亲自验证定穴,结合《针灸甲乙经》《铜人腧穴针灸图经》互相验证,充分体现了其严谨的治学风格。

高武重视灸疗,并精选灸法。在《聚英治例》中,分伤寒、杂病、玉机微义三部分举例证治。伤寒共22则,其中10则可用灸法;杂病共35则,其中23则可用灸法;玉机微义共15则,其中13则可用灸法,如"伤寒"中发热"六脉沉细,一息二、三至,灸气海、关元。少阴发热灸太溪",恶寒"背恶寒,口中和,灸关元",四逆"灸气海、肾俞、肝俞",自利"下利脉微涩,呕而汗出,必更衣,反小者,当温上,灸之,以消阴,小便自利,手中不冷,反发热,脉不至,灸少阴太溪穴"等,可见灸法使用的广泛性及重要性。

(三)针药并用,独重灸疮

高武很赞赏扁鹊"针灸药三者得兼"的主张,认为"针灸药皆医家分内事"。在《聚英治例》57则中,用针刺法23例,用灸法16例,针灸皆备11例,针药合施7例。在29例急症中,几乎是阴、虚、寒、里证偏用灸方,阳、实、热、表证均用刺法,凡八纲错综复杂者则针、灸、药兼蓄。书中列举了许多针灸药兼施的治法,如"妇人因结胸,热入血室,刺期门,又以黄连、巴豆七粒,作饼子,置脐中,以火灸之,得利为度"。又如若血滞于下,"委中出血,灸肾俞、昆仑,又用附子尖、乌头尖、南星、麝香、雄黄、樟脑、丁香炼蜜丸,姜汁化开成膏,放手内,烘热摩之"。再如治痫,"先与灸两踝各二七壮,次服沉香天麻汤"。

高武十分重视灸疮,在《针灸聚英》中花了较多的篇幅论述了灸疮,并认为灸疮必发,才能达到更好的治疗效果。他参考前人发灸疮方法的同时,还补充了其他几种发灸疮的方法,如用"生麻油渍之而发""用皂角煎汤,候冷频点之而发"等。此外,还指出灸疮发与不发与人体经络气血多少密切相关,对气血不足的患者,可以于施灸前后煎四物汤以滋养气血帮助发灸疮。在《贴灸疮》一节中,高武通过临床实践验证后指出,以柳絮、竹膜、猫兔儿腹毛贴灸疮处,会使灸处干燥,患者容易感到疼痛,可以用白芷、乳香、当归、川芎等用香油另煎贴膏药于灸处发灸疮,可减少疼痛。

(四)灸有禁忌,灸可保健

自《素问》以来,《铜人腧穴针灸图经》《黄帝明堂经》《备急千金要方》等著作都有关于禁灸的问题,高武则提出自己的观点,认为对一个腧穴是否适宜或禁忌施灸,应看"病势轻重缓急,病轻势缓者,当别用一主治穴以代之;若病势重急倘非此穴不可疗,当用此一穴。若诸书皆禁针灸,则断不可用矣"。

此外,在对艾灸保健方面,高武也有自己独特的见解,认为艾灸保健对象应区别对待,且不能灸之太过。"无病而先针灸曰逆",高武认为新生儿若无疾而逆灸,则小儿因痛而动五脏,反而达不到防病的目的。对足三里保健灸,高武亦认为不宜灸之太过,正如其所言:"有人年少气弱,常于三里、气海灸之。节次约五七十壮,至年老热厥头痛,虽大寒犹喜风寒,痛愈恶暖处、见烟火,皆灸之过也。"

杨继洲论灸法

杨继洲为明代著名针灸学家,字济时,衢州市常山县南前坊人,著有《针灸大成》一书。《针灸大成》是我国针灸学的一次重要总结,也是明代以来三百年间流传最广的针灸学著作,是一部蜚声针坛的名著。

(一)针灸药并重

明代以前不少医家,或偏重于针,或偏重于灸。至明代末年,医界则呈现出崇尚药物而废弃针灸的倾向。而杨继洲在《针灸大成》一书中,多处透露了其针灸或针灸药并重的思想。如以针灸并重为例,在《胜玉歌》谓:"胜玉歌兮不虚言,此是杨家真秘传,或针或灸依法语,补泻迎随随手捻。"又如在论述八脉交会穴应用时提道:"或用艾灸亦可……不可专拘于针也。"都表明杨继洲对针法灸法不持偏见。此外,杨继洲在临床实践过程中,也以针灸并举居多。在他的30多则医案中,即有15例是针灸配合。杨继洲认为,灸法的作用是散邪,针法的作用是行气,故在《经络迎随设为问答》中指出:"以针行气,以灸散邪,则病随已。"并通过古人重视针灸和针灸确有捷效的事例,说明针、灸两法均不可废弃。

(二)灸补泻与灸寒热

杨继洲在《针灸大成·卷九·艾灸补泻》中依据历代文献,结合自己的经验,概述灸法补泻方法:"气盛则泻之,虚则补之。针所不为,灸之所宜。阴阳皆虚,火自当之,经陷下者,火则当之。经络坚紧,火所治之。陷下则灸之。络满经虚,灸阴刺阳;经满络虚,刺阴灸阳。以火补者,毋吹其火,须待自灭,即按其穴。以火泻者，速吹其火，开其穴也。"临床上根据"补虚泻实"原则，对于阴证、虚证、寒证或热证，采用不同的灸治补泻，从而达到温经散寒、消瘀散结、调和气血、益气固本、扶正祛邪等作用。

杨继洲在《针灸大成·卷九·灸寒热》中论灸寒热之法："先灸大椎，以年为壮数，次灸橛骨，以年为壮数。视背俞陷者灸之，举臂肩上陷者灸之，两季胁之间灸之，外踝上绝骨之端灸之，足小趾次趾间灸之，踹下陷脉灸之，外踝后灸之，缺盆骨上切之坚动如筋者灸之，膺中陷骨间灸之，脐下关元三寸灸之，毛际动脉灸之，膝下三寸分间灸之，足阳明跗上动脉灸之，巅上一穴灸之。"

（三）灸点穴与灸体位

杨继洲在《针灸大成·卷九·灸法》一节专论施灸时点穴与体位的关系，并引《备急千金要方》《黄帝明堂灸经》等文献佐证，提出："凡灸法，坐点穴，则坐灸；卧点穴，则卧灸；立点穴，则立灸。须四体平直，毋令倾侧，若倾侧穴不正，徒破好肉耳。""须得身体平直，毋令卷缩。坐点毋令俯仰，立点毋令倾侧。"灸疗效果的好坏与取穴的准确与否关系很大，因此临床施灸时，要求患者取平正舒适的体位，一方面能准确点穴，便于安放艾炷；另一方面患者体位舒适，不致出现体位的变更造成艾炷滑落，烫伤皮肤而影响施灸的顺利完成。目前，医生多在此启发下，根据治疗的需要和某些穴位的特点不同，同时结合患者的体质和病情，采取不同的体位施灸。

（四）灸顺序与艾炷大小

关于施灸顺序，杨继洲援引历代医家经验，主张"先上后下""先阳后阴""先少后多"。指出施灸的顺序应是：先灸上部，后灸下部，先灸背腰等属阳的部位，后灸胸腹等属阴的部位。现今临床上多遵循此法，但在有些特殊情况下，则应酌情而施，不可拘泥。

杨继洲在《针灸大成·卷九·艾炷大小》中引经据典，提出施灸的艾炷大小须根据患者年龄、部位、病证之不同而选择，艾炷基底不能小于三分，主张施用大艾炷，以达到治疗目的。其引曰："艾不三分，是谓徒冤，炷务大也。小弱乃小作之。"又曰："小儿七日以上，周年以还，炷如雀粪。"《明堂下经》云："凡欲灸下广三分，若不三分，则火气不达，病未能愈，则是艾炷欲其大，惟头与四肢欲小耳。"《明堂上经》乃曰："艾炷依小筋头作，其病脉粗细，壮如细线，但令当脉灸之。

雀粪大炷，亦能愈疾。又有一途，如腹胀、疝瘕、痃癖、伏梁气等，须大艾炷。"《小品方》曰："腹背烂烧，四肢但去风邪而已，不宜大炷。"杨继洲的这些论艾炷大小之见，对今天的针灸临床仍有很好的指导意义。

（五）灸多寡与灸壮数

杨继洲在《针灸大成·卷九·壮数多少》一节中，针对施灸壮数的多少，提出医者应根据患者的病情、病位、体质强弱等，灵活掌握。书中先后转载《备急千金要方》《曹氏灸法》《小品方》《黄帝明堂灸经》《铜人腧穴针灸图经》有关施灸壮数的论述。《备急千金要方》云："凡言壮数者，若丁壮病根深笃，可倍于方数，老少羸弱可减半。"如《铜人腧穴针灸图经》曰："治风，灸上星、前顶、百会，至二百壮，腹背灸五百壮。若鸠尾、巨阙，亦不宜多灸，灸多则四肢细而无力。"《小品方》曰："腹背烂烧，四肢但去风邪而已，不宜大炷。如巨阙、鸠尾，灸之不过四五壮……艾炷若大，复灸多，其人永无心力。如头上灸多，令人失精神；背脚灸多，令人血脉枯竭，四肢细而无力，既失精神，又加细节，令人短寿。"虽诸家论述施灸壮数、多寡各异，但均颇得杨继洲赞许，同时杨氏对"扁鹊灸法"一说认为"此亦太过"，并警示后人"皆视其病之轻重而用之，不可泥一说，而不通其变也"。

此外，杨继洲尤其重视头部腧穴的施灸壮数，认为头为诸阳之会，是百脉之宗，"头不可多灸"，如不明病机，在头部盲目多灸，则易出现"头目旋眩，还视不明"及"气血滞绝"等症。如卷三有云："首为诸阳之会，百脉之宗，人之受病固多。而吾之施灸宜别，若不察其机而多灸之，其能免夫头目旋眩，还视不明之咎乎？不审其地而并灸之，其能免夫气血滞绝，肌肉单薄之忌乎？是百脉之皆归于头，而头不可多灸，尤按经取穴者之所当究心也。"

（六）灸调摄与灸宜忌

杨继洲在《针灸大成·卷九·灸后调摄法》中，关于灸后调摄的问题有一段很精辟的论述："灸后不可就饮茶，恐解火气；及食，恐滞经气，须少停二时，即宜入室静卧，远人事，远色欲，平心定气，凡百事俱要宽解，尤忌大怒、大劳、大饥、大饱、受热、冒寒。至于生冷瓜果，亦宜忌之。惟食茹淡养胃之物，使气血通流，艾火逐出病气。若过厚毒味，酗醉，致生痰涎，阻滞病气矣。鲜鱼鸡羊，虽能发火，止可施于初灸，十数日内，不可加于半月之后。"强调施灸后需安静调养，饮食清淡,慎劳累,静心志,戒色欲,以助疗效;若为化脓灸,可于灸后半个月之内吃些鲜鱼、鸡、羊等发物,促使灸处化脓,以达化脓灸之效。

通常灸疗鲜少出现不适,但灸法的禁忌颇多,如患者不宜在过饥、过饱、酒醉、惊恐、大汗等情况下施灸,部位在大血管处、皮薄肌少部位、颜面部等也不宜施行艾灸。杨继洲在《针灸大成》中明确记载的禁灸穴位有45个,并据此编撰了"禁灸穴歌"。此外,杨继洲还强调灸治必须洞悉周身经脉,取穴宜精要,须按经取穴,尤其注重取经脉之间的交会穴,方可执简驭繁,观会而得"要"。

龚廷贤论灸法

龚廷贤为明代儒医代表人物,字子才,号云林,别号悟真子,江西金溪人。其既承家技又熟读百家医书,医理贯通,遵循古法而不拘泥古方。对于灸法,认为"有劫病之功"可"济方药之所不及",将自己亲证有效验的灸疗方案贯穿于各科病证的治疗当中,提出"凡病有宜灸者,可依法灸之,必奏效矣"。其代表著作《寿世保元》《万病回春》《鲁府禁方》《种杏仙方》等书中灸疗内容十分丰富,对灸疗的取穴,艾炷大小,艾火材料,灸疗体位、时辰、穴位、病种等皆有详尽的描述。

(一)灵活施灸

《寿世保元·灸法》一章,全文不到万言,然载有直接灸、隔盐灸、隔药灸等灸法。直接灸乃最常用之灸法,灸治人体的一定穴位,给人以温热刺激,从而达到温运气血、扶正祛邪、防病保健的作用。龚廷贤临证施灸,除用直接灸外,更擅用隔盐灸:脐中(即神阙)施灸行回阳救脱之功,主要用于急救。如治"霍乱已死,脐中尚有暖气者,以盐纳脐中,以艾灸,不计其数",直至证候好转。隔药灸:取艾灸与药物之共同作用治疗疾病,如治"腹中有积,及大便闭结……以巴豆肉捣为饼,填脐中灸三壮,可灸治百壮,以效为度"。取巴豆泻下除积,疗腹中积滞。治疱疖用大蒜去皮,切片,"安疱上,用艾炷于蒜上灸之,三壮换蒜复灸,未成者即消,已成者,亦杀其大势,不能为害"。大蒜能解毒杀虫,现代研究证明大蒜中的大蒜辣素具有杀菌作用,故治疱隔蒜灸之,较之单纯施灸,更为得当。其他如治瘰疬病用蛤蟆皮盖瘰疬上,再用艾灸之;多种药物相配,研粉为末,放脐中,以艾灸治,此有补虚延年等作用。

(二)急症施灸

龚廷贤载述艾灸用于急救的病证有:"风中脏"昏迷,魇死,翻胃垂死,霍乱,小儿惊风,外伤昏迷等。治外伤昏迷"急救百会穴……艾灸三壮立苏"。昏迷一证,可选用神阙,然神阙既有温阳固脱之功又有开窍醒神之效,外伤昏迷可因气血逆乱、蒙闭清窍而成,也可因元阳外脱所致,选用百会,既能开窍醒神又能回阳救脱,功胜神阙一筹,可见龚廷贤匠心独运,选穴精当,一穴而解危证。

(三)热证可灸

龚廷贤主张热证可灸,《寿世保元·灸法》论及热证施灸的疾病,如骨蒸劳热,灸"四花"穴;治肠风脏毒便血、久不止者,取脊骨平脐处,椎上灸七壮,"无不除根";其他如衄血、破伤风、小儿惊风、疔疮等,"热者灸之,引郁热之气外发也"。

(四)保健施灸

龚廷贤所论保健灸颇有特色,以麝香为末放脐中,取龙骨、虎骨、蛇骨、附子、木香、雄黄、朱砂、五灵脂、小茴香、青盐等共为末,置麝香上,覆槐皮,用艾灸之,共同起到强壮保健、补虚延年之效。

(五)灸疮护理方法

《寿世保元·灸法》记载:"灸疮痛不止,用柏叶芙蓉叶,端午午时采,阴干为细末,每遇灸疮黑盖子脱了,将上述细末调水少许如膏贴纸上,贴之即愈。"灸疮一般的洗法:"以葱艾、薄荷等物煎水温洗令逐风邪。"若灸疮黑烂疼痛,"用桃枝、杨柳枝、胡荽黄连煎水温洗"。对于灸疮出血,"用百草霜为末,掺之即止"。由这些内容可以看出,龚廷贤对灸后护理有着丰富的临床经验。

(六)晕灸处理方法

对灸治过程中发生眩晕者,《寿世保元·灸法》记述:"着火有眩晕者,神气虚也,宜仍以冷物压灸处,其晕自苏,再停良久,以稀粥或姜汤与饮之,以壮其神,复如前法,以终其事。""晕灸"一词,首见于《寿世保元》,后世对其论述亦无详细解释,盖神气虚遇热而致晕,故取冷物之寒以祛热,故"冷物"可能是指寒凉之物。

陈实功论灸法

陈实功为明代著名外科学家,也是中医外科三大流派之一"正宗派"创始人,字毓仁,号若虚,江苏南通人,于1617年编著《外科正宗》,对外科诸病列证详、论治精,并有不少调摄保健护理的精辟论述,尤其在灸法护理技术方面。不但继承了明代以前的成就,而且有所开拓和创新。尤其在对"痈疽"的治疗上,重视灸法,对灸法的发展起了重要的作用。

(一)擅用灸法,理法清晰

《外科正宗》所记录的中医外科疾病极为详尽,有20余种疾病可采用灸法治疗,主要包括痈疽、脑疽、疔疮、脱疽、流注、乳痈、附骨疽等。如治疗痈疽,提出"痈疽发背怎生医,不论阴阳先灸之,不痛灸至痛,疼灸至不疼"的治疗原则;对于治疗疮疡,还提出"初起知痛或不痛,起发或不发,毋论阴阳表里,日数远近,但未见脓者,俱宜灸之。既灸不知痛痒,明灸之"。应对乳痈,则认为"惟初生核时,当急用艾灸核顶"。

(二)灸在早期,内外可消

《外科正宗》详尽记录各类疾病,强调在各种疾病早期应用灸法的重要性。如对于痈疽之治疗有"凡疮初起,惟除项之以上,余皆并用艾火",并提出"贵在乎早灸为佳"的观点。应对脑疽,认为对于新发的脑疽"初生有头或无头,大痛或不痛,俱隔蒜灸"。治疗脱疽,建议"初起水窠黄泡者,即灸之";应对乳痈的治疗,提出"惟初生核时,急用艾灸核顶";对于小腹痈,提出"初起七日以前,用艾当肿顶灸七壮"的方法。由此可见,陈实功认为选用灸法,重在早期,以此从内托补,以达内外同消之功。

(三)灸治痈疡,轻重有别

陈实功认为痈疽轻症是火热之邪,壅滞于局部,使气血凝滞而成,用艾灸"可使毒气随气而散",正合张景岳所说"痈疽为患……非借火力不能达也,所以极宜用灸";痈疽重症盖因热毒之邪闭郁于内而不能外发所致,用艾灸可"拔引郁毒,通彻内外。所得火引毒气混和为阳,方能发肿发痛"。

陈实功治疮疡应用温灸法,概括有两个作用:其一是"消",以温引温,流通气血,促使邪气消散。其二是"托",促使邪气达表而肉腐化脓,从而使邪气透达肌表,达治愈疮疡的目的。现代临床及实验研究证明,灸法可以以热引热,使热外出,其机制是通过温热刺激体表,对机体原来的功能状态起双向调节作用,并且能提高白细胞数,促进单核-巨噬细胞的吞噬作用,促进抗体形成,增加机体的防御功能,从而促使炎

症的吸收或控制炎症的发展。观此,古之贤哲及现代研究都已确认温灸对疮疡热证的治疗无论从理论研究上,还是临床应用上都是不可置疑的。

(四)灸法多样,疗效确切

1.桑木灸法

桑木灸法为《外科正宗》中首次提及的灸法,在书中应用颇为广泛,主要用以"治诸疮毒,坚而不溃,溃而不腐,新肉不生,疼痛不止"。治疗方法简单,主要是"用新桑木长七寸,劈指大,一头燃着向患上灸之,火尽再换,每次灸木五六条,肉腐为度"。书中记载应用桑木灸法的多则病案,其中一则为治疗脑疽实例:"一男人项疽十余日,视其疮势颇甚,根连左右,耳项并肿,红赤热,脉浮而数。先用黄连消毒散二服退其大势;根脚消定后,用托里消毒散,数服不觉腐溃,但诊脉浮无力。询知患者年过五旬,久艰嗣息,房中又有外家人,多兼思虑劳欲大过,损伤元气故也。又疮情势大,止能起发,不能培养为脓,更用十全大补汤加桔梗、白芷,倍人参。白术各三钱,外用桑木灸法,早晚二次灸之。"

2.隔蒜灸法

隔蒜灸首见于《肘后备急方》,在《外科正宗》中也被多次提及,主要应用于痈疽、脑疽等疾病。书中记载操作方法有两种:其中一种与现代隔蒜灸方法相似,"用蒜切成薄片,安于疮顶上,着艾炷蒜上,点火三壮,一换蒜片"。而另一种隔蒜灸的方法则用于阴疮数日的患者,因为艾炷不及其事,所以用蒜捣烂铺于疮上,以艾亦铺蒜上,点火灸之,以知痛甚为效。如书中提及医案:"一监生项疮初起,请视疮头偏于右半,不可轻待,必用艾灸为上;隔蒜灸至十五壮,知痛乃住。"

3.附子饼灸法

附子饼灸首载于唐代孙思邈《千金翼方》,书中记载其用法为"削附子令如棋子厚,正着肿上,以少唾湿附子,艾灸附子,令热彻以诸痈肿牢坚"。陈实功主要用此法来治疗多骨疽、流注、悬痈等元气虚弱、难以托毒外出疾病,如书中医案提及:"一男子元气素虚,因暴怒膊生肿块,疼痛牵强,寒热往来,饮食日减,以补中益气汤加香附、贝母十余服,寒热渐止;又以益气养荣汤月余而肿溃。间以八珍汤服之,外用附子饼日灸二次,脾胃健而安。"

4.隔蟾酥饼灸

蟾酥饼灸首载于明代《类经图翼》,陈实功主要用

以治疗鬓疽、脱疽等疾病,书中未提及使用方法,只在医案记录其适应证及疗效,如"一男子患此五日,顶高根若钱大,形色红活,此肝经湿热为患。用麻子大艾灸七壮,以栀子清肝汤二服,肿势稍止;以蟾酥饼膏贴灸上,更以柴胡清肝汤加白芷、黄、天花粉数服,脓溃肿消,半月收敛"。

5. 药条灸

药条灸又称神灯照法,即以雄黄、朱砂、血竭、没药及麝香等为末,绵纸裹药润透麻油为燃,离疮半寸许自外而内,周围徐徐照之,治发背初起,七日前后,未成脓者自消,已成脓者自溃,不起发者即发,不溃腐者则腐,诚为良法也。药条灸法起于明代,《外科正宗》对此做了肯定,对该法的推广应用无疑具有积极意义。

6. 雷火神针

名为针实为灸具,制作方面可见《外科正宗》附骨疽篇:"药与蕲艾揉和,先将夹纸作筒如指粗大,用艾药叠实收用。临用以肖山纸七层平放患上,将针点着一头对患向纸捺实,待不痛方起针,病甚者再复一次,七日后,火疮大发,自取功效矣。"可用来治疗附骨疽、结毒、咬骨疽等。

(五)灸有禁忌,不得滥用

陈实功非常重视灸法在痈疽治疗中的重要作用,但又不滥用灸法,他在《外科正宗·痈疽灸法并禁灸疮穴第九》中提出了三种禁忌证。

1. 纯阳无阴,禁用灸法

陈实功认为,"头乃诸阳之首,纯阳无阴之处,凡生疮肿俱有亢阳热极所致,如再加艾火,使毒气炽甚,随后反加大肿,最能引动内痰,发之必死,面生疔毒亦然"。是因头为诸阳之会,火热阳邪犯此而生痈疽之症,若再以艾火相加,必使孤阳不长,阴阳失调而致离决之证。

2. 肾阴亏竭,禁用灸法

陈实功指出,"又有肾俞一穴,在于两腰脊傍,系内肾命根所系之处,此穴发疮,多因房劳素亏,肾水枯竭而成。若再加艾灸,火烁其源,必致内外干涸,多成黑陷,昏闷而死"。虽只言明疮发两腰脊肾俞穴处禁灸,但艾火毕竟为温热属性,最易伤阴,故阴液枯涸者,亦不宜用灸。

3. 元气大虚,禁用灸法

陈实功提道,"患者元气素虚,发疮多不高肿,其

人体必倦怠,精神必短而昏,脉必浮散空虚数而不鼓,此内无真气抵挡火气,如灸之,其人必致昏愦而死"。灸火可活血散瘀,拔引郁毒,疏通经络,但毕竟须以人体正气为内外相应,如元气大虚,用灸反逼毒入里,故而慎用灸法。陈实功还告诫:"常谓艾火不亏人,此言误之多矣,医者亦宜详察之。"

(六)灸刺砭药综合治疗

陈实功作为明代外科成就最突出的一位医家,在继承明代的前外科重视内治的基础上,也十分重视外治法的使用,尤其是灸、刺、砭、药的综合使用,充分体现了综合治疗思想。如"肿疡治法,但未见脓者,俱宜灸之;无便秘者,宜药托之;邪在表也,宜汗之;邪在里也,宜下之;火在上也,宜清之;邪毒在内,解毒拔之;瘀肉涂塞疮口者,急宜开割之;阳气虚者,壮脾胃、助阳气;便泄阳脱者,急温之。"可见《外科正宗》所记载和运用灸、刺、砭、熏、洗、熨、烫等许多外治及消、托、补内治法,能各尽所宜,各尽其极。

龚居中论灸法

龚居中为明代医家,字应园,别号如虚子,江西金溪人。一生精研医学,对内、外、儿等科均有所长,生平著作甚多,其中以《红炉点雪》最负盛名。《红炉点雪》为一部治疗痨瘵病的专书,共4卷,卷四专述"痰火灸法"及却病秘诀、养生调息等方法,尽管关于"痰火灸法"的记载虽然篇幅不长,但言简意赅,见解独到。

(一)辨证施灸

龚居中对痨瘵虽以水亏火炽金伤立论,以益水清金降火为主治,在治法上却极力提倡灸法,与常人观点大相径庭。虽痨瘵系水亏火炽所致,属阴虚内热证,然而龚居中指出"灸法祛病之功,难以枚举,凡寒热虚,轻重远近,无往不宜",同时阐释了灸法治疗寒热虚实各种病证的机制,即"寒病得火而散者,犹烈日消冰,有寒随温解之义也。热病得火而解者,犹暑极反凉,犹火郁发之之义也。虚病得火而壮者,犹火迫水而气升,有温补热益之义也。实病得火而解者,犹火能消物,有实则泻之之义也。痰病得火而解者,以热则气行,津液流通故也"。这些论述从深层次阐发了灸法的内涵,补充和发展了灸法理论,对辨证施灸的推行和灸法应用范围的拓展。

正因为灸法的功用广泛,适应证多,故龚居中不

遗余力地盛赞灸法之功："火之功用，固有生发之妙。""病之沉痼者，非针灸不解。""若年深痼疾，非药力所能除，必借火力以攻拔之。谚云：火有拔山之力。岂虚语哉。若病欲除其根，则一灸胜于药力多矣。"由此把灸法治病的范围扩大到一切虚实寒热之证，并深刻阐释了灸法治病的作用机制。

（二）灸学严谨

1. 取材考究

对于灸治材料的选择，古人通过反复实践，肯定了艾叶是灸治疾病的最佳材料，在此基础上，龚居中总结为"凡用艾叶须陈久者，治令细软，谓之熟艾。若生艾灸火，则伤人肌脉，故孟子曰：七年之病，求三年之艾"。现代医学也已证明：新艾含挥发油多，燃之火力强而不易熄灭，令人灼痛；而陈艾的油质大多已经挥发，其火力柔和、易燃易灭，故可减少灼痛之苦。所以，施灸必须用陈久的艾叶，而且愈陈愈好。除此之外，在书中还详细记载了制作艾绒艾炷的方法："须拣取净叶，捣去陈屑，石臼中木杵捣熟，罗去渣、去白者，再捣至柔烂如棉为度，用炷燥则灸火有力。"由此可见其对灸材的考究。

2. 火源有则

汉代《黄帝虾蟆经》中即有"用松、柏、竹、榆、枳、桑、枣等八木之火以灸"治疗疾病的记载，但有"久皆伤血脉、肌肉、骨髓"的弊端。龚居中认为，"凡灸火者，宜用阳燧火珠，承日取太阳真火，其次钻槐取火为良。若急卒难备，则真麻油灯或蜡烛火，以艾茎烧点于炷，滋润灸疮，至愈而少痛也。其戈金击石钻燧八木之火，皆不可用。邵子云：火无体，因物以为体。金石之火，烈于草木之火。八木者，松火难瘥，柏火伤神多汗，桑火伤肌肉，栀火伤气脉，枣火伤内消血，橘火伤营卫经络，榆火伤骨失志，竹火伤筋损目也"。这些详尽的论述，见解独特，皆为龚居中的临床经验总结。

3. 取穴精准

龚居中对选穴、定穴、取穴都十分讲究，具有精辟的论述："人有老少，体有长短，肤有肥瘦，又有身短而手长或身长而手短者，对此必须精思斟量，准而折之。"建议患者"但医必择其素熟经络穴道者乃可"，否则，"差之毫厘，谬之千里，非徒无益，而反害之，岂以人命若草菅耶"。对于定位难度较复杂的腧穴，如"定四花六穴之法""取膏肓腧穴法""取肾腧穴法"等反复讲述，不厌其烦，记述十分详尽，并多为经验之谈。如"取膏肓腧穴法"："若不能正坐，但伸两臂亦可，伏衣襆上，伸两臂，令人挽两胛骨使相离。不尔，胛骨遮穴不可得也。所伏衣襆，当令大小常定，不尔则失其穴。"因此，龚居中反复强调，"但医多不得真穴，以致有误。今具真格，使学者一见了然无误。"此外，对于灸治取穴时患者的姿势，龚居中也有所论述，他在《点穴论》中指出："凡点穴法，皆要平正，四肢无使歪斜，灸时恐穴不正，徒坏好肉尔。若坐点则坐灸，卧点则卧灸，立点则立灸，反此，一动则不得真穴矣。"其对点穴的姿势要求如此细致，可见其对于灸法操作的规范性和严谨性。

4. 重视配伍

龚居中在强调取穴准确的同时，也比较注重灸治穴位的配伍。"凡痰火骨蒸痨瘵，梦遗盗汗传尸等症，宜灸四花六穴，膏肓二穴，肾腧二穴，肺腧二穴，足三里二穴，手合谷二穴，或膻中穴，但得穴真，无不验也"。灸治痨病，龚居中常常选用以上腧穴配伍灸治。因痨病病在脏属阴，而背部属阳，取背部的膏肓等腧穴，乃从阳引阴之意；足三里、合谷为阳明经要穴，阳明为多气多血之经，灸之能益气生血；膻中穴则正当宗气所聚之处，灸之能化气生津。故此方对于阴虚痰火之证确是一个配伍合理、严谨的灸治处方，无怪龚居中运用时记载"予常见人初有此疾，速与依法灸之，无有不效"。

5. 灸量有度

龚居中在运用艾灸时，对灸治的剂量也比较重视，如艾炷的大小、炷数的多少等。龚居中认为，灸治要按照患者的年龄、体质、灸治部位和病情的不同，巧妙、适度地掌握艾灸的剂量。如"小弱也，乃小作之。凡小儿七日以上，周年以远，不过壮炷如雀大"，指出小儿用灸法，艾炷要小；又载"凡灸头顶，止于七壮，积至七七壮止。如人若治风，则灸上星前顶百会，皆至一百壮。腹皆宜灸五百壮。若鸠尾巨阙，亦不宜多灸，多则四肢细而无力"。又足三里穴，乃云"多至三二百壮"，又言："惟头与四肢欲小，但去风邪而已。"指出应该根据灸治部位与病情的不同，选用合适的灸治剂量，如此做到既不过灸以免损气伤阴，又要灸满灸足以免邪气滞留，正气不复。

6. 灸有先后

龚居中在灸治时，还不忘灸治的次序。龚居中提出，灸治时应遵循"先阳后阴，先上后下，先少后多"的灸治原则。所谓"先阳后阴"是为了达到阴平阳秘、无亢盛弊端的目的；"先上后下"是指先灸头面躯干部后灸四肢部，或先灸头面与胸部后灸腹部和下肢部，因半身以上同天之阳，半身以下同地之阴，这样艾灸可以达到阴升阳降、水火既济的作用；而"先少后多"就是初灸者刺激量宜先小后大，以便患者逐渐适应。

7. 灸有禁忌

龚居中在《红炉点雪》中提到了灸法的一些禁忌，如"若值大风大雨雷电，宜暂停之，且待晴明灸之可也"。然而在紧急之际，龚居中又提倡不拘于古法，勇于打破禁忌，提出"不拘禁忌""急卒亦不可拘"等观点，体现了善于变通的创新精神。

8. 灸宜发疮

龚居中认为，灸治后须使患者发灸疮，疾病才会痊愈。书中记载："凡艾灸，须要疮发，所患即愈，不得疮发，其疾不愈。"还介绍了一些促使发灸疮的方法，"今有用赤皮葱三五茎，去叶，于微火中煨热，熨疮十余遍，其疮三日自发，亦有用麻油搽之而发者，亦有用牙皂角煎汤候冷，频频点之而发者，恐气血衰，有宜服四物汤滋养者，不可一概而论"。当灸疮发后，又介绍了使灸疮愈合的方法："凡贴疮，古人春用柳絮，夏秋用竹膜，冬用兔腹上细毛，猫腹毛亦佳。今人每用膏药贴之，日一二易，则疮易愈。"

9. 灸后调养

灸后的调理与保养，也是贯穿于整个灸法治疗过程中的一个不可忽视的方面，有时甚至影响到疾病的预后，对此龚居中十分重视："凡灸后切宜避风冷，节饮酒，戒房劳，喜怒忧思悲恐等七情之事，须要除之，可择幽静之居养之为善。"这些观点不仅适用于灸后的调养，也适用于所有疾病治疗后的调养，对后世有很大的指导意义。

（三）不拘于古，知常达变

龚居中对于灸法的论述在很大程度上继承了前人的经验和理论，但并没有完全拘泥于古法，将前人的见解视为准绳，而是通过自身的临床实践，大胆提出自己的看法。如《论忌避》中记载："欲行针灸，必先不与禁忌相干则可，若夫急难之际，卒暴之疾，命在须臾，以速治之。若泥于禁忌，已沦于鬼神，岂不误哉。"指出在"卒暴之疾""命在须臾"的急难情况下，不应拘泥于禁忌，而应马上进行治疗。又如《论忌食》中提

出："灸之后，古人忌猪鱼热面生酒，动风冷物，鸡肉最毒。而今灸疮不发，用小鸡鲢鱼食之而发者，所谓以毒而攻毒，其理亦通。"龚居中不完全拘泥于古人所谓的禁忌，而是从实际出发，知常达变，灵活变通，大胆提出以毒攻毒的方法，为后世临床应用提供了新的方法。再如，对于灸法壮数的多少，历代医家争议颇多，而龚氏则提出"故后人不准，惟因病之轻重而增损之"，表示临证时应根据不同情况增减施灸。此外，对于古人常有十壮、百壮甚至千壮之说，龚居中则在《论壮数多少》中阐明了其真意："所谓五百壮千壮，必待三五七日，以至三年五年，以尽其数，乃可得也。"

《红炉点雪》一书所载的灸法理论，是龚居中在运用灸法治疗疾病的长期实践中积累的经验，其灸法思想具有治学严谨、理论精辟、推陈出新的特点，这些经验在当今用于指导灸法的临床实践，仍不失其意义。

吴亦鼎论灸法

吴亦鼎为清代医家，字砚丞，安徽歙县人，精于医理。鉴于历代医家均重药疗、针疗而忽略灸治，乃收集王焘《外台秘要》及西方子之灸法经验，编撰《神灸经纶》。该书分别总结了清代中期以前的灸法理论、经脉循行和诸病辨证施灸，其中灸法理论包括蓄艾、灸忌、灸后调养等理论，诸病辨证包括内、外、妇、儿诸病。中医学关于灸法专著较少，该书关于灸法的记载对后世灸法研究与发展意义重大。

（一）施灸原则

1. 灸分阴阳，按序施灸

《神灸经纶》在施灸顺序上亦秉承先上后下、先阳后阴的原则，认为"故灸法从阳，必取阳旺之时，以正午下火为最善。正时既得，次第须分，如上下皆灸，先灸上后灸下，阴阳经皆灸，先灸阳后灸阴。若颠倒错乱，则轻者重浅者深，致多变症"。

2. 灸分补泻，辨证施灸

吴亦鼎在《神灸经纶》中根据历代医家文献，结合自己经验介绍了灸法的补泻："凡用火补者，勿吹其火，必待其从容彻底自灭……用火泻者，疾吹其火，令火速灭。"同时在施灸结束后敷膏亦分补泻，灸毕即用贴膏为补，灸疮溃后贴膏为泻，这体现了《灵枢》"以火补者，毋吹其火，须自灭也；以火泻者，疾吹其火，传艾，须其火灭也"的治疗原则，同时吴亦鼎根据"补虚泻实"的原则，对于热证、实证或寒证、虚证采用不同

的灸法进行补泻从而达到调和气血、扶正祛邪的功效。

吴亦鼎在灸法治疗疾病时会根据疾病的不同部位、不同证型采用不同灸法治疗，如治疗反胃症时根据病位分为中焦病和下焦病，虽同为反胃病，但症状不同，病位不同，治疗时亦不同，再如治疗中风将病分为真中和类中，根据其不同的症状表现采用不同的穴位、灸量进行治疗。本书的进步之处在于提出"左患灸右，右患灸左"理论，这与现代医学理论有其相通之处。

3. 灸有宜忌，谨慎施灸

吴亦鼎认为症见躁烦、口干咽痛、面赤火盛的实热证与阴虚内热等热证不宜灸，这一论点则具有片面性，唐代《千金翼方》指出"诸烦热时气温病，灸大椎百壮"，认为热证可以用灸。吴亦鼎虽提出热证不宜灸的观点，但又在疾病诊治中对50多种热证采用灸法治疗，这是其矛盾之处。

（二）选穴特点

1. 灸言分寸，取穴精准

《神灸经纶》对取穴格外重视，吴亦鼎在引言中指出灸法取穴与针并重，其要在审穴，审得其穴，可起死回生。指出"凡点穴，皆要平正四体，无使歪斜，灸时恐穴不正，徒坏好肉尔"，认为在临床施灸时，患者取舒适平正的体位，一方面可精准点穴，另一方面可保证病患安全，这为现代临床上医生根据治疗需要和穴位特点结合病情采用不同体位进行施灸提供参考，如在督灸时采用俯卧位进行治疗即借鉴于此。《神灸经纶》一书中设专篇介绍周身骨度分寸，采用歌赋、图谱的形式便于领会，对腧穴的正确定位起到很好的指导作用。

2. 灸穴独特，效如桴鼓

吴亦鼎施灸取穴并非都是按特定腧穴进行治疗，在治疗某些疾病时所选腧穴特殊，如在治疗久咳不愈时取"本人乳下约离一指许，有低陷之处，与乳直对不偏者，名直骨穴……灸艾三炷，艾炷如赤豆大，男灸左，女灸右，不可差错，其嗽即愈，如不愈，其病再不可治"。又如霍乱转筋"涌泉灸三七壮，如不应，灸足踵聚筋上白肉际，七壮立愈"。还有痞根、四花穴等，但吴亦鼎在《神灸经纶》中取崔氏四花六穴时以绳比量测穴定位，而后世则多认为四花穴即胆俞和膈俞，这是其区别于他人之处。现代临床上也多采用四花穴配合肺俞、膏肓治疗肺纤维化，治疗效果显著长。

（三）操作方法

1. 隔物灸法，灸药并用

《神灸经纶》中关于灸法种类记载颇多，其中多涉及隔物灸，隔物灸继承了《肘后备急方》《针灸资生经》中的灸法，如隔姜灸、隔蒜灸、隔附子饼灸和隔矾灸等，其中最常用的就是隔蒜灸，如在治疗小儿撮口脐风时"以艾小炷隔蒜灸脐中，俟口中觉有艾气即效"，治疗外科疔疮时"用大蒜烂捣成膏，涂疗四周，留疮顶以艾炷灸之，以爆为度，如不爆，难愈。宜多灸至百余壮，无不愈者"。

吴亦鼎重视灸法的同时不废针药，提倡灸药并用，在治疗痔漏时提出先用槐柳枝煎汤，趁热熏洗后再用蒜或姜进行灸治；再如治疗外科病发疽时"急以骑竹马法灸之，须服乳香托里散……此表里内外相须调治，大可活人，功效匪浅"，很好地体现了"针灸汤液其为用不同，而为医则一也"的治病总纲。

2. 特殊灸法，奇效速至

吴亦鼎对灸法的应用不拘泥于前人，在《神灸经纶》中不仅有直接灸、间接灸还有特殊的灸疗方法。特殊灸疗方法多治疗疑难杂症或久病难以痊愈者，如黄蜡灸法、豆豉饼灸法、蛴螬灸法、神灯照法和桑柴火烘法。豆豉饼灸最早来源于《范汪方》，详细记载于《备急千金要方》，吴亦鼎对其进行改良，将豆豉改为江西淡豆豉和黄酒调敷，因豆豉具有发汗解表之功，合黄酒加大发散走窜之力，治疗已溃未溃的痈疽发背。蛴螬灸法是在诸药不验时采用，治疗疮瘘恶疮等恶性疾病。同时，吴亦鼎自制的神灯照法将朱砂、雄黄等药物用红绵纸包裹，麻油浸透用火点燃离疮半寸徐徐照之，此法与雷火针、太乙针的操作类似。还详细记载了骑竹马灸和秦承祖灸鬼法，在临床上对部分疑难杂症有一定的参考价值。

（四）临床应用

1. 急症施灸，化险为夷

《神灸经纶》载述艾灸治疗诸多急症，多选用四肢穴位，如治疗癫狂男灸冲阳、女灸少冲，卒癫病治疗时"灸两脚大趾聚毛中，七壮"，同时指出五痫灸太冲等方法，这与《肘后备急方》中治疗急症选取腕踝关节处的腧穴有相似之处。同时《神灸经纶》还记载了一些经典案例，如"扁鹊治虢太子疾，取三阳五会……脉至知人事"等。

2. 内外妇儿，治疗广泛

《神灸经纶》一书灸法种类全面，治疗病种广泛，卷三、卷四均记载了灸法的应用,广收诸家之言,将《备急千金要方》《类经图翼》《卫生宝鉴》《医宗金鉴》等书中关于灸法治病的方法均予记录,对内外妇儿等各科疾病进行归纳分类,非常适合现代针灸临床应用。在治疗内科疾病时多采用灸法,如治疗脾虚腹胀灸公孙、三里和内庭;外科病证中灸法多治疗疮痈肿毒,"凡疮疡初起,七日以前即用灸法,大能破结化坚,引毒外出,移深就浅,功效胜于药力"。关于妇科和男科疾病,《神灸经纶》借鉴《丹溪心法》理论进行灸治,如痔漏先煎汤熏洗后在痔痛处隔姜灸;在儿科病上可治疗小儿惊痫等疾病,如引《太平圣惠方》治五痫"灸顶上旋毛中,炷如麦大,三壮,及耳后青脉络"。

张介宾论灸法

张介宾为明末医家,字会卿,号景岳,别号通一子。撰有《类经》《景岳全书》《类经图翼》等著作。《类经图翼》以图解方式以辅助《类经》之不足,故名"图翼",共11卷,主要包括运气和针灸两部分。张景岳在所著《类经图翼·卷十一》中,专门辑录明代以前数百个灸法验方,涉及内、外、妇、儿各科几十种病证,并详细论述灸法的治疗作用,是对明代以前灸疗临床经验的一次总结。张景岳认为"阳非有余,而阴常不足""人体虚多实少",故在学术思想方面则表现在注重温补,尤其推崇灸法。

(一)灸以温补

《类经图翼》辑录了《外台秘药》《备急千金要方》《席弘赋》《神农本草经》《百症赋》等20余部医学专著及经典歌赋。在针法和灸法的应用上,重于灸法,认为灸法有"散寒邪、除阴毒"等独到疗效,如"若妇人难产坠胎后手足厥逆,针之立愈,若灸更胜","水沟……督脉手足阳明之会……炷如小麦,然灸不及针"。对某些疾病的治疗,张景岳认为灸胜于药物,如"中风服药,只可扶助,要收全功,艾火为良"。从这些记载可以看出张景岳对艾灸的推崇和重视。

关于艾灸的作用,张景岳认为"凡诸病之作……针以开导之,灸以温暖之""膏肓……此穴灸后,令人阳气日盛……则诸病无所不治",主张用灸以助阳补气、散寒拔毒。正如其在《诸证灸法要穴》篇中所谓"凡用灸者,所以散寒邪,除阴毒,开郁破滞,助气回阳,火力若到,功非浅鲜"。书中记载了大量用灸治疗阳虚阴寒相关的病证用方,同时也认为可以利用艾火

温通之力发散壅滞,如"痈疽为患,无非血气壅滞,留结不行之所致,凡大结大滞者,最不易散,必欲散之,非藉火力不能速也",这是对艾灸温补温通功效的进一步发展。

(二)灸法种类丰富

《类经图翼》灸法种类较为丰富,如所载隔蒜灸、神阙灸、隔药饼灸、附子饼灸、隔蟾灸等灸法,用于多种病证治疗。"若一时无艾,以火炭头称疮孔大小热之,或用独蒜片隔蒜灸之","神阙之灸,须填细盐,然后灸之,以多为良","在神阙行隔盐灸,若灸至三五百壮,不唯愈疾,亦且延年","用麦面……捣烂,如患大小捻作三分浓饼,安患上,灸三七壮","附子为末,用唾和作饼,灸之亦可"等。还特别提到川椒隔物灸法治疗不孕症:"灸神阙穴,先以净干盐填脐中,灸七壮,后去盐,换川椒二十一粒,上以睛盖定,又灸十四壮,灸毕即用膏贴之,艾炷须如指大,长五六分许。"这些灸法在临床上疗效独特,一直沿用至今。还记载了一些特殊灸法,如骑竹马灸法、隔蛤蟆施灸等。

(三)总结禁忌

《类经图翼》卷四中总结性提出《禁灸穴歌》,采用七言歌诀的形式指出47个禁灸的腧穴,认为在治疗疾病时这些穴位"休将艾火攻",对后世用灸有一定的指导意义。此外,在卷六至卷十一中40余次提到禁灸、不宜灸的腧穴及疾病,并叙述了禁灸的相关原因,如"天府……禁灸,灸之令人气逆",并17次重点提到孕妇禁灸的穴位。

(四)明确灸量

在灸治的壮数上,张介宾主张使用大剂量。《类经图翼》中提出"故灸者必令火气直达毒处,不可拘定壮数,昔人有灸至八百壮而愈者",又云"古人灸法,有二报、三报,以至连年不绝者,前后相催,其效尤速,或自三壮、五壮,以至百壮、千壮者,由渐而增,多多益善也"。但也指出需要小剂量者,如"然灸头面者,艾炷宜小,亦不宜多,灸手足者稍倍之,灸腹背者又倍之","治小儿急慢惊风,可灸三壮,炷如小麦"。

(五)热证用灸

张介宾认为艾灸当以温补为主,主张"灸以温暖之",故对热证灸法基本持反对态度。他在《诸证灸法要穴》中明确提出"其有脉数、躁烦……内热等症,俱不宜灸,反以助火。不宜灸而灸之,灾害立至矣"。然而《类经图翼》亦载有风门穴"善能泻一身之热气,常

灸之可永无痈疽疮疥之患"的治验,对后世产生了一定的影响。

《医宗金鉴》论灸法

《医宗金鉴》是由吴谦负责编修的一部医学教科书,全书共分90卷,是我国较为完善的综合性中医医书之一。全书采集了上自春秋战国、下至明清时期历代医书的精华。图、说、方、论俱备,并附有歌诀,便于记诵,切合临床实用,流传广泛。其中《刺灸心法要诀》中用歌诀的形式表达刺灸内容,有灸法歌诀22条,并记载禁灸穴47个。此外,该书在灸材、艾灸方法、灸量、取穴等方面均有独特见解。

(一) 灸材丰富

《黄帝内经》最早将艾作为主要施灸材料,并作为灸疗的代名词。此后,历代医家在临床实践中,均以艾作为主要灸材,并不断选择尝试其他施灸材料。《医宗金鉴》一书中除艾以外,记载的灸材种类非常丰富。

1. 草纸

《医宗金鉴》记载用草纸代艾灸治疗枯筋箭,《外科卷下·枯筋箭》曰:"根大顶小者,用铜钱一文套疣子上,以草纸穰代艾连灸三壮,其患枯落,疣形若大,用草纸蘸湿,套在疣上灸之。"

2. 药锭

《医宗金鉴》有4处使用阳燧锭灸法治疗疾病,如《外科卷上·编辑外科心法要诀》治疗痈疽初起,"阳燧锭灸寒肿疮,朱砂二乌僵硫黄,火炼加蟾共冰麝,乘热倾出成片良";《外科卷上·项部》治疗上石疽、《外科卷下·手部》治疗蜣螂蛀、《外科卷下·下部》治疗便毒,均用阳燧锭灸法。

3. 桑枝

《医宗金鉴》有两处记载桑柴火烘法,如《外科卷上·编辑外科心法要诀》曰:"新桑树根劈条用,木枝长有九寸零,劈如指粗一头燃,吹灭用火患处烘。片时火尽宜再换,每用三四枝方灵,每日须烘二三次,肿溃腐脱新肉生。"《外科卷上·头部》亦用此法治疗脑铄。

4. 蜡

《外科卷上·编辑外科心法要诀》载用黄蜡灸治疗痈疽:"凡痈疽、发背、恶疮、顽疮,先以湿面随肿根作圈,高寸余,实贴皮上,如井口形,勿令渗漏,圈外围布数重,防火气烘肤,圈内铺蜡屑三四分厚,次以铜漏杓盛桑木炭火,悬蜡上烘之,令蜡化至滚,再添蜡屑,随添以井满为度。皮不痛者毒浅,灸至知痛为度;皮痛者毒深,灸至不知痛为度。"

(二) 灸药结合

1. 雌雄霹雳火灸法

《外科卷下·足部》载用雌雄霹雳火灸法治疗脱疽:"雌黄雄黄丁香(各二钱)麝香(一分)上为细末,用蕲艾茸二钱,将药末搓入艾内,作豌豆大,丸安患上灸之,毋论痒痛,以肉焦为度。如毒已经走散,就红晕尽处,排炷灸之,痛则至痒,痒则至痛,以疮红活为妙。"

2. 雷火针

《医宗金鉴》有两处记载雷火针,《外科卷下·股部》用雷火针治疗附骨疽、咬骨疽:"蕲艾(三钱),丁香(五分),麝香(二分),药与艾揉和,用夹纸一张,将药平铺纸上,用力实卷如指粗大,收贮。临用以纸七层,平放患处,将针点着一头,对患向纸捺实,待不痛方起针。"《外科卷下·发无定处》亦用此法治疗流注。

3. 神灯照法

《医宗金鉴》有5处记载神灯照法,《外科卷上·编辑外科心法要诀》用此法治疗痈疽疮疡初起:"朱砂、雄黄、血竭、没药(各二钱)、麝香(四分)共为细末,每用三分。红绵纸裹药搓捻,长七寸,麻油浸透听用。"《外科卷上·胸乳部》治疗蜂窝疽,《外科卷下·足部》治疗涌泉疽、冷疔,《外科卷下·发无定处》治疗瘰疽。

(三) 灸法多样

1. 化脓灸

《医宗金鉴》记载了28个化脓灸的灸方,治疗卒死、阴毒、龟背、天柱疽、乳岩、疔疮、难产、遗精、瘰疬、疝气等25种病证。《外科卷下·骨度尺寸》还记载了"灸疮调治歌""灸疮膏药歌"来强调灸疮及灸后调护的重要性,如"灸疮不发气血竭,七日发脓病必除,发热膏贴防外袭,薄连葱菱净疮污""如灸疮黑痛,脓汁污秽,及艾火毒盛,必用薄荷、黄连、葱皮、芫荽煎汤,洗之自愈也"。

2. 器具灸

东晋葛洪《肘后备急方》记载的瓦甑灸,开创灸疗利用器械的先河。《医宗金鉴·外科卷下·杂证部》记载核桃壳灸法治疗疯犬咬伤:"用核桃壳半边,以人粪填满,罨在咬处,上着艾灸之,壳焦粪干再易,灸至百壮。"

3. 隔物灸

■ 隔蒜灸:《医宗金鉴》记载隔蒜灸治疗痈疽疮疡、内外吹乳、脐痈、疬痈、四淫、瘰疬、蛇蝎蜈蚣蜘蛛咬伤等病证共计18处,是应用最多的隔物灸法。

■ 隔姜灸:《外科卷上·面部》治疗骨槽风:"诸证俱减,惟牙关拘急不开,宜用生姜片垫灸颊车穴二七壮,每日灸之。"

■ 隔附子饼灸:《医宗金鉴》记载隔附子饼灸法共计4处,如《外科卷上·编辑外科心法要诀》治疗痈疽疮疡,《外科卷上·头部》治疗百会疽,《外科卷下·股部》治疗股阳疽、环跳疽,《外科卷下·发无定处》治疗多骨疽。

■ 隔烙脐饼子灸:《卷五·初生门》记载隔烙脐饼子灸用于新生儿断脐:"婴儿初生,先用剪刀向火烘热又用烙脐饼子安灸脐上,以防风邪外入。"

■ 隔豆豉饼灸:《医宗金鉴》记载隔豆豉饼灸法共计5处,《外科卷上·编辑外科心法要诀》治疗痈疽疮疡,《外科卷上·面部》治疗颊疡,《外科卷上·胸乳部》治疗乳发、乳漏,《外科卷下·股部》治疗股阳疽、环跳疽,《外科卷下·内治杂证法》治疗瘀血泛注。

■ 隔蛴螬灸:《外科卷上·编辑外科心法要诀》用于治疗痈疽疮疡:"疳瘘恶疮,诸药不验者,取蛴螬剪去两头,安疮口上,以艾灸之,七壮一易,不过七枚,无不效者。"

■ 隔商陆灸:《外科卷上·腰部》用于治疗中石疽:"外用鲜商陆捣烂,贴于患处治之,随用艾壮当顶灸之,以软为度。"

■ 隔蟾酥饼灸:《外科卷下·足部》用于治疗脱疽:"随用蟾酥饼放于初起黄疱顶上,加艾灸之,至肉枯疮死为度。"

■ 隔榆皮灸:《外科卷下·头面部》用于治疗山角骨肉破流血不止:"先用马屁勃灰止血,后以榆树皮盖伤处,以艾合定痛散灸之。"

(四) 控制灸量

《医宗金鉴》一书中记载的灸量从三壮至二三百壮,灸量控制的方法较多。

1. 施灸部位定灸量

施灸部位皮肉浅薄处灸量宜小,皮肉厚实处灸量宜大。《外科卷下·骨度尺寸》曰:"背腹下皮肉深厚,艾炷宜大,壮数宜多,使火气到,始能去痼冷之疾也。"

2. 艾炷大小定灸量

书中常用"豆粒大""如小麦""粟米大""米大"等描述艾炷大小,从而控制灸量。

3. 施灸次数定灸量

将规定的壮数,一次灸完为刺激量大,分次灸完为刺激量小。对体质差者及头面四肢等肌肉浅薄处,可以用分次灸完的方法来控制灸量。《外科卷下·骨度尺寸》曰:"然头与四肢,皮肉浅薄,若并灸之,恐肌骨气血难堪,必分日灸之,或隔日灸之。"

4. 灸感定灸量

艾灸时产生的得气感称为灸感,只要灸感出现并直达病所即可停灸,这也是一种控制灸量的依据。《外科卷下·骨度尺寸》曰:"凡灸诸病,必火足气到,始能求愈。"

5. 施灸年龄限定

不同年龄、体质的患者,对灸的耐受性不同,灸量应有所不同。书中以年龄定灸量,称随年灸,即随年龄由小至大而递增壮数,以壮年为限度。《外科卷下·骨度尺寸》曰:"中封主治遗精病,阴缩五淋溲便难,鼓胀瘿气随年灸,三里合灸步履艰。"

(五) 取穴特点

《医宗金鉴》灸法条文中取穴少而精,大多使用单穴进行治疗。书中还记载了大量的奇穴,如精宫、鬼眼、痞根、肘尖、拳尖、鬼哭等穴,并随后注明其定位。此外,为了便于掌握,有些甚至"不言孔穴,但言其分寸",如《卷三·杂疗方第二十三》治疗卒死,"灸手足两爪后""灸心下一寸、脐上三寸、脐下四寸"等。

综上所述,《医宗金鉴》虽不是灸学专著,但对灸法有独到的认识和运用特色,在当今用于指导灸法的临床实践仍不失其意义,可以从中汲取精华并发扬光大。

雷丰论灸法

雷丰为清代医家,字松存,号少逸。雷氏家学渊源,博闻强记,精研医籍,颇有心得,其父为清代名医程芝田的入室弟子,再传至少逸。雷丰除好学勤读以外,不耻下问,虚心求教,因此学业大进。即使在极其贫困之下,仍矢志医学,编订《灸法秘传》。该书原由其戚金治田所藏,临床疗效颇验,但由于原书简陋不文,遂由雷丰整理,分门别类,补订重编。该书对灸法、灸后调养、施灸禁忌等进行了简明扼要的论述,同时以图文互解的形式对施灸穴位作出了准确的定位，也阐述了70种适灸病证的施灸方法，并汇集了太乙神针与雷火针法的专门论述，对灸法的临床实践做出了杰出的贡献。

(一) 革新灸法

元明时期以后，灸法开始衰落，因艾炷直接灸痛苦较大，灸法开始向无痛方向改进。在《灸法秘传》中首次记载了银盏隔姜灸法，将灸器灸法与隔物灸法合二为一，解除了艾炷直接灸的痛苦，同时增强了隔物灸的渗透力，具有创新性。《灸法秘传·灸盏图》载："古圣用九针，失传久矣。今人偶用者，不但不谙针法亦且不熟明堂。至于灸法亦然也。今用银盏隔姜灸法，万无一失。凡欲用此法者，须仿此样为式，四围银片稍浓底宜薄顺穿数孔，下用四足，计高一分许。将盏足钉在生姜片上，姜上亦穿数孔与盏孔相通，俾药气可以透入经络脏腑也。"书中附绘灸盏图，介绍了灸盏的制作方法与临床使用方法，成为后世温灸器之滥觞，为灸法学的临床发展开辟了新的领域。

(二) 辨证施灸

辨证论治是中医学的一大特色，不仅临床用药应遵循这一原则，临床施灸也应该重视辨证选穴。《灸法秘传》的编撰者在对临床疾病的灸法治疗中，强调各种疾病的辨证施灸，同一疾病的辨证不同，施灸穴位也不同。施灸穴位的选择少而精，多以独穴治疗不加配伍，即使配伍，也不过2穴。如书中对咳嗽的辨证灸治："先贤论咳嗽，以有声为咳，有痰为嗽，有声有痰为咳嗽。其初起多因于风寒，延久多成于虚损。若咳甚欲吐，灸身柱。因痰而嗽，灸足三里。气促咳逆，觉从左升，易于动怒者，灸肝俞。咳嗽见血者，灸肺俞，或灸行间。吐脓者，灸期门。日久成劳者，灸膏肓弗误。"首先对咳嗽辨证分型，施灸不同的穴位，且每一型的施灸穴位少而精只灸一穴。

(三) 禁灸变通

艾灸火力温和、作用持续，能回阳固脱、活血通经、复脉和气，故历代医家重视临床急症的灸法治疗。众多中医古籍中均崇尚灸法救急的学术思想，也出现了一些灸法急症专书如宋代闻人耆年编撰的《备急灸法》。在《灸法秘传·应灸七十症》中记载了诸多能治疗急症的施灸穴位也备具特色，一些头面部位、肌肉浅表处的禁灸穴位被应用于急症治疗。如《中风篇》载："中风者，卒然中倒，人事无知，口眼斜是也。方书

有中经、中络、中脏、中腑之分。医之乏效者，必须用灸。或未经疗治者急灸无妨。当其卒中之时，先灸百会，或灸尺泽。如口噤者，灸风池。左瘫右痪者，灸风市。如两额暴痛，口眼歪斜，牙关紧闭失音不语，灸客主人。如因痰而中者灸环跳穴可也。"确定了灸法治疗中风的必要性，选择了面部的上关，头部的风池、百会等穴位施灸。又如《尸厥篇》载："尸厥者，延医不及，急宜灸大敦穴。倘有四肢厥冷，宜灸内庭，又灸行间，不可误也。"可见为了增强刺激强度，选用四肢末端肌肉浅薄处的穴位施灸而治疗急症。

(四) 丰富太乙神针

在中医传统灸法中，艾炷灸法起源较早，已有数千年的历史，而艾卷灸法出现颇晚，太乙神针是一种到清代才出现的掺药艾卷灸法。由于古代医家多有重针轻灸的思想，灸法专著明显较少，而太乙神针闻其者更是寥寥。《灸法秘传》列述了太乙神针的药方、用针方法、取穴法、正面穴道证治、背面穴道证治等。书中载"艾绒（三两），硫黄、麝香、乳香、没药、丁香、松香、桂枝、杜仲、枳壳、皂角、细辛、川芎、独活、雄黄、炮甲（以上各一钱）。上药各秤足为末，与艾绒揉和，用绵夹绒一张，约长五寸、宽方尺将绒药铺掺于纸上，用力实卷，如大指粗，即为一条。"可见处方中药物芳香走窜之力强，且毒性小，药性平和，渗透性强于传统艾绒。书中详尽论述了适于太乙神针治疗疾病的全身多个穴位，如"脾俞穴（十一椎节下，两旁各开二寸。足太阳）。凡诸般黄胆、四肢不收、痹痛、膈疼、泄痢、翻胃、积聚、疾疟，针两穴"。阐述了每一穴位的主治病证，丰富发展了后世太乙神针的临床应用。

(五) 灸法宜忌有时

雷丰在《灸法秘传》中列述了适宜灸治的70种病证，所列诸证分门而为之说，涵盖内、外、妇、儿等多个学科，如内科杂病的劳伤、眩晕，外科的痔疮、疹病，妇科的崩漏、胞衣不下，儿科的惊风、疳劳，时病的伤寒、霍乱等。每一病证，先论病因病机，后论应灸之穴，言简意赅，深得经旨。该书论述灸法宜忌，指出施灸之时应"天气温和、密室无风之所，焚一炉香，照法用灸，若遇人神所在，不宜灸之"。又强调施灸之后须静卧片时，持其药气周流于脏腑脉络之内，自然畅快病出，切记慎风节食、保精养神。对于灸穴的选择也宜审轻重，上体及当骨处，灸宜少；下体及肉浓处，灸多无害。用歌诀的形式指出了十二时人神所在不宜针灸、十二

支曰人神所在不宜针灸、十干曰人神所在不宜针灸的身体部位,如"甲不治头乙耳喉,丙肩丁背与心求。戊己腹脾庚腰肺,辛膝壬当肾胫收。癸日不宜针手足,十干不犯则无忧"。

综上所述,《灸法秘传》是一部具有极高临床实用价值的灸法学专著。在明清时期灸法逐渐衰落的背景下,该书的问世推动了临床灸法学的发展。该书记载的多种临床灸法适应证扩大了用灸疾病的种类,为后世医家提供了借鉴;银盏灸器的出现和太乙神针的发展丰富了灸法的种类,提高了灸法的治疗效果;重视辨证施灸、精选施灸穴位同时又强调灸法急症与宜忌时日的学术思想促进了灸法临床理论的完善与发展,对后世临床灸法的发展有深刻的影响。

李学川论灸法

李学川为清代针灸名医,字三源,号邓尉山人,江苏吴县人。清初至民国时期,针灸医学逐渐由兴盛逐渐走向衰退。李学川因而感慨当时轻视针灸的社会风气,认为"今医独视方药,视针灸为小技而忽诸"。所以意欲通方药、针灸两家之界限,提出针灸与方药可以左右逢源,才能使得医者在临证时能够更加全面诊治。综合《灵枢》《素问》《针灸甲乙经》经穴的异同,并参考伤寒杂病方书而著成《针灸逢源》一书,不但"特揭经脉刺法诸篇",更是对灸法做了详尽论述。

(一)施灸原则

1.辨证施灸,按穴施治

李学川以辨证论治为本,认为"阳气内衰,脉不起"引起的疾病,均可用灸法治疗,总则上沿用《黄帝内经》"陷下则灸之"的治则,同时又重视辨证施灸,按穴施治,根据病因病机来选择正确的施灸方法,正如其所言"因证以考穴,按穴以施治"。如对于中风的治疗,《针灸逢源》分为17个证型,分别辨证施灸:对于"卒倒不醒者",采用灸脐法,言:"用净盐炒干,纳于脐中,令满,上加厚姜一片,灸百壮,至五百壮,姜焦则易之。或以川椒代盐。"对于"目戴上"者,李学川指出其为足太阳之证,治之可"脊骨三椎,并五椎上各灸七壮,齐下火立效"。又有少阳、厥阴证引起的"中风六证混淆""或肢节挛痛""或木不仁"者,可用针刺与艾灸结合法,取"厥阴之井大敦,针以通其经;少阳经之绝骨,灸以引其热也"。

2.艾灸有序,先后有则

李学川秉承自上而下、先阳后阴、先左后右的施灸原则,正如《针灸逢源·卷三》云:"先灸上,后灸下……凡灸当先阳后阴,言从头向左而渐下,次从头向右而渐下。"如治疗气机壅塞引起的痞证,李学川指出可"用灸以拔其结络之根",取上脘、中脘、通谷、期门、肾俞、天枢、章门、气海、关元、中极、脾俞、梁门诸穴,且"凡灸宜先上而后下……以上诸穴择宜用之",采用自上而下施灸方法并多次施灸,则痞证坚聚之气可"自然以渐解散"。

(二)施灸方法

1.直接灸

《针灸逢源》多采用直接灸法,如治疗疟疾沿用《黄帝内经》之法,若有"疟脉小实急"之症,宜"灸胫少阴,刺诸井";治疗瘰疬、马刀等外科疾病,认为此类疾病"手足少阳主之",且多是由于平素食肥甘厚味发为火热,加之素体虚劳气郁所致,应"补形气,调经脉,不必溃发,但令热气散",故取手足少阳经腧穴用直接灸法,治疗二三次,便可以"报之愈"。治疗妇科血崩之病,取肾俞、气海、关元、中极等穴,采用直接灸法,言"俱灸妙"。又治疗"小儿发痫瘛疭",可灸昆仑穴三壮。

2.间接灸

李学川对灸法的操作方法不拘一格,除广泛使用直接灸法外,更是提倡隔物灸法,继承了隔物灸的理论基础。《针灸逢源》所载隔物灸,主要有隔蒜灸、隔姜灸、隔附子饼灸、隔盐灸、隔阳燧锭灸、隔姜加盐或川椒灸,其中出现频次较高的当属前4种。李学川对于隔物灸的发挥,是取中药与艾灸的双重作用,火力温和,疗效持久,对后世隔物灸法的发展起了一定的推动作用。

3.缪灸

缪刺法源于《黄帝内经》,是一种左病刺右、右病刺左的针刺方法,即左右交叉取穴法。《针灸逢源》中所论缪灸法类似于此:"患左灸右,患右灸左。"即机体的一侧有病,艾灸时取与患处相对应之处的对侧,为左右交叉艾灸法。如《针灸逢源·卷五·中风门》言:"凡口歪向右者,是左脉中风而缓也,宜灸左喎陷中二七壮,艾炷如麦粒。口歪向左者,是右脉中风而缓也,宜灸右喎陷中二七壮。"这是对缪灸法的继承与发展,体现了《针灸逢源》所载灸法的完整性,丰富了我国灸法学的理论基础,扩大了其治疗途径。

（三）施灸禁忌

《针灸逢源·卷三·禁灸穴歌》中明确列出了47个禁灸腧穴，同时又在其他篇章中具体言明某些病证的施灸禁忌。如肺痿肺痈之证可行灸法，但若是"肺痿热已深，肺痈脓已成"，更有甚者"吐出如米粥"，便"皆不宜灸，灸则助邪伤肺，反为害矣"。又如《针灸集逢源·卷五·痈疽门》言疮疡禁灸曰："如已有脓水者，不可灸，当浅刺之，浅者亦不灸。"同时指出艾灸禁忌与年龄大小、人体阳气强弱有密切关系，如小儿纯阳之体，"初生无病，不可针灸"；有医者行小儿乱灸之法，倒不如"任其自然，免致夭横也"。对施灸禁忌所言之详细具体，进一步完善了灸法理论。

（四）预后调理

《针灸逢源》中不仅多用灸法治疗外科诸病，而且通过对灸治过程中的反应，来对疾病的预后作出判断。如皮肤生疮疡之病，"当外灸之，引邪气出而方止"，采用隔蒜灸法，可根据灸后"痛者为良，肉不痛者为毒气。初灸知痛而后反不痛者，毒气深重，多灸为妙；先不痛而后觉痛，毒气轻泄"判断预后。又有疮疡"如灸后仍不痛，或不作脓，不起发者不治，此气血虚也"，此均是根据灸后患者痛觉来判断痈疽疮疡等外科疾病的病因病机及治疗难易程度。对施灸后饮食起居等方面的调理理论亦独树一帜，《针灸逢源·卷三·灸后调摄法》载艾灸饮食禁忌有云："灸后不可就饮茶，恐解火气，及食恐滞经气，宜停一二时，须得静室卧，平心定气，戒色欲劳怒、饥饱寒热，食忌生冷瓜果，惟食清淡养胃之物。使气血流通，艾火逐出病气。"

第十二章
现代名家灸法

本章列举了现代国医大师、国家级名老中医、全国老中医药学专家学术经验继承工作指导老师等具有较高荣誉或学术地位的针灸名家的临床灸法治验和学术观点。在古代名家灸法理论的基础上,守正创新,一方面推动灸法理论的传承和发展,另一方面为提高灸法的临床疗效提供学术参考。

承淡安论灸法

承淡安,江苏江阴人,中国科学院学部委员,我国著名针灸学家和中医教育家,现代针灸学科的奠基人,中国中医现代高等教育的开拓者和创建者。出身中医世家,又先后师从同乡名医瞿简庄参加上海中西医函授学习。1926年开始独立行医,不久便在苏州望亭创办了中国最早的针灸学研究社,后经不断发展壮大,扩建为中国针灸讲习所。1933年10月,创办了中国历史上最早的针灸刊物——《针灸杂志》。1934年他赴日本考察该国针灸现状和办学情况,并被东京针灸高等学校赠予针灸专攻士学衔。回国后,继续传承和弘扬针灸,逐渐形成医教研一体化的格局,并于1936年创办了针灸疗养院。1937年2月,讲习所更名为中国针灸医学专门学校,先后培养学员3 000余人。1954年,承淡安被江苏省人民政府聘请为省中医进修学校(南京中医药大学前身)校长,后任中华医学会副会长。承淡安以弘扬针灸学术为毕生的追求,为中国针灸走向世界倾注了全部心血,被誉为中国针灸一带宗师。其传承人遵从师训,将针灸广泛传播至东南亚及欧美,逐渐形成了中医针灸学术发展史上具有科学学派特质的现代学术流派——澄江针灸学派。

承淡安在毕生的从医生涯中,亦十分重视灸法,他把艾灸分为了单独的一个学科——灸科学。在他的《中国针灸学讲义》里,详细讲述了艾灸的起源、艾灸的种类、施灸的流程、施灸前后的处理、禁灸的方面等。承淡安还结合西医方面的知识,提出了艾灸疗法的理论和原理,规范化了临床灸量,针对患者的年龄、性别、胖瘦、营养状况和疾病的发展状况等,制定了临床进行艾灸治疗量的参考原则,为灸法理论的创新和发展做出了卓越贡献。

(一) 分类灸法,崇直接灸

承淡安认为,凡用艾灼人体皮肉,以达到防病治病目的的治疗方法,都可以称为灸法,并总结有艾炷直接灸、艾下垫物的隔物灸、艾灸与针刺组合的温针灸、借助器物的温灸器灸和艾条灸法等五大类。其中艾炷灸是承淡安最为推崇的灸法,所著《中国针灸学》记载的205个疾病的针灸治疗中,艾炷直接灸者达37个。他强调,临床运用直接着肤灸治,经患者同意后,从小艾炷直接灸开始,尤其对痼疾有卓效;除非患者畏痛不愿直接着肤灸时,才考虑使用其他灸法,如隔姜灸、隔蒜灸、隔附子饼灸等。此外,承淡安还经常使用温针灸法和温灸器灸法。并依据雷火神针、太乙神针的制作原理和优缺点,改制家传念盈药艾条,求其性和平稳,效广无弊,使用简便。

(二) 选取灸位, 远近各宜

施术部位的选择也是临床应用艾灸疗法必须精心考量的方面之一。承淡安对于施灸部位的选择主要依据证候而定, 一般分为局部施灸和远部施灸两大类。具体来说: 局部施灸即在病患的局部直接施灸, 使其部之血管扩张, 血流畅行, 促进渗出物之吸收, 以促进浮肿、痉挛、疼痛等病治愈; 远部施灸即在远离病变部位的远隔部位进行施灸, 临床又依据艾灸的作用分为远隔部位诱导灸和远隔部位反射灸。承淡安认为局部施灸, 即如《医学入门》所述:"当病痛之处取穴, 名曰阿是穴而灸之, 即得快。"而远部施灸的原理, 则与《素问·五常政大论》中"病在上取之下, 病在下取之上, 病在中旁取之"的记载一致。

(三) 灸效独特, 非他所及

虽然自《黄帝内经》开始, 针刺和艾灸往往并称, 但是两者还是具有明显差异的。承淡安在《针灸学讲义》中将针灸分为"针科学"和"灸科学"两篇各自论述。曾说:"艾灸之力, 诚非其他药石所能及。"即强调了艾灸的独特作用和疗效。对于艾灸的作用, 承淡安将其概括为活跃脏腑功能, 促进新陈代谢, 对人体各系统之功能有明显调整作用, 不仅可以治病, 亦可防病保健。

(四) 细化灸量, 制定标准

临床运用艾灸, 除了选择方法之外, 还有一个重要参数, 即灸量。承淡安认为, 由于疾病有轻重, 体质有强弱, 治疗时所给予的刺激也应该有强弱区分, 以对应不同的疾病。因此细化了艾炷大小和每次艾灸的壮数, 并制定了一个初步的临床应用标准, 其中艾灸刺激量分强、中、弱三种。为了方便初学者掌握, 还根据年龄、性别、肥瘦、敏感程度、被灸经历、劳动情况、体质类型等制定了艾灸治疗量的应用原则和参考标准。

(五) 阐释灸理, 明确禁忌

20 世纪 30 年代, 承淡安吸收日本有关针灸的研究成果和结论, 从灸法对红细胞、血红蛋白、白细胞与白细胞的吞噬作用、补体、免疫体、血液凝固时间、血糖等影响一一做了总结。但他认为, 这些研究成果也是举其概要, 并不太适合于临床灸法。而对于艾灸的原理, 承淡安主要通过临床疗效, 将其概括为助元阳、通经络、温中祛寒、补虚泻实、发郁散邪。

对于艾灸禁忌, 承淡安在继承古法的基础上, 提出了自己的观点。首先, 对于《备急千金要方》中日月禁忌的相关论述, 认为因还不能以科学解释, 故略而不述, 但风雨雷电、奇寒盛暑之气候骤变, 则不适于病体而禁针灸。其次, 关于施灸部位古法有禁灸穴的论述, 从生理解剖角度推测, 其确有可取之处。如颜面有关美观, 自应禁止大炷灸; 眼球与近眼部位, 亦应禁止施灸; 其他如心脏部、睾丸、妇阴、妊娠后之腹部、血管神经之浅在部, 亦应列入禁灸之例。承淡安进一步研究后认为, 禁灸各穴, 悉属神经散布浮浅之处, 或直接动脉之所, 直接灸则易伤血管与神经。最后, 关于禁忌施灸的病证, 古人甚少涉及, 承淡安根据临床经验和心得体会, 将部分传染病和急性病列为禁忌, 具体有伤寒、赤痢、麻疹、鼠疫、天花、白喉、脑脊髓膜炎、猩红热、肺结核之末期等; 同时还认为, 酒醉之后及身心极度衰惫时, 皆绝对禁灸。

周楣声论灸法

周楣声为我国著名的针灸专家, 对灸法事业的发展作出了卓越的贡献。他幼承家学, 治学严谨, 见解精辟, 立论新颖。代表作《灸绳》一书, 观点新颖, 师心独见, 在灸法理论和临床等方面提出了许多创新性的见解, 如"振兴灸法""灸感三相""热证贵灸"等。

(一) 率先提出"振兴灸法"

灸法是中医临床治疗重要手段之一, 历史悠久, 源远流长。但随着时代发展, 在灸疗过程中往往因疼痛感较重, 限制了灸法的应用和发展, 而"重针轻灸"的思想也影响了灸法的传承, 周楣声正视灸法衰落的原因, 认为灸法本身有一定的缺陷, 因此在《灸绳》中, 结合自身实践经验, 提出了振兴灸法五要点, 即: 振兴灸法, 坚持以中医学说为核心; 振兴灸法, 必须掌握传统灸法的基本特点; 振兴灸法, 应当以腧穴为根本; 振兴灸法, 革新灸疗器具是关键; 振兴灸法, 不能过分强调现行灸效的临床指标。

(二) 创新提出"灸感三相"

灸之感传往往存在感传先兆、自觉征象、速度、宽度、深度以及感传走向等, 可供观察和记录。周楣声根据多年的临证观察, 认真总结, 系统梳理了灸感感传的规律, 在《灸绳》中创新性地提出了"灸感三相"的概念, 认为在灸感感传过程中存在 3 个基本时相。第一相 (定向传导期): 即灸感感传线离开灸处向患处移行; 这种方向性的传导, 可以沿着特有的途径 (经络)朝着患病的区域前进,而远离患处的另一侧仅能前进少许或是连一寸也不能前进。第二相(作用发挥期):即当灸感传导到患处以后,感应并不停止,而是由患处边缘到达患处中心,再逐渐向四周扩散,最后及于整个患处,但仍以中心为强烈。第三相(下降中止与循经再传期):感传至第三相时出现不同情况,即下降终止或循经再传,而后者还会出现先后、往返、轮流与全身再传的不同。灸感过程中出现的 3 个基本时相具有重要的意义,既为中医基本理论提供依据,更可以为临床诊断和治疗提供指导。

(三)首次倡导"热证贵灸"

周楣声在《灸绳》通过对热证禁灸的根源进行剖析,对热证可灸进行理论探析,并创新性地提出了"热证贵灸"。通过研读《黄帝内经》全文,不仅无"发热不能用灸"之说,反而还有"热病二十九灸"的记载;即便是张仲景《伤寒论》,也是一方面告诫后人要注意火逆,另一方面强调临证时应当辨证应用火疗,如"二阳并病……阳气怫郁在表,当解之,熏之";《素问》中便有"正反逆从""火郁发之"的治疗准则,后世也有"热能引热"理论的应用,如《医学纲目》说"灸法所以畅达,拔引郁毒,此从治之义也。"周楣声在临床中发现,对诸多发热病证均可用灸法取得速效与伟效,正所谓"寒凝气陷,灸之所擅;热升火郁,灸更有功"。

同时《灸绳》还特别强调了热证用灸的注意事项,如"用灸退热过程中有退热后须连续施灸方可巩固,也有灸时或灸后不久热度反升的表现,均为热证用灸的有效表现","热证宜灸,并非针对所有高热均应为唯一的治疗手段,应根据发热的类型单独或配合使用艾灸"。

(四)编撰歌赋,惠泽后学

《灸绳》中记载的 10 篇针灸歌赋,均为周楣声创新性地编撰,概括了其临证的指导思想,具有丰富的学术内涵。《针灸探源赋》《灸不离宗赋》《经脉求真赋》描述了针灸疗法的起源,灸法与针法的共同理论基础;《灸针同异赋》《灸针辨证赋》《灸不忘针赋》《灸贵变通赋》则是对灸法与针法的异同点进行了系统而简洁的总结;《灸感三相赋》《热证贵灸赋》《灸海乘槎赋》更是临证过程中的经验总结,是对灸法学的重要贡献。

陈日新论灸法

陈日新为江西中医药大学附属医院教授,全国优秀教师,全国卫生系统先进工作者。发明了"开通经络灸疗术",即用艾条灸患者体表的"热敏化穴",激发患者的经络感传现象,促进经气运行,使气至病所,从而达到高效、速效的治疗效果。并针对提高灸疗疗效的"灸位"与"灸量"两个关键技术环节,在继承《内经》腧穴敏化理论的基础上创立了辨敏定位、消敏定量的热敏灸新技术,大幅度提高了艾灸治疗难治病症的疗效。

(一)热敏现象

陈日新等在临床灸疗过程中发现了一组奇异的透热、扩热、传热现象,与常见的局部热、皮肤表面热完全不同。当这种现象出现时,疗效显著提高,这一发现为灸疗研究找到了突破口。这一现象被称为腧穴热敏现象,又称热敏灸感,能产生这种热敏现象的穴位被称为热敏腧穴。热敏现象表现为以下方面。① 透热:灸热从艾灸部位向深层组织渗透,甚至可直达胸腹内脏器;② 扩热:灸热从施灸部位向四周扩散;③ 传热:灸热从施灸部位沿一定的线路向远离施灸部位传导,甚至可传到病所;④ 局部不(微)热远部热:施灸部位不热或只感微热感,而远离施灸部位的某些部位却感觉甚热;⑤ 表面不(微)热深部热:施灸部位表皮不(微)热,而表皮下深层组织甚或胸腹内脏器感觉甚热;⑥ 其他非热觉:施灸部位或远离施灸部位,出现酸、胀、压、重、痛、麻、冷等非热感觉。

陈日新等自 1988 年开始系统研究了患者在被悬灸过程中产生的"透热、扩热、传热"等"热至病所"的灸疗热敏现象,初步认识了其产生的临床规律:① 腧穴热敏现象具有普遍性,且与疾病状态高度相关;② 艾灸热敏腧穴激发经气,气至病所具有高效性;③ 腧穴热敏与经穴位置不完全重合,穴位热敏部位随病情变化而变化;④ 同病证腧穴热敏高发区有其不同的分布。

(二)腧穴敏化

陈日新等在 2006 年首次正式提出腧穴敏化概念:当人体发生疾病时能使体表腧穴发生敏化,处在敏化态的腧穴对外界相关刺激呈现腧穴特异性的"小刺激大反应";敏化的类型多种多样,而腧穴热敏化是腧穴敏化的一种新类型,热敏腧穴是灸疗的最佳选穴,其最佳刺激为艾热刺激,临床疗效优于常规静息态腧穴的针灸疗法。2011 年又根据新的研究进展再次提出腧穴敏化论:腧穴的本质属性具有功能状态之别,而不仅仅是部位之别,即"静息"与"敏化"两种状态之别;敏化态腧穴是疾病在体表的反应部位,也是治疗疾病的最佳针灸部位,即腧穴是与疾病过程相关的体表特定的敏感部位,具有治疗疾病的较佳功能。"腧穴敏化"概念的提出对灸疗学发展具有里程碑意义。

(三) 热敏灸疗法

陈日新的热敏灸疗法在灸疗研究方面有以下三大创新:① 系统研究灸疗过程中产生的"热至病所"的腧穴热敏现象,采用红外成像技术首次客观显示腧穴热敏现象。通过大样本、多中心研究数据阐明了产生腧穴热敏现象的临床规律,从而揭示了腧穴热敏态新内涵,为创立热敏灸技术奠定了科学基础;② 创立"探感定位,辨敏施灸"的热敏灸"辨敏定位"新技术,解决了长期以来悬灸过程中穴位如何个体化准确定位的关键技术难题,开创了悬灸治疗难治病证的体表热敏调控新途径;③ 创立"量随人异,敏消量足"的热敏灸"消敏定量"新技术,解决了长期以来悬灸灸量如何达到个体化充足灸量的关键技术难题,为提高悬灸治疗难治病证的疗效提供了临床实用的充足灸量标准。

罗诗荣论灸法

罗诗荣为国家级名老中医。1938 年矢志岐黄,师从伯父罗茂洲。其对灸法推崇备至,运用各种艾灸疗法治疗疑难杂症而取得较好的疗效,尤其是他独特地使用铺灸疗法,更是享誉海内外。一方面潜心钻研中医经典记载之灸法,另一方面又敢于突破传统灸法临床思维定式,创新传统灸法,倡导"铺灸督脉可疗痼疾"的思想,以其独特的选位、选时、选药为治疗重症痼疾开辟了新的途径。

(一) 创新铺灸之法

铺灸中的长蛇灸,是罗诗荣在国内独一继承和发扬创导的独特灸法,临床上多作强壮补虚以治疗虚劳顽痹之证。铺灸疗法时间选暑夏三伏天,以白天为宜。取督脉,从大椎穴至腰俞穴。灸料以斑蝥粉、大蒜泥、陈艾绒组成。

操作时令患者俯卧,裸露背部。督脉穴(脊柱)上常规消毒后,涂以蒜汁,在大椎至腰俞穴处敷上斑蝥粉,斑蝥粉上铺宽 5 cm、高 2.5 cm 蒜泥一条,蒜泥条上再铺以宽 3 cm、高 2.5 cm 锥形艾炷,点燃艾炷头、

身、尾 3 点,让其自然烧灼施灸,燃尽后,再铺上艾炷灸治。灸 2~3 壮,灸毕移去蒜泥,用湿热纱布轻轻揩干。灸后皮肤潮红,让其自然出水疱,在此期间严防感染。至第 3 日用消毒针引流水疱液,揩干后搽以甲紫药水,覆盖一层消毒纱布,隔日 1 次,直至灸疱结痂脱落、皮肤愈合。灸后 1 个月内饮食忌生冷辛辣、肥甘厚味及鱼腥发物等。慎洗冷水,可用温水,避风寒,忌房事,全休 1 个月。

长蛇灸适用于虚寒性的慢性疾病,如慢性支气管炎、支气管哮喘、类风湿关节炎、风湿性关节炎、强直性脊柱炎、慢性肝炎、慢性胃炎、慢性肠炎、慢性腹泻、慢性腰肌劳伤、增生性脊柱炎、神经衰弱等。孕妇及年幼老弱者或阴虚火旺之体,不适宜使用。

(二) 振奋督脉之阳

罗诗荣认为,脊柱是奇经督脉循行之所在,督脉乃阳脉之海,阳脉之都纲,统摄人体一身之阳气,维系人身元气,具有涵蓄人身精血。调节阴阳真气的功能,实为人身阴阳之枢纽。且督脉通于肾,肾为元气之根,元气导源于"肾间动气",为人体生命之原动力,也是脏腑元气留止之处。久病顽疾,迁延日久,每必汲肾,损伤真元,元气不足则五脏柔弱、功能低下,又易被虚邪贼风所伤,进一步损伤人体五脏六腑、气血阴阳,如此则恶性循环,致使病情迁延日久、缠绵难愈。凡此等顽疾患者临证时病情难以用某藏、某腑、某经之单纯虚证或实证概括,往往是虚实寒热错杂,单用针刺或药物则难以达到治疗目的。此时,当遵"凡药之不及,针之不到,必须灸之"(《医学入门》),但一般灸法量小力微,"起沉疴"之力尚嫌不足,依"凡灸诸病,火足气到,始能求愈"(《医宗金鉴》)而选用铺灸。

铺灸面广,艾炷大,火气足,温通力强,非一般灸法所能及,以其独特的选位、选时、选药为治疗重症痼疾开辟了新的途径。常取督脉施灸,能疏风散寒、温补督脉、强壮真元、调和阴阳、宣通气血,使逆者得顺、滞者得行。选取特定的时间,三伏天乃天气最为炎热之时,地气出于表,人气、病气亦在肌表,在此时大补人体正气,逼邪外出。取艾之辛香作炷,能通十二经,入三阴,理气血以治百病,加之火性热而至速,体柔而用刚,能消阴翳,走而不守,善入脏腑,且铺灸所用之大蒜乃辛香之物,穿透力极强,可解毒散寒,得热后则穿透力更强。麝香芳香走窜,透骨通络散结为引路,

通过艾灸火气的逐步渗透,经脊柱督脉经络的传导,激发经气,振奋督脉,从而内达脏腑,外通肢节,发挥其从外治内、直达病所的效用,罗诗荣在临床上常常用以治疗虚寒顽痹等疑难之症,每获佳效。

罗诗荣之学,源于《内》《难》,旁参诸家,既宗经旨,又善拾散金碎玉熔铸己身,且勇于推陈致新而有所建树,在继承前人成果的基础上,创立了铺灸疗法,提高灸法治疗疑难病的效果,对灸法学的发展作出了不可低估的贡献。

谢锡亮论灸法

谢锡亮为我国著名艾灸专家。1948 年开始学习中医,师从承淡安先生。曾任中华全国医学会山西分会常务理事、山西省针灸学会副理事长、中国针灸专家讲师团教授、中华自然疗法世界总会顾问、中国澄江学派侯马针灸医学研究所所长。主要著作有《灸法与保健》《灸法》《家庭实用保健灸法》《针术要领》《长寿与三里灸》等。

(一) 以人为本

谢锡亮重视医者的医德和患者的感受,认为医乃仁术,医天下人之疾苦是为天职,勿贪婪财物而败德,正如《灵枢·官能》所云:"语徐而安静,手巧而心审谛者,可使行针艾。"医者还应当做好患者的思想工作,灸法虽无多大痛苦,但用火在人肉体上点燃,不免有恐惧心理。所以要耐心讲清道理,让患者相信灸法,乐意接受灸法,双方配合好,才能收到满意的效果。

此外,直接灸法经长期施灸会落下瘢痕,为了不妨碍美容,强调需避免在颜面部及明显外露部位施灸,最常用的是背部、腹部及四肢。脏腑病多灸俞穴、募穴,都在腹背。

(二) 取穴精简

谢锡亮常说:"要贵精而不在多,取穴宜简而不宜繁,简便廉验方为良医。"故采用农村随处可见的艾叶,带领学生提炼艾绒,制成金黄色的极细艾绒,这样做直接灸时可以减轻疼痛。然后精简用穴,强化技巧,在穴位上施用麦粒灸,患者稍觉灼痛,立即按灭,艾炷由小到大,壮数由少到多;患者初期没有痛苦,容易接受,长期施灸会有舒适之感更容易坚持。用此法治疗诸多难治病,皆获良效。

(三) 灸治广泛

谢锡亮指出,灸法治病广泛,不论男女老幼,各科都有适应证。即使无明显病证,也可以养生保健,举凡身体虚弱,风、寒、湿之慢性病,无不适应;对急性病也可选择应用;尤其对难治性疾病及人体免疫功能低下或失调或缺陷,中西药难以取效的疾病最为适宜,如病毒性乙型肝炎、慢性肾炎(尿毒症)、慢性气管炎、各种肿瘤、白血病、系统性红斑狼疮、类风湿关节炎、强直性脊柱炎等。谢锡亮也提倡对恶性肿瘤使用灸法,不论早期或中晚期,或用中药治疗,或用外科手术,或放化疗前后间歇期都可以加入灸法,对患者无害,对其他各种疗法也无妨碍,可以作为辅助疗法,尤其对手术后恢复期,可减轻放化疗的毒副反应,均有良好的效果。

此外,谢锡亮还主张保健使用"三里灸",曾著有《长寿与三里灸》,推崇三里保健灸法,认为灸法对人体血液成分及脏腑功能有调节作用,特别是化脓灸,对淋巴细胞转化率、玫瑰花环形成率均有调整作用;对肾上腺皮质和其他分泌腺亦有良好影响。因此,主张选择适应证,大力推广灸法。

李鼎论灸法

李鼎为上海中医药大学教授,博士生导师,字养元,号养园,2017 年入选第五批国家级非物质文化遗产代表性项目传承人推荐名单。长期从事针灸学的理论教学及临床研究工作,勤求博采,著作不辍。曾编写《经络学》《针灸学》等教材和《针灸学释难》《中国针灸基础论丛》等专著。对针灸经典文献的研究,于平淡中见新奇,浅显中含深意,颇具特色。通过对古代灸法的研究和思考,创立出自己独特的"横三间寸"灸法。

(一)"横三间寸"灸法解说

针灸古籍中,常可见"横三间寸"一语。孙思邈在《备急千金要方》中有许多这样的例子,《卷八·诸风》:"心输穴在第五节,一云第七节,对心,横三间寸,主心风,腹胀满……"《卷十五·脾脏上》:"腹热闭时,大小便难,腰痛连胸,灸团冈百壮,灸在小肠输下二寸,横三间寸灸之。"《卷十六·胃腑》:"五脏热及身体热,脉弦急者,灸第十四椎与脐相当五十壮……横三间寸灸之。"《卷二十九·灸例》载:"凡经云,'横三间寸'者,则是三灸两间,一寸有三灸,灸有三分,三壮之内,即为一寸。"

所谓"横三间寸",需分清两层意思,首先是指用于直接灸的艾炷,其基底要有3分宽,3个艾炷平列相当1寸,这就是说的"一寸有三灸,灸有三分",《备急千金要方》后文还引"黄帝曰:灸不三分,是谓徒冤,炷务大也"可以为证;其次是用这3分宽的艾炷来灸穴,选正中一穴,旁边二穴,穴与穴之间约隔开1寸,这就是说的"横三(穴)间(一)寸灸之"。这一说法,《医心方》卷六引《小品方》一条文可作主要参考,即灸腰痛法:"又侠两傍各一寸,复灸之,为横三穴间一寸也。"

(二)"横三间寸"灸法应用

李鼎强调,这种"横三穴间一寸"灸法的应用需排除几种误解,一是认为,3个艾炷是放在同一穴位上施灸;二是认为,正中穴与两旁穴之间限于1寸而不是1.5寸。其实所说"间寸"是指3个穴位之间空隙1寸,此外还有3穴本身的每穴不小于3分,3穴合为1寸的部位。两者相加共为3寸,正合"夹脊相去三寸"的背俞部位。还有,3穴不是同时施灸,而是先正中后两侧分3次施灸。近代治哮喘的化脓灸法就是如此。

"横三间寸"灸法主要用于背俞穴,还扩展到奇穴。除了前述团冈穴外,还有天瞿旁穴和胃脘下俞穴。天瞿旁穴出现在《千金翼方》卷二十八中:"瘿,灸天瞿三百壮,横三间寸灸之。"这里的天瞿,指经穴天突穴,日本原昌克《经穴汇解》因此名之为"天瞿旁穴"。胃管下俞三穴出现在《备急千金要方》卷二十一中:"消渴咽喉干,灸胃管下俞三穴各百壮,穴在背第八椎下,横三间寸灸之。"第八椎旁,原缺背俞,近人依次补入胃管下俞,因其治消渴,又名为"胰俞",原用横三间寸灸法,取的是3穴,而作为背俞,则是2穴。

杨介宾论灸法

杨介宾出身于中医名门世家,幼承庭训,儒而兼医,早年随父杨术全临证习医,精研医典,深得中医要旨。通过长期临床、教学、科研工作锤炼,学术造诣精深,临床经验丰富,在国内外针灸学术领域独树一帜,并率先提出经络病机学说,受到针灸同道的赞誉,在针灸学术界产生了很大的影响,也擅长艾灸疗法,在前人经验的基础上,研制了火棉灸、药锭灸、点按灸和药线灸等特色灸疗方法。

(一)火棉灸

系杨氏最为常用的灸法之一,根据其方法不同,可分为拍打灸和贴棉灸两种。

1.拍打灸

用鸡蛋大小脱脂棉球1个,医者右手持长柄镊夹住棉球,喷上无水酒精,火柴点燃,直接快速涂于患处或所选经络路线皮部上,左手随后迅即拍打扑灭。熄灭后再次点燃,如此反复10余次,以局部皮肤潮红为度。此法具有通经活络、行滞除痹、散风止痛的作用,主治风寒湿痹、关节肌肉拘挛疼痛、腰背胸胁痛、顽固性头痛、脘腹冷痛、痛经、坐骨神经痛、扭挫伤等一切寒邪所致之痛证。

2.贴棉灸

以脱脂棉少许,摊开展平如铜钱大小的薄片,贴于患部或所选穴位上,点燃,急吹其火,使其迅速燃完。然后再换薄棉,如法再灸,如此3~4次,以皮肤潮红为度。亦可先用皮肤针叩刺局部微出血,再施3~4次贴棉灸,其效更佳。此法具有散寒除湿、疏风止痒、养血润燥的作用,主治顽固性湿疹、牛皮癣、银屑病、四弯风、风疹、阴疽等症。

(二)药锭灸

取硫黄80 g,朱砂8 g,川乌10 g,草乌10 g,乳香10 g,甲珠10 g,冰片3 g,麝香2 g,分别置于乳钵内,研为极细末,以无声为度。先将硫黄一味盛于铜勺内,炭火上熔化。次入二乌、乳香、甲珠和匀,再入朱砂、冰片、麝香,充分搅拌。然后倾于光洁大理石板上,摊开冷却,压成薄片,切成条形,搓成线状,裁成米粒大小一截。阴干,收储瓶内,勿令泄气,以备应用。用时先于穴位或痛处涂擦蒜泥或糯糊,取药炷1粒,贴于其上。火柴点燃,俟火将灭,用姜块迅速按压于患部或穴位处,此为1壮。每隔0.3~0.5 cm距离再行灸之,连续灸3~7壮为度。此法具有温经散寒、通络除痹、疏风止痛、回阳固脱的作用,主治周身关节肌肉风湿痹痛、顽固性头痛、脘腹冷痛、偏瘫、腰背胸胁痛、顽癣、疝气、痛经、大汗亡阳、中风脱证等一切阳虚阴盛以及寒邪所致之痛证。

(三)点按灸

取雄黄20 g,冰片2 g,麝香1 g,火硝10 g,川乌30 g,草乌30 g,白芷20 g,精制艾绒60 g。艾绒除外,将药物分别置于乳钵内,研为极细末,以无声为度。然后将艾绒用少量曲酒喷湿,再将药末均匀撒在艾绒内,以手充分揉匀,阴干。取上述药艾2 g,均匀地平铺在20 cm×7 cm,质地柔软疏松而又坚韧的桑皮纸上,将其卷成直径1.5~2 mm的圆柱形,越紧越好,用胶水或糊糊封口，即成灸条。用时将艾条一端点燃，医者手持细小艾条对准施术部位快速点按，如雀啄食，一触即起，此为1壮，每次3～7壮，以不灼伤皮肤为度。注意在点按头部穴位时，应尽量将头发拨开，使穴位充分暴露，以便于操作。此法具有温经散寒、通络除痹、疏风止痛的作用，主治感冒咳嗽、哮喘、泄泻、痢疾、顽癣、阴疽、胃痛、腹痛、痛经、顽固性头痛等病。

（四）药线灸

取雄黄10 g、火硝10 g、硼砂10 g、樟脑3 g、麝香1 g、棉线50 g，将药物分别置于乳钵内，研为极细末，以无声为度。将棉线4～6股，搓紧成线绳，1.5～2 mm粗细。棉线搓好后，用黄蜡捋光，曲酒适量浸泡1日，取出湿润之棉线，撒上混合均匀的药末，使之粘在线上，用手充分搓入线内。阴干，瓷瓶收储，勿令泄气，置于干燥处，避免受潮，以备应用。用时先将应灸部位暴露于外，循经寻穴，然后将药线一端在酒精灯上或鱼烛火上点燃，医者右手持着火的药线，对准应灸部位或经穴快速点灸，如雀啄食，一触即起，此为1壮，每穴3～7壮为宜。药线灸具有温通经脉、宣散寒湿、疏风止痛的作用，主治一切寒湿痹、关节肌肉拘挛疼痛、内伤饮食、外感寒邪、阳虚头痛、头风痛、胃气痛、腰背胸胁痛、痛经、小儿惊风、跌仆损伤、疮疖初起、疮口难敛、瘰疬、顽癣、缠腰蛇丹等症。

田从豁论灸法

田从豁为中国中医研究院研究员，广安门医院原针灸科主任，系全国第二批名老中医师带徒导师。曾任中国中医研究院针灸研究所研究室副主任、北京国际针灸培训中心副主任。在国内外发表论文70余篇，主要著作有《针灸医学验集》《中国灸法集粹》《针灸百病经验(西文版)》《古代针灸医案释按》《针灸经验辑要》《田从豁临床经验》等。其主持研制的冬病夏治消喘膏治疗喘息性气管炎和哮喘有预防复发等较好的远期效果，获卫生部科技成果奖。

（一）灸治特色

田从豁有较高的专业理论水平和丰富的临床经验，对各种灸法、穴位贴敷疗法有深入研究，他的"灸法解热的临床治疗和实验研究"等系列论文，在国内外刊物和国际会议上用中英文发表，证明灸法能治疗热证、急症，引起国内外学者的广泛重视。

常用的特色灸法主要有：太乙神针灸治癃闭，因太乙神针具有温通散寒、开窍通关、疏经止痛之效，用以治疗顽固的风寒湿痹、痿证、腹痛、尿闭等；隔药饼灸百会，治疗脏器下垂；线香灸治气管炎，或可用治哮喘、胃脘痛等，尤其适宜于体虚、老年患者；棉花绒灸治疗带状疱疹等。他参与研制的自热贴"中国灸"有10余种，对颈椎病、腰腿痛、感冒、咳嗽、哮喘、腹泻、便秘、前列腺炎、冠心病等都具有较好的治疗作用。

（二）穴位贴敷

穴位贴敷是在经穴理论的指导下，对人体穴位给予外用药物刺激的治疗方法。并在临床实践中摸索出一定规律：

1. 穴位贴敷用药特点

（1）必具辛窜开窍、通经活络之性，如冰片、麝香、丁香、薄荷、花椒、白芥子、皂角、姜、葱、韭、蒜等。

（2）多用味厚力猛、有毒之物，且多生用，如生南星、生半夏、乌头、甘遂、巴豆、轻粉等。

（3）补药多用血肉之品，如羊肝、猪肾、鲫鱼等。热性药作用大、效果好，凉性药次之；攻药容易生效，补药次之。

2. 穴位贴敷的选穴原则及常用穴位

根据古代"上用嚏、中用填、下用坐"的外用药原则，提出：

（1）上焦病多取膻中、心俞、劳宫等穴；中焦病多取神阙、中脘、章门、期门等；下焦病多取关元、命门、肾俞、涌泉等穴。

（2）五脏六腑之病证，多取与其相应脏腑的俞募穴。

（3）神志病或气虚下陷的病证，多取百会、大椎、膻中、气海等穴。

（4）局部炎症、扭挫伤、风湿痹证、痞块、积聚等多在局部或邻近部位取阿是穴。

3. 穴位贴敷的药物剂型

有泥剂、浸剂、膏剂、散剂、糊剂、丸剂、药饼、药锭8种。根据病情、病位、因人因时而选用。

（三）大椎施灸

田从豁认为，施灸大椎具有通阳解表、清热醒脑、宁神、益阳固表、扶正祛邪等作用，故可运用多种灸法（如隔姜灸、隔蒜灸、雀啄灸等）治疗外感、发热、疟疾、疲劳乏力等多种疾病。艾灸大椎治病广泛，既可祛除寒邪，又可散除邪热，还可开宣肺气，调畅气机，其作用机制大致概括为：① 解表通阳，肃肺调气，开宣上焦之气，清上焦邪热；②"火郁发之"，即宣通郁热，发散热邪；③ 补虚而扶正祛邪，以达"正气存内，邪不可干"的目的。

李学武法理论

李学武出生于河北省平山县的一个中医世家，长期从事中医针灸的教学、临床、科研工作，运用保健灸、灯火灸、天灸等方法有独到之处，对多种疑难病的诊治有丰富的经验。

（一）未病先防保健灸

李学武认为，灸法有温阳培元之功，能使阳气充足，气血旺盛，正气存内，卫外有权，故能防病保健、延年益寿。临床应用时应根据不同年龄及其体质情况，选用不同的穴位及施灸方法。李氏常通过灸身柱穴治疗多种小儿疾病，如婴儿消化不良、吐乳、泄泻、食欲不振、精神萎靡、夜不安眠、支气管炎、哮喘、百日咳、发育不良、肺结核、肺炎等，均有较好的防治作用。李氏主张对足三里和关元穴使用艾条温和灸或非化脓灸，无病之人施灸可每周1次，或每月月初连续灸4~6日，亦可在气候变化剧烈之时，如夏秋、秋冬交替时增加施灸次数，而夏季可适当减少。另外，其常用的保健灸还有预防中风灸足三里、绝骨，预防感冒灸风门、足三里，预防传染病灸足三里、大椎，预防咳嗽气喘灸肺俞、风门，预防脾胃虚弱灸神阙、中脘、足三里，防治先天不足及多病虚劳灸大椎、膏肓、百劳，预防妇科病灸三阴交、足三里、关元。

（二）解毒退热灯火灸

李学武认为灯火灸有清热解毒之功效，在临床上经常用灯火灸治疗急性结膜炎，大多一次即好，一般灸后1h内目赤肿痛即明显减轻。灯火灸操作简便、经济、取效快，也可用于治疗腮腺炎、扁桃体炎、婴幼儿腹泻、湿疹等。

（三）天灸补肾延缓衰老

天灸疗法是中医学中一种独特的外治疗法，它是用对皮肤有刺激性的药物敷贴于穴位或患部，使局部皮肤充血、发疱，甚至化脓，犹如灸疮。它集艾灸、中药于一体，通过经络和腧穴对机体的内在调节而达到治疗目的。此法具有疗效快捷、节省药源等优点，并可避免长期、大量口服药物而引起的副作用，适用于多种慢性病、疑难病的治疗。李学武开展了灸防治老

年病的一系列研究，认为天灸的治疗途径是经过外部腧穴刺激、内部自身调节而实现的，可以避免大量外源性给药造成胃肠负担过重，以及引起自身某些功能的抑制，且天灸用的中药膜成本低廉，使用方便，是值得推广应用的新方法。

刁本恕论灸法

刁本恕，主任医师，号恕仁医者，长期从事中医临床、科研、教学工作。"国医大师"王静安学术继承人，全国第三、第四批老中医药学专家学术经验继承工作指导老师，全国中医传承博士后导师，全国名中医传承工作室建设项目专家，四川省名中医。现为中华中医药学会外治分会顾问，中华中医药学会儿科分会顾问，四川省中医儿科学会副主任委员，成都市中医药专家顾问团成员。刁氏十分重视灸法，认为艾灸偏于补，而针刺偏于泻。通过大量临床实践，研制出两项很独特的灸法，即刁氏钟型罩灸和刁氏药棒灸。

（一）刁氏钟型罩灸

刁氏钟型罩灸是刁本恕在传统中医灸疗的基础上，采用纯天然中药材杜仲、桂树、女贞等实木制作而成的新型实用温灸器疗法。它既保持了传统灸疗的特点，又便于定位和定量，火力温和而安全，能渗透到组织深部，可根据自身情况自由地进行温度调节，患者无痛苦，并可多穴同灸。灸盒有大小型号多种，全身很多穴位都可运用，故临床实用性很强。如眩晕、失眠患者可罩灸（女贞木型）百会、四神聪穴；功能性消化不良患者可灸上脘、中脘、下脘穴（桂枝木型）等。慢性疲劳综合征患者则上灸百会、四神聪，中灸关元、气海、中极（或肾俞、命门、八髎），下灸涌泉（杜仲木型），可起到交通上下、行气通阳作用，有效缓解疲劳。钟形罩灸一般灸30 min，根据实际情况也可增减变化时间。

（二）刁氏药棒灸法

刁氏药棒灸法是刁本恕在继承传统灯火灸法的基础上，创新灸具与灸法，研发出来的新型灸法，即将多种中药（少量人工麝香，加细辛、藁本、防风、白芷、川芎、沉香、檀香等多种中草药）做成类似火柴棍大小的灸条，直接点燃迅速灼烧在人体穴位上，激发经气的运行，以达到防治疾病的目的。具有制作科学、操作安全、方法简便、功效快捷的特点，在临床运用中疗效较佳，特别适用于神经系统疾病，如顽固性头痛可

用麝艾药棒点灸太阳、印堂、头维等穴，小儿癫痫可点灸鬼哭、风池、风府、大椎等穴。

陶崑论灸法

陶崑出生于中医世家，自幼随父学医，刻苦钻研针灸技术，深受南京市针灸名医崔学良的器重而得其真传。陶氏擅长运用灸法治疗各种常见病、多发病和多种疑难杂症，在灸法研究方面不仅继承传统，而且不断创新灸法技术，形成特色的治疗方法，并创新性提出"动力灸"之法。

（一）"动力灸"的内涵

动力灸是在传统的太乙神针（即实按灸之一种）的基础上发展而来的一种创新灸法，既有艾灸的通调经络、活血化瘀、行气止痛作用，又具备推拿按摩的疏通经络、活血调气作用。是一种把灸法和手法这两种不同的治疗手段有机结合在一起的治疗方法，赋予艾条灸、实按灸以新的内涵，较单纯灸疗或单纯推拿按摩提高了治疗效果。

（二）"动力灸"的操作

1. 患者体位

根据不同病情，患者采取相应的姿势，如颈部、肩部病患可取坐位，背部、腰部疾患可采取俯卧位，腰腿部疾患可采取俯卧位或骑竹马位，下肢关节病变可采取仰卧位、俯卧位或侧卧位。

2. 准备工作

（1）艾条5～10支，对于艾条的要求，一要裹得紧，二要有韧性，以清艾条为好。

（2）包裹点燃艾条的红布需先用中药汤液浸泡，用时取出。中药处方为：桃仁、红花、地龙、丝瓜络、葛根、姜黄、当归。

（3）用有韧性的皱纹纸作为艾火与药布之间的隔垫纸。

3. 操作方法

将红布包裹点燃的艾条，趁热在需要治疗的部位施以点、按、揉、摩、抖、震颤等手法，使热力向深层渗透，患者感觉舒适。每次用5～8支艾条，每支艾条可灸约3 min，也可根据需要一次包裹2～3支艾条施灸。急性痛症每日治疗1次，慢性疼痛可2日治疗1次。10次为1个疗程。

4. 注意事项

动力灸在治疗时以经络为基础，穴位为依据，实行点、线相结合的治疗程序，在治疗中应注意循经取穴的作用。在治疗局部病变时，灸治的范围可向周围扩大，以更好地起到疏通经络的作用。

（三）"动力灸"的适应证

动力灸主要用于治疗颈椎病、腰椎间盘突出症、急性腰扭伤、腰背肌筋膜炎、强直性脊柱炎等脊柱相关疾病，以及肩周炎、冈下肌综合征等关节肌肉疾病，也可用治痛经、中风后偏瘫等脏腑经络病证，具有起效快、疗效好、操作安全、渗透性强、易被患者接受等优势。

吴焕淦论灸法

吴焕淦，现任上海市针灸经络研究所所长，国家重点（培育）学科针灸推拿学学科带头人，国家中医药管理局针灸免疫效应重点研究室主任，针灸免疫三级实验室主任，两项国家"973计划"灸法项目首席科学家，享受国务院政府特殊津贴专家，卫生部有突出贡献中青年专家，上海市名中医，上海中医药大学首席教授。继承与发展元代医家罗天益"灸补脾胃"、陆瘦燕"重胃气、肾气"、陈汉平"针灸免疫"的学术思想，凝练针灸治疗溃疡性结肠炎、克罗恩病、肠易激综合征临床经验，提出"灸补脾胃，调和阴阳，疏调肠腑气血"治疗肠腑病证的学术观点。作为代表性传承人，他致力于传承陆氏针灸学术思想，"陆氏针灸疗法"已列入上海市和国家级非物质文化遗产名录项目。

（一）创立"隔药灸治疗溃疡性结肠炎诊疗技术"

吴焕淦尤为擅长应用针灸治疗溃疡性结肠炎、克罗恩病、肠易激综合征、肠纤维化等肠腑疾病，并组建上海市"中医针灸溃疡性结肠炎特色专科"，被评为上海市A级中医特色专科。经过长期的实践和摸索，他研究整理出一套治疗溃疡性结肠炎的有效方法，即"隔药灸治疗溃疡性结肠炎诊疗技术"。

药饼采用附子、肉桂、丹参、红花、木香、黄连等药物配方制成，方中附子和肉桂均可温阳散寒除湿，木香行气调中止痛，三药共伍可温阳健脾、理气和中以治其本；佐以黄连、丹参、红花等药而奏清热利湿、理气化瘀之效。通过对中脘、气海、足三里、天枢、上巨虚、大肠俞等穴施以隔药饼灸，以达温养脾胃、调和肠腑气血阴阳之效，对于治疗脾胃虚弱为主证的轻中度溃疡性结肠炎患者有较好疗效。吴焕淦继承与发展了元代医家罗天益"灸补脾胃"之学术思想，提出"温养脾胃，调和阴阳"的学术观点，以中脘、气海、足三里为主穴进行治疗。认为溃疡性结肠炎患者平素虽以脾胃虚弱多见，但在其炎症复发期或炎症持续期常常表现为湿热蕴结、气血壅滞肠腑的标实之证，故治疗上应根据标本之缓急来论治，治疗时在选取中脘、气海、足三里等穴温养脾胃的同时，可选用大肠之下合穴上巨虚，募穴天枢和背俞穴大肠俞这三穴，进行合募或俞募配穴治疗，通过多年的临床证实上述诸穴合伍，具有疏调肠腑气血、清热利湿、活血化瘀、健脾止泻的作用，不仅能明显改善溃疡性结肠炎患者的临床症状与体征，而且能有效地纠正其结肠黏膜病理性改变及肠道免疫功能异常，从而控制炎症反应和组织损伤。

该技术于 2005 年作为国家中医药管理局百项中医临床诊疗技术整理与研究的教学课件联合推广项目在全国推广，2006 年 12 月又被上海市卫生局列为中医药适宜技术社区推广应用项目，已在 50 多个社区进行推广。近几年来，该项目已不断在上海、新疆、甘肃、宁夏、广东、云南、辽宁、河北、浙江、黑龙江、江西等地推广应用，越来越多的患者受惠于这套系统的诊疗技术。

（二）积极开展灸法作用机制研究

2008 年，由吴焕淦担任首席科学家的国家重点基础研究发展计划（"973 计划"）项目——"灸法作用的基本原理与应用规律研究"成功立项，该项目系我国首个灸法"973 计划"项目，在临床和基础研究领域均取得了系列成果，2013 年验收优秀，获得了科技部组织的专家组高度评价：该项目极大地推动了艾灸疗法的临床应用与发展，促进了中医艾灸的理论创新。他创立艾灸温养脾胃法治疗肠腑病证取得了较好疗效，该技术已在全国多个省市推广应用，相关研究成果获国家科技进步奖二等奖。

其后在 2015 年，灸法的发展与创新又迎来了新的契机：吴焕淦领衔的第二个"973 计划"项目"基于临床的灸法作用机理研究"再次成功立项，由中国中医科学院、北京大学、国家纳米科学研究中心等 12 个单位共同参与、联合攻关，用交叉学科的技术和手段来研究艾灸效应的内源性调节、修复和保护机制，艾灸光、热、烟效应及其科学内涵，灸法与针刺作用的异同及其生物学基础等，为指导灸法的临床实践、提高灸法临床疗效、促进灸法的国内外推广应用提供科学依据。项目团队将通过 5 年的科学研究，以中医针灸理论为指导，综合运用动物活体成像、电阻抗成像、生物传热学、光谱学、红外热像、代谢组学、蛋白组学、电生理学、神经生物学、免疫学、形态学、分子生物学等多学科技术与研究方法，揭示灸法对机体内源性调节系统启动、调控和整合的基本原理，充分阐述灸法发挥内源性修复和保护作用的生物学机制，阐明得气、灸温、灸材等影响艾灸疗效的关键因素，热、光、烟在灸效中的作用，并揭示针与灸作用特点差异。项目研究将以科学的证据，揭示灸法作用机制的关键科学问题，推动灸法研究新一轮的发展和创新，以达到临床推广应用艾灸疗法之目的。

下篇

灸法临床应用

第十三章
内科疾病

感冒

感冒是常见的呼吸道疾病,分为风寒、风热、暑湿和时行感冒。临床表现以鼻塞、流涕、咳嗽、头痛、恶寒发热、全身酸楚等为主症,四季均可发病,尤以冬、秋两季多发。时行感冒的病情复杂,感染者众多,最高可达人群中 80%。属于西医学的急性上呼吸道感染。

1. 隔姜灸

■ 取穴:大椎、风门、肺俞。

■ 操作:根据施灸的部位,取厚 0.5 cm、直径 3 cm 的鲜姜片,用针穿刺数孔,放在施灸的穴位上,取大艾炷(艾炷高约 1 cm,炷底直径约 1 cm)放置于姜片上,点燃施灸。艾炷燃尽后,易炷再灸,一般灸 3~5 壮。若患者感觉灼热时,可上下或左右移动姜片,灸至局部皮肤红晕和湿润,或者微微汗出而止,施灸时应注意避免烫伤。每日 1 次,一般 3~5 日即可。

2. 麦粒灸

■ 取穴:外关。

■ 操作:患者坐位,将一侧手平放于桌上,手心向下。医者以点灸笔点取外关,然后常规消毒,在外关上涂以经消毒的凡士林膏,用镊子将搓制好的麦粒大小的艾炷粘在外关并点燃,当艾炷燃至患者出现灼痛时,医者以指轻叩穴位四周皮肤,转移患者注意力,以减轻疼痛。待艾炷将燃尽时,用干净的瓶盖将艾火压灭,稍待片刻后,去净艾灰,用同法施灸第 2 壮、第 3 壮,以施灸穴处皮肤潮红、轻度烧伤为度。最后 1 壮保留艾灰,用创可贴外敷灸处,第 2 日灸处皮肤出现水疱者为佳,水疱大者可用毫针透刺放净,再以创可贴外敷,1 周左右灸处结痂脱落。一般 1 次即可,亦可在皮痂脱落后重复施灸。

3. 温和灸

■ 取穴:大椎、风门、肺俞、定喘、足三里。

■ 操作:将艾条的一端点燃,对准腧穴部位,距离皮肤 2~3 cm 进行熏烤,使患者感觉局部有温热感为宜,每穴用艾条灸 10~15 min。每日 1 次,连续 7 日。

4. 雀啄灸

(1) 处方一

■ 取穴:肺俞、足三里。

■ 操作:将艾条的一端点燃,对准腧穴部位(距离皮肤约 3 cm)进行雀啄灸,艾条点燃的一端一上一下移动,以局部潮红有温热感而无灼痛为宜,每个穴位各灸 15 min。隔日 1 次,10 日为 1 个疗程。此法适用于气虚感冒。

(2) 处方二

■ 取穴:大椎、合谷、曲池、足三里。

■ 操作:将艾条的一端点燃,对准腧穴部位进行雀啄灸,以局部潮红、有温热感而无灼痛为宜,至皮肤潮红为度。每日 1 次,10 日为 1 个疗程。此法适用于风热感冒。

5. 天灸

■ 取穴:大椎、风门、肺俞、定喘、膏肓。

■ 药饼制备：取白芥子、细辛、甘遂、延胡索，药物比例为1∶1∶0.5∶0.5。将药物烘干磨粉，用生姜汁调成稠糊状，做成直径为2 cm、厚约0.5 cm大小饼状，正中放少许麝香，备用。

■ 操作：将新鲜生姜切成厚0.2 cm、直径2 cm的姜片备用，取精细艾绒制作成底部直径1 cm大小的圆锥形艾炷数壮，每次敷贴药饼置于大椎、风门行隔姜灸，每穴灸3壮，灸至皮肤潮红为度。然后，将做好的药饼置于穴位上，用4 cm×4 cm的风湿膏固定。每次贴药时间视年龄而定，15岁以下者贴4～6 h，15岁以上者贴6～24 h，于每年夏季三伏天上午11时以前为佳，初、中、末伏各贴药1次。

6. 蜡烛灸

■ 取穴：大椎、肺俞、足三里、曲池。

■ 操作：将蜡烛点燃后，待到熔化，倾斜蜡烛对着所施治的穴位，让蜡滴于穴位上，每个穴位可滴3～6滴，待蜡液凉后揭去。每日1次，10次为1疗程。此法适用于体虚感冒。

7. 按语

（1）灸法防治感冒临床运用较多的是隔姜灸、温和灸、蜡烛灸、天灸和壮医药线点灸等，治疗形式多样且效果良好。

（2）取穴多以足太阳膀胱经为主，其中肺俞、风门、大杼、风池等祛风作用为主的穴位占了大多数；远端取穴，以列缺、合谷、足三里等为主；取单穴也可起到治疗感冒的作用，外关是治疗感冒的常用穴，能通过调理阳维脉的气机，起疏风解表、补阳益气的作用，治疗各种证型感冒。

（3）灸法可以补阳固卫祛邪，尤其是对于防治风寒型的感冒及时行感冒效果最佳。

支气管哮喘

支气管哮喘是由多种细胞（如嗜酸性粒细胞、肥大细胞、T淋巴细胞、中性粒细胞、气道上皮细胞）和细胞多组分参与的气道慢性炎症性疾患。这种慢性炎症导致气道高反应性增加，常伴广泛多变的可逆性气流受阻，引起反复发作的喘息、气急、胸闷或咳嗽等症状，常在夜间和（或）清晨发作、加剧，多数患者可自行或经治疗后缓解。患病率为1%～8%，共约3亿人患有哮喘，每年约有25万人死于哮喘。

1. 麦粒灸

■ 取穴：风门、肺俞、大椎；脾虚加定喘、膈俞、脾俞、足三里，肾阳虚加肾俞、膏肓、气海。

■ 操作：患者舒适体位，余同感冒的麦粒灸。

2. 天灸

（1）处方一

■ 取穴：肺俞、定喘、风门、百劳、肾俞。

■ 药饼制备：取麻黄、细辛、甘遂、延胡索、白芥子（生），将相同比例的药物混合研末，用时以姜汁调膏，切成约1 cm×1 cm×1 cm大小的方块状在药块中央挖小孔加入麝香适量。

■ 操作：贴药时双侧取穴，用胶布将块状药膏贴于穴位上。贴药后皮肤有热、灼痛感，贴药时间一般为成人3～6 h，儿童约1～2 h。初伏、中伏、末伏共治疗3次为1个疗程。

（2）处方二

■ 取穴：大椎、百劳、大杼、风门、肺俞、定喘、膏肓、肾俞、脾俞。

■ 药丸制备：取生半夏、细辛、白芥子、薄荷、川椒、附子、甘遂、延胡索、麻黄、麝香，将药物研末，姜汁调和成膏状，做成1 cm直径大小的药丸，将药丸用4 cm×4 cm的胶布固定在穴位上。

■ 操作：每次选取5～6个穴位，先用捣碎的姜末擦穴，至穴位发红，以患者自觉穴位发热、辣为度，再用灸架将艾条固定在穴位上方，温和灸至穴位潮红为度，最后将准备好的药丸用胶布敷贴在穴位上，成人保留6～12 h，儿童保留2～4 h，以皮肤起小水疱为佳。如有的患者未贴至12 h，已觉痒痛难忍或有小水疱，可提前取下所敷药丸，反应不明显者可稍延长敷贴时间。夏季三伏天初、中、末伏各治疗1次为1疗程。

（3）处方三

■ 取穴：初伏选用定喘、风门、肺俞；中伏选用大椎、厥阴俞、脾俞；末伏选用大椎、肾俞、膏肓。

■ 药饼制备：取甘遂、白芥子、麻黄、细辛等，将各药按1∶1的比例研末。用时以姜汁调成膏状，做成约1 cm×1 cm大小的方块状药饼，在其中央挖一小孔加入适量麝香，然后用约3 cm×3 cm胶布固定敷贴于所选穴位上。

■ 操作：儿童所用药膏及所选穴位均与成人相同，但成人贴敷3～4 h，儿童贴敷1～2 h。按三伏取穴，在三伏天的初伏、中伏、末伏各进行贴药治疗1

次,贴完3次为1个疗程。

3. 按语

(1)艾灸疗法对哮喘具有较好的疗效,其中尤以天灸的治疗方式独特,集合了经络与药物的双重治疗作用。天灸根据"天人相应""冬病夏治""春夏养阳"等养生和治疗原则,选取针对哮喘的与肺脾肾相关诸穴,敷以辛温走窜之药物,达到温煦阳气、驱散寒邪的治疗作用。现代研究认为,天灸疗法可减少白细胞与内皮细胞的黏附机会与能力,减少炎性细胞的浸润,达到治疗效果。

(2)治疗哮喘的穴位主要以背部的肺俞、风门、大杼以及经外奇穴定喘穴为主,再根据肾虚、脾虚等不同症型进行辨证选穴。艾灸多用于哮喘的缓解期,包括肺脾气虚、肺肾阴虚、心肾阳虚型,可扶助正气、提高抗病能力、控制或延缓急性发作为主。

支气管炎

支气管炎是以气管为主并可累及支气管的自限性气道炎症,主要变现为咳嗽,诊断前提是临床和影像没有肺炎依据。起病往往先有上呼吸道感染的症状,如鼻塞、流涕、咽痛、声音嘶哑等。在成人,流感病毒、腺病毒和肺炎支原体感染可有发热、乏力、头痛、全身酸痛等全身症状,而鼻病毒、冠状病毒等引起的急性支气管炎常无此表现。社区中具有急性下呼吸道症状的人群颇多,但就医者仅占10%。在西欧近10年来初级保健机构中急性气管支气管炎的发病率从每年50人/1 000人下降至每年22人/1 000人。

1. 隔药灸

■ 取穴:定喘、肺俞、膏肓、至阳。

■ 药饼制备:取白芥子、延胡索、甘遂、细辛、半夏、麻黄,以2:1.5:1.5:1:1:1的比例制成药粉。加麝香0.1 g,用鲜生姜汁调和后做成直径2 cm的药饼。

■ 操作:患者俯卧位或坐位,将配制好的药饼放置在上述穴位上,均取双侧。设置治疗温度在45℃左右,以患者感觉温热能够耐受为宜。治疗时间30 min,治疗完成后取下药饼,以施灸穴位留有明显红晕为宜。每日1次,5次为1个疗程,每疗程间隔4日。

2. 艾炷灸

■ 取穴:① 肺俞、膻中、足三里;② 膏肓、中府、曲池;③ 云门、孔最、丰隆。

■ 操作:3组轮流施灸。将艾绒做成麦粒大小,放到涂有凡士林的穴位皮肤上点燃,待燃到约剩1/4,患者感到温热舒适而稍有灼痛感时,去掉未燃尽的艾炷,另换一个再灸,每次每穴灸3~5壮。每日1次,10~15次为1个疗程,每疗程间隔3~7日。

3. 天灸

(1)处方一

■ 取穴:初伏取天突、大椎、肺俞、膏肓;中伏取定喘、风门、脾俞;末伏取膻中、百劳、命门、肾俞。

■ 药饼制备:取白芥子、生甘遂、延胡各1份,细辛半份。将药物烘干磨粉,用生姜汁调成稠糊状,做成直径约1 cm、厚约0.3 cm大小之饼状,备用。

■ 操作:把做好的药饼置于穴位上,用3 cm×3 cm橡皮膏固定。每次贴药时间视年龄病情轻重而定,15周岁以下及病情较轻者贴4~6 h,其他6~8 h。每年夏季三伏的第1天开始,初、中、末伏各贴药1次,3年为1个疗程。

(2)处方二

■ 取穴:肺俞、心俞、肝俞;喘息加大椎、定喘,脾虚痰多加足三里、丰隆,肾虚者加肾俞。

■ 药糊制备:取白芥子、细辛、白芷、甘遂、丁香、肉桂等份,共研细末,用生姜汁调成糊状。

■ 操作:夏季的初伏、中伏、末伏各1次,冬季的冬至、小寒、大寒各1次。治疗时,将糊状药膏贴于治疗穴位,用胶布固定。夏季3~4 h取下,痒甚者可随时取下。冬季5~10 h取下。夏季3次,冬季3次,一年连治6次为1个疗程,一般连治3年。

4. 按语

(1)灸法治疗支气管炎多数以慢性支气管的临床缓解期为主,患者为久病体虚的病理状态,多属虚寒,肺、脾、肾三脏俱虚。

(2)支气管炎患者的发病和病情变化往往与季节有关,在热天特别是夏季多数患者的症状得到缓解。因此,宜在每年夏季三伏天进行"天灸"来防治慢性支气管炎。

(3)中医学认为,背部为五脏俞穴所会,胸腹为五脏之所在。利用三伏天之炎热气候,人体之阳气者得天阳相助,敷以辛温、逐痰、走窜、通经之药物刺激背部俞穴等,通过脏腑、经络而达到温阳利气、祛散内伏之邪的作用,使肺气正常升降,脾肾得以温补,从而提高机体的抗病能力,以防止旧病复发。

冠心病

冠状动脉粥样硬化性心脏病,简称冠状动脉性心脏病或冠心病,有时又被称为"冠状动脉病"或"缺血性心脏病"。是由于冠状动脉粥样硬化使管腔狭窄或阻塞导致心肌缺血、缺氧而引起的心脏病,为动脉粥样硬化导致器官病变的最常见类型。临床表现多为心前区疼痛,多为发作性绞痛或压榨痛,也可为憋闷感。多发于40岁以上,男性多于女性,且以脑力劳动者居多。

1. 麦粒灸

■ 取穴:膻中。

■ 操作:在膻中上直接放一个艾炷,用火点燃其尖端,然后让其自然燃烧至患者感觉灼热而不能忍受时,更换新的艾炷,照此依次操作,共灸5壮。隔日1次,10次为1个疗程。

2. 悬灸法

■ 取穴:内关、膻中、心俞。

■ 操作:点燃艾条一端后,先施灸一侧内关,灸火约距皮肤2～3 cm,采用温和悬灸法,使患者局部有温热感而无灼痛为宜。施灸5 min,以局部皮肤呈红晕为度。然后再以同样方法施灸另一侧内关,施灸5 min。再依次以同样方法施灸膻中、心俞,各灸5 min。每日1次,6次为1个疗程,每疗程间隔1日。

3. 天灸

■ 取穴:① 膻中、膺窗、乳根、玉堂、紫宫、内关;② 心俞、厥阴俞、膈俞、督俞、至阳、内关。

■ 药块制备:取麝香、川芎、三七、细辛,研磨成粉末,用时以姜汁调膏,切成约1 cm×1 cm×1 cm大小的方块状在药块中央挖小孔加入麝香适量。

■ 操作:根据病情两组穴位交替使用,常规消毒,用艾条灸每个穴位3～5 min,至皮肤稍红,再将药膏按压固定在穴位上,保留24 h,每周贴药2次,6次为1个疗程。

4. 热敏灸

■ 取穴:选取患者手少阴心经及附近的经穴、痛点、压痛点、皮下硬结、条索状物处等反应部位。

■ 操作:用点燃的艾条以上述部位为中心、3 cm为半径的范围内,距离皮肤3～5 cm处施行回旋灸和温和灸,探查热敏点,选择3～5个最敏感的穴位予以灸疗。先予回旋灸,继之以雀啄灸加强灸量、激发经气,再以温和灸温通经络。对热敏点完成一次治疗剂量的施灸时间因人而异,一般每穴10～50 min,每日1次,治疗8周。

5. 按语

(1) 艾灸可起到活血化瘀、通阳理气的作用,进而改善心肌的血供,缓解心肌缺血的症状,对本病具有较好的疗效。

(2) 天灸治疗冠心病旨在温阳、行气、活血。首先选择芳香走窜、活血化瘀、温经通阳、行气止痛的药物,再配合局部穴位艾灸,使毛细血管扩张,更有益于药物的吸收。发挥两者的协同作用,效果更好。

(3) 治疗本病多选取膀胱经、任脉穴。背俞穴为脏腑经气输注于背腰部的腧穴,位于足太阳膀胱经循行线上。心俞、厥阴俞等穴位于心脏附近,可以助心阳散寒阴邪,行气活血;督俞、膈俞可通阳化浊。符合中医学"活血化瘀,通阳理气"治疗胸痹、心痛的原则。

高血压

高血压是一种在安静状态下体循环动脉血压持续升高[收缩压≥140 mmHg 和(或)舒张压≥90 mmHg]为主要表现的伴或不伴有多种心血管危险因素的临床综合征。高血压起病隐匿,早期多无症状,或有头晕、头痛、心悸、注意力不集中、烦躁、易怒、失眠、乏力等。是最常见的心血管疾病之一,也是导致人类死亡的常见疾病如脑卒中、冠心病、心力衰竭等的重要危险因素。

1. 瘢痕灸

■ 取穴:足三里。

■ 操作:患者仰卧位,医者取穴、做好标记、常规消毒。取2%利多卡因1 ml,穴处皮肤局麻后用自制底直径为0.5 cm的锥形艾炷直接置于穴位上,点燃后待其自烬。艾灸2～4壮,以穴位处皮肤有灼伤为度。擦净艾炷灰烬,胶布密封,2日后清除灸疮处的皮肤,再次敷以胶布促其化脓,3～4日后即可清疮除脓。局部消毒处理后,形成一直径为0.8～1 cm、深为0.2～0.3 cm的灸疮,待其自行干燥、结痂、脱落,形成瘢痕。

2. 隔药灸

■ 取穴:神阙。

■ 药末制备:取生黄芪、杜仲、益母草、桑寄生、夜交藤、茯神、栀子、黄芩各9 g,田七、五味子、川牛膝、天麻、钩藤各 12 g,麝香 1 g。将药物混合,进行超微粉碎,取药末备用。

■ 操作:患者仰卧位,充分暴露脐部,常规消毒后,取上述中药粉末适量(8～10 g),填满脐孔,用艾炷(直径约 2 cm,高约 2 cm)置于药末上,连续施灸 10壮,约 2 h。灸后用医用胶布封固脐中药末,2 日后自行揭下,并用温开水清洗脐部。每周治疗 2 次,1 个月为 1 个疗程。

3. 悬起灸

■ 取穴:气海、关元、涌泉、足三里。

■ 操作:患者仰卧位,充分暴露施术部位,进行悬起灸,每个穴位艾灸 15 min。每日 1 次,5 次为 1 个疗程,每疗程间隔 2 日。

4. 热敏灸

■ 取穴:曲池、百会、足三里。

■ 操作:在穴位上先进行 2 min 回旋灸预热,再进行 2 min 雀啄灸,探查热敏点,确定热敏点后进行温和灸,温和灸过程中维持艾条离穴位皮肤高 3～5 cm 距离,时间长短由患者是否出现热敏化点决定。每日 1 次。

5. 温针灸

■ 取穴:足三里。

■ 操作:用 1.5～2 寸毫针刺入足三里,得气后在毫针上套上硬纸板(以防灼伤),然后在针柄上放杏核大小的艾炷,用火点燃,每次灸 3～5 壮。每日 1 次,10 日为 1 个疗程,每疗程间隔 5 日。

6. 按语

(1)艾灸法适用于痰湿壅盛、气虚血瘀、阴阳两虚型高血压。可清阳升,浊阳降,风息髓盈,降压稳压,身强体健。

(2)艾灸治疗时多取神阙、足三里、百会。神阙穴位于脐部中央,为任脉的重要腧穴。现代医学证明,脐部皮肤结构的特点最有利于药物吸收,在此基础上施以大艾炷灸,可增强局部的血液循环,促进对神阙穴的刺激和药物的透皮吸收。足三里为强身健体要穴,现代研究表明,刺激足三里对心律、血管舒缩、血压等都有良好的双相调整作用。百会穴具有升清降浊、息风益髓的功效。灸疗对血液动力学和动脉血氧运输也有一定作用,并可降低血浆纤维蛋白原及纤维蛋白降解产物。

低血压

低血压一般指成人收缩压＜90 mmHg 和舒张压＜50 mmHg,常见类型可分为普通型低血压、直立性低血压、特发性低血压、继发性低血压、Muirhead 综合征等。临床表现主要为疲乏、无力、精神萎靡不振、四肢酸软无力、头痛、头昏、头晕,重者可出现眩晕,甚至晕厥等。

1. 艾炷灸

■ 取穴:百会、关元、气海、足三里。

■ 操作:患者仰卧位,医者在其百会上用艾卷温和灸 20 min;再在关元、气海、双侧足三里,各涂以少量凡士林,然后各穴上均置以蚕豆大艾炷,点燃,不等艾火烧至皮肤,只要患者感到灼热时,即用镊子将艾炷夹去或压灭,更换艾炷再灸。每穴 5～7 壮,以穴位局部皮肤出现轻度红晕为度。每日 1 次,10 次为 1个疗程,每疗程间隔 2～3 日,共治疗 3 个疗程。

2. 温和灸

(1)方法一

■ 取穴:百会。

■ 操作:右手持点燃艾条在距百会 3 cm 处以温和灸法施灸,左手示、中二指置于百会穴两侧,按压头发并可自感温度,以便于随时调节施灸距离,每次 15 min。每日 1 次,10 日为 1 个疗程。

(2)方法二

■ 取穴:气海、膈俞、足三里。

■ 操作:患者仰卧体位,将气海、足三里处充分暴露。医者将艾条点燃端对准穴位处施灸,以患者觉局部温热,医者视之泛红但不致烫伤皮肤为度,施温和灸 15 min;然后患者改为俯卧位,将膈俞处暴露,如前法施温和灸 15 min。每日 1 次,15 次为 1 个疗程。

3. 温灸器灸

■ 取穴:气海。

■ 操作:患者仰卧位,医者取 2～3 cm 艾条 6 段,分别点燃一端后同时并排放入温灸盒中,施灸于该穴,距离皮肤 2～3 cm,每次 30 min,以局部有温热感而无灼痛为宜。每日 1 次,10 次为 1 个疗程。

4. 按语

(1)低血压多由于气血亏虚所致,气血不足,清阳不展,清窍失养,则脑海空虚而发病。治疗时建议火力微而温和持久,透达深远,使得气感直趋病所。

（2）治疗时以百会、足三里、关元、气海等补益人体正气的穴位为主。百会为诸阳之会，可贯通诸阳之经，升阳益气，助精血上承头脑；足三里为足阳明经之合穴，可健脾益气养血，扶正培元；关元、气海为阴中阳穴，二穴同用有培补下元、益气壮阳之效。

（3）艾灸治疗期间，应让患者保持规律作息，防止过度疲劳，保持良好的精神状态，适当加强锻炼，提高身体素质。

神经性头痛

神经性头痛主要是指紧张性头痛、功能性头痛及血管神经性头痛，为临床常见病、多发病。临床表现特点是遇劳累或情绪刺激而诱发或加重，大部分患者是两侧头痛，多为两颞侧、后枕部及头顶部或全头部，部分患者在颈枕两侧或两颞侧有明显的压痛点。

1. 隔蒜灸

■ 取穴：阳白、太阳、风池。

■ 操作：选取新鲜独头蒜，将其切成厚约 0.3～0.4 cm 的蒜片，用细针于中间穿刺数孔，放置于患侧穴位上，在其上置约杏仁大小的艾炷，点燃后施灸，每穴灸 2 壮。如感觉局部发烫可来回挪动蒜片，以患者能忍受为度，保持局部不起疱，以免烫伤。待患者感到温热感消失时更换艾炷，不必更换蒜片。每日 1 次，10 次为 1 个疗程，共治疗 3 个疗程。

2. 艾条灸

■ 取穴：率谷、合谷。

■ 操作：患者侧卧位，灸患侧腧穴，距皮肤 2～3 cm，令患者感到稍有温烫感为度，每次 20 min。每日 1 次，10 次为 1 个疗程，治疗 2 个疗程。

3. 温针灸

■ 取穴：风池、外关、合谷。

■ 操作：患者俯伏位，常规消毒，用 28 号 2 寸毫针针刺，双侧风池穴，针尖向对侧眼球方向，得气后针感上传至头，双侧外关穴直刺得气后针感沿三焦经循行方向上传；取温灸艾条 1.5 cm 置针柄上施以温针灸。每日 1 次，10 日为 1 个疗程，每疗程间隔 1 日。

4. 按语

（1）本病与风寒湿浊瘀阻经络密切相关，因此多选用隔蒜灸和针灸并用治疗。

（2）在选穴上根据"经脉所过，主治所及"，以近取配合远取。本病头痛部位多为足少阳经及阳维脉

所循行，因此，在局部、近部选阳白、风池，以疏风通络、活血化瘀。而合谷为手阳明经穴，阳明多气多血，远取合谷可祛风通络、疏调气血、活血化瘀。合谷具有很好的镇痛作用，风池、合谷穴是治疗头痛的必选穴。

（3）治疗期间，应注意劳逸结合，避免过度劳累和不稳定情绪，饮食要节制，不要饮酒和吸烟加重病情。

胃炎

胃炎是指由多种原因引起的胃黏膜炎性改变，根据发病的缓急可分为急性和慢性两类。急性胃炎临床表现为起病急，病程短，主要有上腹部不适、疼痛、食欲减退、恶心呕吐，重症可有呕血和黑便，细菌感染者常伴有腹泻，上腹有压痛。慢性胃炎的临床表现，缺乏特异性，主要有上腹胀满、嘈杂、纳呆和上腹隐痛，病程缓慢，反复发作。本病发病率较高，且随年龄增长而增高，占接受胃镜检查门诊患者中的 80%～90%，男性稍多于女性。

1. 隔药饼灸

■ 取穴：天枢。

■ 药饼制备：取柴胡、黄芪、半夏、党参、生姜、甘草、大枣，研成细末，以蜂蜜或饴糖调和制成直径约 3 cm、厚约 0.8 cm 的药饼，中间以针穿刺数孔。

■ 操作：药饼上置艾绒，放在天枢处，点燃施灸，一般灸 3 壮，以患者耐受度为限，若感觉烫，沿经脉足阳明胃经第一侧线上下移动。1 周 2 次，10 次为 1 个疗程，一般治疗 2～3 个疗程。

2. 隔药铺灸

■ 取穴：足阳明经穴区、中脘经穴区、背俞穴区。

■ 药末制备：取党参、黄芪、山药、炙甘草、补骨脂、白术、砂仁、干姜各、炙附片、人工麝香、冰片，共研细末。

■ 操作：将洞巾铺于背部，只暴露施术部位，棉签蘸鲜姜汁擦拭施术区，并将铺灸药末均匀撒铺于穴区局部皮肤，厚度为 0.1～0.2 cm，将鲜姜泥置于药末之上，长宽和穴区一致，厚约 1 cm。再将精致艾绒制成宽为 1 cm 的长蛇形艾炷一条，长度和穴区一致，置于姜泥之上，点燃头、身、尾三点，让其自然燃烧，以患者有温热感，能忍受为度。每次 2～3 壮，去掉艾炷，保留药末与姜泥，以纱布盖住，直到不热后，去掉铺灸材料。每日 1 次，10 次为 1 个疗程，治疗 3 个疗程。

3. 隔姜灸

■ 取穴：内关、中脘、气海、足三里。

■ 操作：将新鲜生姜切成直径与厚度为 2 cm × 0.5 cm 规格的薄片，中心处用针刺穿刺数孔，置放于隔物灸模具的中心圆孔下层，上面放置铁网，然后将一段高 1 cm、重约 1.5 g 的艾炷段点燃后置于铁网之上，将其轻放在患者穴位上，每次每穴灸 3～5 壮。每周 3 次，共治疗 12 次。

4. 温针灸

（1）方法一

■ 取穴：中脘、下脘、内关、足三里。

■ 操作：先将艾条切成 2 cm 长的艾段，然后再把老姜切成 0.1 cm 厚的姜片，在姜片的中央穿一小孔，以便针柄穿过。治疗时，患者平卧位，医者常规消毒，针刺后采用补法使之得气，然后把穿有小孔的姜片从针柄的末端穿过，使姜片贴于皮肤上，再将艾段插在针柄顶端，艾段约同针柄顶端齐平，最后在艾段靠近皮肤一端将其点燃。艾段徐徐燃烧，使针和姜片变热，此时患者即能感觉肠蠕动，艾段燃完后，除去灰烬，每穴连续灸 3 壮。每日 1 次，15 日为 1 个疗程，每疗程间隔 5 日。

（2）方法二

■ 取穴：胃俞、中脘、内关、曲泽、足三里。

■ 操作：选取 30 号 1～1.5 寸毫针。针刺胃俞时，针尖向着脊柱方向，斜刺 0.5 寸，得气后行补法；中脘直刺 0.8 寸，得气后行平补平泻手法；内关直刺 0.5 寸，得气后行平补平泻手法；曲泽直刺 0.8 寸，得气后行泻法；足三里直刺 1.5 寸，得气后行平补平泻手法。留针期间配合温针灸，每次留针 30 min。每日 1 次，连续 5 次，休息 2 日，2 个月为 1 个疗程。

5. 温和灸

■ 取穴：上脘、中脘、足三里；胃痛甚加梁门、肝俞、脾俞、胃俞，呕吐甚加内关、公孙，慢性腹泻加天枢、气海，大便稀薄加阴陵泉，五更泻加脾俞、肾俞，呃逆甚加天突、至阳、肝俞、肾俞。

■ 操作：首先点燃艾灸，手持艾灸，将点燃的一端在距离施灸穴位皮肤处进行熏灸，以局部有热感为宜，每处灸 3～5 min，至局部皮肤发红为度。每日 1 次，5 次为 1 个疗程。

6. 按语

（1）慢性胃炎多属虚证，采用灸法治疗效果好。

在急性胃炎患者胃部疼痛剧烈时，使用灸法治疗，常能迅速止痛。

（2）隔物灸治疗胃炎，可同时发挥灸法和药物的双重作用，利用灸法对穴位的刺激作用，达到温通经络、行气活血的功效。同时隔药饼灸可取得与内服中药相似的效果，作为一种新的给药途径，可避免药物对肝脏的损坏。治疗时多取脾经、胃经、任脉腧穴。

（3）艾灸具有保护胃黏膜的作用，加强胃黏膜的抗损伤能力，有利于疾病的愈合，减少复发。艾灸在短期内能改善临床症状，但是要使胃镜病理有明显逆转还需要坚持治疗，需患者积极配合。

胃下垂

胃下垂指站立位时，胃的下缘垂至盆腔，胃小弯弧线最低点降到髂嵴连线以下。主要临床症状为上腹部胀满和牵拉痛，饱食和行走时症状加重，平卧时症状减轻。一般伴有消化不良、胃痛、呃逆、嗳气、食后腹胀加重、腹部下坠感、腰痛等症状。本症多见体形消瘦、身材比较修长的人。

1. 温和灸

■ 取穴：百会、合谷、中脘、气海、足三里。

■ 操作：患者仰卧位，暴露施术部位。医者用清艾条在上述穴位施行温和灸，使患者局部有温热感而无灼痛，一般每穴灸 5～10 min，至皮肤稍红晕为度。每日 1 次，10 次为 1 个疗程，每疗程间隔 5 日，一般治疗 2～3 个疗程。治疗期间，嘱患者少食多餐，切忌暴饮暴食。

2. 温针灸

■ 取穴：百会、气海、关元、中脘、上脘、建里、足三里、梁门、天枢。

■ 操作：患者仰卧位，医者常规消毒后，先针百会，采用捻转补法，再刺气海、关元及足三里，气海施呼吸补法，足三里施捻转加提插之复合补法。诸穴得气后，立即在上述穴位行温和灸，每穴灸 5～10 min，以局部皮肤潮红能耐受为宜，所有穴位均留针 30 min。每日 1 次，14 日为 1 个疗程。

3. 隔姜灸

■ 取穴：中脘、下脘、气海、天枢、内关、足三里、梁丘。

■ 操作：取生姜 1 块，切成厚约 0.3 cm 姜片，中间用针穿刺数孔。施灸时，将其放在穴区，置大或中等艾炷放在其上，点燃。待患者有局部灼痛感时，略提起姜片，或更换艾炷再灸。一般每次灸 5～10 壮，以局部潮红为度。每日 1 次，10 次为 1 个疗程，每疗程间隔 1 日，可连续治疗 3 个疗程。

4. 隔药饼灸

■ 取穴：神阙。

■ 药饼制备：取蓖麻子、附子、肉桂，将药物各等份研成细粉备用。用时取药粉约 10 g，用黄酒调制成厚的药饼。

■ 操作：将药饼置于患者神阙上，在药饼上放置圆锥形艾炷，连续灸数壮，以患者感到有热气向脐内渗透为宜，灸毕用纱布将药饼盖上，胶布固定。每日 1 次，20 日为 1 个疗程。

5. 按语

（1）胃下垂归属中医学"胃缓""胃脘痛""腹胀"的范畴，多因脾胃虚弱、中气下陷、升举无力所致，脾肾不足，升举无力是其基本病机。患者脾胃虚弱，运化之力薄弱，常采用灸法或者针灸配合使用，以加强疏通经络、升阳举陷的作用。

（2）常取百会、气海等补气且兼有升提作用的穴位，配以足三里、中脘等补益后天之本的腧穴。共奏升阳举陷、温中补虚、益脾和胃之功，可提高消化道平滑肌的张力及蠕动，促进胃肌张力的提高和腹肌发达，使下垂的胃复位。也可独取神阙，现代医学认为，脐在胚胎发育过程中为腹壁最后闭合处，其表皮角质层最薄，屏障功能较弱，在皮肤中的神经敏感度最强，穴下又有丰富的血管分布，所以神阙穴用灸法治疗具有穿透力强、吸收快的特点。

（3）治疗后及饭后要卧床休息 30～60 min，忌生冷、辛辣等有刺激的食物和难以消化的食物，应少食多餐，并注意腹肌锻炼等生活起居事宜，以增强疗效。

急性胃肠炎

急性胃肠炎是胃肠黏膜的急性炎症，多由于细菌及病毒等感染所致。主要临床表现为上消化道症状及程度不等的腹泻和腹部不适，多伴有恶心、呕吐、腹痛、腹泻、发热等，严重者可致脱水、电解质紊乱、休克等。

1. 隔药灸

■ 取穴：天枢、大横。

■ 药饼制备：取柴胡、黄芩、半夏、党参、生姜、甘草、大枣，研成细末，以蜂蜜或饴糖调和制成直径约 3 cm、厚约 0.8 cm 的药饼，中间以针穿刺数孔。

■ 操作：将药饼上置艾绒、放在穴处，点燃施灸，一般灸 3 壮，多以患者耐受为限，若感觉烫可沿足阳明胃经第一侧线上下移动。每周 2 次，10 次为 1 个疗程，一般治疗 2～3 个疗程。

2. 隔姜灸

■ 取穴：神阙。

■ 操作：患者仰卧位，暴露脐部。医者首先以纯白干燥的食盐（以青盐为佳）填平脐孔，再取一厚度为 0.2 cm、直径略大于脐孔、中间以针刺数孔的姜片放于盐上，最后取一大小适宜的艾炷置于姜片上，开始施灸。若患者的脐部突出，可用湿面条围脐如井口，再如前法施灸。1 次灸 5～7 壮，每日 1 次。

3. 温和灸

■ 取穴：足三里。

■ 操作：患者仰卧位，在双膝下放一枕头使膝微屈。医者将艾条一端点燃，对准足三里，约距 3～5 cm 进行熏灸，使患者局部有温热感，出现潮红即可，一般每侧穴灸 10～15 min。隔日 1 次，5 日为 1 个疗程，一般需治疗 1～2 个疗程。

4. 按语

（1）在灸治的方法上，主要是以隔物灸为主。治疗本病应温中散寒，使阳气来复，艾隔盐重灸可在短时间内达到温通阳气、驱散寒邪之功；而在盐上放一姜片除避免食盐受火爆裂烫伤外，也有助于温阳驱寒，刺激胃液分泌，抑制胃肠内异常发酵，促进气体排出，具有很强的辛散健胃止痛之功。

（2）从取穴方面来看，多取神阙穴、天枢以及其他腹部局部穴位；也可取足三里穴，以补益脾胃，和胃理肠。神阙穴是任脉要穴，有健脾和胃理肠、扶正祛邪等作用。天枢，大肠之募穴，有温通气机，调理肠腑的作用，主治肠炎。

（3）艾灸治疗后要注意卧床休息，忌生冷、辛辣等有刺激和难以消化的食物，应少食多餐，以增强疗效。

腹泻

腹泻是指每日大便次数增加，或大便的性质、形状改变，以及粪便变稀薄或含有的黏液、脓血等物质，还可能含有不消化的食物及其他病理性的内容物。

腹泻常伴有排便急迫感、肛门不适、失禁等症状。临床上根据病程可分为急性和慢性腹泻两大类,病程短于4周者为急性腹泻,超过4周或长期反复发作者为慢性腹泻。

1.隔姜灸

（1）方法一

■ 取穴:神阙。

■ 操作:患者平卧位,医者取生姜片约0.5 cm厚,中间以针穿刺数孔置于穴位,把艾炷做成锥形放在姜片上并点燃,当艾炷燃尽后再换另一炷。在施灸过程中,若患者感觉灼热不可忍受时,可将姜片向上提起,或缓慢移动姜片,可灸至15壮左右,持续30 min,对慢性腹泻效果更佳。每日1次,5次为1个疗程。

（2）方法二

■ 取穴:① 中脘、气海、足三里;② 大肠俞、天枢、上巨虚。脾胃虚弱加脾俞,湿热蕴结加水分,肝郁脾虚加肝俞、脾俞,脾肾阳虚加肾俞、关元。

■ 操作:两组穴位交替使用。将生姜切成0.3～0.5 cm厚,直径2.5 cm,中心略呈凹的片状,治疗前现做即可。将少量黄酒到入姜片中心的凹陷中,姜片置于穴位上,上置艾炷施灸,当患者感觉稍烫时可将姜片在穴位周围上下移动,感觉很烫时要更换艾炷,轻度患者日灸2壮,较重者日灸3～5壮,要灸至局部皮肤潮红为止。每日1次,12次为1个疗程,每疗程间隔3日,根据病情进行2～5个疗程。

2.天灸

■ 取穴:天枢、关元、中脘。

■ 药块制备:取白附子、白芥子、细辛、延胡索、甘遂各等份,研成细末,加生姜汁调成膏状铺平,厚约0.2 cm,将其切成1 cm×1 cm方块,在药块中央加入适量麝香备用。

■ 操作:于初伏、中伏、末伏取药块贴敷于选定的穴位上,于每伏交替时加用大肠俞、胃俞、脾俞穴,用3 cm×3 cm胶布固定。贴药后局部出现灼热发红或轻微刺痛即可将药物去除,根据局部皮肤反应一般可贴2～3 h。嘱患者当日禁食寒凉生冷和辛辣之物,敷药的部位10 h内不宜着冷水。

3.艾绒点灸

■ 取穴:脐周四边穴、中脘、大肠俞、足三里、梁丘;胸闷呕吐加内关,滑泄加命门、三阴交,里急后重加阴陵泉。

■ 操作:先将艾绒搓成细绳,约0.2 cm,点火,使艾绒线端有一颗炭火,呈圆珠状,不带火焰,迅速对准穴位扣压,令珠火接触穴位即灭。施灸时,火星接触穴位时间短、刺激量小者为轻手法,火星接触穴位时间较长、刺激量较大者为重手法。每日1～2次,7日为1个疗程。

4.按语

（1）灸法治疗本病,通过经络的传导,起到温通气血、扶病祛邪的作用。

（2）在取穴方面,多取可以调理脾胃功能,兼能补益气血的穴位,来达到补虚固摄的作用。如足三里、天枢、关元、中脘等,能达到健脾益胃、固涩止泻的功效。

（3）天灸疗法多选用辛温走窜药物,可达温煦阳气、驱散寒邪之效,适用于素体阳虚或久病伤阳所致的脏腑功能障碍、升降出入失调之疾病。另外,中医学有"天人相应""冬病夏治"理论,三伏天为庚日,属肺与大肠,选择三伏天治疗腹泻效果更为显著。

胃肠神经症

胃肠神经症又称胃肠道功能紊乱,是一组胃肠综合征的总称,系高级神经活动障碍导致自主神经系统功能失常。临床表现以胃肠道症状为主,多伴有心悸、气短、胸闷、面红、失眠、焦虑、注意力涣散、健忘、神经过敏、手足多汗、多尿、头痛等自主神经不平衡的表现。本病较为常见,以青壮年为多。

1.隔姜灸

■ 取穴:足三里、中脘、胃俞、内关。

■ 操作:取生姜1片,中间以针穿刺数孔置于穴位上,同时把艾炷做成锥形放在姜片上并点燃,当艾炷燃尽后换1炷再灸,每穴可灸至15壮左右,持续30 min。每日1次,5次为1个疗程。

2.按语

现代研究结果显示,治疗本病的穴位对胃肠功能有很强的神经控制作用。现代解剖证实,足三里穴的传入冲动投射到脊髓第6胸段至第3腰段脊神经节中,两者完全重合。艾灸足三里对胃肠蠕动功能具有双向调节作用,可加速胃的排空。还有研究表明,刺激足三里、中脘、胃俞、内关,可使胃动力障碍患者的胃电图不规则波明显减少,胃动频率紊乱趋于正常。

肠道易激综合征

肠道易激综合征是临床上常见的一种肠道功能性疾病，属于胃肠道功能紊乱性疾病。临床表现为腹痛、腹泻，大便急迫不尽感，便秘或便秘与腹泻交替、腹胀、肠鸣及失气等，有的粪便中带较多黏液。症状持续存在或间歇发作，而又缺乏明显的形态学和生化异常改变。

1. 隔姜灸

■ 取穴：关元、足三里、天枢、下巨虚。

■ 操作：将洗净的生姜切片，直径约 2 cm、厚 0.3 cm，在中心处用针尖穿刺数孔备用；将艾绒搓成直径为 1 cm 的圆锥体艾炷备用。在上述穴位上涂抹少量万花油，以避免姜片过热灼伤皮肤，每个穴位上放置 1 片准备好的生姜片，将艾炷置于生姜片上，用香火点燃；注意观察患者感受，等待患者感觉皮肤温热不能耐受时即刻取走未燃尽之艾炷，待皮肤冷却后重复第二次操作，每个穴位 3 壮为止。每日 1 次，12 次为 1 个疗程，共治疗 2 个疗程。

2. 温和灸

■ 取穴：足三里、三阴交、上巨虚；腹痛配合谷、行间，焦虑失眠配内关、太冲。

■ 操作：手持艾条在上述穴位施灸，温度以患者能耐受而舒适为度，每穴 5～10 min。每日 1 次。

3. 热敏灸

（1）方法一

■ 取穴：中脘、天枢、足三里、公孙、神阙。

■ 操作：以这些经穴的定位为探寻热敏点，用点燃的艾条在以上述穴位为中心 3 cm 为半径的小范围，施行回旋灸和温和灸，以皮肤潮红为度，当患者出现"深透远传"或"酸胀重麻热"的感觉时，确定此点为热敏点。在热敏点上施以回旋灸来确定热敏穴位，雀啄灸以治疗热敏穴位，温和灸促进艾灸热在人体中的透热感扩传，直到患者热敏感消失或产生灼热感。每日 1 次，10 次为 1 个疗程。

（2）方法二

■ 取穴：关元、足三里、天枢。

■ 操作：在上述的腧穴，依次行回旋灸 3 min 温热局部气血，再施以雀啄灸 3 min 加强敏化，接着以循经往返灸 3 min，激发经气，最后施以温和灸发动感传、开通经络。每穴平均施灸时间为 30 min。① 关

元、天枢温和灸，患者自觉热感深透至腹腔内，灸至感传消失；② 足三里温和灸，部分患者的感传可直接到达腹部，如感传仍不能上至腹部者，再将一支点燃的艾条放置感传所达部位的近心端点，进行温和灸，依次接力使感传到达腹部，最后灸至感传消失为止。每周治疗 5 次为 1 个疗程，共 3 个疗程。

4. 按语

（1）灸法对于肠易激综合征有比较好的治疗效果，现代研究证明艾灸可以调整患者的胃肠功能，增强机体免疫力；降低毛细血管通透性，减轻血管周围渗出，减少黏液分泌并消除炎症。

（2）取穴方面，多取足阳明经穴和任脉穴位，本病以累及胃肠为主，因募穴及下合穴是治疗六腑病证的要穴，故取关元等穴，关元为小肠募，足三里为胃经的下合穴，天枢为大肠募穴，下巨虚为小肠下合穴，诸穴合用，有补阳健脾、固肠止泻的作用，加上灸的温阳补虚之功，共凑治泻之效。

胃和十二指肠溃疡

胃及十二指肠溃疡主要是指发生于胃和十二指肠的慢性溃疡，临床主要表现为节律性上腹痛、周期性发作，伴有吞酸、反酸，是多发病、常见病。胃溃疡的疼痛多位于剑突下正中或偏左，十二指肠溃疡的疼痛多位于上腹正中或略偏右；胃溃疡疼痛为"餐后痛"，多于餐后 30 min～2 h 出现，持续 1～2 h，在下次进餐前疼痛已消失。十二指肠溃疡疼痛为"空腹痛"，多于餐后 3～4 h 出现，持续至下次进餐，进食后疼痛可减轻或缓解，也可在夜间出现疼痛，又称"夜间痛"。

1. 悬起灸

■ 取穴：中脘、足三里。

■ 操作：用 0.5 cm 厚的生姜片覆盖在穴位上，然后用艾条悬灸，使患者施灸处产生灼痛或灼热感，每次灸 10～15 min。每日 2 次，连续治疗 3 个月。

2. 按语

（1）艾灸疗法可以辅助西药对消化性溃疡起到较好的治疗效果。根据现代研究成果表明，艾灸可以通过降低胃酸分泌、减少胃体壁细胞上迷走神经末梢所产生的乙酰胆碱、改善胃黏膜血液循环、增加前列腺素分泌，促进溃疡愈合。

（2）从取穴特点来看，主要以脾胃经的募穴、下合穴为主。

（3）在艾灸治疗本病过程中要尽量保持心情舒畅，胃脘部要注意保暖，禁止暴饮暴食，食用清淡易消化的食物。

急、慢性肠炎

急、慢性肠炎是指肠黏膜急性或慢性炎病，临床表现主要为腹痛、腹泻、恶心、呕吐、发热等，严重者可致脱水、电解质紊乱和休克等。

1. 麦粒灸

■取穴：中脘、神阙、关元、天枢、足三里。

■操作：将陈艾叶、细辛以 10∶1 的比例混合捣绒，将艾绒放在平板上，用手指搓捏成圆锥状，其高为 2 cm，底直径为 2 cm。采用无瘢痕直接灸。先将施灸穴位涂以少量京万红软膏，以增加黏附作用并可防烫伤，再放上艾炷点燃，当艾绒燃剩五分之二左右，患者感到有疼痛时，即更换艾炷再灸，每穴灸 5 壮，以局部皮肤充血起红晕为度。每日 1 次，10 次为 1 个疗程，每疗程间隔 3 日，一般灸 1～4 个疗程。

2. 隔姜灸

■取穴：神阙。

■操作：切一片 3 cm×4 cm、厚约 0.2 cm 的鲜生姜片，中间扎数孔，将姜片置于神阙穴处，在姜片上放置炷底直径约 1.5 cm、炷高约 2 cm 的艾炷，每次灸 6 壮。隔日 1 次，10 次为 1 个疗程，每疗程间隔 7 日。

3. 温针灸

■取穴：天枢、足三里、关元。

■操作：常规消毒，取 1.5～2 寸毫针，天枢及关元针刺得气，然后用艾条行温和灸，足三里针刺得气后行紧按慢提补法，留针 30 min。治疗期间应避免生冷、禁食荤腥油腻等物。

4. 温和灸

■取穴：神阙、天枢、关元、足三里。

■操作：采用艾卷温和灸，先灸疗神阙，再灸其他穴，共 20～25 min。每日 1 次。

5. 按语

（1）取穴以调理胃肠功能的穴位为主，无论单用或配用，对于腹痛、腹泻等症均有显著疗效，对于恢复体力、改善肠胃功能、提高免疫功能亦有独特的作用。

（2）现代医学认为，艾灸可以激发体内的防御机制。如艾灸"足三里"穴，能使白细胞总数增加，从而促进白细胞吞噬指数的上升，增强其免疫能力。

习惯性便秘

习惯性便秘是指长期的、慢性功能性便秘，多发于老年人。习惯性便秘患者的大便间隔时间因人而异，一般为 2 日以上，大便坚硬干燥，或呈颗粒状似羊粪，常伴有左下腹胀闷不适、上腹饱胀、嗳气、恶心、腹痛、肠鸣、排气增多等症状。

1. 雀啄灸

■取穴：天枢、关元、大肠俞、脾俞。

■操作：点燃艾条，于卯时（上午 5∶00～7∶00）艾灸，行雀啄灸，每穴至局部皮肤温热、潮红不起水疱为度，每日 1 次。

2. 温和灸

■取穴：足三里、支沟、天枢、关元、气海、肾俞。

■操作：将艾条点燃在距皮肤 2 cm 处施灸，以患者穴位局部感觉温热为度，每穴灸 10 min。每日 1 次，15 次为 1 个疗程。

3. 按语

（1）长期服用泻药亦耗伤人体正气，并可影响结肠神经系统和动力学，使便秘加重，形成恶性循环。灸法操作简便，可起到补肾固本、助阳益气的作用，对本病具有较好的治疗效果。

（2）卯时为大肠经开穴运行的时间，此时治疗，可更好地促进大肠收缩，增多大肠液分泌，润滑粪便，使之易于排出，从而可解除便秘，使排便功能恢复正常。

（3）治疗以脾胃经穴、任脉穴为主。

手术后腹胀与肠麻痹

手术后腹胀多因腹部手术后胃肠蠕动功能受抑制，由存留或咽下的空气滞留在胃肠道内部引起。术后肠麻痹是腹部手术后，因麻醉药物或器械等化学及物理刺激，使肠道神经功能紊乱或暂时丧失所致的一种疾病。

1. 隔姜灸

■取穴：神阙。

■操作：取新鲜生姜切成 0.1～0.2 cm 厚的薄片，用针扎数个小孔，置于神阙上，再采用雀啄灸法行灸，灸至局部皮肤潮湿红润为度。每日 2 次。

2. 温和灸

■取穴：中脘、神阙、足三里。

■ 操作：施灸时，将艾条一端点燃并对准施灸腧穴部位，距皮肤 2～3 cm 处进行熏灸，以患者局部有温热感但无灼痛为宜，灸至皮肤红晕为度。

3. 按语

（1）肠道气机运动主降，以通为用，腹部手术可使人体脏腑气机逆乱，造成气滞血瘀，痞满不通；手术患者失血过多，造成气血亏损，无力推动气机运行。本病属本虚标实之证。

（2）艾灸使热透入肌肤以温经散寒，加快局部血液循环，增强传导功能，减轻腹胀，促进肛门排便排气。

（3）取穴以调理胃肠功能的穴位为主如神阙、中脘、足三里等。

男性不育

凡育龄夫妇同居 2 年以上，性生活正常又未采用任何避孕措施，由于男方的生殖功能障碍而使女方不能受孕者称为男性不育症。临床常表现睾丸过小、性交中无精液射出或仅有微量精液射出等。

1. 隔姜灸

■ 取穴：肾俞、关元、中极。

■ 操作：取 0.5 cm 厚、直径大约 3 cm 的鲜姜片，用针穿刺数孔，放在施灸的穴位上。用艾炷（艾炷高约 1 cm，炷底直径约 1 cm）放置于姜片上，点燃施灸。艾炷燃尽后，易炷再灸，一般灸 3～5 壮。若患者感觉灼热时，可上下或左右移动姜片，灸至局部皮肤红晕和湿润，或者微微汗出而止，施灸时应注意避免烫伤。每日 1 次。

2. 按语

（1）隔物灸可通过对穴位的持续温灸，疏通达到补肾壮阳、活血通脉、消瘀散结的作用。

（2）肾俞、关元、中极可显著提高男性性功能，改善患者的精液质量，提高生育能力，安全性高。

（3）本病治疗期间应注意保暖，作息规律。

勃起功能障碍

勃起功能障碍是指性交时阴茎不能获得勃起或维持勃起以满足性生活，病程 3 个月以上者。病因主要分为心理性、器质性及混合性。一般多因过度疲劳、情绪不佳或紧张而发生，有时伴有心悸、腰膝酸软、遗精盗汗等症状。

1. 温灸器灸

■ 取穴：① 肾俞、命门；② 关元、中极、神阙。

■ 操作：两组交替使用，每日 1 组。每组每次用循经灸疗器灸 15～20 min，将艾条截成 4 cm 长，灸感以局部发热、皮肤温热潮红、有向内渗透或向前阴部有热感放射疗效较好。每日 1 次，10 次为 1 个疗程，每疗程间隔 3 日，连续治疗 3 个疗程。

2. 按语

（1）中医学认为，心脾损抑和命门火衰是本病的主因，多由惊恐忧思或房事过度，损伤心脾肾所致，且均为虚证，故在治疗过程中应采取补法，艾灸善于治疗本病。

（2）艾灸多取肾俞、命门、关元。灸肾俞振奋肾气，灸命门可壮元阳，灸关元可壮真元之气。

癫痫

癫痫是以大脑神经元异常放电所致的阵发性中枢神经系统功能失常为特征的慢性脑部疾病，具有突然发生、反复发作的特点。由于脑内异常放电的部位和范围不同，临床可表现为反复发生的运动、感觉、意识、行为及自主神经等的不同程度的障碍。

1. 温和灸

■ 取穴：百会、太冲。

■ 操作：将艾卷的一端点燃，对准腧穴部位，距离皮肤 2～3 cm 进行熏烤，使患者感觉局部有温热感为宜，每穴灸 10～15 min。每日 1 次，连续灸疗 14 日。

2. 按语

在应用灸法治疗本病多选用督脉上的腧穴，尤以百会为主，因督脉循行于脊里，入络于脑，督脉与脑和脊髓有密切的联系。应用灸法结合药物治疗本病具有较好的效果。

嗜睡症

嗜睡症为白昼睡眠过度或醒来时达到完全觉醒状态的过渡时间延长的一种状况，是一种神经性疾病，它能引起不可抑制性睡眠的发生。这种睡眠会经常发生，且发生的时间多不合时宜，如当说话、吃饭或驾车时。

1. 温和灸

■ 取穴：关元。

■ 操作：将艾条的一端点燃，对准腧穴部位，距离皮肤2～3 cm进行熏烤,使患者感觉局部有温热感为宜,每次灸40～50 min。每日1次,10次为1个疗程。

2.按语

(1)中医学认为,嗜睡症多是由于中气不运所引起,中气即是脾胃之气,有"脾困人则困之"这一说法。关元为下丹田,灸之能补益中气,使阳气得复,而制阴气之旺,对于嗜睡症能起到良好的治疗效果。

(2)本病治疗期间,要保持心情舒畅,保证生活作息规律。

抑郁症

抑郁症是由各种原因引起的以抑郁为主要表现的一组心境障碍或情感性障碍,主要的临床表现有显著而持久的情绪低落、表情阴郁、无精打采、困倦、易流泪和哭泣、认知改变、意志与行为改变、意志活动减低等。

1.温和灸

■ 取穴:百会。

■ 操作:将艾条的一端点燃,对准腧穴部位,距离皮肤2～3 cm进行熏烤,灸10～15 min,以头顶部发热为准。每日1次,连续7日,4周为1个疗程。

2.按语

(1)百会为手足之阳经与督脉及足厥阴肝经之会,位居于巅顶,犹天之极星居此,为百脉聚汇之处,有振奋阳气之功能。艾灸百会可调节神气,平衡脑内气血之逆乱,起到通调一身之阳气、调畅气机的目的;加之艾灸借灸火温热刺激,能够增加温经扶阳作用。

(2)本病治疗时也应注意心理治疗,使患者在心理上得到安抚和激励,可加快治病速度,缩短疗程。

焦虑症

焦虑症又称焦虑性神经症,是以焦虑、恐惧、紧张为主要临床表现的情绪障碍疾病,常伴有明显的躯体症状,如出汗、心悸、呼吸急促、尿频等。焦虑症可分为慢性广泛性焦虑症和急性发作(又称惊恐发作),在临床上以慢性焦虑症较为多见,基本特征为广泛或持续性的焦虑,是一种控制不住的、没有明确对象或内容的恐惧,或是提心吊胆的痛苦体验等。

1.艾炷灸

■ 取穴:鬼哭(少商)。

■ 操作:首先将患者两拇指相并,指甲前缘、指甲

根对齐,用普通缝衣线于两拇指前缘稍后处缠绕数圈以固定,如果有助手,可令其用手直接将患者拇指固定。把艾炷(其底边周长大致与男士衬衫纽扣相近)置于鬼哭穴上,进行艾灸,以患者难以忍受为度,每次3壮。每日1次。5次为1个疗程。

2.按语

(1)单灸鬼哭一穴,使患者易于放松,有助于病情康复。鬼哭穴取穴方便,辨证简单,施术时短,更易操作。

(2)本病灸时应注意,必须要等到患者不能耐受时才能取下艾炷。在治疗期间应进行必要的语言开导,有利于本病的治疗。

老年期痴呆

老年期痴呆是老年期常见的一组慢性进行性精神衰退性疾病。目前认为,老年期痴呆是由于慢性或进行性大脑结构的器质性损害而引起的大脑高级功能障碍的综合征,是患者在意识清醒状态下出现持久的、全面的智能减退,表现为记忆力、计算力、判断力、注意力、抽象思维能力、语言能力的减退,以及情感和行为障碍,独立生活和工作能力丧失。

1.温和灸

■ 取穴:百会、气海、关元。

■ 操作:将艾条的一端点燃,对准腧穴部位,距离皮肤2～3 cm进行熏烤,使患者感觉局部有温热感为宜,每穴灸10～15 min。每日1次,连续7日。

2.按语

(1)老年期痴呆的发生以肝肾精血亏损,气血衰少为本,肝阳化风、心火亢盛、痰浊蒙窍、肝郁不遂为标,艾灸治疗本病需要长时间坚持。

(2)从取穴特点来看,百会属督脉腧穴,督脉入脑内。百会有颅神经和血管分布,治神志病有奇效。此外,应取如气海、关元等具有补肾培元、温阳补气的穴位。

中风后遗症

中风后遗症是指脑血管疾病经临床治疗后,病情稳定,生命体征平稳,一般是发病后2周或者1个月以后,仍存在半身不遂、口舌歪斜、舌强语謇、偏身麻木等症状,相当于脑血管疾病的恢复期和后遗症期。

1.隔姜灸

■ 取穴:神阙。

■ 操作：食用盐填满肚脐（神阙），把生姜切成厚度约 0.2 cm、形状近圆形的姜片，其最小直径不小于 4 cm。将艾绒捏成底面直径约 3 cm、高约 3 cm 的圆锥体，置于姜片之上，再将姜片和艾绒置于填满食盐的神阙上，点燃艾绒，待其全部燃尽，连续灸 2 壮。每日 1 次。

2. 麦粒灸

（1）方法一

■ 取穴：百会、曲鬓、肩井、曲池、足三里、绝骨、风市。

■ 操作：以凡士林作为黏附剂涂在穴位上，将艾炷置于两侧穴位，按从上至下、先健侧后患侧快速点燃艾炷，患者有热烫感将艾炷迅速取下，灸 7 遍。偶有烫伤，可用烫伤膏处理，次日在穴位附近稍远处施灸。

（2）方法二

■ 取穴：百会、曲鬓、肩井、曲池、合谷、风市、足三里、丰隆、悬钟、复溜、太冲。

■ 操作：将艾炷放在标记穴位上，同时在以上穴位行灸法。患者觉得微烫立即取下，每次 9 遍。每周 5 次，10 次为 1 个疗程，共 5 个疗程。

3. 悬起灸

（1）方法一

■ 取穴：气海、关元。

■ 操作：将点燃的艾条悬于施灸的气海、关元上，距离皮肤 1.5～3 cm 进行重灸，灸至皮肤稍有红晕，以不引起灼痛为度，一般每穴灸 10～20 min，每日 2 次。局部知觉减退患者，通过医者手指的触觉来测知患者局部受热程度，以随时调节施灸距离，掌握施灸时间，防止烫伤。此法适合中风后尿失禁。

（2）方法二

■ 取穴：血海、三阴交。

■ 操作：用艾条，以雀啄灸法灸上述腧穴，每穴各 30 min，每日 1 次，连灸 14 日。此法适合缺血性脑卒中后下肢深静脉血栓形成。

（3）方法三

■ 取穴：关元、中脘。

■ 操作：将点燃的艾条对准穴位进行熏灸，距皮肤 2～3 cm 并根据患者的耐受程度调节距离，每穴灸 30 min，以皮肤泛红而不灼伤为度。此法适合缺血性中风偏瘫。

4. 温和灸

■ 取穴：患侧肝俞、脾俞、肾俞、京门、期门、章门。

■ 操作：选用太乙药艾条进行艾灸，将艾条一端点燃，让燃端靠近穴位皮肤，使穴位得到温热感。将艾条慢慢上提，置于施灸穴位上方，调整至温度适合时即固定不移，灸至有较强的温热感而无灼痛感，皮肤稍有红晕，每穴灸 5～10 min。每日 1 次，每周治疗 5 次。

5. 温针灸

■ 取穴：天枢、下脘、中脘、关元、石门。

■ 操作：常规消毒，诸穴直刺进 2 寸，轻微提插捻转至局部有酸胀感，于针柄上插入 2.5～3 cm 艾条，待艾条燃尽后取针。每日 1 次，15 日为 1 个疗程。此法适合中风后便秘。

6. 按语

（1）中风后遗症者，精血衰耗、肾气虚损、水不涵木是其根本。治疗以益肾调督、培补元气为原则，根据中风后遗症的不同症状辨证取穴。

（2）艾灸疗法同时要配合药物、针灸、推拿、功能锻炼等治疗方法，治疗期间饮食要注意以清淡、少油腻、易消化、低糖为原则。

震颤麻痹

震颤麻痹又称帕金森病，是一种常见的中老年人神经系统变性疾病，临床上以静止性震颤、运动迟缓、肌强直和姿态异常为特征。在我国 65 岁以上人群中，每 10 万人中有 1 700 患者，50 岁之前的人较少患病，平均患病年龄约为 60 岁。

1. 雀啄灸

■ 取穴：风池、百会。

■ 操作：手持艾灸条，点燃一端后，对准腧穴部位（距离皮肤约 3 cm）进行雀啄灸，以局部潮红有温热感而无灼痛为宜，每次每穴 15 min。隔日 1 次，10 日为 1 个疗程。

2. 隔药灸

■ 取穴：神阙。

■ 药粉制备：取制乳没、人参、猪苓、荜茇、续断、厚朴按 1：0.5：0.5：1：1：1 配制，烘干磨粉，可放少许麝香，备用。

■ 操作：将药粉填入脐中，再用艾炷（艾炷底盘直径与面圈内径相同，约 1.2 cm、高约 1.5 cm）施灸 20

壮;灸后胶布固封脐中药末,再次治疗时换用新药。隔日 1 次,15 次为 1 个疗程,每疗程间隔 2～3 日,治疗 2 个疗程。

3.按语

(1)本病多由肝肾亏虚、气血不足、阳气虚衰、筋脉失其濡养而致病,艾灸可温补肝肾治疗本病。

(2)饮食均衡,增加锻炼,增强肌肉力量,灵活平衡能力,减少摔倒的发生;制定合理锻炼计划。

单纯性肥胖症

肥胖症是指体内脂肪堆积过多和(或)分布异常,体重增加,是遗传因素和环境因素共同作用的结果。常与 2 型糖尿病、高血压、血脂异常、缺血性心脏病等合并出现,是一种慢性代谢异常疾病。

1.隔姜灸

■ 取穴:阳池、三焦俞;配地机、命门、三阴交、大椎。

■ 操作:每次选主穴及配穴各 1 穴。取厚 0.5 cm,直径 3 cm 的鲜姜片,用针穿刺数孔,放在施灸的穴位上,取艾炷(艾炷高约 1 cm,炷底直径约 1 cm)放置于姜片上,点燃施灸。艾炷燃尽后,易炷再灸,一般灸 3～5 壮。每日 1 次,1 个月为 1 个疗程,每疗程间隔 3～5 日。至少灸治 4 个月。

2.隔蒜灸

■ 取穴:天枢、上巨虚、三阴交、曲池、足三里、脾俞、阴陵泉、丰隆、中脘、关元。

■ 操作:每次选 4 个穴位。取厚 0.5 cm,直径 1.5 cm 的鲜蒜片,用针穿刺数孔,蒜片上放置艾炷,艾炷如黄豆大,一炷燃尽,更换下一炷,每穴灸 5～7 壮。每日或隔日 1 次,1 个月为 1 个疗程,每疗程间隔 3～5 日。至少灸治 4 个月。

3.艾条灸

■ 取穴:神阙。

■ 药粉制备:取苍术、半夏、厚朴、枳实、木通、番泻叶、人参、丁香,各等量研成细粉,备用。

■ 操作:取 10～15 g 药粉,隔纱布放置于神阙穴,再将灸筒放于药粉之上,点燃置入筒内的艾条悬灸,每次 40～50 min,每周治疗 2 次,连续治 3 个月为 1 个疗程。同时严格控制脂肪和糖类,多选用低脂低糖和高纤维、高蛋白质食物,增加水果、蔬菜量以满足饱满感,改掉吃零食及夜宵的习惯。根据自己的体能循

序渐进并长期坚持运动。改掉不良的日常作息时间,避免熬夜、睡懒觉,放松心情。

4.温针灸

(1)方法一

■ 取穴:中脘、水分、气海、中极、天枢、水道、内关、合谷、血海、足三里、丰隆、三阴交;脾虚湿阻加大横、腹结、阴陵泉、公孙、脾俞、胃俞、气海俞,肺脾气虚加膻中、尺泽、列缺、阴陵泉、肺俞、脾俞、膏肓,脾肾阳虚加关元、归来、手三里、太溪、复溜、脾俞、肾俞、命门。

■ 操作:根据患者肥胖程度不同,毫针针刺 2～5 cm,行平补平泻法,得气后每种证型均选 3～4 对穴位予以温针灸治疗,即剪取 1.5～2 cm 长艾段或艾炷插入毫针针柄点燃,每次每穴 2～3 壮,其他穴位每隔 10 min 行针 1 次,留针 40 min。隔日 1 次,15 次为 1 个疗程。女性月经期间暂停针灸。

(2)方法二

■ 取穴:中脘、气海、足三里;脘闷腹胀加水分、水道、大横、腹结,便黏滞不爽或便溏加天枢、公孙,口纳呆加合谷、阴陵泉。

■ 操作:毫针针刺 1～1.5 寸,行平补平泻法,局部酸胀为度。得气后 3 个主穴进行温针灸,每次每穴 2 壮,其他穴位每隔 10 min 行针 1 次,留针 30 min。隔日 1 次,12 次为 1 个疗程。

5.雷火针灸

■ 取穴:督脉和中脘、关元。

■ 操作:患者先取俯卧位,准备 1 支雷火针灸艾条点燃,以回旋和雀啄手法,距离皮肤 2～3 cm,从大椎开始从上到下,沿着督脉,一直到命门,在艾灸的过程中,要使患者感觉到整个脊柱出现温热感、皮肤微红为度。然后,让患者取仰卧位,艾灸中脘、关元,每次每穴艾灸 30 min。隔日 1 次,1 个月为 1 个疗程,每疗程间隔 2 日,共治疗 2 个疗程。

6.按语

(1)艾灸治疗多取脾经和胃经的腧穴,可调畅气机,通调上中下三焦。气机通畅,三焦通行,气化功能协调平衡,则可使水液代谢正常,水谷得以化为精微发挥正常生理功能,不致滞留成为膏脂。

(2)减肥的同时应注意合理饮食,适当控制饮食,少食高糖、高脂肪、高热量的食物,多食水果、蔬菜。

糖尿病

糖尿病是由于胰岛素缺乏和（或）胰岛素生物作用障碍导致的一组以长期高血糖为主要特征的代谢综合征。临床特征为多尿、多饮、多食及消瘦，同时伴有脂肪、蛋白质、水和电解质等代谢障碍，且可以并发眼、肾、神经、心脑血管等多脏器和组织的慢性损害，引起其功能障碍及衰竭。

1.隔姜灸

（1）方法一

■取穴：① 曲池、三阴交；② 肺俞、膈俞、肾俞；③ 关元、太冲；④ 气海、阳陵泉；⑤ 胰俞、脾俞、命门；⑥ 足三里、中脘。

■操作：艾炷直径为 1.5 cm，高 2 cm。鲜姜片厚 0.3～0.4 cm，直径 2 cm。上述 6 组腧穴，每次应用 1 组，轮换使用。每穴灸治 10～30 壮，每次治疗时间 120 min。隔日 1 次，30 日为 1 个疗程。

（2）方法二

■取穴：胰俞、气海、关元、三阴交、阴陵泉、太溪、肾俞、命门、脾俞、中极、复溜、足三里。

■操作：每次选用 6 个穴，以上各穴交替使用。操作时将艾炷置于穴位上点燃，每穴灸治 5～10 壮，每日 1 次，15 日为 1 个疗程。

2.雀啄灸

■取穴：胰俞。

■操作：手持艾灸条，对准腧穴部位进行施灸，艾卷点燃的一端如鸟雀啄食样上下移动，以局部潮红、有温热感而无灼痛为宜，至皮肤潮红为度，持续灸 30 min。每日 2 次，10 日为 1 个疗程，连续治疗 3 个疗程。

3.温和灸

■取穴：胰俞、肾俞、关元、足三里、三阴交。

■操作：将艾条的一端点燃，对准腧穴部位，距离皮肤 2～3 cm 进行熏烤，使患者感觉局部有温热感为宜，每穴灸 10～15 min。每日 1 次，10 日为 1 个疗程。

4.温针灸

■取穴：肺俞、脾俞、胃俞、肾俞、胰俞、中脘。

■操作：选用 1.5 寸毫针，进针得气后诸穴行平补平泻手法，患者有酸麻胀重感觉后，再将高 1.5 cm、直径 1 cm 的艾炷钻小孔后分别固定于针柄上，下垫薄纸片，以防烫伤，留针时间 30 min。每日 1 次，10 次

为 1 个疗程，每疗程间隔 3 日，连续治疗 3 个疗程。

5.按语

（1）常用治疗糖尿病的经验效穴为胰俞，多配以脾俞、肾俞以健脾固肾、滋肾补水，肺俞清热润肺、生津止渴，关元、气海补益气血，足三里、三阴交清胃泻火、和中养阴。

（2）胰俞主要由 T_8 神经分布，支配胰腺的传入神经也主要是 T_8，说明两者的神经分布有高度的对应性。动物实验证实，针刺胰俞能显著降低实验性家兔的血糖，并明显改善胰岛的形态功能。

（3）治疗同时应注意严格控制患者饮食，限制碳水化合物的摄入，饮食增加蔬菜、蛋白质和脂肪类食物。

糖尿病神经源性膀胱

糖尿病神经源性膀胱是糖尿病周围神经病变的一种，是糖尿病常见的慢性并发症之一。首先出现的症状是膀胱感觉的丧失，膀胱内尿量可以积到 1 000 ml 或以上而患者毫无尿意，排尿次数减少；其次出现逼尿肌功能的减弱，排尿无力，残余尿量进行性增长，残余尿量在 150 ml 以上；晚期则出现大而无力的膀胱，继发感染，导致尿毒症。

1.隔盐灸

■取穴：气海。

■操作：气海敷上食盐，上置大艾炷灸 30 min。每日 1 次，15 日为 1 个疗程，连治 2 个疗程。

2.隔姜灸

■取穴：神阙。

■操作：把生姜切成厚度 0.2～0.3 cm、形状近圆形、直径 4 cm 的姜片，将艾绒捏成底面直径 3 cm 的圆柱体，置于姜片之上。再将姜片和艾绒置于神阙穴上，点燃艾绒，待其全部燃尽，再按此法重复灸 1 次。每日 1 次，连续治疗 3 周。

3.温和灸

■取穴：① 肾俞、气海俞、次髎、秩边、委阳；② 气海、中极、横骨、大赫、阴陵泉、三阴交。

■操作：两组轮流交替使用。常规消毒后垂直进针，均采用提插补法。用艾条悬灸以上穴位 15 min，以皮肤潮红、感觉温热舒适为度。每日 1 次，10 次为 1 个疗程，每疗程间隔 3 日。

4.温灸器灸

■取穴：膀胱俞、肾俞、三焦俞、气海、关元、中极。

■操作：将 5 cm 左右的艾段固定于艾灸盒内并点燃,将艾灸盒置于腧穴上进行悬灸,每穴 15 min。每日 1 次。

5. 温针灸

■取穴：足三里、三阴交、中极、关元、气海。

■操作：以毫针针刺上述腧穴,平补平泻,得气后将 1 cm 左右的艾段插在针柄上进行艾灸,每穴灸 3 壮。每日 1 次,15 日为 1 个疗程。

6. 按语

(1) 本病由于消渴日久,膀胱气化不利,无力蒸化尿液,故表现为尿频、点滴不下,继则闭而不通,后因阴损及阳,肾阳亏虚,肾气不固,固摄失权,小便自遗。运用艾灸以达培补元气、温通经络、补益下焦、补肾温阳、益气化水之功,可减轻患者的痛苦、提高生活质量。

(2) 取膀胱的背俞穴膀胱俞与募穴中极,有培补肾气、利膀胱的作用;气海、关元、足三里有益气培元的作用;三阴交统治三阴经病,可通调膀胱之经气,既能健脾化浊、助运化,又能养血柔肝、滋阴益肾,是治疗泌尿系统的要穴。

糖尿病周围神经病变

糖尿病周围神经病变是指在排除其他原因的情况下,糖尿病患者出现与周围神经功能障碍相关的症状和(或)体征,为糖尿病最常见的慢性并发症之一,表现为四肢对称性麻木、疼痛,甚至肌无力、萎缩等症状,也是导致足溃疡、感染及坏疽的主要危险因素,严重影响患者的生活质量及工作能力。

1. 温和灸

■取穴：气海、血海、脾俞、关元、肾俞;上肢麻痛明显加曲池、手三里、外关、合谷,下肢麻痛甚加阳陵泉、足三里、三阴交、太溪。

■操作：将艾条的一端点燃对准穴位部位,距 2～3 cm 左右进行熏灸,使患者局部有温热感而无灼痛,以皮肤稍起红晕为度;脾俞、肾俞每穴灸 8～10 min,其余各穴每穴灸 3～5 min。隔日 1 次,1 个月为 1 个疗程。

2. 隔姜灸

■取穴：肾俞、脾俞、关元、中脘穴;上肢病变加阳池、曲池,下肢病变加阳陵泉、悬钟。

■操作：选择大块新鲜生姜,切成约 5 分硬币厚度的大片,用针点刺数孔,放置施灸穴位上,用较粗的艾绒做成蚕豆大小、上尖下平的艾炷,放置姜片上点燃施灸,每穴灸 3 壮,以局部大片红晕汗出、患者觉热为度。两组穴位隔日交替施灸,6 日为 1 个疗程,每疗程间隔 1 日,连续治疗 4 周。

3. 温灸器灸

■取穴：太溪、三阴交、足三里。

■操作：将适当长度的艾条点燃后放入艾灸箱内,将艾灸箱下孔对准穴位,每处灸 10～15 min,以皮肤潮红、发热为度。隔日 1 次,10 次为 1 个疗程,每疗程间隔 3 日,共治疗 3 个疗程。

4. 按语

(1) 艾灸有温煦、通经、活血、通络的作用,对糖尿病周围神经病变尤其伴有发冷症状者具有良好的治疗效果,可明显改善患者的症状。

(2) 糖尿病患者皮肤敏感度下降,注意不要烫伤,减少创面的形成。

脂肪肝

当肝脏的脂含量超过肝脏重量的 10% 时,即称脂肪肝。其临床表现随原发病而异,轻者可无自觉症状,有些人有食欲不振、乏力、腹胀、肝区有轻度压痛。病情重的患者肝功能严重减退,血浆蛋白过低而出现浮肿;少数患者可有黄疸,或伴有不同程度的维生素缺乏症状。

1. 隔药饼灸

(1) 方法一

■取穴：肝俞、脾俞、日月、期门、右乳中线直下肋下缘。

■药饼制备：取大黄 20 g、龙胆草 20 g、郁金 20 g、姜黄 20 g、生地黄 20 g、葛根 20 g、玉竹 20 g、山楂 30 g、冰片 10 g、青皮 20 g、枳壳 10 g,共研末,加陈醋,制成膏状,做成厚约 0.2 cm 如 5 分硬币大小药饼备用。

■操作：先令患者左侧卧位,在右侧日月、期门、右乳中线直下肋下缘处各置药饼 1 枚,上放花生米大艾炷点燃施灸,每穴 3～5 壮。再令患者俯卧位,取双侧肝俞、脾俞上置艾炷施灸,每穴 3～5 壮,皮肤红润为度。每日 1 次。10 日为 1 个疗程,每疗程间隔 2 日,共治疗 2 个疗程。

(2) 方法二

■取穴：① 肝俞、期门、中封、太冲、丰隆、阴陵泉;② 肾俞、章门、蠡沟、足三里、阴陵泉、三阴交。

■ 药饼制备：取柴胡、郁金各 1.5 份，白术、枸杞子、淫羊藿、当归、赤白芍各 1 份，决明子、茯苓、丹参、生山楂各 2 份，大黄 0.5 份，混合研末，过 120 目筛装瓶备用。临用前用醋调匀，用药饼模压成直径 3 cm、厚 0.8 cm 的药饼。

■ 操作：药饼置于穴区，将艾绒制成重约 1.2 g 锥形艾炷，每次每穴灸 3 壮，以穴位皮肤泛红而不灼伤为度。每日 1 次，两组穴位每周轮换 1 次，4 周为 1 个疗程，共治疗 3 个疗程。

2. 隔姜灸

■ 取穴：章门、期门、日月；配足三里、神阙、关元。

■ 操作：选取主、配穴各 2 穴。在腧穴上面放置姜片一枚，姜片上放置圆锥形艾炷，点燃艾炷后让其充分燃烧，每次每穴灸治 3～5 壮，艾灸期间生姜片不更换。每日 1 次，10 次为 1 个疗程，每疗程间隔 1 周，连续治疗 3 个疗程。同时告知患者按要求控制饮食，每日运动方式为晨起快步走 30 min，快步走时的心率控制在 150 次/min 左右。

3. 温和灸

■ 取穴：关元。

■ 操作：将艾条的一端点燃，对准腧穴部位，距离皮肤 2～3 cm 进行熏烤，使患者感觉局部有温热感为宜，每穴灸 10～15 min。每日 1 次，15 次为 1 个疗程，共治疗 2 个疗程。

4. 雀啄灸

■ 取穴：肝俞、足三里、阴陵泉、丰隆。

■ 药饼制备：取柴胡 30 g、白芍药 30 g、茯苓 30 g、白术 30 g，将药物碎成粉末状，然后用醋调匀（可加促透剂）成糊状，用手捏压成厚约 0.2 cm、直径为 (1.0±0.2)cm 的药饼。

■ 操作：把药饼放在肝俞、足三里、阴陵泉、丰隆上（选择一侧），然后依次用艾条对药饼进行雀啄灸，每次每穴灸 10 min，次日选择对侧的穴位依次进行。

5. 按语

(1) 治疗以疏肝理气、健脾利湿、化痰消瘀为原则。

(2) 取穴常用肝经的募穴期门、胆经的募穴日月等局部腧穴来疏肝利胆，通调肝脏。还可选用肝经太冲以疏肝解郁，配以合谷开四关，通经化瘀；肾经太溪、复溜等以补肾通经，利水固表；胃经足三里、丰隆以健脾益气，祛痰化湿；肝脾肾三经交会穴三阴交以

疏肝健脾，益肾通络。合理配伍使用，使热者清之、湿者利之，滞者通之，湿化瘀去，气血通畅。

(3) 治疗期间要适当限制高脂高糖的食物摄入，并适当增加运动量，以促进体内脂质物质的消耗。

黄疸症

黄疸是肝胆疾病常见的一种体征，是由于胆红素代谢障碍而引起血清胆红素浓度升高所致，临床表现为巩膜、黏膜、皮肤发生黄染的现象。正常人血清胆红素 ≤17.1 μmol/L；隐性黄疸为，17.1 μmol/L＜血清胆红素＜34.2 μmol/L；显性黄疸为，血清胆红素 ≥34.2 μmol/L。除常见于肝胆疾病外，在其他多种疾病中也可出现。

1. 温和灸

■ 取穴：① 中脘、关元、足三里、阴陵泉；② 膈俞、脾俞、至阳。

■ 操作：两组穴位交替使用。将艾条的一端点燃，对准腧穴部位，距离皮肤 2～3 cm 进行熏烤，使患者感觉局部有温热感为宜，每穴每次灸 10～15 min。每日 1 次，共治疗 15 日。

2. 腊神灸

■ 取穴：神阙。

■ 腊神灸管制备：取黄芪 100 g，麻黄 50 g，附子 30 g、乌梅肉 50 g、百部 60 g、秦艽 30 g、乳香 30 g、没药 30 g 等，碾为粗末，煎煮 3 次，去渣取汁，文火浓煎至 400 ml，趁热加入适量面粉调成干稀适中的药浆糊，将药浆糊适量均匀涂在黄草纸（15 cm×25 cm）一侧，宽 4～6 cm，随即卷成纸筒，晒干透，最后用蜂蜡（白蜡 2 份、黄蜡 1 份）放在铁锅里溶化，用毛笔均匀地涂布在纸筒外面即成，晾干，包装封好，防止受潮，备用。

■ 操作：患者仰卧位，露出肚脐。医者将古铜钱（外圆内方内有方孔者）1 枚放在神阙上，取腊神灸管 1 支，直竖对准腧穴，用面团搓成长条状，紧贴在古钱之上的腊神灸管周围，不使走气。点燃腊神灸管上端，使之持续燃烧。待腊神灸管燃烧到距离脐上约 5 cm 时即取除，再按前法燃灸 3 支，每日 1 次，15～30 日为 1 个疗程。脐眼中积有黄色粉末者为正常现象，用纱布揩去即可。

3. 按语

(1) 艾灸具有益气温阳、祛寒除湿的作用，对于

黄疸症中的阴证、寒证、虚证有较好的疗效。艾灸的热刺激又可加强血液循环,增强自身调节机制,提高免疫力。

(2) 药灸并用,能有效改善黄疸患者的临床症状,促进黄疸消退与肝功能的恢复,提高临床治疗效果。

(3) 黄疸患者要保持心情舒畅,多食营养丰富的饮食。

运动性贫血

运动性贫血是一种体内血红蛋白和红细胞数低于正常值的贫血,多由于长期运动训练因素而导致。主要临床表现为当运动员大运动量之后,神疲乏力,大汗淋漓,久之血红蛋白下降,同时伴有头晕、眼花,甚至心悸。

1. 温和灸

■ 取穴:足三里、肾俞、命门。

■ 操作:将艾条的一端点燃,对准腧穴部位,距离皮肤 2～3 cm 进行熏烤,使患者感觉局部有温热感为宜,每次每穴灸 10～15 min。每日 1 次,5 次为 1 个疗程,每疗程间隔 1 日,连续治疗 3 个疗程。

2. 按语

血红蛋白的主要功能是携带氧气供给组织以氧化能量物质,并释放能量供身体活动需要。大运动量训练期间,体内需要血红蛋白增加,同时肌肉活动又破坏、消耗血红蛋白,易导致运动性贫血。现代医学研究表明,灸法对血液循环、内分泌等系统均有促进和调整作用。

眩晕

眩晕是一种临床上的常见症状,为运动性或位置性幻觉,是机体对空间定位和重力关系体察能力的一种功能障碍,或者可以认为是平衡障碍在大脑皮层产生的主观反映。眩即眼花,晕是头晕,两者常同时并见,故统称为眩晕,轻者闭目可止,重者如坐舟车,张目即觉天旋地转,不能站立甚或仆倒,或伴有恶心、呕吐、汗出、面色苍白等症状。

1. 压灸

(1) 方法一

■ 取穴:百会。

■ 操作:局部头发剪掉 1 cm×1 cm,常规消毒后将黄豆大艾炷直接灸百会上,从炷顶点燃,待燃至无烟时,持厚纸片迅速将艾炷押熄。患者顿觉有热力从头皮渗入脑内的舒适感,每次灸 12 壮。隔日 1 次。

(2) 方法二

■ 取穴:百会、风池、天柱;气血亏虚加气海、足三里、脾俞、胃俞,肾精不足加悬钟、肾俞、太溪,肝阳上亢加行间、太冲、太溪,痰湿中阻加内关、中脘、丰隆,瘀血阻窍加血海、膈俞、太冲。

■ 操作:百会采用压灸法,在百会穴上铺设 6～8 层绵纸,医者手持清艾条,将其一端点燃,燃着端垂直按压百会上,并适度加压,使热力缓缓透入穴内并向四周放射,待患者感动压灸局部灼热、疼痛,即提起艾条,稍停片刻,再行压灸,如此反复操作,每次 10～15 min。施术过程按压力度适中,可使绵纸稍加移动,勿使艾条燃着端穿透绵纸底层,以免烫伤患者。风池、天柱两穴及配穴用清艾条各温和灸 10～15 min。每日 1 次,15 日为 1 个疗程。

(3) 方法三

■ 取穴:百会。

■ 操作:在百会区域涂适量万花油(1～2 滴),垫上厚 8 层纱布,用酒精灯点燃 5 支艾条,待艾条充分燃烧后取其中 1 支艾条开始压灸百会穴,施压时要力量均匀,每次压灸时间 1～3 s,穴位热感以患者耐受为度,间隔约 3 s 后取另一支艾条继续进行压灸,共灸 5 壮;灸后揭下纱块,观察百会区域皮肤,涂上万花油 1～2 滴;若出现烧伤应嘱患者保持伤口干洁,防止感染,必要时予抗感染治疗。每日 1 次,10 日为 1 个疗程。

2. 麦粒灸

■ 取穴:大椎。

■ 操作:患者坐位,医者依着以点灸笔点灸大椎,并行局部消毒处理,涂以凡士林膏,用镊子将搓制好的小艾炷粘在大椎穴并点燃,当艾炷燃至患者出现灼痛时,医者以指轻叩穴位四周皮肤,转移患者注意力,以减轻疼痛。灸穴 7 壮,一壮燃尽,除去艾灰,再置一壮,直至 7 壮燃尽。次日以淡膏药贴敷灸疮,以后隔日一换,至灸疮痊愈。

3. 热敏灸

(1) 方法一

■ 取穴:百会、颈夹脊(C₃～C₇)。

■ 操作:患者俯卧位,医者用点燃的艾条,在头顶部百会和颈夹脊穴为中心,3 cm 为半径的范围内,距离皮肤 3 cm 左右实行回旋灸、往返灸,当患者感受到艾热发生透热、扩热、传热、局部不热远部热、表面不热深部热及非热现象,此点即为热敏点。选用 2 支艾条,点燃后在百会、颈夹脊($C_3 \sim C_7$)热敏点温和灸,患者自觉热感透至脑内的舒适感,并有热流扩散感,灸至感传消失。对热敏点完成一次治疗剂量的施灸时间因人而异,一般多在 40 min 上不等。每日 1 次。

（2）方法二

■ 取穴：天柱、第 6 颈夹脊。

■ 操作：点燃清艾条一端,查找热敏点；行艾灸悬灸,悬灸上述两对穴位,直至透热、扩热甚至热感传现象消失,灸 15 min。每日 1 次,共治疗 7 次。

4. 温和灸

■ 取穴：涌泉。

■ 操作：将艾条的一端点燃,对准施灸腧穴部位,距离皮肤 2～3 cm 进行熏烤,使患者局部有温热感而无灼痛为宜,每次 30 min。每日 1 次,14 日为 1 个疗程。

5. 温针灸

■ 取穴：百会、风池、大椎、颈夹脊($C_3 \sim C_7$)。

■ 操作：患者坐位,医者常规消毒后,取百会沿督脉向前斜刺 0.5 寸,风池穴直刺 1～1.5 寸,大椎穴直刺 1 寸,$C_3 \sim C_7$ 夹脊穴直刺 1～1.5 寸,提插捻转,平补平泻,以得气为度。然后将一段长艾条套于针柄上,在接近穴位一端点燃,以艾条完全燃尽,留针 30 min。每日 1 次,2 周为 1 个疗程。

6. 药线灸

■ 取穴：百会、头维、风池、太阳、合谷、鱼际、三阴交、太冲；慢性反复发作者加足三里、脾俞、肝俞。

■ 操作：医者以右手拇指、示二指夹持药线一端,露出 1～2 cm 线头,点燃后取其珠火,快速敏捷地顺应腕指屈曲之力按压在穴位上,1 按为 1 壮,每穴 1～2 壮,面部点灸时手法要轻快。每日 1 次,7 日为 1 个疗程,治疗 2 个疗程。

7. 温盒灸

■ 取穴：百会、大椎。

■ 操作：患者俯卧位,医者常规消毒后,针刺四神聪穴透刺向百会穴,得气后于百会穴固定一个灸盒(将针压在盒底),插上一节艾条施灸,以患者有持续的温热感为佳,不可太热；平补平泻法针刺大椎,得气

后放一个灸盒灸之,温热感稍强于百会,均灸 20 min。每日 1 次。

8. 按语

（1）眩晕病位在头,百会是点灸的主穴之一。该穴位于人的头顶部,为人体诸阳之会,灸此穴具有调整阴阳的作用,气血阴阳平衡协调则眩晕止。

（2）现代医学认为,通过灸头部百会、印堂、四神聪等穴,可以促进脑血管侧支循环的建立,使脑血管扩张,脑血流量增加,改善脑部血液循环,从而缓解眩晕症状。

偏头痛

偏头痛是临床最常见的原发性头痛,是一类可反复周期性发作的有家族集中发病趋向的疾病。它以阵发性发作的一侧或双侧搏动性头痛为主要临床表现,伴见恶心、呕吐及畏光伴随症状,可伴有神经、精神功能障碍。

1. 隔物灸

■ 取穴：阿是穴。

■ 操作：患者仰卧位,医者坐于患者头患侧,以毛边纸叠成 8～10 层纸叠,反折后以右手拿纸叠,左手持点燃的艾条,以反折的一边置于患者痛处,以左手持艾条压上,5～10 s 后取下,再以右手拇指按住纸叠反折的另一端压上,揉按点压如此反复,使之有温热发烫感为佳,循经移动,如此反复直到整个患侧头部穴位,依病情而定,8～10 min 完毕。每日 1 次,10 日为 1 个疗程,每疗程间隔 3～5 日,共治疗 2 个疗程。

2. 无瘢痕灸

■ 取穴：太阳、合谷、风门。

■ 操作：患者采取健侧半俯卧位,头痛侧手置于身旁,保持舒适能持久的位置,暴露取穴部位。医者选取患侧或疼痛较重侧太阳、合谷、风门,并做记号,不要随意改变体位,先在施灸部位涂以少量凡士林,置艾炷于所定穴位处,用火点燃艾炷尖端,艾炷燃剩至 1/4 左右,患者觉稍烫时用镊子除去艾炷,另换一壮继续施灸,每次施用 5 壮,以灸处皮肤红晕、不起疱为度。每日 1 次,14 日为 1 个疗程。

3. 雀啄灸

■ 取穴：风池、天柱。

■ 操作：于督脉、患侧的膀胱经、患侧的胆经走行方向艾灸,以患者有温热感为度；于风池、天柱处行雀

啄灸,以皮肤出现红晕为度。每日1次,2周为1个疗程。

4. 药线灸

■ 取穴:食魁(于示指次节关节中点上分处取穴)、中魁(于中指次节关节中点上分处取穴)、无魁(于环指次节关节中点上分处取),3穴为壮医特定穴;配百会、四神聪、风池、太阳、太冲、合谷、阿是穴。

■ 操作:取直径约为0.7 cm的药线一端直接在酒精灯上点燃,将药线的圆珠状炭火星直接灸灼在穴位上,火灭即起为1壮,每次每穴点灸2~3壮。每日1次,10日为1个疗程,治疗3个疗程。

5. 松针点灸

■ 取穴:风池、百会、太阳、率谷、攒竹、丝竹空、阳陵泉、阿是穴。

■ 操作:采用经乙醇浸泡过的南洋松叶,首先取6~15支,右手拇、示、中指捏住成束,如同抓住一支毛笔,将松针前头放整齐(如笔尖一头)。点燃,快速点灸风池、率谷及阿是穴,每穴点灸2次为泻法。然后取2~5支,按相同方法点灸其余穴位,每穴点灸次3~4为补法。每日1次,4次为1个疗程,每疗程间隔1日,共治疗2个疗程。

6. 按语

(1) 大多数偏头痛患者的预后良好,也可随年龄增长而症状逐渐缓解。患者治疗期间,应避免情绪紧张。

(2) 偏头痛以两颞侧疼痛为主,这是足少阳经循行部位,多取率谷、风池等胆经腧穴,太阳、丝竹空、攒竹、阿是穴等局部穴位,以及食魁、中魁、无魁经验效穴等。

失眠

失眠是睡眠的启动与维持困难,致使睡眠质量不能满足个体需求的一种情况,是最常见的睡眠障碍。失眠有多种形式,包括入睡困难、睡眠不深、易醒、多梦早醒、再睡困难、醒后不适或疲乏感,或白天困倦,常伴有头痛、头昏、心悸、健忘、多梦,可引起焦虑、抑郁或恐怖心理,并导致精神活动效率下降,妨碍社会功能。

1. 麦粒灸

(1) 方法一

■ 取穴:神门、支正、太白、丰隆。

■ 操作:取穴部位涂一层凡士林,置大小如麦粒

的艾炷于穴位上灸,至患者感觉灼烫且无法忍受时换1壮,每个穴位灸3壮。每日1次,2周为1个疗程,连续2个疗程。此法适用于寒热虚实诸证。

(2) 方法二

■ 取穴:心俞、厥阴俞、肾俞。

■ 操作:患者俯卧位,医者用米粒灸3壮。隔日1次,5次为1个疗程,每疗程间隔3日,连续治疗3个疗程。

2. 隔姜灸

■ 取穴:单日取关元、气海,双日取心俞、肝俞、脾俞。

■ 艾炷制备:取附子、黄芪,药物比例为1:1,打碎成粉备用。将药粉2.5 g,加85%乙醇3 ml调拌成厚糊状,用药饼模具按压成直径2.2 cm、厚度0.6 cm大小。再用纯艾绒制成直径2.8 cm、高1.2 cm的圆锥形艾炷备用。

■ 操作:按单双日对穴位进行施灸,每日1次,30次为1个疗程。此法适用于心脾两虚型失眠。

3. 温和灸

(1) 方法一

■ 取穴:肾俞、命门。

■ 操作:将纯艾条,每条切成4~5段,然后将上述艾条12~16段固定在金属灸架上进行施灸,艾条距皮肤约3 cm,当艾条燃掉部分后注意祛除艾烬,并将灸架移近穴位以及时保证艾灸的热力,每次每穴10 min。每日1次,严重者每日2次,7日为1个疗程,每疗程间隔3日。此法适用于阳虚型失眠。

(2) 方法二

■ 取穴:百会、四神聪、足三里、三阴交、神门、涌泉。

■ 操作:准备一根艾条,在距离穴位2~3 cm施灸,以患者的温热耐受为度,每次30 min。每日1次,7日为1个疗程,每疗程间隔1日,连续治疗4个疗程。

4. 热敏灸

■ 取穴:关元、大椎、涌泉、心俞。

■ 操作:查找热敏点,行艾灸悬灸,直至透热、扩热甚至热感传现象消失为1次施灸剂量。每日1次,每周6次,持续4周。

5. 按语

(1) 失眠主要是由心神不宁引起,心藏神,脑为

元神之府,故治疗上首选神门、印堂、四神聪、心俞等调神安神的穴位。

(2)失眠患者多有心烦、焦虑、烦躁等不良情绪,故在艾灸治疗的同时也要注意调节情绪,正确引导,解决心理上的问题,以免影响治疗效果。

风湿性关节炎

风湿性关节炎是一种常见的急性或慢性结缔组织炎症,是风湿热的主要表现之一。常发生在膝、踝关节,肩、腕、肘关节部位,多以急性发热及关节疼痛起病。以关节和肌肉游走性酸楚、重著、疼痛为临床主要特征,可反复发作并累及心脏。属变态反应性疾病。

1. 艾炷灸

■取穴:大椎、膈俞、足三里、血海。

■操作:选用适量干姜、草乌煎汁和面粉进行调和,并将其涂在数层白棉布上,晒干后将白棉布剪成数个小衬垫。在施灸时,将衬垫垫在穴位上,并将艾条按在穴位上进行点燃,时间在 7 s 左右,当局部感到灼热,可将艾条提起,如此反复施灸 5~7 次。每日 1 次,1 周为 1 个疗程,每疗程间隔 3 日,治疗 2 个疗程。

2. 艾条灸

■取穴:足三里、阳陵泉、合谷、悬钟、太溪、阿是穴。

■操作:艾条距穴位 3 cm 左右施灸,以局部皮肤潮红而又不产生灼痛为度,每穴 10 min。每日 1 次,30 日为 1 个疗程。

3. 温针灸

■取穴:阳陵泉、血海、阿是穴。

■操作:取一支燃着的艾炷,长约 2.5 cm,将其插在针柄上,燃尽后将艾灸灰取掉,继续留针,每次 30 min。每日 1 次,1 周为 1 个疗程,每疗程间隔 3 日。此法适用于风湿性膝关节炎。

4. 按语

(1)风湿性关节炎相当于中医学"痹证"的范畴,多由卫气不固,腠理空疏,或劳累后汗出当风,风寒湿邪乘虚而入,留注关节产生而引起。灸法可以温补阳气、祛寒散湿、温通经络,对于痹证具有独特的疗效。一般而言,针对患者施灸肝俞、脾俞、合谷、气海、关元、足三里等补血行气、健脾祛湿的穴位,治疗效果较为明显。

(2)灸法可通过一定的穴位刺激,促使患者炎症部位的毛细血管淤堵之处通畅,达到调理患者气血、增强免疫力的作用,从而减轻炎症。

类风湿关节炎

类风湿关节炎是一种病因未明的慢性、系统性疾病,主要是以炎性滑膜炎为主。其特征是手、足小关节的多关节、对称性、侵袭性关节炎症,经常伴有关节外器官受累及血清类风湿因子阳性,可以导致关节畸形及功能丧失。

1. 麦粒灸

■取穴:大椎、至阳、夹脊;上肢患病加大椎、至阳及其相应夹脊穴,肩部加患侧肩前、肩髎,肘部者加患侧曲池、小海,腕部者加患侧外关、腕骨。下肢患病加命门、腰阳关及其相应夹脊穴,膝部加患侧膝眼、阳陵泉,踝部加患侧申脉、丘墟。

■操作:将艾绒做成麦粒大小之菱形艾炷,在相应穴位上抹凡士林,使之黏着,用线香点燃,使其自燃,每穴 3 壮。每周 1 次,3 次为 1 个疗程,每疗程间隔 10 日,共 4 个疗程。

2. 化脓灸

■取穴:大椎、脾俞、三焦俞、肾俞、丰隆、足三里。

■操作:取艾绒捏成麦粒大小艾炷,穴位皮肤轻抹大蒜汁或芦荟,将艾炷置于穴位上,以线香点燃后让艾炷自行燃烧,当患者感觉穴位有灼热感时,便开始随医者数数至艾炷燃尽,以起小水疱为度。第 1 日行大椎、脾俞化脓灸 1 次,第 11 日行三焦俞、肾俞化脓灸 1 次,第 21 日行丰隆、足三里化脓灸 1 次。此为 1 个疗程。

3. 隔附子饼灸

■取穴:足三里、关元。

■操作:在穴位处涂上少量凡士林,再以附子饼覆盖在上面,将艾条插入艾灸器中,点燃艾条一端,将燃着的一端对准施灸穴位,距皮肤 3.0 cm 处进行熏灸,以患者感觉温热而无灼痛为度,灸至局部皮肤稍显红晕。每次 30 min。每日 1 次,每周 5 次,1 个月为 1 个疗程。

4. 回旋灸

■取穴:阳溪、阳池、二间、解溪、昆仑、足通谷、阿是穴。

■操作:将艾条点燃后,在距穴位皮肤 2~3 cm

处回旋灸,以患者感觉温热为度,每次 20 min。每日 1
次,1 个月为 1 个疗程。

5. 天灸

■ 取穴:大椎、曲池、阳陵泉、丰隆。

■ 药饼制备:取透骨草、细辛、白芥子、肉桂、川
乌、麝香、吴茱萸、生马钱子等,研成细末,加入辅料蜂
蜜、凡士林、姜汁等制成。

■ 操作:将生姜切成 2 cm×2 cm 大小的姜片备
用,取艾绒制作成底直径 1 cm 大小的圆锥形艾炷数
壮,每穴灸 3 壮,灸至皮肤潮红为度,然后将做好的药
饼置于穴位上,用 4 cm×4 cm 的贴膏固定。

6. 按语

(1) 类风湿关节炎归属于中医学"痹证"的范畴。
艾灸温热可深透肌肤,内注筋骨,温通经脉,祛散寒
邪,扶阳举陷,舒筋通络。

(2) 多取具有固本补虚损的关元、足三里、脾俞、
肾俞等,泻热祛湿的丰隆、曲池、大椎等,以及病变关
节的局部穴。

痛风性关节炎

痛风性关节炎是由于尿酸盐沉积在关节囊、滑
囊、软骨、骨质和其他组织中而引起的病损及炎性反
应。临床症状表现为疼痛剧烈,如刀割、火烧,伴关节
肿胀,触之局部灼热,拒按,得冷则舒,部分患者可伴
有体温升高、寒战,白细胞升高、血沉增快等全身
表现。

1. 隔姜灸

■ 取穴:患侧阴陵泉、三阴交、行间、大都、阿
是穴。

■ 操作:将艾炷(纯净艾绒用手捏成 1.5～2 cm
大小圆锥形艾炷)置于备好的新鲜姜片(厚度 0.2 cm,
大小 2～4 cm,中间以针刺数孔)上,后置于穴上,点燃
艾炷,急吹其火,待患者灼烫难以忍受时(以不起水泡
为原则),用镊子持姜片在病变部位缓缓移动,待艾炷
熄灭后,再换艾炷,每穴灸 3 壮。每日 1 次。

2. 隔药饼灸

■ 取穴:阿是穴(红肿热痛最明显处)、小肠俞、足
三里、丰隆。

■ 操作:以百合与冰片按 10∶1 的比例用饴糖制
成 0.15 cm 厚药饼。将药饼覆盖于上述穴位,并把灸
炷置于饼上燃烧,以不灼伤皮肤为度,每次 3 壮。2 日

1 次,10 次为 1 个疗程,每疗程间隔 1 周,治疗 2 个
疗程。

3. 温和灸

■ 取穴:阿是穴、足三里、商丘。

■ 操作:用艾条点燃后施以温和灸,每穴 30 min。
隔日 1 次,30 日为 1 个疗程,治疗 3 个疗程。

4. 回旋灸

■ 取穴:阿是穴、足三里、商丘。

■ 操作:点燃艾条,距离皮肤肿胀最明显或疼痛
最明显处 2～3 cm,均匀地回旋移动,使热感渗透至
里,每次 30 min。每日 1 次,5 次为 1 个疗程。

5. 热敏灸

■ 取穴:阿是穴(压痛点中点,红肿最高点硬
结处)。

■ 操作:在丰隆与足三里之间探查热敏点,再行
热敏灸 5～10 min,使热感传至患处。然后,在痛点处
常规消毒,先用左手固定患肢,右手持针向痛点肿大
中心直刺 0.5～0.8 寸,行提插捻转 2～3 次,快速拔
针,患处即流出少许鲜血,用消毒干棉球将血擦净,然
后用 75% 酒精棉球消毒。隔日 1 次。

6. 按语

(1) 本病多因湿热瘀阻留滞关节经络、气血不畅
所致,艾灸治疗当以清热除湿,通络止痛为原则。

(2) 艾灸阿是穴可直接作用于患处,疏通经络气
血,调和营卫。

水肿

水肿是一种表现为组织间隙或体腔内过量的体
液潴留现象的疾病,可表现为局部性或全身性,全身
性水肿时往往同时有浆膜腔积液,如腹水、胸腔积液
和心包腔积液。

1. 雀啄灸

■ 取穴:中脘、气海、关元、三阴交。

■ 操作:施灸时将艾条一端点燃,对准腧穴部位
如鸟雀啄食样上下移动,以局部潮红有温热感而无灼
痛为宜,至皮肤潮红为度,每次 30 min。每日 1 次。

2. 温和灸

■ 取穴:中极、至阳、水道。

■ 操作:施灸时将艾条一端点燃,对准腧穴部位
距离皮肤 2～3 cm 处进行熏烤,使患者局部有温热感
而无灼痛为宜,每处灸 5～7 min,至皮肤出现红晕为

度。每日 1 次,2 周为 1 个疗程。此法适用于阳虚型肾病综合征水肿。

3. 热敏灸

■ 取穴:关元、气海、脾俞、肾俞、百会;明显乏力加足三里,手足发冷加大椎,失眠严重加百会。

■ 操作:艾灸选取 5 年陈艾条,采用热敏灸盒,在穴点处将灸头固定住,将其调整到患者穴位处感觉有温热感而无灼痛为宜。首先灸关元、气海,然后灸脾俞、肾俞,在灸百会时需要固定住患者的头发,充分暴露穴位,注意灸温不可过高,避免发生烫伤,每次 25~30 min。隔日 1 次,10 次为 1 个疗程,每疗程间隔 4~5 日。

4. 温针灸

■ 取穴:水分、肩髃、曲池、外关、合谷、阴陵泉、三阴交、足三里、太冲。

■ 操作:取清艾条用刀片切割成长度 2.5 cm 小块,用牙签在横断面钻一小孔,深约 1.5 cm,取 0.25 cm,28 号毫针在以上患侧穴位针刺,得气后,在针柄纵向套入艾块,捏紧固定,逐个点燃,灸尽取针,谨防烫伤。每日 1 次,2 周为 1 个疗程,治疗 2 个疗程。

5. 温盒灸

■ 取穴:太冲、太溪、三阴交、足三里、中极、关元、气海、水道、四满。

■ 操作:患者仰卧位,暴露小腹及膝关节以下部位。医者选用清艾条 6~8 cm 长度插入适宜的单孔艾灸盒中,置于太冲、太溪、三阴交、足三里上;并选择六孔艾灸盒,将点燃的艾条插入其中,置于中极、关元、气海、水道、四满上,共同施灸,15~20 min,注意谨防烫伤。每日 1 次,2 周为 1 个疗程。

6. 按语

(1) 艾灸治疗本病具有一定疗效,本病的治疗原则主要是温肾助阳、化气行水。

(2) 多取温补脾肾、助阳化气的肾俞、中极、至阳、气海、关元、足三里等,通调水道的水道、水分、四满、太溪、阴陵泉、三阴交等。

尿失禁

尿失禁是指在清醒状态下尿液不能控制而自行流出的一种疾病,可发生于任何年龄,但以女性和老年人为多。按照症状分类,尿失禁可分为充溢性尿失禁、无阻力性尿失禁、反射性尿失禁、急迫性尿失禁和

压力性尿失禁等。

1. 隔姜灸

■ 取穴:曲池、合谷、内关、三阴交、足三里、阳陵泉、神阙。

■ 操作:将姜片切成直径 4~5 cm、厚度约 0.1 cm 的类圆形,再将艾绒捏成直径 3 cm、高 3 cm 的圆锥形艾炷,置于姜片之上,点燃艾炷,需将其燃尽,每次连灸 3 壮。其中神阙穴先用食盐填满,再将姜片置于其上,再点燃艾炷。每次 30 min,每日上下午各 1 次,每周治疗 5 次。

2. 隔药饼灸

■ 取穴:百会、气海、关元、中极、次髎、足三里。

■ 药饼制备:取熟地、肉桂、杜仲、当归、熟附子、枸杞子,共研成粉,加清水适量调和制成直径 2 cm、高度 0.5 cm 的药饼。

■ 操作:于穴位上放置事先加工好的药饼,然后将直径 1 cm、高 1 cm 的圆锥形艾炷放在药饼上,连续施灸 4~5 炷,以患者感觉有热气向体内传透且局部皮肤潮红为度。每日 1 次,7 日为 1 个疗程,每疗程间隔 2 日。

3. 隔附子饼灸

■ 取穴:神阙、曲池、合谷、内关、足三里、阳陵泉、三阴交。

■ 药饼制备:将附子研末,加少量水、精粉、蜂蜜(比例为 8∶1∶1),制成厚 0.6 cm、直径 3 cm 药饼,并用 5 号注射针在其上转等间距 12 个小孔,晾干备用。

■ 操作:在穴位上放置附子饼,其上放统一规格的自贴式艾炷,由炷顶点燃艾炷施灸,每次连续施灸 3 壮,以局部皮肤红晕充血为宜,防止起疱或引起烫伤。每日 1 次,连续治疗 5 次后休息 2 日,3 周为 1 个疗程。

4. 悬灸

(1) 方法一

■ 取穴:关元、气海。

■ 艾条制备:取艾叶、广藿香、高良姜、桂枝、香附、陈皮、白芷、丹参、生川乌等药物加工后制成艾条。

■ 操作:患者仰卧位,医者取药艾条在距皮肤 2~3 cm 处进行悬灸,以患者感觉皮肤温度适宜、舒适为度,每次 10~15 min。每日 1 次,10 日为 1 个疗程。

(2) 方法二

■ 取穴:关元。

■操作：常规消毒，取 2 寸毫针刺入关元，待有针感后，点燃两根艾条，右手持双艾条在关元穴上 2 cm 处进行悬灸 30 min，其间每隔 10 min 对毫针行重插轻提补法 1 次，30 min 后撤去艾条并出针。每日 1 次，10 日为 1 个疗程，每疗程间隔 3 日，一般治疗 3 个疗程。

5. 温针灸

（1）方法一

■取穴：气海、关元、中极、足三里、三阴交。

■操作：患者仰卧位，充分暴露穴位并常规消毒。医者在气海、关元、足三里留针的同时施以温针灸，在针柄上插入 2.5 cm 长的艾条，点燃施灸，每次灸 3 壮，以患者有温热感而无灼痛为度。每日 1 次，10 日为 1 个疗程，共治疗 3 个疗程。

（2）方法二

■取穴：百会、关元、气海、足三里、中极、三阴交、阴陵泉、脾俞、肺俞、肾俞、膀胱俞、次髎。

■操作：患者仰卧位或俯卧位，每次取 5～6 对穴，常规消毒，腹部与背部腧穴交替治疗，针刺得气后连电针，采用疏密波，持续 20 min。去掉电针后在针柄上插入相同规格的一段艾条，点燃施灸，温针灸 20 min。每日 1 次，10 次为 1 个疗程，治疗 6 个疗程。

6. 温盒灸

■取穴：百会、关元、四神聪、太溪、三阴交、中极、神阙。

■操作：患者仰卧位，上述穴位针刺得气后连接电针仪，连续波治疗 30 min。同时将药艾条置于艾灸盒中施灸于神阙穴，以皮肤潮红且腹部有温热感为度，持续 30 min。每日 1 次，10 日为 1 个疗程，治疗 3 个疗程。

7. 按语

（1）本病因病机可概括为膀胱气化失司，肾气、肾阳不足，脾虚失于运化，肝失疏泄，肺气虚弱、失于宣降，三焦运化失司等几个方面。

（2）灸法能温通经脉、调畅气血，使局部血液循环加快、肌肉收缩能力加强，膀胱气化有权、开合有度，改善局部供血，从而改善神经营养和减轻压迫，最终达到治疗目的。

（3）多取位于腹部的神阙、中极、关元、气海，腰骶部的八髎、命门，以及健脾疏肝益肺的穴位。

肾病综合征

肾病综合征是由于肾小球基底膜的损伤、肾小球滤过屏障破坏而引起血浆蛋白大量于尿中丢失的病理生理状态，是表现为大量蛋白尿、低蛋白血症、高度水肿、高脂血症的一组临床综合征。最基本的特征是"三高一低"，以及其他代谢紊乱。

1. 隔姜灸

■取穴：① 关元、气海、足三里、中极、水分；② 肾俞、脾俞、肺俞、三焦俞。

■操作：两组交替选用。在穴位上铺约 0.5 cm 厚的姜片，用中等艾炷置其上点燃，每穴灸 5 壮。每日 1 次，4 周为 1 个疗程。

2. 温和灸

■取穴：中极、至阳、水道。

■操作：艾灸上述穴位，采用温和灸法。施灸时将艾条一端点燃，对准应灸穴位，距离皮肤 2～3 cm 进行熏烤，使患者局部有温热感而无灼痛为宜，每次灸 5～7 min，至皮肤出现红晕为度。每日 1 次。

3. 温针灸

■取穴：水肿期：水分（泻法）、气海（泻法）、关元（补法）；无肿期：① 气海、关元、带脉，② 肾俞、带脉，两组穴位交替使用。

■操作：用鲜生姜片切成厚 0.1 cm、直径 0.8 cm 的类圆片，中间用针刺 3～4 个孔，置于穴位皮肤上，将艾绒捏成黄豆大的艾炷放在姜片上燃烧，待到艾炷焰欲尽时，施泻法即把艾炷移掉，施补法即用火柴盒对准炷焰盖压 30 s，待余焰热感继续透入穴位，每次每穴灸 5 壮。隔日 1 次，连续 15 次为 1 个疗程，每疗程间隔 5 日。

4. 温盒灸

■取穴：胃俞、脾俞、大肠俞、阿是穴。

■操作：将艾条折取等长艾段在所取穴位上放置艾灸盒艾灸，时间 30 min。此法适用于脾肾两虚型原发性肾病综合征。

5. 按语

（1）本病多因外感风寒湿热之邪，内伤肺脾肾诸脏，导致气血运行失常，水湿停聚体内，外溢肌肤，内犯脏腑而致诸症丛生。

（2）灸关元有温肾固精、补气回阳的作用；灸气海、水分、水道、带脉、三焦俞能调气行水，益气固精培元补肾;灸肾俞、命门可强壮补虚,恢复肾功能;灸胃俞、脾俞、肺俞、足三里补益肺脾,升举下陷之气,振奋脏腑气化功能。

慢性疲劳综合征

慢性疲劳综合征是指以慢性疲劳持续或反复发作 6 个月以上为主要表现,同时伴有低热、头痛、咽喉痛、肌痛、神经精神症状等非特异性症状的综合征。

1. 无瘢痕灸

■ 取穴:五脏背俞穴。

■ 操作:选用清艾条,剪成 1.5 cm 长的艾段施灸,每穴灸 3 壮。每周 3 次,12 次为 1 个疗程,每疗程间隔 1 周,治疗 3 个疗程。

2. 实按灸

■ 取穴:百会、四神聪。

■ 操作:患者头部固定后,将 6～7 层厚纱布放置头部,然后将雷火针灸条的一端点燃,直按于百会、四神聪穴位处进行灸熨,使热力深入头部皮肤。操作过程中每次按压时稍留 2～3 s,勿使艾条燃着端穿透纱布的底层,以免烫伤。若灸条火灭则再燃再熨,如此反复灸熨 15～20 次至局部皮肤发红为度。每日 1 次,10日为 1 个疗程,每疗程间隔 2 日,治疗 2 个疗程。

3. 温和灸

■ 取穴:百会、神阙、涌泉。

■ 操作:令患者取舒适体位并将所选穴位处充分暴露,医者一手拇、示、中三指如持笔状拿灸,用纯艾条使艾条与穴位局部皮肤成 45°角,将艾条点燃端对准穴位处(点燃端的艾头与穴位处皮肤的距离约 1寸),以患者自觉穴位局部温热,医者视之泛红但不致烫伤为度,按百会→神阙→涌泉的顺序各灸 15～20 min。每日 1 次,5 日为 1 个疗程。

4. 按语

(1)艾灸可以较好地缓解躯体疲劳的自觉症状,能调节患者的情绪和睡眠,并在一定程度上改善患者体质虚弱的状况。

(2)治疗期间,患者应清淡饮食,注意休息。

第十四章
外科疾病

地方性甲状腺肿

地方性甲状腺肿是碘缺乏病的主要表现之一。临床表现为甲状腺可有不同程度的肿大，能随吞咽上下移动。早期两侧呈对称的弥漫性肿大，腺体表面平滑，质地柔软。逐渐在肿大腺体的一侧或两侧，扪及多个（或单个）结节。囊肿样变的结节，可并发囊内出血，结节可在短期内较快增大。

1. 温和灸

■ 取穴：合谷、人迎、三阴交、昆仑。

■ 操作：患者仰卧位，医者将点燃的艾条轮流艾灸上述腧穴，以患者自觉温热、皮肤潮红为度，每次30 min。每日 1 次，7 日为 1 个疗程，每疗程间隔 3 日。治疗期间，建议患者多吃些含碘多的海产品，如海带、紫菜或海蜇等，炒菜时碘盐后放。

2. 按语

（1）艾灸可调和阴阳气血，气血运行通畅、经络疏通即可消除颈项肿大等症状；并有增强免疫功能的作用，对局部免疫应答的诱导具有增强作用，可增强巨噬细胞的吞噬功能。

（2）针对水土因素进行预防，是预防地方性甲状腺肿的一种重要措施，如经常食用海带。目前普遍采取食用碘盐的预防方法。

毒性弥漫性甲状腺肿

毒性弥漫性甲状腺肿是一种自身免疫性疾病，临床表现并不限于甲状腺，而是一种多系统的综合征。临床常表现为患者易激动，神经过敏，二手平举向前伸出时有细震颤，多言多动，失眠紧张，思想不集中，焦虑烦躁，多猜疑等。有时出现幻觉，有躁狂者，但也有寡言抑郁者，患者腱反射活跃反射时间缩短等。

1. 温盒灸

■ 取穴：大椎、肾俞、三阴交。

■ 操作：患者俯卧位，医者以普通木板制成艾盒，长 20 cm、宽 18 cm、高 15 cm，下不封底，中间以铁纱网隔阻，上面加木盖，取 6 根约 3 cm 长艾段点燃，分 3 排置入艾盒内的铁纱网上；将艾盒放置在以肾俞为中心的腰部，上方加盖，温度以患者能耐受舒适为度，至艾条燃尽，去掉灸盒；大椎穴及三阴交穴做艾炷灸，每次 30～40 min。每日 1 次，5 次为 1 个疗程，每疗程间隔 2 日。

2. 按语

（1）艾灸通过双向调节作用，对毒性弥漫性甲状腺肿具有一定的疗效。

（2）治疗本病多选取有益气壮阳、滋阴清热作用的穴位。

甲状腺功能亢进症

甲状腺功能亢进症简称"甲亢"，是由于甲状腺合成释放过多的甲状腺激素，造成机体代谢亢进和交感神经兴奋，引起心悸、出汗、进食和便次增多、体重减少的疾病。多数患者还常常同时有突眼、眼睑水肿、视力减退等症状等。

1. 艾炷灸

■ 取穴：① 风府、大椎、身柱、翳风、肩井；② 大杼、风门、肺俞、天宗。

■ 操作：将点燃的艾炷对准施灸穴位，两组穴交替，以患者自觉温热而无灼痛、皮肤潮红为度，每日取1组，每穴灸7壮。每日1次，每周6次。

2. 温盒灸

■ 取穴：肝俞、脾俞、天枢、上巨虚、足三里。

■ 操作：取艾条分成4 cm大小相同的艾段，插入艾盒，将艾灸盒放置选取穴位上，先灸腰背部，后灸腹部，最后灸下肢部位。艾灸20～30 min，以局部皮肤潮红为度。每日1次，连续2周。

3. 按语

艾灸不仅能使汗腺分泌增加，有利于代谢产物的排泄，还可引起大脑皮层抑制的扩散，降低神经系统的兴奋性，发挥治疗作用。

颈淋巴结结核

颈淋巴结结核是结核杆菌侵犯颈部淋巴结而引起的淋巴结肿大、化脓和破溃。临床表现为一侧或两侧颈部有多个大小不等的淋巴结肿大，一般位于颌下及胸锁乳突肌前、后缘或深面。

初期肿大的淋巴结彼此分离、较硬、无痛、可移动。中期由于淋巴结周围炎，淋巴结相互粘连，融合成团，形成不易移动的结节性肿块。晚期，淋巴结发生干酪坏死，并液化成寒性脓肿，最后破溃流出豆渣样或米汤样黄白色稀脓液，形成经久不愈的溃疡或窦道。

1. 隔蒜灸

■ 取穴：阿是穴。

■ 操作：将紫色独蒜切碎，平铺于淋巴结上，厚0.03～0.05 cm，将艾炷至于蒜末上，用火点燃施灸，当患者感到灼痛时更换艾炷，灸至患处淋巴结潮红微痛止。隔日1次，至痊愈。

2. 隔姜灸

■ 取穴：大椎、风门、肺俞。

■ 操作：根据施灸的部位，取厚0.5 cm、直径约3 cm的鲜姜片，用针穿刺数孔，放在施灸的穴位上。取大艾炷（艾炷高约1 cm，炷底直径约1 cm）放置于姜片上，点燃施灸。艾炷燃尽后，易炷再灸，一般灸

3～5壮。每日1次，一般3～5日即可。

3. 火柴灸

■ 取穴：耳穴颈部的反应点。

■ 操作：将火柴划着后对准所取耳穴迅速点灸一下，停1～2 s。每穴1～2次，双侧交替点灸。每隔3～4日灸1次，3次为1个疗程，共2个疗程。点灸要迅速，最好提前对准穴位，在火柴头爆燃的同时点在穴位上。

4. 温灸器

■ 取穴：至阳、膈俞。

■ 操作：将艾条放进艾灸盒中，每穴灸40 min。每日1次，10次为1个疗程。

5. 按语

艾灸治疗本病效果良好，既可以取局部穴位，也可根据辨证配伍远端的背俞穴和耳穴等，使人体正气恢复，整体抗病能力增强，达到治病的目的。

急性淋巴管炎

急性淋巴管炎多数是由于溶血性链球菌引起，可能来源于口咽炎症、足部真菌感染、皮肤损伤以及各种皮肤、皮下化脓性感染。感染病灶近侧皮肤沿淋巴管走行可见一条或数条红线，并向近心端延伸，局部较硬，有压痛。所属淋巴结可肿大、疼痛，严重者常伴有发热、头痛、全身不适、食欲不振等症状。

1. 隔蒜灸

■ 取穴：阿是穴。

■ 操作：取独头蒜片（约0.5 cm厚），中心处用针穿刺数孔，蒜片上放艾炷，将艾炷点燃，施灸后不久即可见红丝渐渐向近心端回缩，待红丝不再回缩即停止治疗。如不愈者，次日可用前法再灸。

2. 雀啄灸

■ 取穴：阿是穴。

■ 操作：点燃艾条的一端。在红丝末端以雀啄法点灸，逐步移向病变中心，并用回旋法灸病变局部。两法交替使用，在红丝末端和病变中心各灸30 min。艾条燃着处与皮肤的距离约为1寸，以使局部灼热微烫为宜；并随时掸去灰烬，以保持艾灸的温度。每日1次，重者2次，直至治愈。

3. 按语

艾条熏灸，其温热渗透之力使局部气血流畅、经脉贯通，拔引瘀毒外出，或使红肿消散，或使疱疹加速

干涸结痂而愈。灸法治疗急性淋巴管炎收效快,效果好,较易被患者接受。

膈肌痉挛

膈肌痉挛又称呃逆,是指气从胃中上逆,喉间频频作声,声音急而短促。为一个生理上常见的现象,本病主要由横膈膜痉挛收缩所引起。呃逆频繁或持续 24 h 以上,称为难治性呃逆,多发生于某些疾病。

1. 麦粒灸

■ 取穴:中脘、梁门、膈俞。

■ 操作:患者先取仰卧位,后取俯卧位。医者选择优质艾绒,自制麦粒大小艾炷,点燃艾炷,当艾炷燃至患者出现灼痛时,手指轻叩穴位四周皮肤,转移患者注意力,以减轻疼痛。待艾炷将燃尽时,用干净的瓶盖将艾火压灭,稍待片刻后,去净艾灰;用同法施灸诸穴,每穴各 3 壮。每日 1 次,3 次为 1 个疗程。

2. 隔盐灸

■ 取穴:中脘。

■ 操作:将粗盐与艾绒按 1:1 比例混匀,放置在 40 cm×40 cm 方形帆布中央,将四角拎起裹成底盘直径约 15 cm 的圆盘状,四角布片用粗棉线垂直扎成高约 5 cm 圆柱形手柄。在盐盘底面喷少量水至外层棉帆布潮湿,放置于微波炉中调中火加热 2～3 min,温度一般为 40～50℃,取出后垫一小毛巾备用。在肌内注射利他林 20 mg 后,将粗盐灸灶置于患者中脘穴上,施灸 30 min,温度以患者感到温热、皮肤红晕而不烫伤皮肤为度。

3. 隔姜灸

■ 取穴:膈俞。

■ 操作:将生姜切成半分厚薄片,中间用针扎数孔,放于穴位上,取大艾炷(艾炷高约 1 cm,炷底直径约 1 cm)放置于姜片上,点燃施灸。艾炷燃尽后,易炷再灸,使局部发红即可。每日 1 次。

4. 温和灸

■ 取穴:神阙、膈俞。

■ 操作:将艾条一端点燃,使燃烧端距离皮肤 2～3 cm,以患者自觉有温热感而无灼痛为宜,以皮肤红晕为度,每次灸 20 min 左右。隔日 1 次,6 日为 1 个疗程,每疗程间隔 1 日。

5. 热敏灸

■ 取穴:中脘、神阙、气海、关元、肺俞、膈俞、脾俞、胃俞、肝俞。

■ 操作:将纯艾条点燃,先施回旋灸 2 min 温热局部气血,继以雀啄灸 1 min 加强敏化,筛选出 3～5 个热敏穴位。施灸剂量以完成灸感为度,患者多诉热感由施灸腧穴向里渗透,传导腹部。每日 1 次,10 日为 1 个疗程。

6. 温针灸

(1)方法一

■ 取穴:中脘、足三里。

■ 操作:患者仰卧位,中脘穴常规毫针刺,得气后将针柄弯曲放平,在中脘穴区上置一温灸盒,内置 4 段 2 cm 左右清艾条灸至皮肤潮红;双侧足三里穴常规毫针刺,得气后在针柄处套一段 3 cm 左右清艾条进行温针灸,根据病情需要可反复温灸 2 次。

(2)方法二

■ 取穴:中脘、天枢、气海、足三里。

■ 操作:常规毫针刺,行平补平泻手法;在针柄上套装 2 cm 左右艾段,进行温针灸,艾段燃尽后,去除艾灰;再行毫针用捻转法。治疗 5 日,休息 2 日,10 次为 1 个疗程。

7. 按语

(1)艾灸可产生温热性刺激,通过经络、腧穴的作用,使人体腹部气血通畅,以达和胃降逆之功,进而调整机体各系统脏器的功能活动能力。

(2)选取的膈俞穴为治疗膈肌痉挛的效穴,可理气宽胸,活血通脉。根据症状辨证选取中脘、足三里、天枢、气海等穴,皆可调畅气血,和胃健脾。

急性乳腺炎

急性乳腺炎是乳腺的急性化脓性感染,多发生于产后哺乳期的妇女,尤其是初产妇更为多见,可伴高热、寒颤、倦怠及食欲不佳等症状。

1. 麦粒灸

■ 取穴:少泽。

■ 操作:取麦粒大小的艾炷直接放于穴位上,用线香从顶端接触点燃,使之均匀向下燃烧,待艾炷将燃尽时,用干净的瓶盖将艾火压灭,稍待片刻后,去净艾灰,以灸穴处皮肤潮红,每穴各 5 壮,如乳少患者可多灸 5 壮。

2. 隔蒜灸

■ 取穴:阿是穴。

■操作：取独头大蒜切片，厚 0.3～0.5 cm，中间刺数个小孔，置于病灶处，上面放置直径 1 cm、高 1 cm 的艾炷，点燃施灸，患者感局部灼热不可忍受时，可在其下垫一片蒜继续施灸，灸至蒜片发黄卷曲为佳，每穴灸 3 壮。

3. 温和灸

（1）方法一

■取穴：阿是穴、患侧乳根。

■操作：将艾条点燃，对准应灸的腧穴部位，距离皮肤 2～3 cm 进行熏烤，以上诸穴灸至有灼痛感、皮肤红晕为宜，但不能灸至起疱。以上穴位每日各灸 1 壮，灸至乳房肿块消失为止。

（2）方法二

■取穴：膻中、乳根、足三里、期门。

■操作：取患侧穴位。将艾条点燃，对准应灸的腧穴部位，距离皮肤 2～3 cm 进行熏烤，诸穴熏灸 20～30 min，至皮肤温热红晕且无灼痛感为度。每日 2 次。

4. 温针灸

■取穴：肩贞、天宗。

■操作：常规消毒，毫针刺行泻法，提插至有酸麻胀痛感时留针，并以艾条置针柄灸 30～40 min，每 5 min 提插 1 次。每日 1 次。

5. 按语

本病治疗以早期为主，效果佳，一般治疗 2～3 次即可痊愈。治疗时以阳明经为主，因阳明为多气多血之经，可通调气血，清泻热毒。艾条熏灸不仅可疏通局部气血，亦可祛腐生肌，促进伤口愈合。

慢性阑尾炎

慢性阑尾炎是指阑尾急性炎症消退后而遗留的阑尾慢性炎症病变，如管壁纤维结缔组织增生、管腔狭窄或闭塞、阑尾扭曲、与周围组织粘连等。最重要的临床体征为右下腹经常的、较轻的固定性压痛。

1. 隔蒜灸

■取穴：天枢、阿是穴、阑尾、上巨虚、大肠俞。

■操作：取独头蒜或大半瓣切成厚 0.3～0.4 cm 薄片，中间用针穿刺数孔，置于所选穴位，上置直径 1 cm、高 1.2 cm 艾炷，点燃施灸，每穴 5～7 壮，患者感觉烫时可提起少许再放下，以局部皮肤红晕而不起疱为度。每次仰卧位灸腹部和四肢穴，俯卧位灸大肠俞穴，共灸 30 min。每日 2 次，每周连治 5 日，停 2 日，2

周为 1 个疗程，治疗 2 个疗程。

2. 麦粒灸

■取穴：天枢、合谷、手三里、阑尾、上巨虚。

■操作：取麦粒大小的艾炷直接放于穴位上，用线香从顶端接触点燃，使之均匀向下燃烧。当艾炷燃烧大约一半，患者感觉灼热时，医者用手将艾炷按灭，或快速捏掉，每穴可灸百壮左右。每日可根据病情灸 2 或 3 次，10 次为 1 个疗程。

3. 雀啄灸

■取穴：阑尾、阿是穴。

■操作：用艾条点燃后对诸穴进行雀啄灸，以局部皮肤红润、温热为度，每次灸 20～30 min。

4. 温和灸

■取穴：天枢。

■操作：将艾条的一端点燃，对准天枢穴，距离皮肤 2～3 cm 进行熏烤，左右天枢穴各 1 h，灸时患者感热流直下入腹至深部痛区，且痛区热感明显强于施灸的天枢穴皮肤表面。症状消失后再行艾灸 2 日。

5. 按语

本病在治疗上选取经外奇穴阑尾的同时，多根据辨证配伍阳明经穴位，以疏通经气，通腑导滞。气机得通，通则不痛。

乳房纤维腺瘤

乳腺纤维腺瘤是由腺上皮和纤维组织两种成分混合组成的良性肿瘤，好发于青年女性，与患者体内性激素水平失衡有关。好发于乳房外上象限，呈圆形或卵圆形，多见 1～3 cm，生长缓慢，妊娠或哺乳期时可急骤增长。极少数青春期发生的纤维腺瘤可在短时间内迅速增大，直径可达 8～10 cm，称为巨大纤维腺瘤，属良性肿瘤。

1. 隔药饼灸

■取穴：神阙、阿是穴。

■药饼制备：取银甲片、醋、蜂蜜、面粉，磨粉混合而制成药饼。

■操作：将药饼置于神阙穴，艾炷放于药饼上，点燃施灸，当患者自觉温度过高难忍时换至阿是继续施灸，反复 3 壮。

2. 按语

本病的发生与卵巢功能失调有关，可能是雌激素水平增高所致。归属于中医学"乳癖"的范畴，情志内伤、肝郁、血瘀痰凝、冲任失调为主要病机。本法既有全身调节又有局部治疗作用。

乳腺增生

乳腺增生是指乳腺上皮和纤维组织增生,其本质是一种生理增生与复旧不全造成的乳腺正常结构的紊乱,主要临床表现为乳房胀痛和乳内肿块。常见病因有精神过于紧张、情绪过于激动等不良精神因素等。

1. 麦粒灸

■ 取穴:阿是穴、膻中、肝俞、脾俞。

■ 操作:用镊子将搓制好的小艾炷粘在穴位并点燃,当艾炷燃至患者出现灼痛时,医者用指轻叩穴位四周皮肤,转移患者注意力,以减轻疼痛。每处穴位灸 2～4 壮,以皮肤发红为度。艾灸治疗均在月经来前 10 日开始,隔日 1 次,10 日为 1 个疗程。此法适用于肝郁痰凝型乳癖。

2. 隔姜灸

■ 取穴:膻中、屋翳(患)、乳根(患)、期门、天宗、阿是穴。

■ 操作:取新鲜老姜切成厚 0.2～0.5 cm 的姜片,大小可根据穴区部位和所选艾炷大小而定,中间用三棱针穿刺数孔。施灸时,将其放在穴区,置大或中等艾炷放在其上,点燃施灸。待患者局部有灼痛感时,将姜片稍稍提起少顷,或更换艾炷再灸,一般每次灸 5～10 壮,以局部潮红为度。

3. 隔蒜灸

■ 取穴:膻中、太冲、肩井、阿是穴。

■ 操作:取鲜独头蒜切成厚 0.3 cm 的薄片,中间用针刺数孔,把艾绒制成上尖下平的艾炷放在蒜片上点燃,患者以局部热辣、能忍受为度,每穴灸 5 壮,每 3 壮更换蒜片。每日 1 次。

4. 隔木香饼灸

■ 取穴:阿是穴。

■ 操作:木香研末、生地黄捣膏,木香与生地黄比例为 1:2,加用蜂蜜调和制成圆饼状,直径 4 cm,厚度 0.5 cm。乳房病变部位涂抹适量凡士林,将药饼置于病变部位,上置中艾炷点燃,每次 3 壮。隔日 1 次,自月经后第 15 日起至月经来潮止。

5. 温和灸

(1) 方法一

■ 取穴:足三里。

■ 操作:将清艾条一端点燃,对准穴位,在距皮肤 1.5～3.0 cm 距离施灸,患者局部皮肤有温热舒适感即可,一般灸 15～20 min,使皮肤稍呈红晕即可。每日 2 次,7 日为 1 个疗程,治疗 2 个疗程。

(2) 方法二

■ 取穴:膻中、乳根(患)、肩井、少泽、期门。

■ 操作:在距离穴位皮肤 1.5～3.0 cm 处用一端燃烧的艾条进行熏灼,使局部皮肤毛细血管扩张及患者出现温热感,避免出现烧灼疼痛感觉,每次每穴熏灼 10～15 min。每月连续灸 10 日为 1 个疗程,总共 3 个疗程。

6. 按语

(1) 多取肝经、胃经、任脉腧穴,可疏肝解郁、补益气血、疏通经络。

(2) 乳腺增生多与机体免疫力下降、内分泌失调而导致的乳房腺体增殖有关,灸能温通经络、活血化瘀,提高免疫功能,调节内分泌功能。既有全身调节,又有局部治疗作用。

胆囊炎

胆囊炎是由于胆道梗阻、细菌感染、寄生虫、损伤、供血障碍等因素引起的胆囊部位的炎症,可分为急性胆囊炎和慢性胆囊炎两种类型。

1. 隔姜灸

■ 取穴:丘墟、太冲。

■ 操作:根据施灸的部位,取 0.5 cm 厚、直径约 3 cm 的鲜姜片,用针穿刺数孔,放在施灸的穴位上,取大艾炷(艾炷高约 1 cm,炷底直径约 1 cm)放置于姜片上,点燃施灸,每次每穴 3 壮。隔日 1 次,10 次为 1 个疗程。

2. 隔面饼灸

■ 取穴:神阙。

■ 药饼制备:取制附子、黄芪、川芎、丹参、丁香等,按等比例混合,共研末备用,用面粉做成圆面饼备用。

■ 操作:常规消毒,将面饼放在脐周,取药末适量填于神阙穴,填满为度,以艾绒做大艾炷放于面圈中央处,用火点燃灸之,灸 3 壮即可,一般为 1 h 左右,灸毕可将肚脐内的药粉盖以纱布,用胶布固定,第二日揭下。1 周治疗 1 次,3 次为 1 个疗程。此法适用于脾虚湿阻型慢性胆囊炎。

3. 温和灸

▨ 取穴：足三里。

▨ 操作：将艾条点燃，距离皮肤约为 3 cm 进行熏烤。如果局部感觉温热舒适，固定不要移动，每次 10～15 min。隔日 1 次，每月灸 10 次。

4. 按语

（1）应注意生活调摄，平时进食应以清淡易消化食物为主，忌食生冷、油腻和过硬不易消化的食物，进食规律，并注意营养均衡，还应多饮水以稀释胆汁。生活中保持精神愉快、心情舒畅。

（2）丘墟、太冲具有疏肝利胆的作用，神阙、足三里可促进消化系统的自我修复。

胆石症

胆石症又称胆结石，主要为胆固醇结石或以胆固醇为主的混合型结石和黑色素结石。典型症状为胆绞痛，主要表现为上腹部或右上腹部，可向肩胛部和背部放射，也可见于当饱餐、进油腻食物后胆囊收缩，或工作紧张、休息不好时感上腹部或右上腹隐痛，或饱胀不适、嗳气、呃逆等。

1. 隔姜灸

▨ 取穴：神阙。

▨ 操作：取纯净食盐填敷于神阙穴，上盖圆形新鲜姜片（厚 0.2～0.3 cm，直径约 3 cm，中间用针刺数孔），将艾绒捏成底面直径约 3 cm、高约 3 cm 的圆锥体，置于姜片上点燃艾绒，待其全部燃尽，连续灸 2～5 壮，1 次治疗时间为 10～15 min。每日 1 次。

2. 温和灸

▨ 取穴：神阙、阳陵泉、日月、期门、胆俞。

▨ 操作：用艾条悬灸 30 min，以皮肤温热发红为度。每日 1 次，5 次为 1 个疗程，每疗程间隔 2 日，治疗 5～6 个疗程。

3. 按语

治疗胆结石使用频次最高的腧穴是阳陵泉和日月，其次是期门、胆俞等。阳陵泉是治疗胆病的主要腧穴，具有疏肝利胆、清热利湿的功效。现代研究表明，针刺阳陵泉可以使胆囊收缩功能增强，胆总管扩张，从而有利于胆道炎性分泌物及胆结石排出，对胆道疾病患者有良好疗效。神阙可补一身元阳，根据辨证，可选取上述腧穴配伍使用，也可单独进行神阙穴的隔姜灸，以达补气驱邪之功。

急性胰腺炎

急性胰腺炎是胰酶在胰腺内被激活后引起胰腺组织自身消化、水肿、出血甚至坏死的炎症反应，临床以急性上腹痛、恶心、呕吐、发热和血胰酶增高等为特点。症状轻重不一，轻者有胰腺水肿，表现为腹痛、恶心、呕吐等。重者胰腺发生坏死或出血，可出现休克和腹膜炎，病情凶险，病死率高。

1. 温和灸

▨ 取穴：胃脘下俞、神阙、足三里、章门、日月、期门。

▨ 操作：艾条燃端距穴位 2～4 cm 处，灸至局部皮肤产生红晕、患者有温热感而无灼痛为度，每次 30 min。每日 2 次，1 周为 1 个疗程。

2. 按语

（1）艾灸能达到通络止痛之目的，并能解除平滑肌痉挛，特别是乳头肌痉挛，促进减少胃酸分泌及游离酸度，从而可使胰腺的分泌减少，有利组织修复。同时，艾灸也具有利胆作用，可使胆总管括约肌松弛，也有利于消除胰管的梗阻，减低其压力。

（2）多取局部腧穴如胃脘下俞、神阙、章门、日月、期门等疏通经络、促进炎症吸收。

尿潴留

尿潴留是指尿液不能正常排出，潴留在膀胱内。按其病史、特点将其分为急性和慢性两类。急性尿潴留起病急骤，表现为膀胱内突然充满尿液不能排出；慢性尿潴留起病缓慢，病程较长，下腹部可触及充满尿液的膀胱，但患者不能排空膀胱。

1. 隔姜灸

▨ 取穴：关元。

▨ 操作：在穴区部位皮肤上均匀涂抹凡士林油，将以新鲜姜片（直径 2～3 cm、厚 0.2～0.3 cm，中间用针穿刺数孔）放在关元穴上，再将用艾绒制成的圆锥形艾炷直接置于新鲜姜片上点燃施灸，艾炷燃尽后除尽艾灰，换一壮再灸，一般灸 2～5 壮，每次 10～15 min，以局部皮肤红晕而不起疱为度。

2. 隔附子饼灸

▨ 取穴：神阙。

▨ 药饼制备：将附子切细研磨，以黄酒调和做饼，制成厚约 0.5 cm、直径约 2 cm 的附子饼。

■操作：将附子饼放置于神阙穴上，上置艾炷灸之，艾炷高 1 cm，炷底直径约 0.8 cm，可燃烧 3～5 min。每日 1 次。

3. 温和灸

■取穴：三阴交、足三里、天枢、关元、阴陵泉。

■操作：将艾条一端点燃，对准穴位皮肤 2～3 cm 处施灸，以局部皮肤红晕有温热感而无灼痛为宜，每次 10～15 min。每日 1 次。

4. 温针灸

■取穴：中极。

■操作：常规消毒，毫针进针得气后，将艾炷置于针柄上，点燃艾炷，施灸 30 min，灸毕出针后用棉签按压针眼，防止出血。每日 1 次。

5. 按语

艾灸治疗本病，多以腹部局部取穴为主如关元、神阙、中极、天枢等，远端再根据辨证配合其他穴位如足三里、三阴交、阴陵泉等，以达疏利三阴之气、通利水道、宣痹开结之效。

肾、输尿管结石

肾、输尿管结石，又称为上尿路结石，多发生于中壮年，男性居多。主要症状是绞痛和血尿，常见并发症是梗阻和感染，多因结石在下移过程中或上段部位嵌顿堵塞引起。

1. 温和灸

■取穴：京门。

■操作：将点燃的艾条灸右侧京门，施术 5 min 后疼痛可缓解。每日 1 次。

2. 按语

（1）中医对肾结石的认识多从肾寒、虚论，艾灸可将经气传导到膀胱，使痉挛的平滑肌松弛，进而消除结石嵌顿导致的输尿管痉挛，从而解除疼痛，使结石下移、排出。

（2）京门穴可健腰、利水、消胀，使膀胱气化有权，开合有度。

尿道综合征

尿道综合征临床表现呈多样性，尿频、尿急、排尿困难是主要症状，或见耻骨上疼痛、紧迫性尿失禁、压力性尿失禁、里急后重、排尿后疼痛、性交困难，下腹痛、背痛、双侧腰痛等，膀胱和尿道检查无明显器质性病变。

1. 温和灸

■取穴：肾俞、膀胱俞、次髎、秩边、经渠、尺泽、足三里、三阴交；肾气不足加阴谷、三焦俞、气海、维道，湿热下注加阴陵泉、膀胱俞、中极。

■操作：常规消毒，针刺得气后，将点燃的艾条对准施灸腧穴，在距其 2～3 cm 处施灸，以患者自觉温热无灼痛、皮肤潮红为度。每日 1 次，单侧取穴，次日交换，10 次为 1 个疗程，每疗程间隔 3 日，治疗 2～3 个疗程。

2. 雷火针灸

■取穴：关元、中极、肾俞、膀胱俞、中膂俞。

■操作：患者仰卧位，点燃 1 支雷火针灸灸条，固定在单头灸具上，用平补平泻手法，距离腹部皮肤 2～3 cm，先横向灸腹部，熏至皮肤温热发红，有热感向腹腔内渗透为度，然后用回旋灸法，灸关元、中极，每旋转 9 次为 1 壮，每壮之间用手压一下皮肤，灸至有灸感向阴部传导为度；然后，患者取俯卧位，距离腰骶部皮肤 2～3 cm，横向灸腰骶部，熏至皮肤温热发红，有热感向腹腔内渗透为度，然后用回旋灸法灸肾俞、膀胱俞、中膂俞，每旋转 9 次为 1 壮，每壮之间用手压一下皮肤，灸至有灸感向腹腔内传导为度。每日 1 次，10 次 1 个疗程，每疗程间隔 3 日，治疗 3 个疗程。

3. 按语

本病患者常因病情迁延难愈而精神紧张、焦虑，又加剧了尿频、尿急等症状。肝主疏泄、利小便，如癃闭、小便频数不利者，乃厥阴之气不化之故。艾灸不仅可益肾助阳、清利湿热，还可疏肝调气、安神定志，达到治疗的目的。

前列腺炎

前列腺炎是指由多种复杂原因引起的，以尿道刺激症状和慢性盆腔疼痛为主要临床表现的前列腺疾病。临床可表现为尿频、尿急、尿痛、夜尿增多等，常伴有腰骶部、下腹、会阴等部位疼痛。

1. 隔姜灸

■取穴：关元、秩边。

■操作：患者先仰卧位取关元行隔姜灸，治疗完毕后再俯卧位取秩边治疗。鲜生姜切成直径 2～3 cm、厚 0.3～0.4 cm 的薄片，中间用针穿刺数孔，将艾绒搓成直径约 2 cm、高 2 cm 的圆锥体艾炷，放置于生姜片上，用香火点燃施灸，当患者感到灼热不能耐受时，用镊子将姜片稍稍提起，反复多次，直至燃尽，更换艾炷再灸，每穴艾灸 3 壮，使皮肤出现微微发红为度。每日 1 次，10 次为 1 个疗程，每疗程间隔 3 日，治疗 3 个疗程。

2. 温和灸

■ 取穴：关元、气海、中极、肾俞。

■ 操作：患者先仰卧位灸关元、气海、中极，将点燃的艾条对准所选腧穴，在距穴位 2～3 cm 处行灸，以患者感觉温热、皮肤潮红为度；再俯卧位灸肾俞穴，每次每穴 10～15 min。每日 1 次，30 次为 1 个疗程。

3. 雀啄灸

■ 取穴：关元、曲骨、中极、肾俞、大肠俞。

■ 操作：患者先仰卧位灸关元、曲骨、中极，医者点燃艾条一端后，对准腧穴部位（约距皮肤 3 cm 处）进行雀啄灸，将艾条上下移动，以局部潮红有温热感而无灼痛为宜，再俯卧位灸肾俞、大肠俞。共治疗 20 次。

4. 温针灸

■ 取穴：关元、中极、阴陵泉、三阴交。

■ 操作：常规消毒，针刺关元、中极、阴陵泉、三阴交得气后，取剪好长约 2 cm 艾条若干段，分别套在的针柄上，点燃艾条施灸，每穴灸 3 壮。每日 1 次，1 个月为 1 个疗程。

5. 天灸

■ 取穴：关元、命门、中极、肾俞、大椎。

■ 药膏制备：白芥子粉碎后过 80 目筛，每穴用分析天平称取 0.05 g，加蒸馏水调至膏状。

■ 操作：将 3 cm×3 cm 胶布中间剪 1 个直径 1 cm 的圆孔贴在所选腧穴上，穴位露出圆孔，白芥子膏涂在穴位表面圆孔中的皮肤上，再用胶布双层固定，每次 100 min。7 日治疗 1 次，3 次为 1 个疗程，治疗 1 个疗程。

6. 按语

（1）关元为任、督、冲"一源三歧"之源，是男子藏精之处，是统摄元气之所，为肝、脾、肾三阴与任脉之会穴，小肠之募穴，为治疗虚损的要穴，主治诸虚百损，尤其治尿频、尿急、尿痛、夜尿增多等。治疗本病时，多选取关元，余穴皆根据症状及辨证选择合理的腧穴进行配伍。

（2）多喝水，勤排尿，保持大便通畅，坚持热水坐浴或热水袋热敷会阴。忌烟酒，不吃辛辣刺激性食物。忌久坐，避免长时间骑车，坚持运动锻炼，最好是慢跑加更多的下体锻炼，避免剧烈运动。

前列腺增生症

前列腺增生是男性常见疾病之一，临床主要表现为尿急和排尿不畅等下尿路症状。好发于中老年男性，严重影响到老年男性的身心健康和生活质量。由于病程进展缓慢，难以确定起病时间。

1. 隔姜灸

■ 取穴：至阴、关元、中极。

■ 操作：将生姜切片后放在穴位上，用底径为 0.8 cm，高为 1.0 cm 大小的艾炷行隔姜灸 5 壮，当患者自觉有灼痛时立即更换下一壮。隔日 1 次，1 个月为 1 个疗程。

2. 隔盐灸

■ 取穴：神阙。

■ 操作：用粗盐将患者脐窝填平，在盐上放置炷底直径约 1.5 cm，炷高约 2 cm 的艾炷，每次灸 4 壮。每日 1 次，7 次为 1 个疗程，每疗程间隔 3 日，治疗 3 个疗程。

3. 温和灸

■ 取穴：会阴。

■ 操作：患者仰卧屈膝双腿稍分开，臀部略垫起暴露阴部。医者用艾灸架固定艾条，对准会阴穴施灸，连续 2 h。每日 1 次，每周治疗 5 次。

4. 雀啄灸

■ 取穴：任脉和督脉上 1～2 个经穴、腹部或腰骶部 2～3 个热敏腧穴。

■ 操作：在患者暴露部位距离皮肤约 3 cm 处，以点燃的艾条交替进行雀啄灸，当患者自觉艾热由表皮向肌肉深部或脏腑灌注传导、病灶近端不热而远端热、艾热由病灶向四周蔓延扩散等灸性感传时，此部位或腧穴即为热敏腧穴。操作时遵循循经取穴的原则和局部选穴的方法，在每个经穴和热敏腧穴上进行雀啄灸，以散热、透热、扩热或艾热感传现象消失为 1 次施灸剂量。每日 1 次，10 次为 1 个疗程，每疗程间隔 2 日，治疗 3 个疗程。

5. 温针灸

■ 取穴：中极、关元、足三里、肾俞、膀胱俞、次髎。

■ 操作：患者仰卧位，毫针垂直进针约 1.2 寸，得气后中极、关元行提插捻转手法使针感放射至尿道内口、会阴及大腿内上侧,平补平泻手法后留针;用长约3.0 cm的艾条插在针柄上点燃,每穴2壮。然后,令患者俯卧位,取肾俞、膀胱、次髎,毫针垂直进针约1.5寸,得气后行捻转手法使局部麻胀放射至臀部、肛周、会阴部或下肢,平补平泻手法后留针;用长约3.0 cm的艾条插在针柄上点燃,每穴2壮。每日1次,6日为1个疗程,治疗4个疗程。

6. 按语

(1)艾灸的温通作用能疏调、振奋膀胱的气化功能而行瘀浊,具有温通和温补的双重功效,与神阙、关元、中极等穴位结合共奏温阳补肾、化气利水之功,收效甚好。

(2)艾灸治疗本病,多取关元、中极、神阙、会阴等腧穴或腹部、腰骶部等腧穴,以局部取穴为主;远端辨证取穴,佐以足三里、至阴等腧穴。

睾丸炎

睾丸炎是男科常见疾病,通常由细菌和病毒引起的。临床表现有高热、畏寒;睾丸疼痛,并有阴囊、大腿根部以及腹股沟区域放射痛;睾丸肿胀、压痛,如果化脓,则触之有积脓的波动感觉;常伴有阴囊皮肤红肿和阴囊内鞘膜积液;儿童发生病毒性睾丸炎,有时可见到腮腺肿大与疼痛现象。

1. 隔蒜灸

■ 取穴:冲门、曲池、血海、大敦。

■ 操作:持1～1.5寸针向患处方向斜刺(避开动脉血管)呈30°进针,行提插刮针法,每隔10 min行针1次,共留针30 min。出针后进行膈蒜灸,大敦穴灸对侧,即左睾丸肿灸右侧,即左睾丸肿灸右侧大敦穴,余穴正常灸患侧。膈蒜灸至局部皮肤潮红为度,连续艾灸3日。

2. 按语

(1)灸法治疗施以温热刺激,其产生的温热必须达到一定的程度方才有效。尤其对热证、实证,需用大艾重灸,方可达到清热泻火解毒的效果。

(2)艾灸治疗本病,多以清热泻火、养血疏肝为主,冲门可健脾化湿,曲池调和气血、消肿止痛,血海具有补血养血的功用,大敦可调理肝肾、理血。诸穴配伍以达行气活血、疏肝泄热解毒之功。

急性附睾炎

急性附睾炎为附睾的非特异性感染,是阴囊内最常见的感染性疾病。患者常出现睾丸疼痛,并向腹股沟放射,有明显的下坠感觉,并伴有高热、恶心、呕吐等症状,同时睾丸肿大、压痛非常明显,阴囊皮肤红肿。

1. 隔姜灸

■ 取穴:三阴交、阳池。

■ 操作:先予三阴交穴刺血,刺血量约3 ml,再予阳池穴隔姜灸五壮。取新鲜姜片,其上用针刺数孔,再将备好的圆锥形艾炷置于其上,点燃施灸。以患者局部有温热感而无灼痛为宜,局部红晕而不起疱为度,共灸20 min。每日1次,治疗1周。

2. 温和灸

■ 取穴:根旁、囊中、阴中(均阿是穴)。

■ 操作:取艾条灸囊中(阴囊前正中线的中点处)、阴中(囊中与会阴穴连线的中点处)、根旁(阴茎根部两侧旁开1寸处),共30 min。每日1次,7次为1个疗程。

3. 按语

(1)本病归属于中医学"子痈"的范畴,多为外感邪毒,湿热结聚,下注于肾,气血瘀滞引起。临床观察发现,采用中医内外合治,对本病有较好治疗效果。

(2)艾灸可清热解毒,活血通络。多局部取阿是穴,配合有泄热功能的穴位如阳池、曲池。

附睾淤积症

附睾淤积症是输精管结扎后出现的远期并发症,以输精管结扎术后出现双侧附睾明显增大、张力增高,或扪及小结节及触痛为主要临床特征。

1. 温和灸

■ 取穴:气海、关元、血海、肾俞、阿是穴。

■ 操作:用艾条燃着后置于所灸穴位上3～5 cm的距离施灸,以局部皮肤温热红晕而不起疱为度,每次15～30 min。每日1次。

2. 按语

本病需用大艾重灸,艾灸可增强局部组织的营养代谢,有利于附睾淤结的消除;并能促进炎症局部吸收,从而缓解了附睾睾丸的疼痛。

痔疮

痔疮是一种位于肛门部位的常见疾病。按发生部位的不同分为内痔、外痔、混合痔。主要表现为便血，便血的性质可为无痛、间歇性、便后鲜血，便时滴血或手纸上带血，便秘、饮酒或进食刺激性食物后加重。内痔无疼痛仅有坠胀感，可出血，发展至脱垂，合并血栓形成、嵌顿、感染时才出现疼痛。外痔平时无特殊症状，发生血栓及炎症时可有肿胀、疼痛。混合痔，表现为内痔和外痔的症状同时存在，可出现疼痛不适、瘙痒。

1.隔葱白灸

■ 取穴：神阙。

■ 操作：用盐填满患者肚脐，再取 1 片 0.5 cm 厚的葱白覆盖在盐上，点燃艾条灸脐部神阙直至腹部发热酸胀。

2.温和灸

■ 取穴：会阳、长强、承山；湿热下注加阳溪，脾虚气陷加百会，气滞血瘀加血海穴，风伤肠络加足三里穴。

■ 操作：将艾条一端点燃，对准腧穴，距皮肤 2.5～3.0 cm 施灸，至局部皮肤发红有温热感但无灼痛为度，一般每穴灸 5 min。并配合穴位按压，每次每穴按压 5 min。每日 1 次。

3.温灸器灸

■ 取穴：长强、龈交。

■ 操作：嘱患者坐位，常规消毒后，医者一手提上嘴唇，固定唇系带，另一手用三棱针刺破上唇系带。然后，嘱患者俯卧位，常规消毒，用毫针针刺长强穴，得气后留针 30 分。留针期间，将温灸盒置于骶尾部，取艾条点燃后插入艾灸盒，每次 30 min，隔日 1 次，5 次为 1 个疗程，治疗 3 个疗程。

4.天灸

■ 取穴：支沟、二白、承山、大肠俞、天枢。

■ 药泥制备：取巴豆（去皮）、斑蝥（去头、足、翅），等份混合，蜂蜜加热至沸，冷却后取适量将上述混合药拌成能成形的泥状，涂于医用胶布上。

■ 操作：先取身体一侧以上穴位，分别用生姜片擦红，再将药膏贴上。6 h 后去掉药膏。各穴位上可有红斑或水疱形成，应做保护，令其自然愈合。隔 5 日在对侧穴位贴敷治疗，6 次为 1 个疗程。

5.温针灸

■ 取穴：关元、血海、会阳、秩边、承山、飞扬。

■ 操作：穴位局部常规消毒，根据患者胖瘦选择不同规格不锈钢毫针针刺，行平补平泻法，捻转得气后，在针柄上套置一段 2 cm 长的艾段，将艾段点燃，待热感消失后起针，每日 1 次，9 次为一疗程，疗程间休息 2 天，共治疗两个疗程。

6.热敏灸

■ 取穴：长强、腰俞、天枢、关元。

■ 操作：嘱患者术后用九华膏纱条换药（主要成分有滑石粉、硼砂、川贝母、冰片、朱砂）。换药后取点燃的纯艾条在上述容易出现热敏化的腧穴和病痛部位进行探查，并施灸时间为 20 min。每日 1 次。

7.按语

（1）艾灸可利用温热及药物的作用，通过经络传导，以温经通络、调和气血、消肿散结。

（2）长强、龈交、秩边为治疗痔疮的特效穴。

直肠脱垂

直肠壁部分或全层向下移位，称为直肠脱垂，主要临床症状为有肿物自肛门脱出。初发时肿物较小，排便时脱出，便后自行复位。以后肿物脱出渐频，体积增大，便后需用手托回肛门内，伴有排便不尽和下坠感。最后在咳嗽、用力甚至站立时亦可脱出。随着脱垂加重，引起不同程度的肛门失禁，常有黏液流出，可导致肛周皮肤湿疹、瘙痒。因直肠排空困难，常出现便秘，大便次数增多，呈羊粪样。

1.温和灸

■ 取穴：百会、神阙、承山。

■ 操作：一手拇、示、中三指如持笔写字状拿灸用纯艾条使艾条与穴位局部皮肤成 45°角，将艾条点燃端对准穴位施灸（点燃端与穴位处皮肤的距离约 1 寸），以患者自觉穴位局部温热、医者视之泛红但不致烫伤为度，每次每穴 15～20 min。每日 1 次，15 次 1 个疗程。

2.隔姜灸

■ 取穴：神阙。

■ 操作：神阙隔姜艾绒灸，每次灸 5～7 壮。每日 1 次，10 日为 1 个疗程，治疗后嘱患者禁水 30 min。

3.温灸器灸

■ 取穴：关元。

■操作：将点燃的艾条插入灸架中，火头对准关元穴，距离以患者感觉温热舒适、略有灼热感为度。如灸条温度有所下降，将艾条缓慢向下移动以保持局部温热持续性刺激，每次60～120 min。每日2次，5次为1个疗程，治疗4个疗程。

4. 温针灸

■取穴：气海、关元、肾俞等。

■操作：予百会及长强两穴行针刺治疗，于气海、关元、肾俞穴行温针灸治疗，于神阙行隔盐灸治疗，每次15 min。每周5次，连续治疗2周。

5. 热敏灸

■取穴：百会、长强、足三里、气海、三阴交。

■操作：自术后第2天开始进行热敏灸治疗，选取上述容易出现热敏化的腧穴进行探查，再分别以回旋、雀啄、循经往返、温和灸施灸。每日1次。

6. 药蒸汽熏灸

■取穴：百会。

■操作：用清艾条采用温和悬灸法，灸百会至皮肤潮热为度；后行中药熏洗，取五倍子10 g，荷叶15 g，加水至1 000 ml，煮沸后将药液倒入盆中，置于适度高度椅子上，患者平坐器皿上减少腹压，利用热气熏蒸肛门，待药液至温热时再坐浴盆5 min左右。每日早晚各1次，2周为1个疗程。

7. 按语

（1）治疗期间应注意多食蔬菜，防止便秘并养成良好的如厕习惯，忌久蹲厕所。宜经常做提肛运动，以增加肛门括约肌的功能。

（2）多选用百会、关元、气海、神阙等益气固脱的腧穴，以升阳举陷，使脱出的直肠回纳。

肛门湿疹

肛门湿疹是一种常见的非传染性皮肤病，病变多局限于肛门周围皮肤以肛门部皮肤起丘疹、瘙痒、渗液等为主要表现的疾病。

1. 艾炷灸

■取穴：阿是穴。

■操作：患者采用蹲位或坐位，将艾绒于苦参、防风按6∶1∶1比例制成艾炷，然后置于隔热小杯中，小杯放于塑料桶内，塑料桶放于坐便器或坐便椅上，对准肛门，艾炷距肛门距离10～15 cm施灸，以皮肤能耐受为度，每次15 min。每日1次。

2. 隔蒜灸

■取穴：阿是穴。

■操作：将大蒜切成厚0.3 cm的薄片，艾绒捏成直径1 cm左右的艾炷，将艾炷放在蒜片上，置于皮损处，点燃施灸，至患者感觉灼痛时稍停片刻移至另一位置，勿令起疱，每次灸3壮。隔日1次。

3. 按语

（1）本病若早期诊断治疗，一般预后良好。若转为慢性者，病程一般较长，常延久不愈，反复发作。

（2）肛门湿疹主要是脏腑功能失调导致湿热内聚，风、湿、热邪相搏，阻隔气血运行，侵袭肌肤所致，灸法有较好疗效。

冻疮

冻疮常见于冬季，由于气候寒冷引起的局部皮肤反复红斑、肿胀性损害，严重者可出现水疱、溃疡，病程缓慢，气候转暖后自愈，易复发。患者常伴有肢体末端皮肤发凉、肢端发绀、多汗等表现。皮损好发于手指、手背、面部、耳郭、足趾、足缘、足跟等处，常两侧分布。

1. 隔姜灸

■取穴：阿是穴。

■操作：在三伏天的初伏时节，将鲜姜切成直径2～3 cm、厚0.3～0.5 cm的薄片，中间针刺数孔。然后，将姜片放在冬天生过冻疮的部位，艾绒搓成圆锥形的艾炷（约半个橄榄大小），将艾炷放在姜片上点燃施灸，当艾炷燃尽再易炷施灸，每个部位灸2壮，以皮肤红润而不起疱为度。每日1次，10次为1个疗程，治疗2～3个疗程。

2. 温和灸

■取穴：合谷、外关、后溪及冻疮好发部位之阿是。

■操作：取纯艾条（规格：直径1.8 cm，长1 cm）点燃后置于穴位上方5 cm左右灸治，以感觉温热舒适、灸至皮肤潮红为度。每日1次，5次为1个疗程，治疗2个疗程。

3. 热敏灸

■取穴：热敏点（上肢热敏点在腕背横纹至肘横纹部阳面探寻，下肢热敏点在外踝尖至腓骨头间探寻，双耳部在耳后探寻）。

■操作：艾条在上述部位施灸，探查热敏点，分别施以回旋灸、雀啄灸、循经往返灸和温和灸。直至透热、扩热甚至感传现象消失。隔日1次,连续治疗1周后可休息2日再继续治疗;第2～4周,每周2次治疗。

4. 壮医药线点灸

■ 取穴:中脘、肺俞、手三里、血海、神门、足三里、梅花(壮医特定穴,于冻疮疮面取之);平素气血虚弱加灸脾俞、胃俞、食背穴(壮医特定穴,在手掌背部第二掌指关节中点),畏寒肢冷加灸肾俞、命门。

■ 操作:所有穴位均每穴点灸1～3壮。轻者每日1次,重者每日2次,5日为1个疗程,治疗2个疗程。

5. 按语

(1) 夏季三伏时节人体阳气最为旺盛,全身经络最为畅通,皮肤毛孔最为疏松,为治疗本病较适宜的时间。

(2) 多取局部阿是穴,配合行血益肺的血海、肺俞、足三里等穴。

静脉曲张

静脉曲张是指由于血液淤滞、静脉管壁薄弱等因素,导致静脉迂曲、扩张。临床表现主要为下肢浅静脉蜿蜒扩张迂曲,症状重者可出现肿胀、皮肤色素沉着、皮肤和皮下组织硬结,甚至出现湿疹和溃疡。

1. 温和灸

■ 取穴:足三里、三阴交。

■ 操作:取艾条每次每穴灸10～20 min。每日1次,10日为1个疗程。

2. 隔姜温针灸

■ 取穴:关元、肝俞、肾俞;气血亏虚加足三里,肾精亏虚加太溪、肾俞,肝郁气滞加太冲、肝俞。

■ 操作:患者仰卧位,关元穴施隔姜温针灸,每次灸3壮。中间向外切开一缺口,并套置于针身贴近穴位皮肤,用长3 cm清艾条插于针柄,靠近针根部点燃。然后,患者俯卧位,取肝俞、肾俞等,常规针刺后留针20 min,每10 min行捻转补法1次。每周5次,15次为1个疗程。

3. 温针灸

■ 取穴:水道、足五里。

■ 操作:常规消毒,用1.5寸毫针直刺1寸,行提插补法于水道穴至针感向会阴部放射,行提插泻法于足五里穴至针感遍及大腿内侧上部和会阴部。然后,截取2 cm艾炷置于针柄上施灸共30 min。每日1次。

4. 按语

(1) 中医学认为,本病因经久站立负重,或先天禀赋不耐,外来损伤、寒湿侵犯,以致经脉不和、气血流行失畅,阻滞经脉,脉络失于通畅,痹阻不通而形成。

(2) 艾灸治疗有助于局部病变的恢复和炎症的消退,患者亦感觉舒适,是临床行之有效的好方法。

第十五章
妇科疾病

功能失调性子宫出血

功能失调子宫出血是一种常见的妇科疾病,属于异常子宫出血范畴,简称"功血",是由于神经内分泌功能失调引起的子宫异常出血。可分为无排卵性功血和排卵性功血两类,临床表现为月经紊乱、月经过多、子宫异常出血,出血过多或时间过长可引起贫血、全身衰弱等表现。

1. 隔姜灸

■ 取穴:关元。

■ 操作:取艾绒 50 g,捏紧呈金字塔状。取鲜姜片,直径较艾炷大约 3 cm,中间用针刺数孔备用。将备好的鲜姜片放于关元穴上,再将艾炷置于姜片中点燃,灸至患者皮肤感到灼痛、灸处皮肤红润为度。每日 1 次,治疗 3 次。

2. 温和灸

■ 取穴:隐白、太溪、三阴交、关元、气海、子宫。

■ 操作:使用艾条灸,方式为悬起灸的温和灸,在施灸时将艾条点燃,对准腧穴部位,距皮肤 2～3 cm 进行熏烤,使患者局部有温热感而无灼痛为宜。艾灸时依据从上到下的顺序进行,一般每处灸 10 min 左右,以皮肤出现红晕为度。每日 1 次。

3. 隔姜艾条灸

■ 取穴:神阙、隐白。

■ 操作:将鲜姜切成厚约 0.3 cm 的薄片,贴于神阙及双侧隐白上,点燃艾条行隔姜灸,以患者自觉温热为宜,每穴 30 min。每日 1 次或 2 次,7 次为 1 个疗程。止血后,第 2 个月再隔日灸疗 1 个疗程以巩固疗效。

4. 温针灸

■ 取穴:关元、隐白、足三里、三阴交。

■ 操作:用毫针针刺上述穴位,针用平补平泻手法,留针 30 min。隐白用温针灸,灸 2 壮。每日 1 次,10 次为 1 个疗程,每疗程间隔 3 日。

5. 按语

(1)治疗期间应注意调节情志,避免过度精神刺激,重视饮食调养,勿过食辛辣、生冷食品,注意经期卫生,出血期间避免重体力劳动,必要时卧床休息。

(2)隐白是治疗崩漏的经验穴位,故取脾之井穴隐白以健脾益气;关元为足三阴、冲任之会,灸关元可以起到暖宫温肾、调摄冲任的作用。任脉为阴脉之海,总统一身之阴经,故取之穴位以滋肾阴,调冲任、益精血。余根据其症状辨证选取腧穴进行配伍。

痛经

女性行经前后或行经期间,出现下腹部及腰骶部剧烈疼痛,并随着月经周期发作,称为"痛经"。可分为原发性痛经和继发性痛经,前者指生殖器官无明显器质性病变的痛经,后者指盆腔器质性疾病所引起的痛经。

1. 隔姜灸

■ 取穴:神阙、关元。

■操作：将盐填于神阙中，使之与脐平，上置姜片（直径约 3 cm，厚 0.2～0.3 cm），放置艾炷（直径约 2 cm，高约 2.5 cm）点燃施灸。再将姜片放于关元，上置艾炷点燃施灸。当艾炷燃尽后，易炷再灸，直至规定壮数（轻度 4 壮，中度 6 壮，重度 8 壮）。患者月经来潮前 5 日左右开始治疗，每日 1 次，至月经来潮时停止，1 个月经周期为 1 个疗程，治疗 3 个疗程。

2. 温和灸

■取穴：次髎、神阙、中极、归来、三阴交。

■药饼制备：取吴茱萸 2 g，肉桂 4 g，细辛 2 g，当归 4 g，没药 3 g，艾叶 4 g，延胡索 4 g，白芥子 3 g 制成粉剂，然后将药粉用鲜姜汁、香油调成药膏，做成直径 2 cm 的圆锥状药饼，再将药饼粘在医用通气胶带（5 cm×5 cm）中央。

■操作：托起医用通气胶带和药饼贴敷于所选穴位上，轻轻按揉铺平固定，采用温和灸法治疗。将艾条的一端点燃，对准贴药的穴位，距皮肤 2～3 cm 处进行熏烤，使患者局部有温热感而无灼痛为宜，每穴灸 5～7 min。先灸次髎，再灸神阙、中极、归来，后灸三阴交。患者于月经来潮前 7 日开始治疗，每日 1 次，经期停灸，治疗 6 个月经周期。

3. 温灸器灸

■取穴：神阙、天枢、中极、水分、水道、气海。

■操作：选用设计定制的艾箱（箱长 24 cm、宽 18 cm、高 14 cm，上有揭盖，内有金属网），将艾条（成分有艾叶、桂枝、高良姜、丹参、香附等）折断长约 4 cm 艾段，点燃艾条两端后均匀放入艾箱内，盖上艾箱盖；充分暴露患者下腹部，以关元穴为中心，将艾箱竖向置于患者下腹部，使神阙、天枢、中极、水分、水道、气海均在艾箱熏灸的范围之内；最后用大毛巾覆盖在艾箱上。每次灸 30 min，或者直到艾条燃尽为止。每日 1 次，5 日为 1 个疗程，每疗程间隔 2 日，月经期停止治疗，治疗 12 个疗程。

4. 铺灸

■取穴：小腹部、腰骶部穴位。

■药泥制备：根据寒凝血瘀症状，取川芎 10 g，附子 5 g，肉桂 10 g，干姜 10 g，当归 10 g，五灵脂 10 g，丁香 5 g，月季 10 g，延胡索 10 g，陈艾 10 g，共研末，与天然蜂蜡、火山矿物泥、电气石粉等按比例混合后制备。

■操作：将药泥用微波炉加热使其熔化，待稍冷却后（冷却温度为患者能耐受的最高温度）涂敷于患

者的小腹、腰骶部（两个部位可以分开进行），厚 1～2 cm。并用保鲜膜缠绕覆盖以保持温度。当患者感觉不到热度的时候即可取下。患者于月经来潮前 2 日开始治疗，每日 1 次，直至月经来潮后第 1 日止。治疗 3 个月经周期为 1 个疗程。

5. 温针灸

■取穴：神阙、关元、三阴交；气滞血瘀加次髎、血海，寒湿凝滞加阴陵泉、地机，气血虚弱加足三里、气海。

■操作：患者取仰卧位，暴露相关穴位，直刺关元、双侧三阴交 1.0～1.5 寸，快速进针，快速捻转，待平稳后均匀运针 1 min，后于针柄上放置 2.5 cm 艾条并点燃，以患者能耐受为度，每次每穴 3 壮，然后按照上述手法将辨证分型穴位进行温针灸。艾灸神阙时所燃烧艾条一般距离患者皮肤 2～3 cm，以皮肤出现温热感但尚未感受到疼痛为宜，每次 30 min。第 1 个月于痛经第 1 日开始治疗，第 2 个月于月经潮前 3 日开始治疗，每日 1 次，3 日为 1 个疗程，治疗 4 个月经周期。

6. 按语

（1）原发性痛经归属于中医学"经行腹痛"的范畴，病因病机不外因实"不通则痛"和因虚"不荣则痛"。不通则痛其病机多因寒凝胞脉、气血瘀滞，故治疗重在"温""通"。艾灸所用材料是艾叶，其可温通经脉、调理气血、温暖胞宫。

（2）隔药灸多选温通经脉、活血化瘀的中药，如附子、当归、红花、吴茱萸、细辛、延胡索等。

（3）取穴以腹部中极、神阙、关元、归来、天枢，腰骶部腧穴次髎为主；再根据证型辨证取穴。

闭经

闭经是月经的缺失或异常中断，为常见的妇产科疾病。根据既往有无月经来潮将闭经分为原发性和继发性两种。原发性闭经是指女性年龄超过 14 岁而无月经及第二性征发育，或年龄超过 16 岁，虽有第二性征发育，但无月经。继发性闭经为曾有月经，但现停经时间超过 6 个月，或大于等于原 3 个月经周期时间。

1. 隔姜灸

■取穴：关元。

■操作：将鲜生姜切成 0.3 cm 厚姜片，在其上用

针点刺一些小孔，以便热力传导。把姜片置于关元穴后，上置适量艾炷，点燃施灸，以局部觉热、潮红为度，每次3～5壮。每日1次，连续治疗10日。

2. 温和灸

■ 取穴：关元、气海、归来；肾虚明显加三阴交，血虚明显加足三里，血瘀明显加太冲。

■ 操作：患者取仰卧位，取上穴进行温和灸，血寒明显重用艾条，每次每穴10～15 min。每日1次，10次为1个疗程，如出现明显不适，停灸1～2日待症状消失后再继续施灸。

3. 温针灸

■ 取穴：天枢、血海、关元、子宫、三阴交、水道。

■ 操作：治疗前排空小便，取仰卧位，选定穴位，皮肤消毒，采用1.5寸毫针直刺，用中等刺激，得气后施补法。在水道、关元、天枢、子宫穴的针柄上套上2.5 cm长的艾条，点燃艾条施灸，艾条距皮肤约4 cm，每穴灸2壮，留针时间30 min。每日1次，10日为1个疗程，每疗程间隔5日。如治疗期间月经复潮则停止针灸，定于月经周期的第20日开始下一疗程。3个月经周期为一总疗程。

4. 按语

选穴常用脾经、胃经、任脉上穴位，因"脾胃为后天之本"，故选脾经；胃经穴位可补脾益气、化生气血；任脉穴位可调补血海、补阴助阳。诸穴相配，能调理气血，促进月经恢复正常。

子宫脱垂

子宫脱垂是妇科常见病和多发病，是指女性的子宫顺着阴道向下脱落，甚至全都脱离了阴道口。患者的子宫颈处会超过坐骨棘水平，有时候子宫甚至会全都脱离阴道口。其发生主要源于盆腔支持结构的损伤，包括肌肉、神经等。

1. 温和灸

（1）方法一

■ 取穴：百会、气海、关元、子宫、足三里。

■ 操作：嘱患者排空尿液，取仰卧位，暴露施灸部位。医者点燃长艾条一端，对准穴位部位，距皮肤3 cm左右施灸，以局部皮肤潮红为度，每次20 min。每日1次，治疗4周，经期停灸。

（2）方法二

■ 取穴：关元、中极、子宫、气冲、脾俞、胃俞、气海、足三里、三阴交。

■ 操作：点燃艾条一端，在穴位上离皮肤1 cm左右温和灸，以局部红晕发热为度。先灸胸腹关元、中极、子宫、气冲，后灸背腰部脾俞、胃俞、气海俞，再沿第12胸椎至尾椎脊柱中线及两旁的膀胱经内侧循行线，来回温和灸2～3遍，最后温和灸足三里穴和三阴交穴。每穴0.5 min左右，以发红晕为度。每日1次，10次为1个疗程，每疗程间隔2日。

2. 温针灸

（1）方法一

■ 取穴：百会、气海、三阴交、足三里。

■ 操作：患者仰卧位，行毫针刺法，百会采用平刺法进针，气海、三阴交、足三里等穴采用直刺进针。针刺得气后，小腹和阴道有抽紧感，行提插和捻转补法，留针15 min。然后，在针尾固定中等大小艾炷，施灸30 min。每日1次，7日为1个疗程。

（2）方法二

■ 取穴：百会、关元、气海、中极、足三里、三阴交。

■ 操作：患者仰卧位，行毫针刺法，百会穴平刺0.5寸；关元、气海、中极均直刺入2寸，腹部较肥胖者可刺入2.5～3.5寸，使针感向下腹会阴部放射；足三里取双侧，直刺入1.5寸；三阴交取双侧，直刺入1寸，所有穴位针刺得气后，行捻转补法。然后，在关元、气海、中极分别用2 cm的艾炷插在针柄端，形成一排，点燃艾炷，以患者下腹部有热感、局部皮肤发红为度，每次2壮。每日1次。治疗期间嘱咐患者卧床休息，禁止重体力劳动。

（3）方法三

■ 取穴：提托、子宫、百会。

■ 操作：患者仰卧位，常规消毒，用长6 cm毫针直刺提托穴约1寸后，倾斜针体斜向子宫穴刺入，向子宫穴透刺，入针2.5寸后，捻转得气。以患者感到子宫上提，腰部和阴部酸胀为度，同时令患者间断做提肛动作，留针20 min。然后，艾灸百会，以温热为度，时间15 min。隔日1次，10次为1个疗程。

3. 按语

（1）治疗期间可采用适当的方式进行锻炼，如凯格氏锻炼法等，以增强女性盆底肌肉收缩力和耐力，协助子宫复位，从而改善相应的各种临床症状。

（2）中医学认为，子宫脱垂多因中气不足，气虚下陷，无力胞系，或多产、难产导致肾气亏损，失于固摄等。治疗以补气升阳,补益肾气,提摄子宫为原则。穴位多取百会、气海、关元等穴,百会为督脉穴,是手足三阳、督脉之会,督脉总督一身之阳,取其可升阳固脱;气海补肾气,固冲任;关元为任脉之穴,又是任脉与足三阴经的交会穴,取关元能起到益气、固胞、调任之功。

子宫内膜异位症

子宫内膜异位症是指具有生长活性的子宫内膜组织出现在子宫内膜以外的异常部位,从而可引起痛经、不孕、月经不调、性交不适等多种临床症状。

1. 温和灸

(1) 方法一

■ 取穴:中极、关元、气海。

■ 操作:用艾条点燃后施温和灸,每穴 10 min。每日 1 次,5～7 次为 1 个疗程。

(2) 方法二

■ 取穴:次髎、肝俞、脾俞、肾俞、期门、章门、京门、子宫、气海、关元。

■ 操作:先灸腰背部穴位,将艾卷的一端点燃,对准以上穴位,距离皮肤 2～3 cm 处进行熏烤,使患者局部有温热感而无痛为宜,共灸 30 min。每日 1 次,10 次为 1 个疗程。

2. 热敏灸

■ 取穴:关元、中极、子宫、三阴交。

■ 操作:探查热敏穴后,再按回旋、雀啄、往返、温和灸四步法施灸。关元、子宫穴温和灸时,患者觉热感透至腹腔;中极穴温和灸时,患者觉热感透至腹腔内并扩散至整个腹部;三阴交穴温和灸时,部分患者的感传可直接到达腹部,如感传仍不能上至腹部,再取一支点燃的艾条放置感传所达部位的近心端点,进行温和灸,依次接力使感传到达腹部,最后将两支艾条分别固定于三阴交和腹部进行温和灸。于月经来潮前 1～2 日开始治疗,至行经后为止。每日 1 次,3 个月经周期为 1 个疗程。

3. 按语

(1) 中医治疗方法较多,艾灸疗法单独或联合其他治疗方法,有一定疗效,并且不干扰子宫内环境、不影响子宫内膜生长的作用。

(2) 中医学认为,子宫内膜异位症腹痛是任脉不调,瘀血阻滞,不通则痛。瘀阻的形式可因气滞、寒凝、血虚所致,选用气海、关元为主穴,采用温补法以补虚、补气、补血,温则散寒,温则活血通络,温则祛瘀止痛。

慢性子宫颈炎

慢性子宫颈炎多由急性子宫颈炎转变而来,病原体一般为葡萄球菌、链球菌、沙眼衣原体、淋球菌、厌氧菌等。临床多表现为白带增多,常刺激外阴引起外阴不适和瘙痒。本病波及膀胱,可出现尿路刺激症状。

1. 热流喷灸

■ 取穴:患部。

■ 药饼制备:取艾叶 50 g,黄芪、党参、当归、连翘、黄芩、大黄、丹皮、丹参、苦参、苍术、儿茶、五倍子各 10 g,珍珠粉 20 g,沉香 5 g,冰片 20 g。按比例研末加黏合剂制成饼状备用。

■ 操作:采用热流喷灸仪(安徽电子研究所研制)。先将药饼放入仪器中,选择温度 100℃,预热 20 min,选择适当风量(强、中、弱因人而异)。将暴露的患部,用苯扎溴铵棉球擦洗,再用干棉球擦净,然后手持喷枪,将枪口喷射出的热药流射向患部,持续 10 min 至患部湿润并略呈黄褐色。每日 1 次,6 日为 1 个疗程。

2. 按语

热流喷灸是中药与电子技术结合的新疗法,通过仪器产生的振荡脉冲气流使药物有效成分变成雾状,产生热药流,经枪口直接喷射于患部,使药物直达病所,既有药物作用又有理疗作用。

慢性盆腔炎

慢性盆腔炎是指女性内生殖器官及其周围结缔组织和盆腔腹膜发生的慢性炎症,患者常表现为不同程度的慢性腹痛,月经紊乱,白带增多,不孕,腰痛,伴有或不伴有慢性附件炎,是临床常见病,具有病程长、病情易反复等特点。

1. 压灸

■ 取穴:足三里、悬钟、关元、中脘。

■ 操作:用艾绒做成麦粒大小的圆锥形的艾炷,施灸上述穴位,快燃尽时,迅速将其按灭。灸后贴圆形医用胶布,每次治疗时间 45 min 左右。每 2 个月治疗 1 次,3 次为 1 疗程。

2. 隔药饼灸

■ 取穴：关元、中极、归来、子宫、肾俞、脾俞、关元俞、次髎。

■ 药饼制备：取鹿角霜、附子、肉桂等药物，按一定比例打粉后用黄酒、蜂蜜适量调制，并用模具加工成厚 0.7 cm、直径 3 cm 的圆饼。

■ 操作：用艾条段，每段用 95% 乙醇浸湿（保证艾灸时的火力）置药饼上，每次每穴灸 3 壮。每日 1 次，15 次为 1 个疗程，治疗 2 个疗程。

3. 温和灸

（1）方法一

■ 取穴：关元、中极、子宫、阴陵泉、足三里、三阴交。

■ 操作：将艾条的一端点燃，对准施灸部位。左右进行熏灸，使患者局部有温热感而无灼痛为度，每次每穴 5 min。于月经结束后开始治疗，每日 1 次，经期停灸，治疗 3 个月。

（2）方法二

■ 取穴：关元、气海、子宫、三阴、足三里。

■ 操作：取 1 支雷火针灸将其点燃，使灸条顶端保持红火，装在灸盒里。将灸盒放在施灸部位固定好，然后用毛巾盖好，毛巾厚度适宜，不宜过厚，否则火头会熄灭，每次灸 25 min。治疗结束后，取下灸盒，用干纱布擦拭施灸部位水分。每日 1 次，10 日为 1 个疗程，每疗程间隔 3 日，治疗 2 个疗程。

（3）方法三

■ 取穴：神阙至曲骨；配关元、气海、曲骨、归来。

■ 操作：取雷火针灸在两侧少腹部和神阙至曲骨处，分别来回施灸，每来回 10 次用手按揉 1 次，共计 5 min。配穴距离皮肤 1 cm 施灸，配合手按揉 1 次。每日 1 次，20 日为 1 个疗程，经期停用，治疗 2 个疗程。

4. 热敏灸

■ 取穴：关元、中极、腰俞、腰阳关。

■ 操作：探查热敏穴后，依次进行回旋、雀啄循经和温和灸，灸至上述灸感消失即完成 1 次热敏灸疗，一般约 20 min。每日 1 次。

5. 壮医药线点灸

■ 取穴：三阴交、气海、石门、中极、关元、下关元、子宫、阿是穴、肾俞。

■ 操作：用苎麻线经活血化瘀功能的中药炮制后点燃，直接点灸上述穴位。每日 1 次，7 日为 1 个疗程，治疗 3 个疗程。

6. 按语

（1）本病病机主要以气滞血瘀、寒湿凝滞、湿热蕴结为标，以脾肾气虚、肾阳虚及阴血亏虚为本。在治法上应温补肾阳、活血化瘀、散寒（清热）祛湿、行气止痛。

（2）通过艾条对腹部、腰骶部及四肢相应穴位进行刺激，能加快血液循环，改善组织营养状态，以促进炎症吸收。

多囊卵巢综合征

多囊卵巢综合征是生育年龄妇女常见的一种复杂的内分泌及代谢异常所致的疾病。功能性高雄激素血症、高胰岛素血症、持续不排卵和胰岛素拮抗，是最常见的原因。

1. 温和灸

（1）方法一

■ 取穴：神阙。

■ 操作：采用艾条直接灸神阙 1 次，以皮肤感温热舒适能耐受为度，每次 30 min。于月经周期第 10 日开始治疗，连灸 7 日。

（2）方法二

■ 取穴：阴陵泉、肾俞、丰隆、三阴交、气海、太溪、子宫、太冲、关元。

■ 操作：采用雷火针灸在距离腧穴 3 cm 施灸，每次每穴 5 min。每日 1 次，月经来潮期、血崩期、高血压期禁灸。

2. 隔药饼灸

■ 取穴：第 1 阶段：月经干净后至排卵期前（月经来潮前 26~18 日），为卵泡的快速发育阶段，关元、气海、子宫、足三里、肾俞、膏肓、公孙、列缺；第 2 阶段：排卵期前后（月经来潮前 19~10 日），合谷、太冲、血海、三阴交、膈俞；第 3 阶段：排卵后至经行前（月经来潮前约 10 日内），关元、气海、行间、三阴交。

■ 药饼制备：第 1 阶段：淫羊藿 15 g、补骨脂 12 g、肉苁蓉 15 g、生地黄 10 g、熟地黄 10 g、山茱萸 6 g、山药 15 g、当归 20 g、龟板 12 g、鳖甲 12 g、赤芍 12 g、丹参 20 g、女贞子 20 g、旱莲草 20 g，制成药饼；第 2 阶段：淫羊藿 15 g、补骨脂 12 g、肉苁蓉 15 g、乌药 6 g、川楝子 3 g、柴胡 3 g、川芎 15 g、桃仁 6 g、当归

20 g、桂枝 12 g、芍药 15 g，制成药饼；第 3 阶段：补骨脂 15 g、肉桂 10 g、附子 6 g、鹿角胶 12 g、菟丝子 12 g、杜仲 15 g、香附 15 g、柴胡 3 g、当归 6 g、苏木 12 g，制成药饼。

■ 操作：施隔药饼灸，每次 30 min。每日 1 次，1 个月为 1 个疗程，治疗 2～6 个疗程。行经期如患者寒凝血瘀证候，可选用艾灸三阴交、神阙穴，如无此症状可暂时停止治疗。

3. 百笑灸

■ 取穴：三阴交、阴陵泉、肾俞、脾俞、次髎。

■ 操作：施灸时，取医用胶布将灸筒固定在应灸部位的中央，拔开灸盖，安装好灸炷，点燃后扣合在灸筒上，调节出气孔大小及灸盖高度，使施灸温度达到令皮肤有明显温热感为佳，灸 20 min。每日 1 次，10 次 1 个疗程。

4. 按语

艾灸治疗本病时多以任脉、肾、脾、胃经穴和背部膀胱经之背俞穴为主，诸穴合用可健脾强肾、疏肝理气、活血调经，可使肾精固、脾气健、痰湿得除，经至如期而至。

卵巢功能早衰

卵巢功能早衰主要是指女性在 40 岁之前发生卵巢功能的衰退，临床表现为原发性闭经或者继发性闭经，并伴有不同程度的绝经综合征，包括性欲低下、阴道干涩、不孕、潮热多汗、失眠多梦等。

1. 艾炷灸

■ 取穴：肾俞、脾俞、气海、足三里。

■ 操作：艾灸上述穴位，隔日 1 次，10 次为 1 个疗程，每疗程间隔 2～3 日，治疗 3 个疗程。

2. 艾条灸

■ 取穴：足三里、三阴交。

■ 操作：上述穴位每次各灸 3 壮。隔日 1 次，10 次后停灸 1 周，再继续艾灸，共艾灸 3 个月。

3. 热敏灸

■ 取穴：关元、子宫、中极、血海、三阴交。

■ 操作：施行回旋灸和温和灸，探查热敏穴，再选择 1～3 个最敏感穴位给予灸疗。隔日 1 次，3 个月为 1 个疗程，治疗 2 个疗程。

4. 按语

(1) 该病由肾虚、脾虚、血瘀、痰湿、肝郁等综合因素所致，治疗以补肾填精、益气健脾、活血化瘀、祛痰化湿、疏肝理气为法较为多见。

(2) 艾灸子宫、中极、关元可调节月经，提高卵巢对性腺素的反应。

不孕症

不孕症是指婚后同居，有正常性生活，未避孕达 2 年以上而未能怀孕者。根据婚后是否受过孕又可分为原发性不孕和继发性不孕。原发性不孕指从未妊娠过；继发性不孕指曾有过妊娠，以后 2 年以上未避孕而未再妊娠。

1. 隔药饼灸

■ 取穴：神阙。

■ 药饼制备：取熟附子、五灵脂、肉桂、白芷、川椒、冰片，研细末，制成药饼。

■ 操作：给予隔药灸脐法，每周 1 次，7 次为 1 个疗程，治疗 3 个疗程。

2. 温和灸

■ 取穴：三阴交、子宫旁（中极旁开 1.5 寸）、关元、足三里、血海。

■ 操作：点燃艾条，距离腧穴部位皮肤 3 cm 左右施行温和灸，患者感受到艾灸产生的局部透热或扩热、传热等，特别是腹部要有温热感向里传递，保持足够的热度，一般每穴治疗 15～20 min。每日 1 次。

3. 隔药液灸

■ 取穴：腰阳关、命门、关元、中极、气海、子宫、卵巢。

■ 药油制备：将巴戟天、淫羊藿、附子、菟丝子、王不留行各 20 g 粉碎成绿豆大小颗粒，放入 200 ml 芝麻油浸泡 24 h，再以文火缓慢加热，直至药材焦黄，待温度降至 60℃ 时加入研碎的冰片 5 g，过滤装瓶。

■ 操作：先让患者取俯卧位将适量药油涂搽于施灸背部，配以擦法至患者皮肤发热，将艾灸架放置艾条于上述穴位，随时调整距离，以温热为宜，时间 30 min。再让患者取仰卧位，同样操作方法作用于腹部，时间 30 min。每日 1 次。

4. 热敏灸

(1) 方法一

■ 取穴：关元、中极、子宫、腰阳关、次髎；配三阴交、阴陵泉。

■ 操作：探查热敏穴后，依次采用回旋灸、雀啄灸、循经往返灸和温和灸,直至透热或感传现象消失为一次施灸剂量。月经第 5 日开始施灸,每日 1 次,每个月经周期连续灸 10~15 次为 1 个疗程,治疗 3 个疗程。

（2）方法二

■取穴：中极、关元、曲骨、子宫、三阴交。

■操作：探查热敏穴后,分别在每个热敏穴上实施温和灸,直至热敏点现象消失。每日 1 次。

5. 随身灸

■取穴：① 三阴交、关元、子宫、血海；② 膈俞、足三里、肾俞、太冲。

■操作：两组穴位交替进行。将艾灸条切成 2~3 cm 的小段,点燃艾段固定在随身灸的支架上,盖上灸盒盖,旋转调温盖,调节温度。将艾灸盒放入随身灸保温套中,用绑带将灸盒固定在所选穴位上。每次每穴约灸 30 min,以皮肤潮红为度。每日 1 次,连续 5 日,休息 3 日,月经期间停止艾灸。1 个月经周期为 1 个疗程。

6. 按语

现代研究认为,艾灸可以调整和改善下丘脑-垂体-卵巢性腺轴的功能状态,通过整体调和脏腑功能,推动人体的各项激素水平趋于正常,可以有效治疗不孕。

妊娠剧吐

妊娠剧吐是在妊娠早期出现的一种病理现象,多见于年轻的初孕妇,往往与患者的精神紧张、情绪不稳定有一定的关系。主要表现为妊娠后出现持续性频繁而剧烈的恶心、呕吐、头晕、厌食,甚则食入即吐,可以导致酸中毒、电解质紊乱,严重时须终止妊娠。

1. 隔姜灸

■取穴：内关。

■操作：将前臂放一平坦处,用 75% 乙醇反复涂擦内关穴,以皮肤发红,触之有温热感为宜。将姜片切成直径 2~3 cm、厚 0.2~0.3 cm 的薄片,中间以针刺数孔,然后将姜片置于内关,再将艾炷放在姜片上点燃施灸 20 min。每日 1 次。

2. 艾条灸

■取穴：中脘、内关、足三里。

■操作：嘱患者取仰卧位,双手掌向上,双臂伸直,双腿平伸。医者先按压足三里、内关各 3~5 min,

再取长 3 cm 的艾段,点燃后放入火龙罐（艾灸器）内分别置于穴位上灸,使局部有温热感为宜,每穴灸 20 min。每日 1 次,5 日为 1 个疗程。

3. 温针灸

■取穴：中脘、内关、足三里、阴陵泉。

■操作：常规消毒,毫针刺得气后留针,在针尾放入一小段艾绒,留针艾灸 10~15 min。每日 2 次,治疗 1 周。

4. 按语

现代研究认为,妇女妊娠期间,血液绒毛膜促性腺激素水平升高,容易导致患者发生呕吐、恶心等症状。艾灸可调理脾胃,有效缓解呕吐恶心症状,多取中脘、内关、足三里。

胎位不正

胎位不正是指妊娠 30 周后,胎儿在子宫体内的位置不正,如臀位、横位、斜位等。如不积极治疗,会给孕妇分娩造成困难,甚至危及孕妇和新生儿的健康。

1. 温和灸

■取穴：至阴。

■操作：孕妇排空小便,取仰卧位,双手自然放松,双膝屈曲,腹壁松弛。医者在双侧至阴施温和灸,以孕妇感觉至阴处温热但不灼痛为度,艾灸 30 min。每日 2 次,两次治疗间隔 6 h 以上,5 次为 1 个疗程。每治疗 1 个疗程后复查,如 3 个疗程仍未治愈停止治疗,每次艾灸前后均监测胎心、胎动等情况,灸后嘱孕妇休息 1~2 h,定期复查 B 超。

2. 按语

（1）针灸对矫正异常胎位有独特功效,尤其是艾灸至阴穴转胎疗效确切、痛苦小、经济适用,且无任何副作用,优于其他矫正方法。

（2）现代医学证明,灸至阴可兴奋垂体-肾上腺皮质系统,肾上腺皮质激素分泌增多,子宫活动增强,胎儿活动加剧,有助于胎位的自转而达到纠正胎位的目的。

药流后出血

药物流产后的阴道出血时间一般在 10 日~2 周,表现为出血一天比一天少。如果出血减少后又增多或者一点都不减少或逐渐增多,都是异常表现,多为不全流产、流产后感染及凝血功能障碍等引起。

1．温和灸

■ 取穴：隐白、大敦。

■ 操作：两侧依次行温和灸，左右各1 h，共2 h。每日1次，连续艾灸5日。

2．隔姜灸

■ 取穴：关元、足三里、三阴交、气海。

■ 操作：用鲜生姜切成0.15 cm厚的薄片，中间用针刺数孔，食醋浸泡15 min后取出，用消毒纱布擦干，置于需灸穴位的皮肤上，将艾炷置于生姜片上灸之，每穴3壮，待患者感到灼痛时即更换艾炷。每次选1～3个穴位，每次15～20 min，来回交替轮灸。隔日1次，7日为1个疗程，治疗2个疗程。

3．按语

本病归属于中医学"坠胎""产后恶露不尽"的范畴。研究表明，艾灸不仅对药流后的出血疗效明显，而且对其导致的下腹痛及恶心呕吐等副作用亦有很好的缓解效果。

乳汁不足

乳汁不足是指产后哺乳期内产妇乳汁甚少或无乳者，是产妇常见问题。多发生在产后第2、第3日至半个月内，也可发生在整个哺乳期。

1．温和灸

（1）方法一

■ 取穴：膻中、乳根。

■ 操作：将点燃的艾条一端对准穴位，距离皮肤3～5 cm上下移动进行熏烤，使局部有温热而无灼痛，一般每处灸5～7 min至皮肤红晕为度。每日1次，共艾灸1～2周。

（2）方法二

■ 取穴：中脘、足三里、三阴交、血海、少泽、神阙。

■ 操作：将上述穴位按照从上到下的顺序每穴艾灸5 min，连续1周。

2．隔姜艾条灸

■ 取穴：足三里。

■ 操作：取厚0.3 cm、直1 cm干姜片贴于直径3 cm大小的胶布上，再将姜片对准穴位贴压固定。白天揉压4次，晚上揉压2次，每次揉压2～3 min后施灸5～10 min，上、下午各行1次。

3．温灸器灸

■ 取穴：膻中、乳根。

■ 操作：用无烟艾灸温灸膻中、乳根，行雀啄灸法。每日1次，5次为1个疗程。

4．按语

（1）产妇缺乳、少乳，主要与气血亏虚、肝气郁滞有关，而通过艾灸治疗可通经下乳，疏通经络，调理脏腑，活血祛瘀，调和气血。

（2）乳根、膻中可健脾化湿，属于治疗产后乳少的近部取穴。远部选取中脘、足三里、三阴交可补气健脾，调理后天之本以滋先天，血海、少泽调和气血，神阙补气升阳。诸穴合用，起到通经下乳、调和气血之功。

围绝经期综合征

围绝经期综合征是指妇女绝经前后由于性激素减少所致的一系列躯体及精神心理症状，主要表现为睡眠障碍、月经紊乱、心境变化、注意力不集中、健忘等。

1．温和灸

（1）方法一

■ 取穴：神阙、三阴交。

■ 操作：采用温和灸，手持5 cm长的艾条点燃后在三阴交，距离皮肤2～3 cm处艾灸，另放置一个艾灸盒于神阙穴上，每次艾灸30 min。隔日1次，15次为1个疗程。

（2）方法二

■ 取穴：关元、三阴交。

■ 操作：采用温和灸，每穴艾灸15 min。隔日1次，1个月为1个疗程，治疗3个疗程。

2．隔附子饼灸

■ 取穴：神阙、足三里。

■ 操作：施以隔附子饼灸，每周治疗5次，20次为1个疗程。

3．按语

绝经期前后肾气渐衰，天癸将竭，冲任亏损，精血不足，导致阴阳平衡失调、脏腑功能紊乱而发生围绝经期综合征。灸法对于本病的治疗，根本在于补肾生精。以任脉为主选穴，调理冲任，有温补肾中阴阳之效。

绝经后骨质疏松症

绝经后骨质疏松症是由于绝经后卵巢功能衰退，

雌激素水平降低,成骨与破骨之间的动态平衡破坏,使骨吸收亢进,骨丢失,导致骨量减少,骨组织显微结构退化,以致骨的脆性增高及骨折的危险性增加的一种全身性骨病。

1. 隔附子饼灸

■ 取穴:命门、肾俞。

■ 药饼制备:取炮附子粉、适量饴糖和黄酒调配成直径约 2 cm、厚 0.3～0.5 cm 的圆形药饼,中间均匀戳 5～6 个火柴棒粗细样小孔。

■ 操作:将直径约 2 cm、长约 4 cm 艾条点燃后放入自制艾灸器内,悬置于附子饼上方约 1 cm 处,艾灸过程中需不断将艾灰去掉,以保持艾灸与附子饼的距离及火候,每次灸 20～30 min,以所灸部位皮肤泛红而不灼伤为度,共灸 7 次。

2. 温和灸

■ 取穴:涌泉、足三里。

■ 操作:选用艾条在距离患者皮肤 1 cm 处进行温和灸,以穴位温暖舒适为宜,每次每穴 10 min。每日 1 次,10 次为 1 个疗程,每疗程间隔 5 日,治疗 6 个疗程。

3. 铺灸

■ 取穴:大椎至腰俞。

■ 操作:患者俯卧位,暴露背部,督灸所取部位是沿督脉循行自大椎穴至腰俞穴,常规消毒,将适量鲜姜汁沿施灸部位涂擦,在脊柱正中线铺上中药粉(主要由附子、肉桂、吴茱萸、川芎、菟丝子等药物组成)2.5 g,并在大椎穴至腰俞穴之间铺上长条形桑皮纸,在纸上再铺敷 2.5 cm 宽、5 cm 厚的姜泥(新鲜生姜 750 g 洗净晾干切成小块,用粉碎机打成碎末后,适当去汁制成湿度适宜的姜泥)。然后在姜泥上铺成橄榄形的艾炷一条呈叠瓦状拼接,点燃头、身、尾,让其自然燃烧。待艾炷燃尽后,移去姜泥及艾灰,用温热湿毛巾轻轻揩净背部,结束灸疗。灸后局部皮肤红润,4～6 h 后慢慢起少许水疱如珍珠状,若水疱较小,待其自然吸收;若有大水疱,可用消毒针引流水疱液,揩干后,涂以碘伏,隔日涂抹 1 次,直至皮肤愈合。酉时(17:00～19:00)为患者督灸,每个月施督灸 4 次,平均 1 周进行 1 次,每次治疗 2 h。1 个月为 1 个疗程,治疗 3 个疗程。

4. 按语

(1)艾灸能够促进钙磷代谢,使钙磷乘积高峰显著升高,促进钙盐沉积。

(2)督脉为阳脉之海,统摄诸阳,可激发脏腑功能。

第十六章
儿科疾病

新生儿破伤风

新生儿破伤风是由破伤风杆菌引起的一种急性感染性疾病，临床上以全身肌肉强制性痉挛、牙关紧闭为特征。一般在出生后 4～7 日发病，俗称"四六风""七日风""脐风"。

1. 温和灸

■ 取穴：百会、行间、涌泉。

■ 操作：选用艾条在距离患者皮肤 1 cm 处进行温和灸，以穴位温暖舒适为宜，每穴灸 10 min，每日 1 次。10 次为 1 个疗程。

2. 按语

本病隐发期症状较急，艾灸的治疗作用主要是解痉，早期应用可以延缓病情的发展，为抢救工作赢得时间，从而降低病死率。

脑积水

脑积水是由于颅脑疾患使得脑脊液分泌过多或（和）循环、吸收障碍而致颅内脑脊液量增加，脑室系统扩大或（和）蛛网膜下腔扩大的一种疾病，通常以脑脊液循环通路梗阻和吸收不良较为多见，而分泌过多者较为少见。

1. 艾条灸

■ 取穴：腹部的膻中、中脘、下脘、神阙、关元、气海、天枢、水道等任脉与胃经穴位，背部的命门、脾俞、胃俞、三焦俞、肾俞等督脉与膀胱经穴位，四肢的足三里、三阴交、阴陵泉、血海等胃经与脾经穴位。

■ 操作：一般用温热灸，每次选取背腹部各 3～5 穴，用清艾条行悬起灸，每穴约 5 min，共 30 min，以患儿能耐受为宜。灸前少量饮水，灸后注意敷盖保暖、避风寒。每周 2 次，与针刺交替进行；4 周为 1 个疗程，每疗程间隔 10 日，治疗半年。

2. 隔药饼灸

■ 取穴：百会。

■ 药饼制备：根据病情辨证处方，取活血化瘀、温化痰湿的中药研成粉末，用水调成厚约 0.2 cm、周长 30 cm 的药饼。

■ 操作：用脑病熏灸帽，中药隔热熏灸头部。将药饼置于头顶百会穴，点燃两节长 5.5 cm 的艾段置于熏灸帽内，盖上盖，将帽子戴在患儿头上，系好固定带，用棉布固定好，以防漏气。每日 1 次，每疗程 20 日。

3. 按语

艾灸治疗温肾补脾通经，以后天补先天，使先天之精得以充实，在健脑利水的同时缓慢改善体质，使脑积水和脑损伤症状得到有效控制和纠正。取穴以脾胃经腧穴及头部腧穴为主。

婴幼儿腹泻

婴幼儿腹泻是婴幼儿常见病、多发病之一，临床主要表现为大便次数增多、排稀便等。如治疗得当，效果良好，但不及时治疗而发生严重的水、电解质紊乱时可危及小儿生命。

1. 雀啄灸

■ 取穴：中脘、天枢、足三里。

■ 操作：用艾条一支点燃施灸，右手持艾条，左手示、中二指轻放穴位旁，用雀啄手法为主，一上一下移动，以局部皮肤红晕及医者手指有温热感为度。每日1次，5日为1个疗程。

2. 温和灸

■ 取穴：止泻（外踝之下赤白肉际处）。

■ 操作：手持点燃的艾条采用温和灸法，双侧穴位交替进行，以局部皮肤潮红及医者手指感到温热且能忍受为度，每次每侧穴位灸10～15 min。每日2～3次，5日为1个疗程。

3. 隔盐灸

■ 取穴：神阙。

■ 操作：用食盐填平脐部，上置艾炷施灸（艾炷高约1 cm，炷底直径约1 cm），灸至局部皮肤红晕和湿润，或者微微汗出而止，每次3～5壮。每日1次，3次为1个疗程。

4. 隔姜灸

■ 取穴：神阙。

■ 操作：先取直径约5 cm的新鲜生姜1块，切片约0.5 cm厚，用针刺数孔，置于神阙穴上，尽可能遮盖神阙穴。再将艾绒捏成三角形如玉米粒大小，置于生姜之上，以火点燃。待艾炷燃烧将尽，局部皮肤有灼热感时，去其艾炷再换。连灸3～5壮，使神阙周围皮肤潮红，按之有灼热时即可。每日1～2次，10日为1个疗程。

5. 按语

（1）灸法治疗本病当以调理脾胃功能、温健脾阳为主，可达到温阳止泻的作用。

（2）多取脾胃经腧穴及神阙。

（3）儿童皮肤娇嫩，在灸疗过程中注意避免温度过高，灼伤皮肤。

婴幼儿鞘膜积液

婴幼儿鞘膜积液表现为阴囊或精索部位囊性肿物，一般无不适感，大小可有很大差异，多数为卵圆形。先天性鞘膜积液在平卧时，挤压积液可以使之逐渐缩小甚至完全消失；多数为单侧性，阴囊皮肤正常，张力较大，可透光。如鞘膜张力不大，比较柔软，可能

为继发性鞘膜积液，应警惕睾丸、附睾存在病变。

1. 雀啄灸

■ 取穴：关元、气海、大巨、归来、曲泉、筑宾、三阴交、大敦。

■ 操作：患者仰卧位，根据穴位适当调整体位。医者手持点燃的艾条，以雀啄灸方法上下移动艾条，每穴灸至皮肤潮红为度。每日1次，20日为1个疗程，每疗程间隔5日。

2. 温和灸

■ 取穴：关元、气海、大巨、归来。

■ 操作：患者仰卧位，医者手持点燃的艾条，对准穴位处，离皮肤约1寸处灸至局部皮肤红晕为度，每次每穴10 min。每日1次，10日为1个疗程，治疗2个疗程。

3. 按语

（1）治疗期间应注意要合理喂养，按时添加辅食，不要挤压肿大的积液，保持孩子的大小便通畅，尽量避免哭闹。

（2）灸关元、气海以补元气，增强体质，二穴合用壮阳气，使各组织功能健全，鼓舞运化而促进积液吸收，辅以大巨、归来以加强疗效。4穴为艾灸治疗的主穴，余穴皆通过辨证选取。

小儿遗尿

小儿遗尿是指小儿5岁以后睡中自遗、醒后方觉的不随意排尿，临床上以病情顽固、反复发作为特点，给患者带来很大痛苦。小儿遗尿以原发性占大多数，尤以夜间遗尿最常见，男孩多见。夜间遗尿者约有半数每晚尿床，甚至每晚遗尿2～3次，白天过度活动、兴奋、疲劳或躯体疾病后往往遗尿次数增多，日间遗尿较少见。患儿常伴夜惊、梦游、多动或其他行为障碍。

1. 雀啄灸

■ 取穴：关元、中极、长强、膀胱俞、肾俞、三阴交。

■ 操作：将艾条一端点燃，对准腧穴部位进行雀啄灸，每次每穴5 min，以局部皮肤潮红为度。隔日1次，连续3次休息2日，9次为1个疗程，每疗程间隔2日。

2. 温和灸

■ 取穴：关元、中极、气海、肾俞、命门。

■ 操作：将艾条一端点燃，对准腧穴进行温灸法，

以灸至皮肤潮红为度。每日1次,5次为1个疗程。

3. 隔姜灸

■ 取穴：关元、中极、照海、百会、列缺。

■ 操作：取厚0.5 cm、直径约3 cm的鲜姜片,用针穿刺数孔,放在施灸的穴位上,将艾炷(艾炷高约1 cm,炷底直径约1 cm)放置于姜片上,点燃施灸。艾炷燃尽后,易炷再灸,一般灸3～5壮,灸至局部皮肤红晕和湿润。每日1次,10次为1个疗程。

4. 温和灸

■ 取穴：脾俞、肾俞。

■ 操作：点燃艾条,置于艾灸盒中固定,将艾灸盒中心对准穴位,以皮肤温热为度,每次20 min。每日1次,3次为1个疗程,每疗程间隔4日,治疗3个疗程。

5. 按语

中医学将小儿遗尿分为肾气不足、脾肺气虚、肝经湿热等证型,关元、中极、长强、膀胱俞、脾俞、肾俞、命门等穴可滋阴固肾、补肾健脾,三阴交、气海可补气健脾、滋阴泄热,照海、百会、列缺可补肺健脾,临床上当依据辨证选取不同的腧穴配伍使用,以达补肾健脾滋阴清热之功。

小儿疝气

小儿疝气主要包括先天性的腹股沟疝和脐疝两种。腹股沟疝主要是由鞘状突未关闭所致,脐疝是由于脐环不能及时缩小闭合所致,多见于早产儿、低体重儿。

1. 隔盐灸

■ 取穴：神阙、关元。

■ 操作：用食盐平铺在穴位处,取艾炷(艾炷高约1 cm,炷底直径约1 cm)点燃施灸。艾炷燃尽后,易炷再灸,一般灸3～5壮。每日1次,10次为1个疗程。

2. 按语

(1) 避免哭闹、咳嗽、便秘等使腹内压增高的情况。

(2) 隔盐灸神阙、关元穴能使局部毛细血管扩张,促进血液循环,加快局部新陈代谢。

小儿脑瘫

小儿脑性瘫痪俗称脑瘫,是由于非进行性脑损伤所致的以姿势运动功能障碍为主的综合征,临床常伴有智力缺陷、癫痫、行为异常、精神障碍及视、听觉、语言障碍等症状。

1. 温和灸

■ 取穴：百会、四神聪。

■ 操作：将艾条的一端点燃,对准腧穴,距皮肤2～3 cm进行熏烤,以局部有温热感而无灼痛为宜,一般每处灸3～5 min。每日1次,20日为1个疗程。

2. 回旋灸

■ 取穴：百会、合谷、腰阳关、肝俞、肾俞、脾俞。

■ 操作：将点燃的艾条与施灸部位的皮肤保持3～4 cm的距离并在3～5 cm直径的范围内,向左右方向移动或反复旋转地施灸,以局部出现温热潮红为度,每次10～20 min。每日1次,20日为1个疗程。

3. 按语

(1) 艾灸施于穴位,其近红外辐射具有较高的穿透能力,可通过经络系统,更好地将能量送至病灶而起作用。艾灸治疗小儿脑瘫有较好的治疗效果,且简便安全。

(2) 艾灸治疗本病,主要以头部局部取穴,百会、四神聪可醒脑开窍、益智填髓;远部多取合谷、腰阳关、肝俞、肾俞、脾俞等穴可补益后天气血、营养骨髓。诸穴配伍,起到益智填髓、补益气血的功效。

儿童弱视

眼球无明显器质性病变,而单眼或双眼矫正视力仍达不到1.0者称为弱视,是一种严重危害儿童视功能的眼病。儿童弱视若不在早期及时治疗,也将可能发展成为低视力或盲症。

1. 雀啄灸

■ 取穴：足三里、四白、攒竹。

■ 操作：点燃艾条一端后,对准腧穴部位(距离皮肤约3 cm)进行雀啄灸,以局部潮红有温热感而无灼痛为度,每次每穴灸15 min。每日1次,7日为1个疗程,每疗程间隔3日,治疗18个疗程。

2. 按语

6岁前儿童视网膜发育不稳定,是治疗弱视最佳时机。艾灸治疗通过眼周穴位和远部穴位相配合,达到补养气血、调和气血的目的,可改善视觉衰弱。

儿童针眼

针眼是一种眼睑边缘(睫毛囊毛脂腺)或眼睑内(睑板腺)的急性化脓性炎症。一般发病较急,多生于一眼,亦有两眼同时发生的,易反复发作。以局部红肿、疼痛,出现硬结及黄色脓点为主要临床表现。

1. 壮医药线点灸

■ 取穴:二间、隐白、身柱、内关、合谷、曲池。

■ 药线制备:取生南星、生半夏、生川乌、生马钱子、大黄、苏木、乳香、红花、归尾、生草乌、没药、三棱、莪术、威灵仙、骨碎补、羌活、独活各 10 g,浸于 50% 乙醇 1 000 ml 中 30 日,滤过后加麝香 1 g。然后取苎麻浸于上述药酒中,一般须浸泡 8~15 日,然后密封保存,保持湿润,用时取出。

■ 操作:施药线点灸法,每日 1 次,5 日为 1 个疗程,治疗 3 个疗程。

2. 按语

对脾胃伏热型之反复发作的针眼行点灸治疗,能抑制细菌和肉芽组织的生长,促进局部细胞再生和恢复细胞功能而获得痊愈。

青少年痉挛性斜颈

青少年痉挛性斜颈是由于颈部肌群不自主地持续性或阵发性收缩而引起头颈部向一侧痉挛性倾斜及扭转的慢性局灶性肌张力障碍综合征,临床表现主要见以胸锁乳突肌、斜方肌为主的不自主收缩。

1. 温和灸

■ 取穴:风池、扶突、天容、大杼。

■ 操作:点燃艾条的一端,在腧穴部位距皮肤 2~3 cm 进行往返熏灸,以局部有温热和舒适感为度,施灸时间 15~20 min。每日 2 次,中间间隔 4~6 h 以上,5 日为 1 个疗程。

2. 隔姜灸

■ 取穴:关元、气海、神阙。

■ 操作:取 0.5 cm 厚、直径大约 3 cm 的鲜姜片,用针穿刺数孔,放在施灸的穴位上。将大艾炷(艾炷高约 1 cm,炷底直径约 1 cm)放置于姜片上,点燃施灸。艾炷燃尽后,易炷再灸,一般灸 3~5 壮。每日 1 次,7 日为 1 个疗程。

3. 按语

本病归属于中医学"痉证"的范畴。采用艾条温和灸痉挛的肌束,并重点灸胸乳突肌和斜方肌附近,可疏通经络,调和局部气血,使新血至而滋养皮肤,促使机体恢复正常的功能。

第十七章
五官科疾病

近视

近视眼是指看近物正常、望远处目标模糊不清的一种屈光不正的眼病。我国人口近视发生率约为33%，是世界平均水平的1.5倍。

1. 回旋灸

▪ 取穴：风池、翳风。

▪ 操作：手持艾条，距离患者皮肤2～3 cm的腧穴部位进行环形、竖向、横向悬着灸，每穴位各5 min。每日1次，7次为1个疗程。

2. 温和灸

▪ 取穴：攒竹、睛明、鱼腰、瞳子髎、四白。

▪ 操作：将艾条距离腧穴部位皮肤2～3 cm施灸，每次灸疗15～20 min。每日1次，20日为1个疗程，治疗2个疗程。

3. 按语

(1) 对于假性近视，也就是眼球结构并没有出现异常，采用艾灸治疗可松弛局部紧张的肌肉，并且有清肝、养血、明目的效果。

(2) 近视与肝肾不足、气血不充有关，也可取肝、肾经穴位。

(3) 治疗期间，应养成良好的用眼习惯，阅读和书写时保持端正的姿势，眼与书本应保持30 cm左右的距离，不在走路、乘车或卧床情况下看书。

干眼症

干眼症又称角结膜干燥症，是各种原因造成泪液减少，从而导致泪膜稳定性下降，引起眼部不适的疾病。其临床主要有眼疲劳、异物感、干涩感、眼胀感、眼痛感、畏光、眼红等症状，以眼疲劳、异物感、干涩感为特征。

1. 回旋灸

▪ 取穴：从眉棱骨水平线至眉棱骨水平线上二横指部分前额区域、睛明。

▪ 操作：艾条距离皮肤2～3 cm，从眉棱骨水平线至眉棱骨水平线上二横指部分前额区域均匀地来回进行回旋施灸，以局部皮肤潮红为度，一些体质较为敏感的患儿眼睛内可感到湿润，每次30 min。艾灸后先不要睁开眼睛，揉按睛明2 min后再缓缓睁开眼睛。每日1次，7日为1个疗程。

2. 雀啄灸

▪ 取穴：睛明、攒竹、翳风。

▪ 操作：将一端点燃的艾条，对准腧穴部位(距离皮肤约3 cm)进行雀啄灸，以局部皮肤潮红有温热感而无灼痛为宜。每日1次，7日为1个疗程。

3. 雷火针灸

▪ 取穴：睛明、攒竹。

▪ 操作：采用雷火针灸在腧穴部位距离皮肤2～3 cm悬灸，各灸10 min。每日1次，7日为1个疗程。

4. 按语

（1）艾灸眼周穴位，可以疏通经络、行气活血、开窍明目，从而达到调理眼部气血，缓解眼表损害程度，改善干眼患者眼部症状。

（2）取穴多以眼周穴位为主，艾灸攒竹、睛明、鱼腰、瞳子髎、四白等眼周穴位加强眼周气血流通。

（3）在环境干燥时，使用加湿器增加空气湿度。干眼症患者，平时可以佩戴硅胶眼罩、湿房镜或潜水镜以减少泪液蒸发；外出时要带上防护镜，以免眼睛遭到强光刺激。

睑腺炎

睑腺炎俗称麦粒肿，是一种眼睑腺体的急性、痛性、化脓性、结节性炎性病变。睫毛毛囊或其附属的皮脂腺或汗腺被感染者称外睑腺炎，睑板腺被感染者称内睑腺炎。病情轻者经数日后可自行消散，重者则痛剧成脓，脓出始愈。可发于任何年龄，但以青少年多见。

1. 直接灸

■ 取穴：患侧对侧后溪。

■ 操作：取艾绒做成麦粒大的艾炷后放在后溪穴处，左病灸右，右病灸左。在穴位上行直接灸，待艾炷燃尽再灸，连续3炷即为1次。一般患者1次即愈，反复发作患者两次可愈。

2. 温和灸

■ 取穴：神门；配大陵、太渊、孔最。

■ 操作：采用悬起灸法，以拇、示二指夹住艾条一端，另一端置于距穴位1～2 cm处施灸，以患者有温热微灼感、皮肤稍有红晕为度。先灸一侧主穴5～10 min迅速撤离（泻法施灸），配穴灸5 min，再以同法灸另一侧主、配穴。一般只灸1次，复发者同法灸第2次。

3. 按语

取穴以手少阴心经、手厥阴心包经及眼周穴位为主，神门为主穴，以泻心火；手厥阴心包经原穴大陵，可疏通心络，清心包热邪；手太阴肺经原穴太渊，可清肺理气，通脉疏经；孔最可解表清热驱邪；后溪为通督脉，可宁心安神、清热。

青光眼

青光眼是一组以特征性视神经萎缩和视野缺损为共同特征的疾病，病理性眼压增高是其主要危险因素。病情轻者可无自觉症状，或仅有一过性视物不清、头眼胀痛，经休息可缓解。患者可因情志刺激、疲劳等诱发头痛、眼痛、视物不清、虹视等，反复发作。急性发作者有突然剧烈头痛、眼痛，视力急骤下降，伴同侧鼻根酸痛、恶心呕吐等。青光眼是全球导致失明的第二大病因，仅次于白内障。

1. 冷灸法

■ 取穴：太阳、风池、印堂、鱼腰。

■ 操作：患者取坐位，每次取2穴。温度：第1疗程，灸温为−20～−5℃，每次20 min；第2、第3疗程灸温为−10～−5℃，每次30 min。从第2疗程起，肝火盛加光明或太冲，心火盛加内关，肾虚加肾俞。共治疗3个疗程。

2. 按语

（1）原发性青光眼的发病主要与肝有关，临床上以实证为多，风池疏肝利胆，太阳、鱼腰等眼周穴位活血清目。

（2）青光眼患者在艾灸治疗的同时，还要严格遵照医嘱使用眼药水或其他药物，注意饮食营养的均衡、戒烟戒酒，并进行辅助治疗，平时可以进行适当的眼部锻炼。

白内障

老年性白内障是指中老年开始发生的晶状体浑浊，随着年龄增加，患病率明显增高。主要症状为无痛性渐进性视力下降、视物不清等，严重者可出现失明。白内障是全球第一位致盲性眼病，全球盲人中因白内障致盲者约占40%，最常见老年性白内障，多发于50岁以上中老年人。

1. 壮医药线点灸

■ 取穴：印堂、攒竹、鱼腰、丝竹空。

■ 操作：施药线点灸法每穴3壮，每日1次，10日为1个疗程，每疗程间隔5日。

2. 雷火针灸

■ 取穴：睛明、四白、承泣、阳白、丝竹空。

■ 操作：艾条距离腧穴皮肤2～3 cm施灸，使眼部皮肤发热微红，每次30 min。每日1次，6日为1个疗程，治疗3～4个疗程。

3. 按语

灸法取穴以眼周穴位为主，患者平时尽量避免紫外线照射。

上睑下垂

上睑下垂是指上睑部分或全部不能提起所造成的下垂状态，即眼在向前方注视时上睑缘遮盖角膜上部超过0.2 cm。轻者上睑不遮盖瞳孔，只影响外观；重者上睑部分或全部遮盖瞳孔，妨碍视功能。国内文献报道其发病率为0.56%。

1. 隔姜灸

■ 取穴：阳白、丝竹空、四白、合谷。

■ 操作：取鲜姜切成厚0.3 cm的薄片，在中心处用针穿刺数孔，置于施灸的穴位上，上面放1寸长艾炷，点燃施灸，当患者感觉灼热时更换艾炷，每次每穴灸3壮，灸后避风寒。每日1次，10次为1个疗程。

2. 温和灸

■ 取穴：三阴交。

■ 操作：将艾条一端点燃，艾火距穴区2～3 cm行温和灸法，以皮肤潮红为度，一般5～10 min，可先灸一侧，再灸另一侧，也可两侧同时施灸。每日1次，6次为1个疗程，每疗程间隔2日，治疗3个疗程。

3. 按语

取穴以局部穴位与脾胃经穴位为主，眼周穴位可以祛风明目，合谷可疏风通络，三阴交具有健脾益气、通经活络之功。

急性结膜炎

急性结膜炎俗称"红眼病"，是由细菌或病毒感染引起的，好发于夏秋季，发病急，临床可见结膜充血、黏液性分泌物，患眼有异物感和灼热感。多见于儿童和青少年。

1. 温灸器灸

■ 取穴：眼部周围。

■ 药壳制备：取菊花5 g，核桃皮壳2对，装入500 ml的容器中，加入开水300 ml，盖好浸泡10 min备用。

■ 灸器制备：将大核桃破成半圆形核桃皮壳，作为施灸隔物；用铁丝制成眼镜框形，镜框外在鼻托处再固定一长铁丝，向前水平伸出，然后弯至双眼中央位置，成一个钓形，高约3 cm，长约2.5 cm，作为插艾卷段用之。然后用胶布将周围铁丝缠绕上，以防止烫伤。

■ 操作：患者坐位，灸前将浸泡好的核桃皮壳的半圆球面朝外，套在眼镜框圈内，再插上艾卷段约1 cm，点燃一端后，将眼镜腿挂在耳郭上施灸，每次灸2段。灸时以患眼区有温热感为宜，若感热烫时，可调节眼镜框与眼的距离。每日3次，7日为1个疗程。

2. 按语

(1) 取穴以眼周穴位为主，以疏通经络、驱散风热邪毒。

(2) 结膜炎可造成流行性感染，因此必须做好隔离和预防，防止交叉感染。严格消毒患者用过的洗脸用具、手帕毛巾等。

面神经麻痹

面神经麻痹是以面部表情肌群运动功能障碍为主要特征的一种常见病，起病突然，多在睡眠醒来时发现一侧面部肌肉呆滞、麻木、无力，不能皱眉、露齿，鼓腮漏气，口角歪斜，漱口流水，进餐时食物滞留齿颊之间，患侧额纹、鼻唇沟消失，眼睑闭合不全，伴或不伴患侧耳后、耳下及面部疼痛，还可出现患侧舌前2/3味觉减退或消失，听觉过敏等。本病可见于任何年龄及性别的人群，发病率为10～34/10万。

1. 隔姜灸

■ 取穴：阳白、丝竹空、四白、迎香、颊车、下关、地仓。

■ 操作：取鲜姜切成厚0.3 cm、直径3 cm的薄片，在中心处用针穿刺数孔，置于以上穴位，上面放底直径1 cm、高1 cm的艾炷，点燃施灸，当患者感觉灼热时，更换艾炷，每次每穴灸3壮，灸后避风寒。每日1次，10次为1个疗程。

2. 雷火针灸

■ 取穴：鱼腰、四白、迎香、颊车、下关。

■ 操作：点燃1支雷火针灸条，固定距离皮肤2～3 cm，先灸患侧眼部及面部穴位，用横向或纵向灸法均可，再灸健侧，以皮肤熏红熏热为度，每次每穴各灸5～10 min。每日1次，7次为1个疗程。

3. 隔药饼灸

■ 取穴：迎香、地仓、颊车。

■ 药饼制备：取白附子、肉桂、丁香、白芷、地龙、全蝎、蜈蚣、川乌、红花各等量，共研末。再用鲜姜汁调拌成软泥状，用时制作成直径3 cm、厚0.8 cm药饼备用。

■操作：将药饼置于患侧诸穴，安放约2 cm长的艾条段点燃，每穴灸2炷，以感觉局部温热为宜，每次灸20～30 min。每日1次，7日为1个疗程。

4. 按语

（1）艾灸可有效调节血管收缩功能、毛细血管通透性和循环血量，从而降低血管紧张度、改善局部微循环和淋巴循环、促进炎性渗出物吸收，有利于受损的面神经功能恢复。

（2）急性期减少户外活动，保持眼部清洁。可用眼罩盖住患眼或涂抹眼药膏，预防结膜及角膜感染，尽量减少用眼。

面肌痉挛

面肌痉挛亦称面肌抽搐，是指一侧面部肌肉间断性不自主阵挛性抽动或无痛性强直，常常单侧发病。通常局限于眼睑或颊部、口角，严重可波及整个半侧面部，甚至出现睁眼困难、面部变形等。多见于40～60岁中老年女性，为临床常见而较难治愈的疾病之一。

1. 隔姜灸

■取穴：患侧阳白、四白、地仓。

■操作：取新鲜生姜切成厚0.5 cm、直径约2 cm的薄片，中心用针穿刺数孔，上置艾炷（直径约1 cm，高1 cm的圆锥形），放在穴位上施灸，当患者感到灼痛时，可将姜片稍上提片刻后放下，再施灸，待艾炷燃尽，更换艾炷，每次每穴灸3壮。每日1次，7次为1个疗程。

2. 温和灸

■取穴：患侧翳风、下关、颊车、手三里、阳陵泉。

■操作：手持点燃艾条，距离皮肤2～3 cm翳风单点温和灸，患者自觉热感透至深部且扩散至整个面部，灸至感传消失为止。下关、颊车单点温和灸，患者自觉热感透至深部并扩散至整个面部，灸至感传完全消失；手三里、阳陵泉单点温和灸，部分患者的感传可直接到达面部，如感传仍不能上至面部，再取一支点燃的艾条旋转感传所达部位的近心端点，进行温和灸，依次接力使感传到达面部，最后将两支艾条分别固定于面部进行温和灸，灸至感传完全消失为止，每次30 min。每日1次，10次为1个疗程。

3. 雷火针灸

■取穴：患侧迎香、太阳、颊车、地仓。

■操作：先点燃灸药顶端，将灸药插入单孔温灸盒，距离灸盒底部2～3 cm，用大头针固定灸药，再将

灸盒对准应灸部位，部位取患侧迎香、太阳、颊车及地仓所围成的四边形，每间隔5～10 min吹掉药灰，保持红火，放置30 min，熏至皮肤发红。每日1次，10次为1个疗程。

4. 按语

灸法选穴选取面部穴位及阿是穴。患者平时注意保暖，避免情绪过度紧张、激动。

三叉神经痛

三叉神经是脑神经粗大的感觉运动混合神经，在面部分为眼支、上颌支、下颌支。三叉神经痛是神经系统的常见病，以三叉神经分布区内出现发作性短暂的如电击、刀割、烧灼样的剧烈疼痛为主症。多见于40岁以上人群。

1. 隔姜灸

■取穴：鱼腰、四白、下关。

■操作：取新鲜生姜沿纤维纵向切4～6片，厚0.2～0.5 cm，直径约3 cm，中间用三棱针穿刺数孔。眼支痛取鱼腰，上颌支痛取四白，下颌支痛取下关。姜片上放置长3 cm艾炷点燃，待患者有局部灼痛感时，提起姜片在其下面再放一片姜片，如此添加姜片直至艾炷燃尽，约15 min。每日2次，10日为1个疗程，治疗2个疗程。

2. 壮医药线点灸

■取穴：下关、攒竹、丝竹空、头维、太阳、鱼腰、翳风、听宫、地仓、合谷、阿是穴。

■操作：取2号壮医药线点灸，每日1次，7日为1个疗程，治疗1～2个疗程。

3. 按语

（1）艾灸善于治疗风寒外袭型三叉神经痛，采用"远近配穴"法，可疏风散寒、通络止痛。

（2）治疗期间，劳逸结合，保持轻松愉悦的心态；合理的饮食，适当运动，以增强体质。

过敏性鼻炎

过敏性鼻炎是由过敏原引起的鼻黏膜的变态反应性疾病，临床表现主要为阵发性喷嚏、清水样鼻涕、鼻塞和鼻痒，部分伴有嗅觉减退等。可发生于任何年龄，但以青年人较为常见。

1. 雷火针灸

■取穴：上星、素髎、印堂、迎香、前额部。

■ 操作：采用雷火针灸悬灸。上星至素髎，距离皮肤 2 cm，上下来回灸 10 次，用手平按施灸部位 1 次，共来回灸 60 次。灸印堂至左、右侧迎香，距离皮肤 2 cm，印堂至左、右迎香来回各灸 60 次，每灸 10 次用手掌平按施灸部位 1 次。灸前额部，距离皮肤 3 cm 横向左右来回灸整个前额部，共计 60 次。每灸 7 次后用手按揉施灸部位 1 次。每次施灸 25 min，每日 1 次，7 日为 1 个疗程，治疗 3 个疗程。

2. 壮医药线点灸

■ 取穴：大椎、肺俞、脾俞、风池、足三里、风门、膏肓、关元、印堂、膻中、大杼、胃俞、肾俞、迎香、气海。

■ 操作：取 3 号壮医药线点灸，应用梅花形灸法（即在穴位 1 cm 范围内呈梅花形）点灸 3 壮。每日 1 次，7 日为 1 个疗程，治疗 1～2 个疗程。

3. 按语

（1）通过艾灸可改善鼻甲部和鼻部的血液系统循环状态，恢复鼻腔组织的生理功能，进而起到疾病治疗的作用。本病应避免接触过敏原。

（2）取穴以局部穴位为主，印堂属于经外奇穴，处于督脉循行线之上，"经脉所过，主治所及"；迎香属于手阳明大肠经与手太阴肺经的交会穴，起到通鼻窍、疏风宣肺气的治疗作用。

流行性腮腺炎

流行性腮腺炎是病毒经呼吸道侵入而引起腮腺肿大的急性非化脓性传染病，潜伏期一般 14～25 日，平均 18 日，前驱症状可有中度发热、头痛、乏力、肌痛等；以腮腺肿胀为主要症状，少数并发脑膜炎、睾丸炎、卵巢炎等。全年均可发病，以冬春季节发病率最高，好发于儿童和青少年。

1. 灯心草灸

■ 取穴：患侧角孙。

■ 操作：取灯心草 1 根，拇、示二指捏持，以其前 1/3 蘸香油后点燃，对准角孙快速灸灼，以能耳闻到"叭"一爆粹声为佳，同时灯火亦随之熄灭。治疗 1 次不愈者 3 日后复灸，一般不超过 3 次。

2. 按语

（1）角孙是手少阳三焦经穴，又是手、足少阳之会穴，灯心草灸之可宣散三阳之邪，而达解表散风、清热解毒、消肿散结之功。也可用于急性扁桃体炎。

（2）流行性腮腺炎在急性期要注意卧床休息，给予流质饮食。

耳鸣、耳聋

耳鸣是指在周围环境中无相应声源和电（磁）刺激原情况下，患者自觉耳内或颅内有声音的一种主观感觉。耳聋是当听觉系统中的传音或（和）感音部分或（和）其各级中枢发生病变时，听功能出现的障碍，即发生不同程度的听力下降。耳鸣可伴有耳聋，耳聋亦可由耳鸣发展而来。

1. 隔药饼灸

■ 取穴：患侧听宫、听会、完骨。

■ 药饼制备：取石菖蒲、郁金、半夏、冰片按 2∶2∶1∶1 的比例称取，先将石菖蒲、郁金、半夏粉碎后过 80 目筛，取其细粉，再用研钵将称取好的冰片研细加入上述药粉和匀装瓶。然后，将生姜挤压取汁与上述药粉和匀搅拌成硬膏状，制成直径 4 cm、厚 0.15 cm 的药饼备用。

■ 操作：于穴位上放备用的药饼各 1 枚，再放置直径 2 cm 的小艾炷，点燃艾炷，使其充分燃烧，燃烧完毕后再更换 1 壮，每次每穴各灸 6 壮。每日 1 次，15 次为 1 个疗程，治疗 2 个疗程。

2. 苇管器灸

■ 取穴：患侧外耳道口。

■ 灸器制备：将长 5 cm、直径约 0.6 cm 的苇管一段，一端用刀片削成半个鸭嘴形。取菊花 10 g、柴胡 10 g，用细纱布包好，放入大口容器内，冲入沸水 100 ml，浸泡 30 min 后，再将削好的苇管放入细纱布包下面，浸泡 2 h 后即可使用。

■ 操作：将苇管口齐端对准患侧外耳道孔，周围用干棉花围住以固定苇管，在半鸭嘴形端（斜面朝上）上放置一黄豆粒大小的艾炷，用线香将艾炷点燃，燃尽为 1 壮，每次施灸 5～9 壮。每日 1 次，10 次为 1 个疗程，每疗程间隔 2 日，治疗 2 个疗程。

3. 按语

（1）取穴以局部取穴为主，以温经通络、活血化瘀。

（2）治疗期间应重视饮食、情志、起居等方面的调节，日常生活中做到适劳逸，慎喜怒，避房劳，重养生。

中耳炎

中耳炎分为分泌性中耳炎、急性化脓性中耳炎、慢性化脓性中耳炎。分泌性中耳炎是以中耳积液及听力下降为主要临床特征的中耳非化脓性炎症性疾病。急性化脓性中耳炎是中耳黏膜的急性化脓性炎症,病变部位主要在鼓室,中耳其他部位的黏膜仅有轻微的炎症反应。慢性化脓性中耳炎是中耳黏膜、黏鼓膜或深达骨质的慢性化脓性炎症,常与慢性乳突炎合并存在。

1. 温和灸

■ 取穴:患侧翳风、耳门、听宫、听会。

■ 操作:灸前先用消毒棉签拭净外耳道脓液,滴入过氧化氢溶液灌洗,并以消毒棉签拭净。再取艾条1支,燃着一端在距患侧穴位3 cm处重灸,至局部红润、有灼热感即止。灸后放置引流条,以便排脓。每日1次,至痊愈为止。

2. 雀啄灸

■ 取穴:患侧翳风、耳门、听宫。

■ 操作:患者坐位,在患者耳垂后方,下颌角与乳突之间凹陷中取翳风。灸前先用消毒棉签蘸消毒液将外耳道拭净,然后点燃艾条。在距患侧穴位约3 cm距离处行雀啄法熏灸,一直灸至穴周围皮肤潮红,一般1 min左右。每日1次,5次为1个疗程。

3. 苇管器灸

■ 取穴:患侧翳风、听会。

■ 操作:方法同"耳鸣、耳聋"。

4. 按语

(1)取穴以翳风为主配穴局部选穴,翳风既是局部穴位又是足少阳经穴位,可疏导少阳经气以清窍止鸣。

(2)因为中耳炎好发于婴幼儿,应注重增强孩子自身的免疫力。

慢性咽炎

慢性咽炎是常见的慢性病,为咽部黏膜、黏膜下及淋巴组织的弥漫性炎症。主要表现为咽部不适、有异物感、干痒、干咳及干呕等。

1. 隔药饼灸

(1)方法一

■ 取穴:肺俞、脾俞、肾俞、足三里。

■ 药饼制备:取白芥子、桂枝、黄芪、甘草,按4:2:2:1的比例混合并将其研成粉,过20目筛用。

再将上述药粉适量,用生姜汁调匀,制成直径0.15 cm、厚0.3 cm的药饼敷于胶布上备用。

■ 操作:将药饼贴于所选穴位上,点燃黄豆粒大小艾炷于上,每次每穴灸6壮。每日1次,7次为1个疗程,治疗2个疗程。

(2)方法二

■ 取穴:天突。

■ 药饼制备:取当归粉5 g用水或酒调和,制成厚约0.5 cm、直径约1 cm如硬币大小的药饼备用。

■ 操作:将药饼放置在天突(或患者咽部感觉不适的部位),点燃纯艾条,插入艾灸盒后放置在药饼上方,艾条距药饼约0.5 cm,灸30 min,若患者感觉灼热时拿开艾灸盒片刻。每日1次,10次为1疗程。

2. 按语

(1)取穴以局部穴及肺经穴位为主,配以滋阴养血功能穴位,本病因风、热、湿等邪而致脏腑亏损,虚火循足三阴经上炎,肺俞、脾俞、肾俞、足三里可滋阴降火,引火归原治本;天突为阴维、任脉之会,主治咽喉炎、扁桃体炎、喉咙疾病,为任脉上的重要穴位之一。

(2)治疗期间,应清淡饮食,减少烟酒及其他粉尘刺激,注意休息。

慢性喉炎

慢性喉炎是指喉部黏膜的慢性非特异性炎症,主要临床症状有声音嘶哑、喉部有异物感与灼烧感、痰液黏附等,多发于成人。

1. 隔姜饼灸

■ 取穴:涌泉。

■ 药物制备:取新鲜生姜末与5 g西瓜霜调和成糊状,制成直径3 cm、厚0.3 cm的药饼。

■ 操作:将艾绒制成直径2.0 cm的艾炷置于药饼上,点燃艾炷,使其燃烧,每次灸5壮。每日1次,每周治疗5次,连续治疗4周。

2. 按语

(1)取穴以涌泉为主,涌泉是肾经的起点,肾经向上联系着肾、膀胱,以及喉咙和舌,艾灸涌泉具有纳火、引火下行的功效。

(2)患者应按时休息,多喝水;不要吃过热的食物;口味清淡,不要太过于油腻,适当按摩喉部。

第十八章
皮肤科疾病

痤疮

痤疮是发生于毛囊皮脂腺的慢性皮肤病,尤其好发于青春期男女,故又有"青春痘"之称。本病好发于面部、胸口、后背等皮脂腺丰富的部位,临床表现以炎性丘疹、黑头粉刺和继发脓疱、结节、囊肿为特点。

1. 雀啄灸

■ 取穴:足三里。

■ 操作:点燃艾条1支,取双侧足三里,对准穴位施雀啄灸,灸至局部皮肤微红、深部组织发热为度,随时吹灰,保持火旺,每次30 min。治疗期嘱忌口。每日1次,7次为1个疗程。

2. 按语

(1)足三里可调整人体经气,调节阴阳,扶正祛邪,增加抵抗力,提高免疫力,从而达到治疗疾病的目的。

(2)选用温和的皮肤清洁剂(如弱碱性的香皂)清洗患处,每日2次。避免暴晒,避免摩擦或压迫皮肤,压迫可能导致皮脂腺皮脂排出受阻导致发生痤疮。

毛囊炎

毛囊炎是由金黄色葡萄球菌侵入毛囊所致的亚急性或慢性化脓性的毛囊和毛囊周围炎症。一般皮肤不清洁、搔抓或机体抵抗力降低时均可诱发,分为化脓性与非化脓性两种。毛囊炎初起为红色充实性丘疹,以后迅速发展成丘疹性脓疱,继而干燥、结痂,痂脱后不留痕迹。皮疹数目多,但不融合。自觉瘙痒或有轻度疼痛,一般没有全身症状。

1. 隔蒜灸

■ 取穴:溃疡面处。

■ 操作:取大蒜,切成厚0.5 cm蒜片,用针扎数孔置于疡面上,放上艾炷,如豆粒大小,灸5壮,不予敷药。隔日1次,痊愈为止。

2. 按语

(1)艾灸具有使炎症充血的毛细血管收缩、炎性渗出的蛋白质凝固,脓疱干涸结痂脱落的作用。

(2)患者要避免物理性刺激,饮食上要注意少吃酒类及酸、辣等刺激性食物。

额窦炎

额窦炎是指额窦的炎症,常见头痛,眼痛;严重时可见到患者的额部肿胀,头痛欲裂,临床上分为急性和慢性两种。急性额窦炎时前额周期性头痛,晨起开始,逐渐加重,中午最重,午后渐轻直至消失,次日又复如此,这种周期性、定时性头痛是其主要特征。

1. 隔姜灸

■ 取穴:攒竹、印堂。

■ 操作:取生姜片置于腧穴部位,将艾绒点燃,不时去除余灰,并及时添加艾绒,待自觉皮肤灼热不能耐受时,将姜片轻轻移去,涂抹制好的白芷粉,每次约需2 h以上,视姜片厚度而定,若姜片过薄、不耐久灸时,可更替使用。

2. 斑蝥灸

■ 取穴：印堂。

■ 药物制备：将斑蝥研成细末备用。取约 1 cm× 1 cm 见方的胶布,中央剪一直径约 0.6 cm 的圆孔。

■ 操作：取斑蝥粉 0.05～0.08 g 或少许,放在胶布孔中,外用胶布固定,患者不可随便取下。4～6 h 后局部出现无色透明的小水疱,24 h 后揭去胶布,在揭胶布时不可将水疱弄破,让水疱自然吸收结痂。3～5 日后,痂皮自行脱落而无任何瘢痕,6～7 日后可进行第 2 次治疗。8 次为 1 个疗程。

3. 按语

(1) 治疗期间,应平时注意鼻腔卫生,养成早晚洗鼻的良好卫生习惯。急性发作时,多加休息。卧室应明亮,保持室内空气流通。但要避免直接吹风及阳光直射。

(2) 印堂在督脉而近鼻部。艾灸此穴可激发经气,直达肺经,从而发挥人体气机的调节功能,起到了宣肺通鼻窍的治疗作用。

黄褐斑

黄褐斑俗称妊娠斑、蝴蝶斑,是以对称性发生于面部的淡褐色或深褐色色素斑,好发于鼻、额、颧、口周和面颊等处,多无自觉症状,皮损为淡褐色或深褐色色素沉着斑,边缘多清楚,表面光滑,无鳞屑,暴晒后色素可加深。

1. 温和灸

■ 取穴：百会、大椎、足三里、关元、神阙、三阴交。

■ 操作：将艾条点燃,固定在一定高度,对准腧穴部位进行悬灸,直到患者感到温热舒适,连续悬灸 15 min。每日 1 次,7 次为 1 个疗程。

2. 按语

(1) 取穴以足阳明胃经、足太阴脾经、任脉为主,可使血气充足,疏肝解郁,调补肝肾,调和气血,涵养肌肤,斑消症愈。

(2) 治疗期间应注意防晒,外出时做好可撑遮阳伞等措施。注意休息,避免熬夜精神紧张,有助于本病的恢复。

斑秃

斑秃是一种骤然发生的局限性斑片状的脱发性毛发病,民间俗称"鬼剃头"。其临床特点为病变处头皮正常,无炎症及自觉症状,常于无意中发现,头部有圆形或椭圆形脱发斑,秃发区边缘的头发较松,很易拔出,斑秃的病程经过缓慢,可持续数个月至数年。

1. 隔姜灸

■ 取穴：阿是穴。

■ 操作：切取厚约 0.2 cm 的生姜 1 片,在中心处用针穿刺数孔,上置蚕豆大的艾炷,放在脱发区上施灸,直到局部皮肤潮红为止,一般可灸 3～6 壮。每日 1 次,10 次为 1 个疗程,每疗程间隔 3 日。

2. 按语

(1) 中医学认为,发为血之余,本病主因血虚风燥、毛发失养而脱落。艾灸可改善局部末梢循环,起温经活血之功。

(2) 日常生活中,尽量保持作息规律,劳逸结合,睡眠充足,心情舒畅;注意合理膳食,保证营养充足均衡。

寻常疣

寻常疣是生长于体表的一种赘生物,又称"赘疣",俗称"瘊子"。本病多发生于手背、手指或头面部。患部赘生物初起小如黍米,大如黄豆,突出表面,其表面粗糙,状如花蕊,灰白或污黄色。疣的数目多少无定,一般无自觉症状,用力按压时略有痛感,碰伤或摩擦后易于出血。

1. 烟草灸

■ 取穴：疣体处。

■ 操作：先取一张硬纸板,根据疣体大小在其中间剪个洞,再将纸板盖在患处,只露出疣体,然后用点燃的香烟在疣体上熏灼,距离以最接近疣体而又无灼痛感为佳。多个疣体者,应先灸原发疣(即母疣,当原发疣治愈后,继发疣往往自行消退)。每日可灸 1～3 次。

2. 按语

(1) 灸治过程中疣体表面不断地被灼焦、脱落,如此反复,直至整个疣体干枯脱落,皮肤恢复正常。

(2) 避免对局部皮肤的刺激和摩擦,保持局部皮肤的清洁干燥。

跖疣

跖疣是常见的病毒性皮肤病,由乳头瘤空泡病毒引起,发生于足底的寻常疣。初起时为一帽针头大小的角质性丘疹,逐渐增大到黄豆大或更大,由于压迫形成淡黄或褐黄色胼胝样斑块,表面粗糙不平,中央微凹,边缘绕以稍高的角质环。如以小刀刮去表面角质层,则可见角质层与疣的环状交界线,中心可见点状出血。若有陈旧性血液渗出,则可呈紫黑色出血点。

1. 温和灸

▪ 取穴:阿是穴。

▪ 操作:以艾条灸阿是穴(疣体处),距离皮肤2~3 cm,刺激强度以患者耐受为度,每穴15 min,每日1次,连续4周1个疗程。

2. 隔蒜汁灸

▪ 取穴:疣体处。

▪ 操作:选取最大或最早出现的皮损,先在其表面涂抹适量大蒜汁,然后放置艾炷并点燃,待患者感觉烫而难忍时即除去换炷,共灸7壮。每周3次,4周为1个疗程。

3. 按语

(1) 艾灸治疗跖疣不仅作用于病灶局部,而且具有调整机体免疫功能作用,多取阿是穴。

(2) 避免对皮损摩擦和撞击;饮食宜清淡,忌食辛辣刺激、油腻、荤腥发物;避免交叉感染。

皮肤瘙痒症

皮肤瘙痒症是一种无原发皮损的慢性皮肤病,常表现患者自觉剧痒,无原发皮肤损害,发生部位不固定,可全身泛发,亦可局限一定部位。搔抓后可引发抓痕、丘疹、血痂、皮肤增厚及苔藓样改变。患者奇痒难忍,痛苦不堪,药物治疗效果不佳,或不稳定。

1. 温和灸

▪ 取穴:患处。

▪ 操作:将艾条点燃端对准瘙痒处(与皮肤的距离约1寸),以患者自觉局部温热、术者视之泛红但不致烫伤皮肤为度,每处施温和灸10~20 min。每日1次,15日为1个疗程。

2. 按语

(1) 艾灸能更有效地调节机体免疫机能,降低组胺、缓激肽等活性物质的释放,从而使皮疹消退、瘙痒消失,多取阿是穴。

(2) 治疗期间,应避免用搔抓、摩擦及热水烫洗等方法止痒。生活应规律,衣着松软,不要沐浴过勤。

避免饮酒、喝浓茶及辛辣刺激食品。精神紧张及情绪不安的患者应注意休息,适当改变不良的生活环境。

神经性皮炎

神经性皮炎是一种主要以局部瘙痒,皮肤增厚、皮沟加深和角形丘疹为特征的皮肤神经功能障碍性皮肤病。多发生在颈后部或其两侧、肘窝、腘窝、前臂、大腿、小腿及腰骶部等。常成片出现,呈三角形或多角形的平顶丘疹,皮肤增厚,皮脊突起,皮沟加深,形似苔藓。呈淡红或淡褐色。剧烈瘙痒是其主要的症状。

1. 隔蒜汁灸

▪ 取穴:患处。

▪ 操作:将艾绒捏成火柴头大小若干粒,皮损局部涂以大蒜汁,把艾炷放在被涂有蒜汁的皮肤上。每炷间距1.5 cm,随即点燃,让其燃烧净后,扫去艾灰,覆盖消毒敷料即可。每10日1次,1个月为1个疗程。

2. 回旋灸

▪ 取穴:患处。

▪ 操作:将艾条点燃端对准患处(与皮肤的距离约1 cm),以患者自觉局部温热、术者视之泛红但不致烫伤皮肤为度,每处施回旋灸10~20 min。每日1次,10日为1个疗程。

3. 隔药饼灸

▪ 取穴:阿是穴(皮损处)。

▪ 药物制备:取硫黄300 g,朱砂30 g。先将硫黄放入铜锅内熔化,再放入朱砂末,用桃枝和匀,用小勺子迅速浇入冷水中,每颗灸药片约纽扣大小即可。再取芝麻油2 000 g放入铁锅内炼至滴水成珠,下铅粉1 200 g搅匀冷却成膏,摊涂在5 cm×5 cm大小的牛皮纸上备用。

▪ 操作:常规消毒,用2%的利多卡因适量局麻,再取一颗灸药片放在穴位上,用火点燃,使皮肤焦黑为度,然后外贴灸疮膏,每日更换1次,1个月为1个疗程。

4. 按语

(1) 灸法在治疗本病所起的作用,不只是温补,还起到解热抗炎,引热外出的作用,多取阿是穴。

(2) 患者要保持乐观,避免情绪紧张、焦虑、激动,生活有规律,注意劳逸结合。

脂溢性皮炎

脂溢性皮炎是发生在头、面、胸背部或会阴部等皮脂溢出部位的一种红斑性皮疹,有油腻性鳞屑,可伴有不同程度瘙痒。重者表现为油腻性鳞屑性地图状斑片,可伴渗出和厚痂。

1. 温和灸

■ 取穴:风门、肺俞。

■ 操作:将艾条的一端点燃,对准腧穴部位,距离皮肤 2～3 cm 进行熏烤,使患者感觉局部有温热感为宜,每穴灸 10～15 min。每日 1 次,连续 7 日或 3 日灸 1 次,连灸 7 次。

2. 按语

(1) 取穴多以"祛风补肺"穴位为主,风门穴可祛风解表,肺俞穴补益肺气。

(2) 治疗期间应生活规律,睡眠充足,调节饮食,多吃蔬菜,限制多脂及多糖饮食,忌饮酒及辛辣刺激性食物,避免过度精神紧张。

银屑病

银屑病又称牛皮癣,是一种常见的慢性炎症性皮肤病,基本损害为红色丘疹或斑块,上覆多层银白色鳞屑。发病初期为淡红色点状丘疹,逐渐扩大蔓及全身,其上覆盖白屑,搔后屑落基底面出血,具有顽固性和复发性的特点。

1. 隔蒜灸

■ 取穴:患处。

■ 操作:将大蒜(独头大蒜较好)切成厚 0.2 cm 的蒜片,用棉签扎上小孔,上置大艾炷,点燃后在皮损部位施灸,先灸皮损较重处或始发部位,渐次延及全身。每次选 3～5 处进行施灸,治疗过程中要忍痛(可采用拍打附近皮肤的方法),灸至局部出现轻微的小水疱,治疗后第 2 日局部出现明显的水疱为度。每周 2 次,1 个月为 1 个疗程,每疗程间隔 1 周,连续灸 6 个疗程。

2. 按语

(1) 灸热的不断渗入,可加强皮肤局部血液循环,使毛孔扩大,表皮舒张,改善皮肤微循环,调节皮下神经,消退皮损,并达到止痒之功,取穴多取阿是穴。

(2) 多吃易消化的高热量、高蛋白质、高维生素饮食,多饮水;不要饮酒、浓茶、咖啡等;禁食辛辣食

物;及时更换床单,保持床铺清洁无渣屑,减少对皮肤的刺激。

白癜风

白癜风是一种原发性的局限性或泛发性的皮肤色素脱失症,以皮肤颜色减退、变白、境界清楚、无自觉症状为临床特征。皮损表现为局部色素脱失斑,呈乳白色斑点或斑片,境界清楚,边缘褐色,皮损内毛发可变白,但无皮肤萎缩、硬化及脱屑等变化,无自觉症状。

1. 温和灸

■ 取穴:阿是穴、足三里。

■ 操作:点燃艾条一端,距皮肤 0.5～1 寸处采用温和悬灸法,病灶多且散在分布可分批灸治,每次时间 30 min,灸至皮肤变深红或接近患者正常肤色为佳。每日 1 次,4 周为 1 个疗程,治疗 3 个月。

2. 热敏灸

■ 取穴:合谷、曲池、足三里、阳陵泉、血海。

■ 操作:点燃纯艾条一端,在距离选定部位皮肤表面高 3 cm 处行温和灸,探查热敏穴。再分别在每个热敏点穴位处进行回旋灸、雀啄灸、循经往返灸、温和灸,一般需要 5～10 min 不等。每日 1 次,15 次为 1 个疗程,治疗 3 个疗程。

3. 按语

(1) 艾灸可增加人体阳气,激发经气,调节脏腑功能,使经络通、气血行。

(2) 取穴以足阳明胃经、足太阴脾经穴位和患处为主,以补益脾胃,扶助阳气。

带状疱疹

带状疱疹是由水痘-带状病毒感染所致的急性炎症性、神经性皮肤病,以簇集性水疱沿一侧周围神经呈带状分布伴神经痛为临床特征。皮疹特点为在潮红斑的基础上出现群集的丘疹、水疱,粟粒至绿豆大小,疱液清亮,严重时可呈血性或坏死溃疡。皮疹多沿某一周围神经分布,排列呈带状,发生于身体一侧,不超过正中线,好发部位为肋间神经、颈部神经、三叉神经及腰骶神经支配区。神经痛为本病的特征之一,且易有后遗神经痛。

1. 隔蒜灸

■ 取穴:疱疹周围穴、相应夹脊穴。

■操作:将蒜(最好用独头蒜)横切成厚0.3～0.4 cm的薄片,其上用针刺数孔,患处周围用切好的蒜片围住,每片间隔约1 cm。取艾绒搓成圆锥形艾炷(直径1～2 cm)置蒜片上施灸。疱疹发于胸背腹部者,在相应脊神经根的夹脊穴处放置蒜片,其上置艾炷,点燃,可煽其艾火令其速燃,待患者感灼热疼痛不能忍耐时,除去艾火,易炷再燃。一般每片蒜上放艾炷灸3次。每日1次,疼痛剧烈者可每日2次。

2. 回旋灸

■取穴:曲池、血海、委中、阳陵泉、合谷。

■操作:点燃艾条,灸时以温热感为度,采用回旋灸法,切忌灸起水疱,每次30 min。每日1次,10日为1个疗程,治疗2个疗程。

3. 灯心草灸

■取穴:大椎、灵台、至阳、华佗夹脊穴(T$_{1\sim6}$)。

■操作:取3～4寸长灯心草,一端(约1寸长)蘸麻油或菜油,点燃后对准施灸点猛一接触,迅速离开,此时往往可听到"叭"的一声,如无此响,则重复1次。灸后皮肤可有一点发黄,有时起小疱。

4. 麻线灸

■取穴:身柱。

■药线制备:采用土麻绒细分如缝衣线粗细,用两束搓成麻线,在雄黄酒中浸泡1周,装入密闭容器中备用。

■操作:将麻线的一端点燃,在患者的身柱穴快速点灸一下。每周1次,一般只灸2次即可痊愈,3次未愈者为无效。

5. 药线灸

■取穴:阿是穴、手三里、内关、三阴交、足三里、太冲。

■药线制备:把经浸泡(人工麝香、一匹绸、乳香、檀香等药材浸泡在1 000 ml的75%乙醇中,10日后过滤所得液体)后已松散的药线搓紧。

■操作:按照局部肿块或皮损的形状和大小,沿其周边和中点选取一组穴位,呈梅花形分布点灸,每穴1壮。3日1次,3次为1个疗程,治疗2个疗程。

6. 按语

(1) 艾灸的热效应可加快局部血液循环,促进炎症渗出的吸收,减轻对神经末梢的压迫,降低炎症递质含量。

(2) 避免过度劳累,保证正常作息及运动。

湿疹

湿疹为一种常见的表皮炎症,以瘙痒、糜烂、渗出、结痂、肥厚及苔藓样变为主要临床表现,分为急性和慢性两种。其主要特点是形态多样、分布对称、易于渗出、瘙痒剧烈、缠绵难愈。

1. 回旋灸

■取穴:阿是穴。

■操作:以病变部位为主,采用回旋灸法,每次每处灸5～10 min。施灸时以温热感为度,切忌灸起水疱,灸后皮肤呈微黄色并有湿润感。另外,配合曲池、合谷、血海、三阴交等穴毫针刺。其中,曲池、合谷行捻转泻法;血海、三阴交行捻转补法。留针30 min。每日1次,7日为1个疗程,每疗程间隔3～5日。

2. 按语

(1) 直灸患处,可发挥艾灸之疏风清热、温经通络、活血散结、和营止痒之功。

(2) 日常饮食应以清淡、易消化、低盐少油的食物为主;保持愉快的心情,避免紧张、抑郁、焦虑、暴躁、愤怒等负面情绪的出现。

荨麻疹

荨麻疹又称为风团,是一种常见的皮肤病。多突然发病,全身部位都可出现大小不等、界限清楚、高出皮肤的粉红色或白色的肿块。轻者以瘙痒为主,疹块散在出现,此起彼伏;重者疹块大片融合遍及全身。其迅速发生与消退、有剧痒,可有发热、腹痛、腹泻或其他全身症状。

1. 温灸器灸

■取穴:鸠尾。

■操作:取鸠尾,以单孔灸盒固定艾条行灸法;同时以毫针直刺双侧足三里、三阴交、血海,运用施补法,曲池、合谷施泻法,留针30 min。隔日1次。

2. 雷火针灸

■取穴:神阙。

■操作:将点燃的药条置于灸盒的圆孔中,距离灸盒底部2～3 cm,并用大头针固定药条;将灸盒放置患者脐部,施灸15 min,至皮肤发红、深部组织发热为度。每日1次。

3. 贴棉灸

■取穴:阿是穴。

■ 操作：选取1~2处边界清楚的斑片状皮损，常规消毒，用皮肤针叩刺至微出血，再用消毒干棉球擦净血迹。然后将消毒棉撕成蝉翼状薄片(中间不能有空洞)平铺于其上，点燃，使火焰从皮损上一闪而过，此为1壮。每处灸2壮，面积较大的皮损则分次铺棉灸。每周3次，2周为1个疗程，治疗4个疗程。

4. 按语

(1)艾灸可疏通阳明、调和营卫、养血活血、祛风止痒，从而使气血得复，风疹得散。

(2)尽量避免进食最常见的诱发食物，日常生活中留意并寻找可疑病因；规律作息，保持心情愉悦。

汗疱疹

汗疱疹是发生在掌跖、指趾屈侧皮肤的复发性水疱性皮肤病，常伴手足多汗。临床表现为发生于手掌、足底和指趾侧缘的表皮深处的针尖至粟粒大小圆形小水疱，周围无红晕，内含清澈或浑浊浆液；小水疱可以融合成大疱，干涸后形成衣领样脱屑；自觉有不同程度瘙痒或烧灼感，病程慢性，春秋季易复发。

1. 艾炷灸

■ 取穴：阿是穴。

■ 操作：根据患病部位的大小范围，一次性或分次施直接灸。将搓成基部0.5~1 cm的艾炷，置于患处点燃，轻吹其火，至患部有烧灼感时，更换下一炷。如此反复施术，一般每个部位施灸3~5壮，以灸至皮肤发红而不起疱为度。隔日1次，连灸3次。

2. 按语

(1)艾灸患处可以温经通脉、活血化瘀，改善局部的血液循环，促进局部组织的修复。

(2)保持手足清洁干燥；避免佩带戒指等手部饰品；忌用热水烫洗患处，避免抓挠，防止感染。

阴囊湿疹

阴囊湿疹是湿疹中常见的一种，局限于阴囊皮肤，有时延及肛门周围，少数可延至阴茎。皮疹呈多形性改变，容易复发，瘙痒剧烈。分急性、慢性两种，慢性阴囊湿疹由于发病时间长，加上不断地搔抓，使阴囊的皮肤干燥肥厚，皱纹变深，呈核桃皮状，常有薄薄的痂皮和鳞屑，皮肤色素加深，常常剧烈瘙痒，无法入睡。

1. 回旋灸

■ 取穴：箕门、血海、曲泉、蠡沟。

■ 操作：点燃艾条，灸时以温热感为度，采用回旋灸法，切忌灸起水疱，每次30 min。每日1次，10日为1个疗程，治疗3个疗程。

2. 按语

(1)取穴以足太阴脾经、足厥阴肝经和局部穴位为主，箕门、血海、曲泉、蠡沟四穴皆具有清利湿热、透疹止痒的功效。

(2)保持情绪稳定，避免过度劳累；避免过度烫洗，避免抓挠，以免破溃继发感染。

第十九章
骨关节科疾病

颈椎病

颈椎病是指颈椎间盘退行性病变及颈椎骨质增生，刺激或压迫邻近的脊髓、神经根、血管及交感神经，并由此产生颈、肩、上肢一系列表现的疾病。根据病变部位、受压组织的不同分为神经根型、脊髓型、椎动脉型、交感神经型和混合型。颈椎病的临床症状较为复杂，主要有颈背疼痛、上肢无力、手指发麻、下肢乏力、行走困难、头晕、恶心、呕吐，甚至视物模糊、心动过速及吞咽困难等。

1. 回旋灸

■ 取穴：大椎、曲池、颈夹脊穴。

■ 操作：先在大椎用温和灸法，灸 5～10 min，以局部有热感向深部渗透为佳。灸后用大号真空抽吸罐吸拔，如无可用大号玻璃罐（或玻璃杯），以镊子夹一小团浸过 95％乙醇的脱脂棉球，燃着后在罐内燃烧 1～2 s，取出后迅速吸拔穴位。吸拔 10～15 min，以局部出现潮红或瘀紫为度。在留罐的同时，温和灸双侧曲池、颈夹脊，每侧 5 min 左右。每周 2 次，10 次为 1 个疗程。

2. 压灸

■ 取穴：百会、颈夹脊穴、风池、肩井。

■ 操作：在百会穴涂一薄层万花油，用松子大艾炷直接灸百会，待患者有灼热感时将艾炷压熄，每次灸 5 壮。压灸治疗完毕后进行针刺，选取病变椎体相对应之颈夹脊及风池、肩井，每次 20 min。每日 1 次。

3. 非瘢痕灸

■ 取穴：百会、大椎、后溪、申脉。

■ 操作：先分别在百会、大椎涂上少许万花油，再分别放上艾炷（黄豆大），点燃艾炷，待艾炷大约剩四分之一、局部皮肤有灼热痛感时，用镊子将其拿掉，接灸下 1 壮；后用同法灸后溪、申脉，每穴各灸 7 壮。隔日 1 次，10 日为 1 个疗程，共治疗 2 个疗程。

4. 按语

（1）颈项部经络气血运行不畅，出现颈部疼痛、僵硬、酸胀。艾灸善于祛风散寒、活血通络、补益气血，治疗颈椎病效果较好。

（2）取穴多以手阳明大肠经、督脉、局部穴位为主。颈夹脊、肩井等局部取穴，可以疏通调节颈部气血；后溪和申脉分别为手足太阳经穴，并为八脉交会穴，后溪穴通于督脉，申脉穴通于阳跷脉，两穴上下相配，可以疏导颈部和肩胛部的气血。

（3）治疗期间，患者日常工作应保持良好的坐姿与体位，才能避免或减轻颈椎病。

落枕

落枕又称"失枕"，好发于青壮年，以冬春季多见。落枕的常见发病经过是入睡前无任何症状，晨起后感到颈后部及上背部疼痛明显，活动受限，以一侧为多，也有两侧剧痛者。用手触诊时可发现浅层肌肉有僵硬的"条索感"。

1. 温和灸

■ 取穴：大椎、大杼、天柱、天宗、肩中、阿是穴。

■ 操作：艾条悬灸，每次每穴 5～10 min。每日 1 次，连续治疗 3 日。

2. 回旋灸

■ 取穴：落枕。

■ 操作：用艾条在患侧颈部行灸法，以回旋灸为主，要求患侧肌肤有灼热感，但要注意防止灰渣掉落，以免烫伤皮肤，艾灸 30 min 左右。第 2 日仍有不适感者，可继续治疗。

3. 灯火灸

■ 取穴：后溪。

■ 操作：取中药灯心草一根，拇、示二指捏持，以其前 1/3 蘸香油后点燃，对准后溪快速灸灼，以能耳闻到"叭"一爆粹声为佳，且同时灯火亦随之熄灭。治疗 1 次不愈者 3 日后复灸，一般不超过 2 次即可痊愈。

4. 按语

（1）艾灸能够扩张血管，抑制血小板聚集，增加动脉血流量，加快血液流速，改善局部营养，有利于病变组织修复和再生，增强新陈代谢，从而达到解痉镇痛的目的。

（2）取穴多取后溪、落枕等经验效穴，配合局部穴。

（3）如落枕反复发生，多考虑颈椎病。

颞下颌关节功能紊乱

颞下颌关节功能紊乱是指颞下颌关节区的疼痛、肌肉酸痛、弹响、张口受限、下颌运动障碍和咀嚼无力等一系列症状的综合征。

1. 温和灸

■ 取穴：下关、颊车、内庭、合谷、外关、阿是穴。

■ 操作：取艾条 1 支，距离以上穴位约 3 cm 处反复回旋施灸，热度以患者觉得局部温热而无灼痛为宜，灸至皮肤见红晕，一般约 20 min。每日 1 次，7 次为 1 个疗程，每疗程间隔 2 日。

2. 隔姜灸

■ 取穴：听宫、下关、颊车、合谷。

■ 操作：取新鲜生姜 1 块，切成 0.2 cm 厚的姜片，在中心处用针穿刺数个孔。将艾炷置于姜片上施灸，至艾燃尽，每次每穴灸 3 炷。每日 1 次，7 日为 1 个疗程。

3. 温针灸

■ 取穴：下关。

■ 操作：常规消毒，下关齐刺，得气后在针柄上套置一段 2 cm 的艾条施灸。每日 1 次，7 次为 1 个疗程。

4. 按语

（1）艾灸治疗多取局部下关、颊车、阿是穴等疏通局部气血；远端多取合谷，为循经取穴，又有"面口合谷收"的说法。

（2）可进行一些辅助性的康复训练，在平常的日常生活中还应注意饮食的调节和口腔环境的护理，保持口腔的干净卫生，以加快病情的恢复和增强回复的效果。

肱骨外上髁炎

肱骨外上髁炎俗称网球肘，多起病缓慢，肘关节外上方疼痛，向前臂和上臂放射，持物无力，抗阻力伸腕时疼痛加剧。指伸肌腱起点处常出现局限性压痛，局部皮肤不红肿无炎症，肘关节活动范围正常。

1. 雀啄灸

■ 取穴：阿是穴。

■ 操作：找准压痛点，在压痛点及四周施以轻柔的按揉，弹拨手法 5 min。活动患肢，找患部最痛时体位（多在前臂内旋，腕关节掌屈，再伸肘关节时），在该体位下用艾条施雀啄灸法灸痛处，以皮肤潮红为度（约 2 min），然后在该体位下按揉，弹拨压痛点及四周（约 3 min），反复共 4 次。每日 1 次，6 日为 1 个疗程，每疗程间隔 2 日。

2. 隔姜艾条灸

■ 取穴：阿是穴。

■ 操作：用 5 ml 针管、5 号针头，抽取泼尼松龙注射液 2 ml 和 2％利多卡因注射液 2 ml 混合液。局部消毒后，在压痛点做皮下注射，刺入回抽无血，推入 1～2 ml 混合液。隔日后行隔姜灸，切取厚约 0.2 cm 的生姜 1 片，在中心处用针刺数孔，将姜片置于肘部痛点，艾条点燃一端，向左右方向移动或反复旋转施灸，直至局部皮肤有灼热感，每次 15～20 min。每日 1 次，共 3 次。

3. 隔药液艾条灸

■ 取穴：阿是穴、曲池、手三里、合谷。

■操作：取一小团消毒棉花，倒上具有活血化瘀功能的药酒，均匀敷在肱骨外上髁上，再用清艾条温和灸肱骨外上髁，每次治疗时间 30 min。每日 1 次，10 次为 1 个疗程。

4. 隔姜灸

■取穴：曲池。

■操作：常规消毒，毫针直刺进针 0.5～0.8 寸，小幅度提插捻转，得气后出针。再将直径 2～3 cm、厚 0.2～0.3 cm 的鲜姜片，中间以针刺数孔，置于患处，上放如苍耳子大小的艾炷点燃施灸，当艾炷燃尽，再易炷施灸，根据患者的耐受情况，酌情施灸 5～7 壮，以使皮肤红润而不起疱为度。灸毕可用红花油涂于施灸部位，既能防止局部皮肤灼伤，又可增强艾灸活血化瘀、通经止痛的功效。隔日 1 次，7 次为 1 个疗程。治疗期间避免患肘劳累。

5. 温针灸

■取穴：取阿是穴（肱骨外上髁压痛点）、阳陵泉。

■操作：患者取侧卧位，患肢在上。医者取 26 号 3 寸粗针 3 根，于阿是穴（肱骨外上髁压痛点）直刺 1 针，两侧旁开 1 寸处分别向正中方向斜刺 2 针，刺入 1～1.5 寸，用提插捻转泻法，出现酸胀麻并有向肘部放射感后留针；然后用直径 2 cm、厚 0.3 cm 鲜姜片，中间以针刺数孔，穿过中间针体贴于患处，用 2 cm 长艾条套置于针尾并点燃行隔姜灸 30 min。阳陵泉施捻转手法。隔日 1 次，5 次为 1 个疗程，每疗程间隔 3 日。治疗期间避免患肢劳累。

6. 按语

（1）艾灸产生的温热效应通过刺激皮肤感受器，能促进无菌性炎症的消散吸收，加速局部血液循环，改善代谢和营养状况。

（2）休息、冰敷及电疗、贴敷也可以有效控制炎症，有助于本病的恢复。

桡骨茎突狭窄性腱鞘炎

桡骨茎突狭窄性腱鞘炎是腕部的一种慢性损伤性疾病。主要表现是腕桡侧疼痛，可向手及前臂放射，拇指活动无力，可伴有弹响声和闭锁征。局部可见有小的隆起，并能触及小的硬结，有压痛。

1. 隔姜灸

■取穴：阿是穴。

■操作：将清艾条切成长 2.5～3 cm 点燃，放在厚约 0.5 cm 的生姜片上，置于桡骨茎突疼痛部位，至清艾条燃尽。每日 1 次，5～7 次为 1 个疗程。

2. 温灸器灸

■取穴：阿是穴、列缺。

■操作：按照电子艾灸仪说明书设定艾灸温度以患者耐受为宜，艾灸阿是穴、列缺，每个穴位艾灸 20 min。每日 1 次，10 次为 1 个疗程。每日艾灸结束后再加戴一自制弹力护腕固定，护腕长度为合谷至列缺下方 2～3 cm，松紧以能放进 1 个小手指为宜，过松起不到约束作用，过紧则影响血液循环。弹力护腕疗程为 1 个月。

3. 按语

（1）本病是由于手腕部活动过多，筋腱失于濡养，久之肌腱变性增粗，腱鞘狭窄而引起。艾灸具有温经散寒、行气通瘀的作用，从而改善患侧血液循环，缓解筋腱劳损。

（2）以局部取穴为主，并注意保暖，避免劳累。

下尺桡关节损伤

下尺桡关节损伤是一种常见的骨科疾病，主要表现为患肢腕部尺侧疼痛、活动时弹响、前臂旋转受限等。由于临床上常因认识不足或不重视导致误诊而失去治疗机会，形成慢性下尺桡关节脱位，引起腕关节不稳定，出现长期腕关节疼痛、功能受损。

1. 隔药饼灸

■取穴：阿是穴。

■药饼制备：取乳香、没药、羌活、穿山甲、薤白、桂枝、赤芍、吴茱萸、皂角刺、细辛、附子等，各等量研成细末，以松节油调和成直径约 3 cm、厚约 0.5 cm 的药饼。

■操作：寻找压痛点，多在尺骨茎突背侧、前外侧。将药饼中间以针穿刺数孔，上置艾炷，放在压痛点或相应腧穴，然后点燃施灸，当艾炷燃尽后，可易炷再灸。灸时以患者能耐受为度，时间约 30 min，以皮肤红晕不起疱为宜。隔日 1 次，5 次为 1 个疗程。

2. 按语

（1）药饼选用活血散瘀、舒筋通络之品，辅以松节油为介质，通过艾灸的温热治疗，达到瘀去络通、通则不痛的疗效。

（2）注意保暖，避免劳累，不要提重物。

腕关节损伤

腕关节损伤主要是由于人们日常生活中剧烈运动或持重不当、摔伤、牵拉及过度的扭转等原因导致腕部筋脉及关节损伤，从而使局部脉络受损，气血瘀滞导致肿胀疼痛，出现伤处局部皮肤青紫。

1. 温针灸

■ 取穴：阿是穴。

■ 操作：根据患者腕部及前臂压痛点及前臂各组肌肉的功能特点选择不同肌肉起止点作为针刺部位。使用针灸针，常规消毒后，在损伤肌肉的起止点进行齐刺法施针操作，先在肌肉起止点压痛点直刺进针0.8～1.2寸，再在其两边直刺两针，进针0.8～1.2寸，均令其得气状态下，在起止点的针上各放上2壮艾炷，位置距患者皮肤为2～3 cm，待艾条烧完后起针，每次25～30 min。隔日1次，5次为1个疗程，若5次内患者恢复，便可停止治疗。1个疗程后进行疗效观察。

2. 按语

（1）艾灸可改善患侧血液循环，解除肌肉痉挛，消除局部水肿，对腕关节扭挫伤患者具有明显的疗效，取穴多以阿是穴为主。

（2）受伤24～72 h（组织出血停止）后热敷可以改善血液循环，促进组织代谢，缓解组织水肿，促进瘀血的吸收，有利于组织修复。

腕管综合征

腕管综合征是指正中神经在腕管内受到刺激或压迫所引起的手指感觉异常及麻木、刺痛等神经症状，其病理改变是正中神经暂时或长期受到压迫。

1. 雀啄灸

■ 取穴：在远侧腕横纹尺侧、桡侧腕屈肌腱的内侧缘各定一点，分别定名为腕关节1穴、腕关节2穴，在腕关节1穴、2穴分别向远端移2.5 cm，定名为腕关节3穴、腕关节4穴。共4个穴位。

■ 操作：患者仰卧于治疗床上，手腕平放，掌心向上，腕关节下方垫一脉枕，使关节呈背屈位。常规消毒，取28号1寸毫针8支。2支一组，右手持针，每穴速刺两针，以患者感觉局部酸胀后，行平补平泻手法。若出现窜麻感向指尖放射，应移动针尖，以防刺伤神经。针刺深度0.3～0.5寸，每5 min行针1次，留针

30 min。留针期间用纯艾条雀啄灸20 min，以局部潮红为度。隔日1次，5次为1个疗程，每疗程间隔3日。

2. 实按灸

■ 取穴：阿是穴。

■ 操作：常规消毒以患肢桡骨茎突为中心约5 cm×5 cm大小部位，贴麝香壮骨膏，然后用点燃的艾条直接按压在膏药上，如患者感觉太烫可将艾条稍提起，等热减再灸，若火熄灭可重新点燃施灸，一般可连续灸5～7次，以患者感觉局部皮肤温热和舒适为度，灸疗结束12 h后去除麝香壮骨膏。隔日1次，3次为1个疗程，每疗程间隔3日，共治疗2个疗程。

3. 按语

（1）通过艾灸治疗，可以舒筋通络，活血化瘀，温经散寒，改善局部血供，从而有效地降低腕管的内压，解除正中神经压迫，改善神经的营养，促进神经功能的恢复，消除神经症状，取穴以阿是穴为主。

（2）注意避免提重物和手、腕部过度活动，腕部注意保暖。

腱鞘囊肿

腱鞘囊肿是发生在关节或肌腱附近的囊性肿物。囊肿壁的外层由纤维组织组成，内层为白色光滑的内皮覆盖着。囊肿可分单房和多房，囊内充满透明胶冻样液体，具有弹性。多发于腕、踝关节背面。

1. 温和灸

■ 取穴：阿是穴。

■ 操作：先挤住囊肿，使其固定不动，常规消毒用三棱针从囊肿基底部快速刺入，深达囊肿中心。稍搅动，再快速出针，挤压囊肿，放出内容物，尽可能挤压干净。再用0.5寸毫针沿囊肿边缘上下、左右向中心围刺，不行针，留针15 min。然后用艾条在囊肿处行温和灸10 min，以局部感温热为度。毫针围刺和艾条悬灸每日1次，5次为1个疗程，每疗程间隔1日，最多治疗2个疗程。三棱针点刺一般只使用1次，如1周后囊肿仍然高突者则再使用1次，最多使用2次。

2. 回旋灸

■ 取穴：阿是穴。

■ 操作：常规消毒，取28～30号1寸毫针，在囊肿底部四周进针，针尖呈15°～45°角斜刺向囊肿中心，每针之间距离宜依据囊肿大小相隔0.5～2 cm，进

针深度在 0.3～1 寸,以得气为佳,留针 30 min。最后在囊肿顶点刺 1 针,行大幅度捻转提插,意在刺破囊肿,留针 30 min,取针时摇大针孔,医者用拇指挤压数次,挤出数滴黏液,每针处 2～3 ml,然后用艾条对准囊肿部位回旋灸 30 min,越热越好,但避免烫伤,治疗完毕后,用 1 元硬币大小的硬垫放在囊肿部位上加压包扎。

3. 温针灸

■ 取穴:阿是穴。

■ 操作:取囊肿中央部位为第 1 针刺点,再分别于囊肿周围选取另两个针刺点,要求三点在一条直线上。常规消毒,选取 29 号 2 寸针,先于第 1 针刺点垂直皮肤刺入,再于另两个针刺点向囊肿中央刺入。3 针均以患者有酸胀感为度,留针 30 min。在第 1 针刺点针柄上端套置一段约 2 cm 长的艾条施灸,艾条燃尽为止。每日 1 次,5 次为 1 个疗程,治疗 3 个疗程。

4. 按语

(1)艾灸治疗多选取局部阿是穴,以通络理筋。艾灸方法以艾条灸为主,亦有艾炷灸、艾线灸、壮医药线点灸的相关记载。

(2)日常活动时,注意保护关节部位,避免患处的过量劳动。

肩周炎

肩周炎是以肩部持续疼痛及活动受限为主要临床症状的疾病,又称为“漏肩风”“五十肩”。早期单侧肩部酸痛,偶见两侧同时受累,其痛可向颈部和上臂放射,或呈弥散性疼痛,表现为日轻夜重,晨起肩关节稍活动后疼痛可减轻,肩关节活动明显受限,局部按压出现广泛性压痛;后期病变组织产生粘连,功能障碍加重,而疼痛程度减轻。

1. 雷火针灸

■ 取穴:大椎、肩井、肩髃、阿是穴。

■ 操作:点燃 1 支雷火针灸,距离皮肤 2～3 cm,用旋转、横向、斜向等手法,每移动灸 8 次为 1 壮,每壮之间手压皮肤,把肩关节及肩关节周围皮肤灸至红、深部组织发热为度,时间最少灸 15 min。或用雀啄法,每雀啄 7 次为 1 壮,每穴雀啄 9 壮。

2. 温针灸

■ 取穴:患侧肩髃、肩髎、肩贞、臂臑、天宗、曲池、外关、阿是穴;配患侧风池、手三里、中渚、肩井。

■ 操作:患者坐位,取一根 14～15 cm 长的银质针从肩前直刺进肩关节透肩贞;随后患者侧卧位,用毫针刺患肩肩髃、肩髎、肩贞、臂臑、曲池、手三里诸穴,平补平泻;每一针尾装 1 cm 长艾条,点燃,燃尽起针。每日 1 次,3 周为 1 个疗程。

3. 热敏灸

■ 取穴:患侧阿是穴、肩髃、肩髎、肩贞、臂臑、天宗、曲池、外关。

■ 操作:用点燃的纯艾条,距离皮肤 2 cm 左右施灸,根据患者对艾热走向的感觉探查出所有的热敏点,分别在每个热敏点上施行温和灸,直到透热现象消失为 1 次施灸剂量,每次 20 min 左右。每日 2 次,3 周为 1 个疗程。

4. 按语

(1)肩周炎的发病,以肝肾亏虚、气血不足、筋失所养为内因,以长期受累劳损、风寒湿邪侵袭等为外因,内外因素导致寒凝筋膜、气血运行不畅而引起。艾灸可起到祛风湿、温经络、补气血、益肝肾的作用。

(2)取穴上,常根据痛点选取相应阿是穴和肩部腧穴,以及远部循经取穴。

(3)治疗期间,患者应注意保暖,避免受凉。注意保护肩关节部位,可以多行肩关节部位的热敷,以避免肩关节部位疼痛情况的加重。

腰肌劳损

腰肌劳损是腰骶部肌肉、筋膜等软组织的慢性损伤而致腰部酸痛、隐痛,病程缠绵的疾病。以长期反复发作性腰部疼痛为主要症状,查无明显的器质性病变。

1. 温和灸

■ 取穴:腰阳关、肾俞。

■ 操作:取清艾条在腰阳关、肾俞距离皮肤 3 cm 左右行温和灸,每穴 5 min。每日 1 次,10 次为 1 个疗程,治疗 3 个疗程。

2. 铺灸

■ 取穴:督脉。

■ 操作:皮肤表面涂抹一层凡士林油,以蒜和鲜姜的混合物(蒜 2/3,鲜姜 1/3)铺底,上盖艾绒;若寒湿重,需在蒜姜上撒麝香,每日 1 次,10 次为 1 个疗程,治疗 3 个疗程。

3. 温针灸

■ 取穴：肾俞、大肠俞、次髎、腰夹脊。

■ 操作：常规消毒，毫针直刺，得气后行捻转提插手法，针感以患者能耐受为度。然后，把约 2 cm 长艾炷套在针柄上施灸。每日 1 次，10 次为 1 个疗程，每疗程间隔 3 日。

4. 温灸器灸

■ 取穴：神阙。

■ 操作：将点燃的艾条插入单孔温灸盒顶管中，再把温灸盒放在肚脐上方，实施温灸。施灸过程中，可根据患者耐受温度情况，上下调节艾条，每次 30 min 左右。每日 1 次，5 次为 1 个疗程，每疗程间隔 2 日，治疗 2 个疗程。

5. 按语

（1）本病归属于中医学"痹证""腰痛"的范畴，是临床上的常见病、多发病，多因肝肾亏虚、外感风寒湿邪所致，故艾灸治疗上当补肝益肾治其本，行气化瘀、散寒除湿治其标。

（2）取穴多以肾俞、大肠俞、腰夹脊等局部取穴为主。

（3）适当运动、保持健康的体重，避免久坐、久站。

肌筋膜疼痛综合征

肌筋膜疼痛综合征是一种慢性的疼痛性疾病，主要是肌肉和筋膜因无菌性炎症而产生粘连、挛缩，并有激痛点形成，又称肌筋膜炎。本病患者多伴随腰椎间盘突出症、骨质疏松等。

1. 雀啄灸

■ 取穴：阿是穴。

■ 操作：患者取舒适体位，医者在疼痛处寻找肌肉带状物中的一个敏感部位，在此位置上可摸到一个或数个拉紧的带状或条索样结节，按压时疼痛，并能引起远处的牵涉痛、压痛和肌肉挛缩、血管收缩、流汗增加、发冷、眼花、头昏及眩晕等症状。此点常规消毒，用纯艾条采用雀啄灸，每次 30 min。每日 1 次，10 次为 1 个疗程。

2. 热敏灸

■ 取穴：阿是穴。

■ 操作：患者选择俯卧位，充分暴露肩背部。医者采用艾条在患者肌筋膜疼痛触发点距离皮肤 3 cm 处施行温和灸，当患者感受到艾热向皮肤深层渗透，或出现艾热向触发点远处感传时，此即为热敏化点。分别在热敏点依序进行温和灸、回旋灸、雀啄灸、循经往返灸、温和灸五步法进行操作，行温和灸 2 min，以激发热敏效应；继以回旋灸 2 min，扩大热敏范围；再以雀啄灸 1 min 加强热敏化；循经往返灸 2 min 激发经气；最后，再施以温和灸发动感传，开通经络，直至透热现象消失为 1 次施灸剂量。每日 1 次，5 次为 1 个疗程，治疗 2 个疗程。

3. 按语

（1）治疗期间，还应保持良好的工作姿势，适度休息，以免肌肉持续累积疲劳，取穴以阿是穴为主。

（2）患者应适度运动，可增加肌肉的弹性，避免肌肉、肌腱等结缔组织老化，有助于康复。

腰椎间盘突出症

腰椎间盘突出症是指由于腰椎间盘退变与损伤，导致脊柱内外力学平衡失调，使椎间盘的髓核自破裂口突出，压迫和刺激腰脊神经根而引起腰腿痛的疾患。临床常表现为腰痛并向下肢放射，少数患者仅有腰痛或腿痛，腹压增高时下肢痛加剧，卧床休息症状减轻；疼痛可反复发作，并伴随发作次数的增加而程度加重、持续时间延长，且发作间隔时间缩短；可伴有小腿外侧、足背皮肤麻木感。突出物大且为中央型时可出现双下肢痛。深压椎间盘突出部位的椎体棘突旁时，局部有明显疼痛并可伴有放射痛。

1. 隔姜灸

■ 取穴：水沟、委中；配大肠俞、环跳、阳陵泉、悬钟、昆仑。

■ 操作：将鲜生姜切成厚 0.2～0.3 cm 姜片，上置艾绒点燃后放于患处，灸完易炷，至皮肤潮红。每日 1 次，1 个月为 1 个疗程，每疗程间隔 1 周。

2. 温和灸

■ 取穴：关元。

■ 操作：行关元艾条温和灸，距皮肤 2 cm，可根据患者耐受程度适当调整距离，每次 1 h。每日 1 次，3 周为 1 个疗程。

3. 铺灸

■ 取穴：华佗夹脊穴（L_1～S_4）。

■ 操作：患者俯卧位，医者将鲜生姜绞碎成泥，在华佗夹脊（L_1～S_4）平铺宽 4 cm、厚 1 cm 生姜泥。其上平铺 3.5 cm 宽、1.5 cm 厚清艾绒,然后将艾绒点燃。待艾绒燃尽后取宽 5 cm 医用胶布将其覆盖固定,直至热力完全消散后,取下胶布及生姜泥,用温水将局部皮肤清洗干净。隔日 1 次,6 次为 1 个疗程,每疗程间隔 2 日。

4. 温针灸

■ 取穴:突出椎间盘及上、下两个节段的夹脊穴;配阿是穴、环跳、承扶、殷门、委中、承山、昆仑、风市、阳陵泉、悬钟。

■ 操作:常规消毒,取 6 cm 长毫针在夹脊穴垂直缓慢进针,深度以针尖达到椎弓板为主;配穴以能向下放射为好,接 6805-2 型电针仪,取疏密波,通电 30 min。最后,取截成 1.5 cm 长艾条插入针柄上,灸 2 炷。每日 1 次,10 次为 1 个疗程,治疗 2 个疗程。

5. 艾灸盒灸

■ 取穴:肾俞、风市(患)、委中。

■ 操作:患者俯卧位,暴露腰背部,医者使用双孔艾灸盒,取双侧肾俞,将艾盒横放在腰部,同时点燃清艾条 2 支,艾条距离隔灰网 2~3 cm;患者取侧卧位患肢在上,暴露患侧大腿,取风市、委中,将艾盒各 1 个放置在穴位处,灸盒以配套固定绳固定。根据患者感觉随时调整艾条的高度,以局部皮肤温热潮红无灼痛为度,每次每穴 10~15 min。每日 1 次,5 日为 1 个疗程。

6. 按语

(1)艾灸施于穴位,其近红外辐射具有较高的穿透力,可通过经络系统,更好地将能量送至病灶而起到改善血液循环,促进新陈代谢,减少病变组织的慢性炎症,提高生理功能,对本病具有很好的疗效。

(2)治疗期间,患者平时要有良好的坐姿,睡眠时的床不宜太软。长期伏案工作者需要注意桌、椅高度,定期改变姿势。

第 3 腰椎横突综合征

由于第 3 腰椎横突周围组织的损伤,造成慢性腰痛,出现以第 3 腰椎横突处压痛为主要特征的疾病称为第 3 腰椎横突炎。其可影响邻近的神经纤维,常伴有下肢疼痛,故又称第 3 腰椎横突综合征。主要症状为腰背酸痛无力,休息可缓解,弯腰、劳累、受风寒时加重。病情重者疼痛持续并可向臀部、大腿外侧、后侧扩散;第 3 腰椎横突尖端明显压痛,有时对侧也有压痛;局部可扪得条索状物。

1. 温和灸

■ 取穴:阿是穴。

■ 操作:患者俯卧位,医者在第 3 腰椎横突尖部找准压痛点及其结节、条索等痛性反应物,行刺络拔罐,拔出瘀血 2~5 ml。然后,行艾条悬灸 20 min。隔日 1 次,10 次为 1 个疗程。

2. 温针灸

■ 取穴:阿是穴。

■ 操作:患者采取俯卧位,腹下垫枕。医者于第 3 腰椎水平处寻找明显压痛点,常规消毒后,用毫针于痛点直刺一针,旁开 1 cm 处沿 45°角斜刺一针,行提插捻转泻法 3~5 次后,分别在针柄上加 2 cm 长清艾条,并于皮肤上垫一硬纸片以防烫伤,温灸 3 次以后取针。隔日 1 次,10 次为 1 个疗程,每疗程间隔 3~5 日,一般 2~3 个疗程。

3. 按语

(1)艾灸可使微血管扩张、血流加速、痉挛缓解,促进机体康复,对本病具有很好的疗效,选穴以阿是穴为主。

(2)治疗期间,患者应注意纠正不良姿势。部分患者可束腰带以资护腰,宜睡硬板床。注意保暖,避免疲劳。

梨状肌综合征

梨状肌综合征是指因梨状肌发生损伤、痉挛、变性,以致坐骨神经的梨状肌出口狭窄,从而使通过该孔的坐骨神经和其他骶丛神经及臀部血管遭受牵拉、压迫并产生相应的临床症状。主要表现为以臀部疼痛为主,并可向下肢放射,严重时不能行走或行走一段距离后疼痛剧烈,需休息片刻后才能继续行走。

1. 无瘢痕灸

■ 取穴:患侧大椎、命门、足三里、风门、风市、次髎、秩边、阿是穴。

■ 操作:施以麦粒灸法,每穴 5~8 壮,灸后待其自然化脓。随后给予臀部梨状肌处拔罐,并嘱其每日自行在臀部相同位置拔罐 30 min。隔日 1 次,10 次 1 个疗程。

2. 温针灸

■ 取穴:患侧环跳、秩边、殷门、阳陵泉、阿是穴。

■ 操作:常规消毒,取 26 号 3 寸针,用提插捻转泻法,深达梨状肌病变处,出现酸胀麻并向下肢放射感后留针。然后,用直径 2 cm、厚 0.3 cm 鲜姜片,中间以针刺数孔,穿过中间的针体贴放于患处,用 2 cm 长艾条套放在针尾上行隔姜灸 30 min。每 2 日 1 次,5 次为 1 个疗程,每疗程间隔 3 日。

3. 热敏灸

■ 取穴:患侧承扶、殷门、委中、风市、阳陵泉。

■ 操作:患者俯卧位,充分暴露腰臀部。医者在患者梨状肌体表投影部位探查出全部压痛点,以压痛点为中心、直径为 3 cm 的区域内,用点燃的艾条寻找热敏点,若不能探查出热敏点,则在承扶、殷门、委中、风市、阳陵泉等穴区探查。再用药艾条 1 根分别行回旋灸、雀啄灸、循经往返灸、温和灸和定点悬灸,灸至热敏灸感消失为 1 次施灸。隔日 1 次,10 次为 1 个疗程。

4. 按语

(1)取穴多取梨状肌局部腧穴和益气养血腧穴。

(2)适度运动,加强锻炼;注意防寒保暖;纠正不良姿势,避免做增加髋部肌肉负担的动作,保持正确的坐姿及站姿。

坐骨神经痛

坐骨神经痛是指多种病因所致的沿坐骨神经通路及其分支区域内(腰部、臀部、大腿后侧、小腿后侧或外侧及足外侧),以放射性疼痛为主要特点的综合征。临床表现以腰部或臀部、大腿后侧、小腿后外侧及足外侧出现放射性、电击样、烧灼样疼痛为主症。

1. 温和灸

■ 取穴:患侧肾俞、环跳、殷门、风市、委中、足三里、承山、昆仑。

■ 操作:采用直接灸法至皮肤红晕为度,灸法的程序遵循先上后下、先阳经腧穴后阴经腧穴的原则。

2. 回旋灸

■ 取穴:阿是穴。

■ 操作:手持点燃的艾条 1~2 条沿患侧坐骨神经路径悬灸约 30 min。重点灸疼痛部位,灸至局部潮红、发热,可用木制或竹制的艾灸盒代替手持艾条,治疗后嘱患者注意保持灸治部位的清洁,12 h 内不要沾水。隔日 1 次,10 次为 1 个疗程。

3. 温针灸

■ 取穴:患侧次髎、环跳。

■ 操作:毫针直刺次髎 2.5 寸,使针深入骶孔;环跳毫针直刺,以有麻胀触电感向下肢放射为宜。针刺后将厚 0.2~0.3 cm 的大蒜或生姜片套在针体上紧贴皮肤,将艾条剪长度约 2.5 cm,套在针柄上点燃,施灸 20 min。每日 1 次,10 次为 1 个疗程,每疗程间隔 3 日。

4. 按语

(1)中医学认为,坐骨神经痛多因寒凝、外伤致瘀血为患,足太阳、足少阳经气闭阻,不通则痛,治疗以化瘀通络止痛为原则。

(2)合理作息,改变不良的职业习惯;保持适量的运动,控制体重。

强直性脊柱炎

强直性脊柱炎以中轴关节受累为主,可伴发关节外表现,严重者可发生脊柱畸形和关节强直,是一种慢性自身炎症性疾病。主要症状有腰痛不适,发生隐匿,常为隐痛,难以定位,夜间疼痛可影响睡眠,休息不能缓解腰痛或不适,活动能使症状改善。在我国,强直性脊柱炎患病率为 0.25%~0.5%,男女比例为 4:1,女性发病缓慢且病情较轻。

1. 隔姜灸

■ 取穴:下髎、秩边、肾俞、腰阳关、命门、至阳、身柱。

■ 操作:选用多汁老姜,将姜片切成直径 5 cm、厚 0.5 cm 的圆片,并在姜片针刺穿孔备用。将纯艾绒捏紧成长条状,纵向置于姜片中央,点燃,实施灸法以 3 壮为度。每周 3 次,1 个月为 1 个疗程。

2. 铺灸

■ 取穴:督脉。

■ 操作:患者俯卧于治疗床上,裸露背部。医者在督脉上行常规消毒,并涂上蒜汁,在脊柱正中线上撒丁麝粉(丁香 25%,麝香 50%,肉桂 25%),从大椎到腰俞铺上 2 寸宽 5 分厚的蒜泥一条,之后在蒜泥上用陈艾绒(约 200 g)铺成长蛇形艾炷一条。点燃艾炷的头、身及尾部,令其自然烧灼,燃尽后再铺艾炷施灸,以 2~3 壮为宜,灸毕移去蒜泥,用湿热毛巾轻轻擦干。灸后可起水疱,3 日后消毒引流水疱,并涂上甲紫,直至结痂脱落为止。

3. 温针灸

■ 取穴:华佗夹脊穴、八髎、环跳、承扶。

■ 操作：取双侧第 10 胸椎以上华佗夹脊穴，交叉取穴，行盘龙刺法，另取八髎、环跳、承扶针刺，并在所有针尾部放 1 寸艾炷点燃，留针 30 min。每日 1 次，10 日为 1 个疗程。

4. 按语

（1）本病发病年龄越小，致残率越高；治疗越早，效果越好。因此早期发现，早期艾灸治疗对控制病情至关重要。

（2）艾灸可温通督脉、强壮真元，鼓动气血流畅，取穴多以督脉及腰骶部穴位为主。

（3）加强锻炼，纠正不良坐姿站姿，养成良好的生活习惯，保持心情愉悦。

臀上皮神经炎

臀上皮神经炎是指由于外伤、劳损、感受风寒等原因引起筋膜组织充血、水肿、痉挛、肥厚及挛缩，刺激或压迫臀上皮神经而出现的综合征。主要表现为患侧腰臀部疼痛，呈刺痛、酸痛、撕裂样疼痛，大腿后侧膝以上部位可有牵扯痛，但不过膝。

1. 回旋灸

■ 取穴：阿是穴、肾俞、环跳。

■ 操作：重手法推拿完毕后用艾条在阿是穴、肾俞、环跳等穴施以悬灸，距离皮肤 2 cm 左右，先施回旋灸后雀啄灸，最后固定在穴位上，一般每穴灸至灼痛为止。每日 1 次，5 次为 1 个疗程，治疗 1～2 个疗程。

2. 温针灸

■ 取穴：阿是穴。

■ 操作：常规消毒，用毫针刺入压痛点或条索样硬结，待患者得气后，将针退至皮下，以两手指扳倒针身，然后改换方向，针尖分别向上下、左右多方向透刺，先上后下，自左而右，依次针刺，分浅、中、深三部徐徐而进，向不同的方向探刺以寻找最佳针刺感应，或加大刺激量以增强得气感，最后针尖再退至皮下，复直刺 2～3 寸。然后，将约 2 cm 长艾条套在针柄上施灸，艾条燃灭后即可出针。每日 1 次，7 次为 1 个疗程，每疗程间隔 2 日，治疗 2 个疗程。

3. 按语

（1）中医学认为，臀上皮神经损伤归属于"筋痹"的范畴，多为感受外邪，或劳作过度，致使腰臀部筋肉损伤，引起气血运行不畅，经脉闭阻，不通则痛。艾灸

以舒经通络、活血化瘀为治疗原则，可解除局部软组织的痉挛，使症状消除。

（2）患者需要注意保暖，多休息，避免劳累。

膝骨性关节炎

膝骨性关节炎是以膝关节软骨退行性病变、滑膜炎症性增生、关节间隙狭窄和关节边缘骨质增生为主要病理变化，以膝关节疼痛、僵硬、功能障碍为主要表现的临床常见疾病。

1. 隔附子饼灸

■ 取穴：关元、足三里、犊鼻（患侧）。

■ 药饼制备：取炮附子研粉后以黄酒、饴糖调制成直径 2 cm，厚 0.3～0.5 cm 的圆形药饼，中间均匀戳火柴棒粗细小孔 5 个。

■ 操作：关元、足三里、犊鼻（患侧）上置附子饼，用简易艾灸器分别将直径约 2 cm、长 4 cm 艾条悬置距附子饼 1 cm 上方点燃温和灸，灸治过程中不断将艾灰去掉，并保持艾灸与附子饼间距及火候，每穴约 30 min，以穴部皮肤泛红而不灼伤为度。每周连续 5 日治疗，休息 2 日。共治疗 4 周。

2. 雀啄灸

■ 取穴：膝眼、鹤顶（患）、阿是穴、梁丘、血海、阳陵泉、阴陵泉、足三里、伏兔、膝阳关。

■ 操作：取 2 条清艾条，点燃后猛吹其火，使艾条保持较高温度，在膝关节附近穴位上温灸，热度以患者能忍受为度。待局部皮肤潮红后在各个穴位上行手法，每一个穴位顺、逆时针方向旋转施灸 36 次，然后再以雀啄式点灸 7 次，刺激量以无皮肤损伤为度，以引动穴位经气运转。每日 1 次，每周连续 5 日治疗，休息 2 日。

3. 温针灸

■ 取穴：患膝鹤、膝眼；根据疼痛部位分别配以血海、梁丘、阳陵泉、阴陵泉、足三里。

■ 操作：进针得气后留针，并在针柄上套置一段长约 2 cm 的清艾条，从下端点燃进行温灸，连灸 2～3 段后起针。每日 1 次，每周连续 5 日治疗，休息 2 日，10 日为 1 个疗程。

4. 按语

（1）本病多由外感风寒湿邪、年老体衰、长期劳损引起，灸法治疗该病甚合病机，治疗效果好。

（2）多取膝关节局部穴位，以及血海、阳陵泉、阴

陵泉等活血舒筋之穴。

（3）日常生活中，提醒患者行、走、站、坐都要保持良好的姿态，以减轻畸形的发生。同时，嘱患者坚持功能锻炼，避免关节负重运动，保持各个关节的生理活动度。

踝关节扭伤

踝关节扭伤多是由于外伤而导致的踝关节周围的筋脉扭挫，为常见疾病，以内翻损伤最为常见。临床表现为踝关节疼痛、肿胀、功能障碍等。

1. 温针灸

■ 取穴：患侧阿是穴、三阴交、然谷、商丘、阳陵泉、足临泣、太冲、申脉；内踝扭伤加昆仑、丘墟，外踝扭伤加太溪、照海等。

■ 操作：患者平躺并足尖朝上，局部皮肤行常规消毒，用1寸或1.5寸毫针直刺压痛最明显的两点并行快速提插捻转，以获取最佳针刺感应，再取其他穴位施针。然后，选用1 cm左右的艾条插在针柄上行温和灸，燃尽继续留针，每次约30 min。每日1次，10日为1个疗程。

2. 壮医药线点灸

■ 取穴：患侧阳陵泉、丘墟、悬钟、解溪、昆仑、阿是穴。

■ 操作：选用壮医2号药线，将药线在酒精灯上点燃后，对准所取穴位点灸，每穴1～3壮。每日1次，10日为1个疗程。

3. 按语

（1）扭伤后禁止盲目搓揉、按摩。治疗期间，应停止运动。

（2）扭伤早期禁止热敷。早期48 h内热敷往往导致局部血管扩张，皮下组织渗出、出血增加，加重局部肿胀和疼痛。